全国卫生专业技术资格考试通关宝典

U0694499

# 普通外科学（中级）资格考试
## 精选题集 与解析

卫生专业职称考试研究专家组　组织编写
吴春虎　主　编

中国健康传媒集团
中国医药科技出版社

# 内 容 提 要

本书严格按照新版普通外科学（中级）考试大纲的要求编写，内容主要涉及外科学基础知识、普通外科学、骨外科学、胸心外科学、神经外科学、泌尿外科学等。针对高频考点选题，题型全面，题量丰富，题目的难易程度适中，方便考生随学随测，检测学习成果。部分重点、难点题目附有详尽解析，使考生透彻理解知识点，轻松掌握答题关键。本书是全国卫生专业技术资格考试考前冲刺的制胜题集。

## 图书在版编目（CIP）数据

普通外科学（中级）资格考试精选题集与解析/卫生专业职称考试研究专家组组织编写；吴春虎主编. —— 北京：中国医药科技出版社，2022.9

全国卫生专业技术资格考试通关宝典

ISBN 978 - 7 - 5214 - 3331 - 9

Ⅰ.①普…　Ⅱ.①卫…　②吴…　Ⅲ.①外科学 - 资格考试 - 题解　Ⅳ.①R6 - 44

中国版本图书馆 CIP 数据核字（2022）第 139150 号

**美术编辑**　陈君杞
**责任编辑**　高一鹭　孟　垚
**版式设计**　友全图文

出版　**中国健康传媒集团** | 中国医药科技出版社

地址　北京市海淀区文慧园北路甲 22 号

邮编　100082

电话　发行：010 - 62227427　邮购：010 - 62236938

网址　www.cmstp.com

规格　787 × 1092 mm $^1/_{16}$

印张　30 $^1/_2$

字数　665 千字

版次　2022 年 9 月第 1 版

印次　2022 年 9 月第 1 次印刷

印刷　三河市万龙印装有限公司

经销　全国各地新华书店

书号　ISBN 978 - 7 - 5214 - 3331 - 9

定价　**90.00 元**

**版权所有　盗版必究**

举报电话：010 - 62228771

本社图书如存在印装质量问题请与本社联系调换

获取新书信息、投稿、为图书纠错，请扫码联系我们。

# 前　言

为贯彻《关于加强卫生专业技术职务评聘工作的通知》（人发〔2000〕114号）等相关文件精神，自2001年起卫生专业初、中级技术资格以考代评工作正式开展。专业技术资格考试原则上每年进行1次，一般在4月中旬举行。考试科目包括"基础知识""相关专业知识""专业知识""专业实践能力"，各科目的考试成绩满分为100分，成绩达到60分即为合格，考试成绩有效期为2年。考生在2年内通过4个科目者可申请相应的专业技术资格。

为帮助广大考生顺利通过考试，我们特别组织专家编写了《普通外科学（中级）资格考试精选题集与解析》。本书以新版考试大纲的要求为依据，按照高频考点基本全覆盖、重难点突出的原则，合理安排题量、题型，帮助考生巩固知识点，提高专业知识水平。

全面模拟考试真题是本书的一大特点。结合考试大纲，挑选经典试题，其仿真度极高，使考生练习更具针对性，并且在部分重点、难点题目后附有详细解析，提供答题思路和方法，帮助考生达到强化训练之目的。此外，与本书配套的《普通外科学（中级）资格考试全真模拟试卷与解析》题型与试题难度紧贴真题，并附精选解析，利于考生熟悉命题规律，查漏补缺，轻松备考。

为使考前复习更高效，本书免费赠送优质视频课程，考生可扫码获取，课程内容实用性强，是考试顺利通关的得力助手。

微信搜索查找账号：xtyxcn，可免费获取学习资料及答疑解惑服务！

总之，本书是考生复习备考的必备辅导书。由于编者水平有限，书中难免有疏漏之处，诚请考生批评指正。

微信扫码领取
免费课程

# 目 录

## 第一篇　外科学基础知识

## 第二篇　普通外科学

## 第三篇　骨外科学

## 第四篇　胸心外科学

# 第五篇　神经外科学

# 第六篇　泌尿外科学

# 第七篇　小儿外科学

# 第八篇　烧伤外科学

# 第一篇
# 外科学基础知识

# 第一章 外科患者的体液失调

一、单选题：以下每道试题有五个备选答案，请选择一个最佳答案。

1. 代谢性酸中毒患者一般不表现为
   - A. 面部潮红
   - B. 心率加快
   - C. 呼吸深而快
   - D. 尿液呈中性
   - E. 呼气有酮味

2. 瘢痕性幽门梗阻患者术前纠正体液代谢和酸碱平衡失调时，选用的液体应为
   - A. 1.25%碳酸氢钠液 + 林格液
   - B. 1.25%碳酸氢钠液 + 5%葡萄糖液
   - C. 5%葡萄糖液 + 1/6mmol/L乳酸钠液
   - D. 葡萄糖盐水 + 氯化钾液
   - E. 1/6mmol/L乳酸钠液

3. 机体内储存钙的形式是
   - A. 碳酸钙和氯化钙
   - B. 碳酸钙和磷酸钙
   - C. 磷酸钙和氯化钙
   - D. 氯化钙和蛋白结合钙
   - E. 磷酸钙和蛋白结合钙

4. 关于高渗性缺水，下列不正确的是
   - A. 缺水多于缺钠
   - B. 血清钠 >150mmol/L
   - C. 缺水量超过体重的6%，可发生谵妄、昏迷
   - D. 缺水量为体重的4%~6%，患者极度口渴，尿少
   - E. 缺水量为体重的2%，患者尿少、尿比重偏低

5. 低钙血症最早期临床表现为
   - A. 手足抽搐
   - B. 口周、指尖麻木感
   - C. 腱反射亢进
   - D. 肌肉疼痛
   - E. 腱反射消失

6. 高渗性缺水的治疗一般先用
   - A. 生理盐水
   - B. 等渗盐水
   - C. 0.45%氯化钠溶液
   - D. 5%葡萄糖盐水
   - E. 复方氯化钠溶液

7. 等渗性缺水多发生于
   - A. 水分摄入不足
   - B. 水分丧失过多
   - C. 渗透性利尿
   - D. 消化液急性丧失
   - E. 消化液长期慢性丧失

8. 下列不属于高钾血症的病因是
   - A. 组织损伤
   - B. 大量输入氯化钾
   - C. 急性肾衰竭
   - D. 盐皮质激素过多
   - E. 酸中毒

9. 常用的平衡盐溶液属于
   - A. 5%葡萄糖氯化钠溶液
   - B. 5%碳酸氢钠溶液
   - C. 1.86%乳酸钠2/3和复方氯化钠1/3
   - D. 1.25%碳酸氢钠1/3和等渗盐水2/3
   - E. 5%碳酸氢钠1/3和等渗盐水2/3

10. 关于等渗性缺水的临床表现，错误的是
    - A. 疲乏、头晕
    - B. 手足麻木
    - C. 血压下降
    - D. 直立性晕倒
    - E. 常有口渴

11. 血液中 $HCO_3^-/H_2CO_3$ 缓冲系统的正常比值为
    - A. 15：1
    - B. 10：1
    - C. 5：1
    - D. 20：1
    - E. 25：1

12. 代谢性碱中毒最常见于
    A. 幽门梗阻
    B. 高位小肠梗阻
    C. 低位小肠梗阻
    D. 结肠梗阻
    E. 肠系膜上动脉综合征

13. 等渗性缺水亦称
    A. 混合性缺水　　　　B. 慢性缺水
    C. 原发性缺水　　　　D. 继发性缺水
    E. 重度缺水

14. 当人体内醛固酮分泌增加时，可出现
    A. 尿量和钠、钾的排出量均减少
    B. 尿量减少，钠、钾排出量增加
    C. 尿量增加，钠、钾排出量减少
    D. 尿和尿钠排出量减少，钾排出量增加
    E. 尿量和钠、钾的排出量均增加

15. 一般治疗高渗性缺水宜选用
    A. 等渗盐水
    B. 等渗盐水和氯化钾
    C. 5%葡萄糖＋日需量水、钠
    D. 5%葡萄糖盐水
    E. 复方氯化钠溶液

16. 为对抗高钾血症患者出现的心律失常，首先应考虑给予
    A. 静脉注射5%碳酸氢钠溶液80ml
    B. 静脉注射10%葡萄糖酸钙溶液20ml
    C. 静脉注射11.2%乳酸钠溶液50ml
    D. 静脉注射25%葡萄糖溶液100ml＋胰岛素6U
    E. 口服阳离子交换树脂

17. 细胞外液中主要包含
    A. $Na^+$、$Cl^-$、$HCO_3^-$和蛋白质
    B. $Na^+$、$Cl^-$、$HCO_3^-$
    C. $Na^+$、$Cl^-$、$HPO_4^{2-}$和蛋白质
    D. $K^+$、$Na^+$、$Mg^{2+}$、$HPO_4^{2-}$、$HCO_3^-$

和蛋白质
    E. $Na^+$、$H^+$、$HPO_4^{2-}$和蛋白质

18. 关于静脉补液，下列不正确的是
    A. 低渗性缺水应补等渗或高渗盐水
    B. 等渗性缺水最好用平衡盐溶液
    C. 高渗性缺水最好补等渗盐水
    D. 等渗性缺水用等渗盐水补充可致高氯血症
    E. 估计缺水量后，先补计算量的1/2，加上当天生理需要量和继续丢失量

19. 诊断高钾血症时，血清钾浓度应高于
    A. 4.0mmol/L　　　　B. 4.5mmol/L
    C. 5.0mmol/L　　　　D. 5.5mmol/L
    E. 6.0mmol/L

20. 低渗性缺水的临床表现不包括
    A. 手足麻木　　　　B. 恶心、呕吐
    C. 视力减退　　　　D. 明显口渴
    E. 头晕

21. 下列哪项可引起低渗性缺水
    A. 急性肠梗阻　　　B. 反复呕吐
    C. 大量出汗　　　　D. 弥漫性腹膜炎
    E. 尿崩症

22. 下列叙述正确的是
    A. 高渗性缺水常有细胞内水肿
    B. 等渗性缺水主要是细胞脱水
    C. 低渗性缺水不易发生休克
    D. 重度低渗性缺水口渴极明显
    E. 重度高渗性缺水易出现神经系统症状

23. 补钾前尿量应大于
    A. 30ml/h　　　　　B. 45ml/h
    C. 40ml/h　　　　　D. 50ml/h
    E. 25ml/h

24. 不属于非功能性细胞外液的是
    A. 血浆　　　　　　B. 结缔组织液
    C. 消化液　　　　　D. 脑脊液

E. 关节液

25. 细胞内液中最重要的阳离子是

A. $Na^+$ 和 $K^+$　　　　B. $K^+$ 和 $Ca^{2+}$

C. $Ca^{2+}$ 和 $Mg^{2+}$　　D. $Na^+$ 和 $Mg^{2+}$

E. $K^+$ 和 $Mg^{2+}$

26. 休克时，5~10 分钟快速静滴等渗盐水 250ml 后，血压升高而中心静脉压不变则提示

A. 心功能不全

B. 血容量过多

C. 容量血管过度收缩

D. 血容量不足

E. 肾功能不全

27. 男性，56 岁，因肠梗阻入院，出现严重脱水，代谢性酸中毒，低钾血症，中毒性休克。抢救时应首选

A. 液体复苏纠正休克的同时，解除肠梗阻

B. 补充碱性液体，纠正代谢性酸中毒

C. 补钾纠正低钾血症

D. 纠正脱水

E. 尽快解除肠梗阻

28. 男性，26 岁，胃大部切除术后并发十二指肠残端瘘 7 天。禁食，持续胃肠减压，腹腔引流量每日为 1800~2000ml。患者主诉恶心、头晕、视觉模糊、全身乏力。实验室检查：血清 $K^+$ 3.0mmol/L，$Na^+$ 130mmol/L。其目前存在的代谢失调是

A. 高钾血症，低渗性缺水

B. 低钾血症，高渗性缺水

C. 低钾血症，稀释性低血钠

D. 低钾血症，低渗性缺水

E. 低钾血症，等渗性缺水

29. 男性，40 岁，临床诊断为等渗性缺水，低钾血症。经补液、补充钾盐后，出

现脉率缓慢，手足感觉异常，肌无力，恶心、呕吐等症状。查体：BP 90/60mmHg，P 50 次/分，神志淡漠，心音减弱。ECG 检查：T 波高尖，QT 时间延长。下列治疗中，不宜采用

A. 立即停止钾盐的输入，静注 5% 碳酸氢钠 60~100ml

B. 25% 葡萄糖溶液 100~200ml，按每 5g 糖加入 1IU 胰岛素进行静脉滴注

C. 呋塞米 20~60mg 加入 50% 葡萄糖 40ml 静注

D. 10% 葡萄糖酸钙 20ml 静脉注射

E. 硫酸镁 1g，加入 5% 葡萄糖液或生理盐水 500ml 中静滴

30. 男性，45 岁，近 4 天来上腹部间歇性隐痛不适，伴食欲缺乏、口苦、喜甜食。今日出现腹胀、恶心、四肢无力。查体：精神萎靡不振，腹部明显膨隆，腹软，无压痛，肠鸣音细弱，腱反射减弱。ECG 检查：T 波降低、变宽，QT 间期延长。最可能的诊断是

A. 低钾血症　　　　B. 低磷血症

C. 低镁血症　　　　D. 低钠血症

E. 低钙血症

31. 男性，33 岁，急性肠梗阻施行剖腹探查术后 2 年 3 个月，腹痛、腹胀伴恶心、呕吐，无肛门排气排便，在外院保守治疗 7 天转院。查体：T 37.8℃，P 110 次/分，BP 86/60mmHg，眼窝凹陷，舌干燥，皮肤弹性差，松弛，四肢凉。实验室检查：RBC $6.2×10^{12}$/L，Hb 165g/L，血清 $Na^+$ 138mmol/L，血清 $Cl^-$ 97mmol/L，血浆渗透压 298mOsm/L；尿比重 1.027。目前存在的体液代谢失调是

A. 稀释性缺水　　　B. 等渗性缺水

C. 高渗性缺水　　　D. 低渗性缺水

E. 继发性缺水

32. 男性，31 岁，高处坠落多发伤，施行胸腔闭式引流术、脾切除术及膈肌破裂修补术后第 3 天。主诉眩晕，全身疲软。查体：T 39.5℃，嗜睡，呼吸深快，呼气中有"烂苹果味"。最可能存在的酸碱代谢失调是
    A. 混合性酸碱失衡
    B. 代谢性酸中毒
    C. 代谢性碱中毒
    D. 呼吸性酸中毒
    E. 呼吸性碱中毒

33. 女性，60 岁，慢性咳喘 18 年，加重 1 周。血气分析：pH 7.35，$PaO_2$ 55mmHg，$PaCO_2$ 74mmHg，AB 42mmol/L，血钾 2.8mmol/L，血氯 80mmol/L。初步考虑的诊断为
    A. 代谢性酸中毒失代偿期
    B. 呼吸性酸中毒失代偿期
    C. 呼吸性酸中毒伴代谢性酸中毒
    D. 呼吸性酸中毒伴代谢性碱中毒
    E. 呼吸性酸中毒代偿期

34. 女性，40 岁，肠梗阻 3 天，尿少。入院检查：BP 100/60mmHg，P 100 次/分，血清 $K^+$ 4mmol/L，$Na^+$ 132mmol/L，$Cl^-$ 96mmol/L，$HCO_3^-$ 14mmol/L，体重 50kg。补液应首选
    A. 10% 葡萄糖溶液 500ml
    B. 5% 葡萄糖盐水 500ml
    C. 乳酸林格液 500ml + 10% 氯化钾 10ml
    D. 11.2% 乳酸钠溶液 250ml
    E. 5% 碳酸氢钠溶液 250ml

35. 烧伤患者，体重 50kg，行暴露疗法后，自诉口渴。查体：唇舌较干，皮肤弹性差，眼窝凹陷。当天至少需补给液体
    A. 500ml
    B. 1000ml
    C. 1500ml
    D. 2000ml
    E. 2500ml

二、共用题干单选题：以下提供若干个案例，每个案例下设若干道试题，每道试题有五个备选答案，请选择一个最佳答案。

(36 ~ 39 题共用题干)

男性，60 岁，腹痛，呕吐，停止排气、排便。查体：腹胀，肠鸣音亢进。白细胞 $12 \times 10^9$/L，血清钾 3.2mmol/L，血清钠 136mmol/L，血清氯 99mmol/L。

36. 患者存在的电解质紊乱为
    A. 高钠血症          B. 低氯血症
    C. 低钾血症          D. 高钾血症
    E. 低钠血症

37. 患者的心电图检查可能出现的异常是
    A. P 波消失          B. ST 段抬高
    C. 高尖 T 波          D. 出现 QS 波
    E. 出现 U 波

38. 治疗宜选用
    A. 给予低渗盐水
    B. 给予等渗盐水
    C. 补钾
    D. 利尿
    E. 给予高渗盐水

39. 在纠正电解质平衡紊乱时要保证
    A. 尿量 >20ml/h      B. 尿量 >40ml/h
    C. 尿量 <5ml/h       D. 尿量 >5ml/h
    E. 尿量 >10ml/h

(40 ~ 42 题共用题干)

女性，54 岁，因左心功能不全入院治疗，期间给予利尿剂氯噻酮治疗后，患者感头晕无力，手足麻木，坐起时头晕加重，且伴有轻微的恶心，无口渴感。查血钠 130mmol/L，红细胞计数、血细胞比容及血尿素氮轻微升高。

**40. 初步诊断为**

A. 药物中毒 　　　　 B. 等渗性脱水

C. 低渗性脱水 　　　 D. 肾衰竭

E. 碱中毒

**41. 若患者体重 60kg，则该患者需补充的钠量为**

A. 300mmol 　　　　 B. 320mmol

C. 340mmol 　　　　 D. 360mmol

E. 380mmol

**42. 若患者血钠进一步丢失，需尽快纠正血钠过低，在治疗中给予高渗盐水静滴时，其滴速应不得超过**

A. 30～50ml/h 　　 B. 40～80ml/h

C. 70～90ml/h 　　 D. 100～120ml/h

E. 100～150ml/h

**（43～44 题共用题干）**

女性，35 岁，急性肠梗阻 2 天，呕吐频繁，乏力，无明显口渴，尿少，口唇干燥，眼窝下陷，皮肤弹性差，P 120 次/分。实验室检查：Hb 163g/L，红细胞压积 0.55，血清钠 140mmol/L。

**43. 该患者可能发生了**

A. 水中毒 　　　　　 B. 高钾血症

C. 低渗性脱水 　　　 D. 高渗性脱水

E. 等渗性脱水

**44. 治疗宜选用**

A. 吸氧

B. 快速输入等渗电解质溶液、胶体液

C. 快速输入高渗葡萄糖

D. 静脉滴注升压药物

E. 静脉点滴 5% 碳酸氢钠

**（45～47 题共用题干）**

男性，57 岁，因心功能不全入院治疗，给予螺内酯治疗后，ECG：T 波高尖，P 波波幅下降，随后 QRS 增宽。

**45. 应立即做的检查是**

A. 电解质 　　　　　 B. 血气分析

C. 心肌酶谱 　　　　 D. 血糖

E. 肌红蛋白

**46. 若上级医师在治疗中，给予患者 25% 葡萄糖＋胰岛素合剂，其目的是**

A. 维持血糖浓度

B. 降低血糖浓度

C. 促进糖原合成

D. 降低糖原合成

E. 保护心肌细胞

**47. 若上级医师在治疗中，给予患者静脉注射 10% 葡萄糖酸钙溶液 20ml，其目的是**

A. 补充血钙 　　　　 B. 防止抽搐

C. 促肾排钾 　　　　 D. 促钾转运

E. 保护心肌细胞

**（48～49 题共用题干）**

女性，44 岁，体重 60kg，因幽门梗阻 5 天住院。实验室检查：血清钠 128mmol/L。

**48. 患者缺钠的程度属于**

A. 轻度缺钠 　　　　 B. 中度缺钠

C. 重度缺钠 　　　　 D. 轻至中度缺钠

E. 中至重度缺钠

**49. 患者在补钠治疗时，最高可输入的氯化钠浓度为**

A. 0.9% 　　　　　　 B. 2%

C. 3% 　　　　　　　 D. 5%

E. 10%

**（50～51 题共用题干）**

女性，62 岁，体重 45kg，间断上腹部隐痛伴食欲下降 2 个月，症状加重伴恶心呕吐 4 天。胃镜发现胃窦部占位，直径 5cm。查体：眼窝深陷，皮肤干燥，肌腱反射减弱；血电解质检查示血清钠 118mmol/L。

**50. 若患者存在低渗性缺水，目前估计每千克体重缺氯化钠为**

A. 0.25 ~ 0.40g　　B. 0.35 ~ 0.50g

C. 0.45 ~ 0.60g　　D. 0.55 ~ 0.70g

E. 0.75 ~ 1.25g

51. 为计算该患者需补充的钠量，应采用的计算公式为

A. 需补充的钠量（mmol）= 20 × 45 × 0.5

B. 需补充的钠量（mmol）= 20 × 45 × 0.6

C. 需补充的钠量（mmol）= 17 × 45 × 0.5

D. 需补充的钠量（mmol）= 17 × 45 × 0.6

E. 需补充的钠量（mmol）= 27 × 45 × 0.5

#### 参考答案与解析

1. D　2. D　3. B　4. E　5. B　6. C

7. D　8. D　9. D　10. E　11. D　12. A

13. A　14. D　15. C　16. B　17. A　18. C

19. D　20. D　21. B　22. E　23. C　24. A

25. E　26. D　27. A　28. D　29. E　30. A

31. B　32. B　33. D　34. E　35. B　36. B

37. E　38. C　39. B　40. C　41. D　42. E

43. E　44. B　45. A　46. C　47. E　48. B

49. D　50. E　51. C

2. D。**解析**：瘢痕性幽门梗阻患者，术前由于酸性胃液丧失过多，最易出现低氯低钾性碱中毒。在纠正时，可输注等渗盐水或葡萄糖盐水，恢复细胞外液量和补充 $Cl^-$，纠正低氯性碱中毒。碱中毒时几乎都伴发低钾血症，所以须同时补给氯化钾，才能加速碱中毒的纠正。

3. B。**解析**：机体内钙的储存以碳酸钙和磷酸钙为主要形式。

4. E。**解析**：高渗性缺水分为三度：①轻度缺水：缺水量为体重的2% ~ 4%，患者除口渴外无其他症状。②中度缺水：缺水量为体重的4% ~ 6%，患者极度口渴、乏力、尿少、尿比重增高、唇舌干燥、皮肤失去弹性、眼窝下陷、烦躁不安等。③重度缺水：缺水量超过体重的6%，患

者除有上诉症状外，出现躁狂、幻觉、谵妄、昏迷甚至死亡。

6. C。**解析**：治疗高渗性缺水，可静脉滴注低渗盐水（0.45%氯化钠溶液或5%葡萄糖溶液 + 日需量水、钠）。

7. D。**解析**：等渗性缺水的常见病因：①消化液的急性丧失，如肠外瘘、大量呕吐等；②体液丧失在感染区或软组织内，如腹腔内或腹膜后感染、肠梗阻等；③大量抽放胸水、腹水，大面积烧伤等。这些丧失的体液的成分与细胞外液基本相同。

8. D。**解析**：高钾血症常见原因：①体内摄入钾过多，如含钾的药物应用，输入库存血。②肾排泄功能减退，如急、慢性肾衰竭；应用保钾利尿剂，盐皮质激素不足。③细胞内钾的移出，如溶血、组织损伤，以及酸中毒等。

12. A。**解析**：幽门梗阻致持续性呕吐，将大量丧失酸性胃液等，导致代谢性碱中毒。

13. A。**解析**：等渗性缺水又称急性缺水或混合性缺水。

15. C。**解析**：高渗性缺水补液可静脉滴注5%葡萄糖或0.45%氯化钠溶液 + 日需量水、钠，补充已丧失的液体。

16. B。**解析**：钙对钾有对抗作用，静脉注射10%葡萄糖酸钙溶液20ml 能缓解钾离子对心肌的毒性作用。

17. A。**解析**：细胞外液中最主要的阳离子是 $Na^+$，主要的阴离子是 $Cl^-$、$HCO_3^-$ 和蛋白质。

19. D。**解析**：血清钾正常值范围为 3.5 ~ 5.5mmol/L。

20. D。**解析**：低渗性缺水的临床表现随缺钠程度而不同。一般无口渴感，因为缺水少于缺钠。常见症状有恶心、呕吐、头晕、视觉模糊、软弱无力、起立时容易晕倒等。

21. B。**解析**：低渗性缺水的主要病因：①胃肠道消化液持续丧失，如反复呕吐、胃肠道持续吸引；②液体在第三间隙集聚，如慢性肠梗阻；③经皮肤丢失，如大创面慢性渗液；④肾排水和钠过多，如用利尿剂未补钠。

33. D。**解析**：患者 $PaCO_2$ 74mmHg，$PaO_2$ 55mmHg，反映体内存在 $CO_2$ 潴留，临床表现为 II 型呼吸衰竭；测 pH 为 7.35，故存在呼吸性酸中毒；测 AB 值增高，伴明显的低血钾、低血氯，反映可能同时合并存在代谢性碱中毒。

34. E。**解析**：根据临床表现，可判断为低渗性缺水伴中度代谢性酸中毒尚未出现休克，首先应纠正代谢性酸中毒。临床常用 4%~5% 的碳酸氢钠溶液，在改善酸中毒的同时可提高细胞外液渗透压和增加血容量。乳酸钠溶液亦可用于治疗酸中毒，但作用较慢，不作为首选治疗。患者尿少，不应补充钾盐。

35. E。**解析**：根据临床表现，可判断为高渗性中度缺水，每丧失体重1% 补液 400~500ml。轻度缺水的缺水量占体重的 2%~4%，补水 1000~1500ml；中度缺水的缺水量占体重的 4%~6%，补水 2500~3000ml。该患者为中度缺水，故至少补液 2500ml。

50. E。**解析**：患者存在低渗性缺水，且血清钠小于120mmol/L，考虑为重度缺钠，故缺氯化钠 0.75~1.25g/kg。轻度缺水缺氯化钠 0.5g/kg，中度缺水缺氯化钠 0.5~0.75g/kg。

51. C。**解析**：补钠量 =（血钠正常值 － 血钠测量值）× 体重（kg）× 0.5（男性为 0.6）。

# 第二章　外科输血

**一、单选题：以下每道试题有五个备选答案，请选择一个最佳答案。**

1. 下列哪种情况不宜输血
   A. 出血性疾病　　　　B. 贫血
   C. 急性左心衰　　　　D. 凝血功能异常
   E. 大手术出血

2. 下列输血适应证，错误的是
   A. 抵抗力低，补充营养
   B. 凝血异常
   C. 严重贫血或低蛋白血症
   D. 急性大量失血
   E. 重症感染

3. 关于自身输血，下列说法错误的是
   A. 采血量为 10% 时，不需要补充任何液体
   B. 采血量 12% ~ 15% 时，应考虑补充晶体液
   C. 按体重估计总血容量时，胖人和妇女的比例偏高
   D. 恶性肿瘤患者不宜用自体采血
   E. 健康人轻度失血时血容量可在 24 小时内完全恢复

4. 输血前检查血袋中出现以下情况不能输注，除了
   A. 血浆呈黄褐色
   B. 血浆呈玫瑰红色
   C. 血浆呈橙黄色，血细胞层沉淀
   D. 血袋中有较多的泡沫
   E. 血浆混浊，有絮状物

5. 关于输血的描述，错误的是
   A. 加强观察，输血后血袋立即处理掉，以减少对医务人员的污染
   B. 输血前必须仔细核对患者和供血者姓名、血型和交叉配血单
   C. 输注速度依病情而定，成人一般控制在 5 ~ 10ml/min，小儿 10 滴左右
   D. 老年人和心功能较差者应以较慢速度输注，急性大出血时，可加压快速输注
   E. 除生理盐水外，不向血液内加入任何其他药物或溶液，以免产生溶血或凝血

6. 下列哪项可降低输血过敏反应发生率
   A. 选用一次性输血器
   B. 选用洗涤红细胞
   C. 严格清洗、消毒采血和输血用具
   D. 采用无热原技术配置保存液
   E. 减慢输血速度

7. 产生急性溶血反应的主要原因是
   A. 严重的过敏反应
   B. ABO 血型不合
   C. 血液被细菌污染
   D. 血液被真菌污染
   E. 血液被病毒污染

8. 目前外科常用的自体输血方法有
   A. 回收式、预存式和体腔血自体回输
   B. 预存式、稀释式和术中自体血回收
   C. 预存式、稀释式和回收式
   D. 预存式、稀释式和术后引流血自体回输
   E. 回收式、预存式和胸腔血自体回输

9. 右旋糖酐每天的最大用量为
   A. 500ml　　　　　B. 1000ml
   C. 1500ml　　　　D. 2000ml
   E. 2500ml

10. 用于临床上的 3 种白蛋白制剂浓度分别是
    A. 5%、12%、20%

B. 5%、10%、20%

C. 5%、15%、25%

D. 5%、18%、20%

E. 5%、20%、25%

11. 输血相关性移植物抗宿主病的临床表现不包括

　　A. 高热，且热型不规则

　　B. 有消化道症状包括恶心、呕吐、腹泻和腹痛

　　C. 少尿

　　D. 发热 1~2 天后，面部和躯干皮肤出现红斑和丘疹

　　E. 骨髓抑制导致全血细胞减少，出现贫血、出血

12. 血小板输注无效的主要免疫原因是患者体内存在

　　A. HPA 抗体　　　　B. HLA 抗体

　　C. HNA 抗体　　　　D. 红细胞抗体

　　E. 药物抗体

13. 短期内输库存血 5000ml，患者易发生的酸碱平衡紊乱是

　　A. 呼吸性酸中毒

　　B. 代谢性酸中毒

　　C. 呼吸性碱中毒

　　D. 代谢性碱中毒

　　E. 代谢性酸中毒合并代谢性碱中毒

14. 下列哪项不是冷沉淀输注的指征

　　A. 血友病 A

　　B. 血管性血友病

　　C. 低蛋白血症

　　D. 先天或获得性纤维蛋白原缺乏症

　　E. DIC

15. 下列哪项不属于凝血功能的检测指标

　　A. PT　　　　　　B. 凝血因子检测

　　C. 肌酐、尿素氮　　D. 血栓弹力图

　　E. APTT

16. 发现溶血反应时，下列哪项是错误的

　　A. 减慢输血速度

　　B. 给予 5% 碳酸氢钠 250ml 静脉滴注

　　C. 应用甘露醇

　　D. 血浆置换

　　E. 应用糖皮质激素

17. 治疗输血发热反应时，错误的是

　　A. 口服乙酰水杨酸

　　B. 肌内注射异丙嗪

　　C. 减慢输血速度

　　D. 严重者暂停输血

　　E. 静脉注射氯化钙

18. 发生溶血性输血反应时，降低的是

　　A. 血浆游离血红蛋白

　　B. 血清总胆红素

　　C. 非结合胆红素

　　D. 血浆结合珠蛋白

　　E. 黄疸指数

19. 预存式自体输血的标准是

　　A. 血红蛋白大于 105g/L，红细胞比容不低于 31%

　　B. 血红蛋白大于 115g/L，红细胞比容不低于 36%

　　C. 血红蛋白大于 100g/L，红细胞比容不低于 30%

　　D. 血红蛋白大于 110g/L，红细胞比容大于 33%

　　E. 血红蛋白大于 108g/L，红细胞比容不低于 32%

20. 如考虑输血过程中出现细菌污染反应，最简单而快速的诊断方法是

　　A. 所输血做细菌培养

　　B. 患者血做细菌培养

　　C. 所输血做直接涂片

　　D. 患者血做直接涂片

　　E. 抗菌药物治疗性诊断

21. 贫血患者需要多次输血，应选择
    A. 全血　　　　　　B. 红细胞＋血浆
    C. 浓缩红细胞　　　D. 冰冻红细胞
    E. 冰冻血浆

22. 输血引起的相关性传染病不包括
    A. 甲型肝炎
    B. 疟疾
    C. 乙型肝炎
    D. 巨细胞病毒感染
    E. 丙型肝炎

23. 手术患者在输血过程中出现溶血反应时，最具特征的临床表现是
    A. 黄疸
    B. 血红蛋白尿
    C. 手术野渗血，血压下降
    D. 喉头水肿、呼吸困难
    E. 大量血性泡沫痰

24. 输血反应除外
    A. 发热反应　　　　B. 过敏反应
    C. 血液中毒　　　　D. 溶血反应
    E. 细菌污染中毒

25. 输血最严重的并发症是
    A. 非溶血性发热　　B. 细菌污染反应
    C. 病毒性肝炎　　　D. 溶血反应
    E. 过敏反应

26. 大量输血引起的并发症，应除外
    A. 低体温　　　　　B. 碱中毒
    C. 高血钠　　　　　D. 高血钾
    E. 低血钙

27. 处理循环超负荷时，不恰当的是
    A. 立即停止输血
    B. 面罩吸氧
    C. 患者平卧，头侧一边，防止血性泡沫痰误吸
    D. 使用强心、利尿剂，去除过多的体液

    E. 四肢轮流扎止血带

28. 下列哪项不是羟乙基淀粉代血浆的作用
    A. 增加血容量
    B. 维持胶体渗透压
    C. 补充细胞外液的电解质和提供碱储备
    D. 可引起急性肾功能不全
    E. 作为低血容量性休克的容量治疗及手术中扩容的常用制剂

29. 下列不属于输血传播的疾病是
    A. 疟疾
    B. 梅毒
    C. 急性肾衰竭
    D. 乙型肝炎
    E. 艾滋病

30. 女性，50 岁，输入 10ml 全血后出现咳嗽、呼吸困难、喘鸣、面红、神志不清、血红蛋白尿，血压 70/50mmHg。下列处理中应避免
    A. 加快输血速度
    B. 注射氢化可的松
    C. 皮下注射 1∶1000 的肾上腺素
    D. 输入盐水保持静脉输液通畅
    E. 吸氧

31. 女性，45 岁，因胎盘早剥出血住院，孕 38 周，行剖宫产术，输血 600ml，母子健康。产后第 7 天出现原因不明的发热、贫血、巩膜轻度黄染、胆红素升高、血清结合珠蛋白降低。最可能的诊断是
    A. 延迟性溶血反应
    B. 非溶血性发热反应
    C. 过敏反应
    D. 荨麻疹反应
    E. 细菌污染输血反应

32. 男性，38 岁，4 年前反复多次输血，近半年主诉乏力、低热、口腔黏膜及皮肤溃疡、平日易感冒，考虑为输血传播性疾病。首先考虑为
   A. 疟疾
   B. 巨细胞病毒感染
   C. 艾滋病
   D. 梅毒
   E. 肝炎

33. 急性出血时，失血量超过总血容量的多少时，需输注全血或浓缩红细胞，再配合晶体液和胶体液及血浆补充血容量
   A. 10%
   B. 15%
   C. 20%
   D. 25%
   E. 30%

34. 女性，45 岁，被汽车撞击腹部后 2 小时入院。查体：左季肋区疼痛，有移动性浊音，BP 75/45mmHg，Hb 50g/L。入院后立即输血，当输入 20ml 时，出现寒战、高热、腰背酸痛、血红蛋白尿。应立即采取的措施是
   A. 停止输血
   B. 减慢输血速度
   C. 物理降温
   D. 止痛
   E. 给予异丙嗪

35. 男性，62 岁，胆囊切除术后，术中输血 200ml。术后第 11 天，无明显诱因体温升高至 38.6℃，BP 95/55mmHg。查体：皮肤、巩膜黄染，贫血，血红蛋白尿。下列治疗错误的是
   A. 抗休克治疗
   B. 静脉滴注碳酸氢钠碱化尿液
   C. 不得再进行输血治疗
   D. 防治 DIC
   E. 必要时采用血浆置换治疗

36. 患者术后输血 50ml，突然头痛、头面潮红、恶心、寒战、高热、呼吸困难、腰背剧烈疼痛、心前区压迫感。应诊断为
   A. 细菌污染反应
   B. 溶血反应
   C. 过敏反应
   D. 免疫反应
   E. 发热反应

37. 女性，30 岁，体重 56kg，因外伤引起急性出血约 1000ml。经手术止血，并在应用晶体液和人造胶体液补足血容量（血压已稳定）的基础上，宜输注
   A. 红细胞悬液
   B. 全血
   C. 洗涤红细胞
   D. 新鲜冰冻血浆
   E. 冷沉淀

38. 女性，30 岁，异位妊娠破裂，急诊剖腹探查见腹腔积血约 1500ml。此时可采取下列哪种自体输血方式
   A. 回收式自体输血
   B. 稀释式自体输血
   C. 预存式自体输血
   D. 腹腔血自体回输
   E. "蛙跳法"预存式自体输血

39. 男性，25 岁，因溃疡病出血，血压下降，予输血 400ml。7 天后突发寒战、高热，体温达 41℃，4 小时后大汗淋漓，热骤退，隔日定时发作。实验室检查：WBC $4.2 \times 10^9$/L。首先考虑的诊断为
   A. 过敏反应
   B. 疟疾
   C. 巨细胞病毒感染
   D. 迟发型溶血反应
   E. 细菌污染输血反应

40. 男孩，12 岁，术中输血 25ml 后，突然出现咳嗽、呼吸急促，随后神志不清，血压 50/30mmHg，心率 124 次/分，$SpO_2$ 88%，考虑为输血过敏反应。应立即采取的紧急措施是
   A. 立即停止输血，暂停手术，面罩给

氧并保持呼吸道通畅，静注氨茶碱

B. 立即停止输血，暂停手术，面罩给氧并保持呼吸道通畅，静注异丙嗪

C. 立即停止输血，暂停手术，面罩给氧并保持呼吸道通畅，静注糖皮质激素

D. 立即停止输血，暂停手术，面罩给氧并保持呼吸道通畅，静注多巴胺

E. 立即停止输血，暂停手术，面罩给氧并保持呼吸道通畅，静注肾上腺素

41. 男性，40岁，因胃癌行胃癌根治术，术中出血约600ml，心率92次/分，呼吸21次/分，血压98/60mmHg，血红蛋白105g/L。下列正确的是

A. 输注晶体液补充血容量，原则上不输血

B. 输全血600ml补充丢失的失血量

C. 输血浆和红细胞各300ml代替丢失的全血

D. 输红细胞悬液600ml，不必输注全血

E. 输血浆600ml补充血容量，不必输注红细胞

**二、共用题干单选题：以下提供若干个案例，每个案例下设若干道试题，每道试题有五个备选答案，请选择一个最佳答案。**

(42~43题共用题干)

女性，52岁，因肝癌破裂大出血就诊，立即给予输血。当输血50ml时，患者出现烦躁不安、心前区压迫感、腰背酸痛、尿呈酱油色，血压70/40mmHg。

42. 最可能的诊断是

A. 非溶血性发热反应

B. 过敏反应

C. 细菌污染反应

D. 循环超负荷

E. 溶血反应

43. 除停止输血外，还应采取的措施是

A. 抗休克

B. 抗休克、碱化尿液

C. 抗休克、碱化尿液、利尿

D. 利尿

E. 碱化尿液

(44~45题共用题干)

男性，75岁，因胃癌合并上消化道大出血入院，估计出血量约2000ml。给予快速输全血1000ml，患者突然出现胸闷、憋气、咳血性泡沫样痰。查体：发绀，颈静脉怒张，双肺可闻及湿啰音。

44. 最可能的诊断是

A. 溶血反应

B. 过敏反应

C. 急性左心衰

D. 细菌污染反应

E. 碱中毒

45. 下列治疗中错误的是

A. 立即停止输血

B. 吸氧

C. 静脉滴注呋塞米

D. 静脉滴注5%碳酸氢钠

E. 静脉滴注毛花苷丙

(46~47题共用题干)

男性，40岁，因贫血输全血5分钟后出现寒战、高热、腰痛、心前区压迫感、全身散在荨麻疹，血压80/60mmHg，尿呈酱油色。

46. 最可能的诊断是

A. 发热反应　　　B. 过敏反应

C. 溶血反应　　　D. 细菌污染反应

E. 循环超负荷

47. 下列治疗措施中不妥的是

A. 减慢输血速度至10滴/分

B. 静脉注射地塞米松

C. 静脉滴注5%碳酸氢钠

D. 使用肝素

E. 应用甘露醇

**三、共用备选答案单选题：** 以下提供若干组试题，每组试题共用试题前列出的五个备选答案，请为每道试题选择一个最佳答案。每个备选答案可能被选择一次、多次或不被选择。

（48～49题共用备选答案）

A. 发热反应     B. 过敏反应

C. 溶血反应     D. 细菌污染反应

E. 循环超负荷

48. 女孩，12岁，输血200ml，快输完时出现寒战、高热、皮肤潮红、头痛、血压变化不明显。此时应考虑为

49. 男性，75岁，因外伤失血性休克，快速输血、输液治疗。休克纠正不久后出现头痛、呼吸急促、发绀、咳嗽并咳出血性泡沫痰。此时应考虑为

（50～53题共用备选答案）

A. 右心功能衰竭

B. 溶血反应

C. 高钾血症

D. 发热反应

E. 乙型肝炎

50. 多次接受输血者常可出现

51. 输入异型血后立即出现

52. 输血可传播的疾病是

53. 输血速度过快可引起

## 参考答案与解析

1. C   2. A   3. C   4. C   5. A   6. B

7. B   8. C   9. C   10. E   11. C   12. B

13. D   14. C   15. C   16. A   17. E   18. D

19. D   20. C   21. C   22. A   23. C   24. C

25. D   26. C   27. C   28. D   29. C   30. A

31. A   32. C   33. E   34. A   35. C   36. B

37. A   38. A   39. B   40. E   41. A   42. E

43. B   44. C   45. D   46. C   47. A   48. A

49. E   50. D   51. B   52. E   53. A

1. C。**解析：** 急性左心衰时机体对血容量增加承受力小，不宜输血。

2. A。**解析：** 输血适应证：凝血异常、严重贫血或低蛋白血症、急性大量失血、重症感染。

3. C。**解析：** 按体重估计总血容量时，胖人和妇女的比例偏低。

4. C。**解析：** 正常情况下血浆呈橙黄色，血细胞层下沉。

5. A。**解析：** 输血后血袋应保留1天，以便必要时化验检查。

6. B。**解析：** 由于洗涤红细胞，基本上清除了血浆部分，抗体成分减少，从而减少抗原抗体反应。

7. B。**解析：** 临床上发生溶血反应多数情况下是由于血型错误造成的，必须加强输血过程中的每一个环节，抽标本，定血型，交叉配血，输血前查对等，防止出错。

8. C。**解析：** 目前外科常用的自体输血方法有预存式、稀释式和回收式，而术中自体血回收、体腔血自体回输和胸腔血自体回输都属于回收式自体输血。

10. E。**解析：** 用于临床的白蛋白制剂有5%、20%和25%三种浓度，常用20%的制剂，室温保存，体积小，便于携带和运输。

11. C。**解析：** 输血相关性移植物抗宿主病的临床表现主要有发热、皮疹、肝炎、腹泻、骨髓抑制和感染，发展恶化可致死亡。

12. B。**解析：** 引起血小板输注无效的免疫因素是由于患者体内存在 HLA 抗体（占80%）、血小板特异性抗体（HPA 抗

体）或 ABH 抗体。

13. D。**解析**：大量输注库存血，抗凝剂入血后转化为 $HCO_3^-$，导致代谢性碱中毒。

14. C。**解析**：冷沉淀主要含有丰富的 FⅧ、vWF、纤维蛋白原、纤维结合蛋白等，适用于血友病 A、血管性血友病、先天或获得性纤维蛋白原缺乏症者、严重外伤及 DIC 的治疗。

15. C。**解析**：肌酐、尿素氮是反映肾功能的指标。

16. A。**解析**：当怀疑有溶血反应时，必须立即停止输血，而不是减慢输血速度。

17. E。**解析**：出现发热反应者可服用退热药，伴寒战者可肌内注射异丙嗪，一般不需使用氯化钙。

18. D。**解析**：溶血发生后，血红蛋白从红细胞内释放出来，血浆中的结合珠蛋白及其他蛋白与血红蛋白结合，结合后的血红蛋白由单核－巨噬细胞系统吞噬并降解，这一过程造成血浆结合珠蛋白降低甚至消失。

20. C。**解析**：如怀疑细菌污染反应，应立即停止输血，在诊断明确前即应迅速抗感染和抗休克治疗，同时需将所输血做直接涂片。

21. C。**解析**：浓缩红细胞主要适用于血容量正常、需补充红细胞的贫血。贫血患者多次输血的目的主要是补充红细胞，纠正贫血，应选择浓缩红细胞。

22. A。**解析**：甲型肝炎病毒主要通过含有此病毒的粪便传播。

23. C。**解析**：在麻醉状态下，特别是全身麻醉，当出现溶血反应时，手术野渗血、血压下降是最明显的症状和体征。

26. C。**解析**：大量输血引起的并发症主要包括低体温、碱中毒、低血钙、高血钾等。

27. C。**解析**：循环超负荷患者应该取半卧位，四肢定时轮流扎止血带，减少回心血量，减轻心脏负荷。

30. A。**解析**：患者发生了严重的溶血反应必须停止输血。

33. E。**解析**：原则上失血量在 30% 以下时，不输全血；超过 30% 时，可输全血与 CRBC 各半，再配合晶体和胶体液及血浆以补充血容量。

34. A。**解析**：根据题干信息判断为溶血反应，必须立即停止输血，积极抢救。可输注同型红细胞，纠正贫血。

35. C。**解析**：溶血反应绝大多数是因误输了 ABO 血型不合的血液引起，以后还是可以继续输同型血治疗。

36. B。**解析**：溶血反应的症状包括头痛、头面潮红、恶心、寒战、高热、呼吸困难、腰背剧烈疼痛、心前区压迫感、血压下降甚至休克，随之出现血红蛋白尿和溶血性黄疸等。

37. A。**解析**：患者急性失血达总血容量的 20%，不到 30%，除输入晶体液或胶体液补充血容量外，还应适当输入红细胞悬液以提高携氧能力。

38. A。**解析**：回收式自体输血主要适用于外伤性脾破裂、异位妊娠破裂等造成的腹腔内出血及大血管、心内直视手术及门静脉高压症等手术时的失血回输和术后 6 小时内所引流血液的回输等。

39. B。**解析**：疟疾是由疟原虫引起的寄生虫病，主要经蚊虫叮咬传播，也可经输血或经母婴传播。临床表现为反复发作的间歇性寒战、高热、继以大汗后缓解，常伴有贫血、脾大等。

40. E。**解析**：该患儿在术中输注少量血液后出现低血压表现，应考虑发生过敏性休克。此时应立即停止输血并暂停手术实施抢救；因患者出现呼吸道症状、$SpO_2$

下降且神志不清，应在面罩给氧的同时保证呼吸道通畅；同时进行抗过敏处理，首选肾上腺素。

41. A。**解析**：对于急性失血治疗：①失血量不超过血容量的 20%，Hb >100g/L 者，应输注晶体液补充血容量，原则上不输血；②失血量超过血容量的 20%，Hb <100g/L 者，根据情况可适当输血。

42. E。**解析**：溶血反应的典型表现：患者输入十几毫升血型不合的血后，立即出现沿输血静脉的红肿及疼痛，寒战、高热、呼吸困难、腰背酸痛、头痛、胸闷、心率加快乃至血压下降、休克，随之出现血红蛋白尿和溶血性黄疸。

43. B。**解析**：溶血反应的治疗包括：①抗休克；②保护肾功能，碱化尿液；③治疗 DIC；④血浆交换治疗。仅当患者血容量恢复、血压稳定、尿量基本正常后才可以进行利尿药物治疗，故该患者目前不宜采用利尿治疗。

44. C。**解析**：老年患者快速输注大量血液后，出现胸闷、憋气、咳血性泡沫样痰，考虑可能发生循环超负荷，出现急性心力衰竭和肺水肿表现。

45. D。**解析**：纠正心力衰竭需要强心、利尿、停止输血。

47. A。**解析**：溶血反应是最严重的输血并发症。发生溶血反应的治疗原则：停止输血，应用大剂量糖皮质激素，碱化尿液（5% 碳酸氢钠），利尿，预防休克、肾衰、DIC，必要时透析、血浆置换等。

48 ～ 49. A、E。**解析**：发热反应多发生于输血开始后15 分钟至 2 小时内，主要表现为畏寒、寒战和高热，伴头痛、出汗、恶心、呕吐及皮肤潮红，血压多无变化。循环超负荷常见于心功能低下、老年、幼儿及低蛋白血症患者，由于输血速度过快、过量而引起急性心衰和肺水肿。表现为输血中或输血后突发心率加快、呼吸急促、发绀或咳出血性泡沫痰。

# 第三章 外科休克

**一、单选题：以下每道试题有五个备选答案，请选择一个最佳答案。**

1. 休克患者在应用晶体液时，下列错误的是
   - A. 失血性休克补充血容量时，最恰当的晶体液为5%葡萄糖生理盐水
   - B. 液体复苏初期，输入的液体种类并不重要，而是争取时间维持组织灌注，可先输入等渗盐水或平衡溶液1000~1500ml
   - C. 非失血因素的休克，应以补充晶体液为主
   - D. 失血性休克，仍需输入适量晶体液，以补偿组织间液及细胞内脱水
   - E. 休克时间越长或越严重，需要补充晶体液的量越多

2. 各类休克的共同点是
   - A. 血压下降
   - B. 中心静脉压下降
   - C. 脉压减小
   - D. 尿量减少
   - E. 有效循环血量减少

3. 下列诊断休克的依据，错误的是
   - A. 有诱发休克的致病因素存在
   - B. 休克指数<0.5
   - C. 意识异常，四肢湿冷，胸骨部位皮肤指压试验阳性（指压后再充盈时间>2秒），黏膜苍白或发绀
   - D. 脉搏细速>100次/分，尿量<20ml/h或无尿
   - E. 收缩压<90mmHg、脉压<20mmHg

4. 休克患者中心静脉压为5cmH₂O，血压80/65mmHg，处理原则为
   - A. 适当补液
   - B. 使用强心药
   - C. 使用扩血管药
   - D. 补液试验
   - E. 充分补液

5. 人体的微循环约占总循环量的
   - A. 5%
   - B. 10%
   - C. 15%
   - D. 20%
   - E. 25%

6. 关于休克的叙述，错误的是
   - A. 休克的本质是血压下降
   - B. 休克时机体有效循环血量急剧减少
   - C. 休克时脑动脉和冠状动脉收缩不明显
   - D. 休克时肾血流量、肾小球滤过率减低
   - E. 休克抑制期微循环的病理改变是毛细血管容积增大

7. 失血性休克补液治疗中，反映补充血容量成功的最好指标是
   - A. 尿量增加
   - B. 血红蛋白上升
   - C. 动脉血压上升
   - D. 口渴减轻
   - E. 呼吸、脉搏减慢

8. 皮质类固醇用于抗休克的作用机制，错误的是
   - A. 阻断β受体兴奋作用，升高血压
   - B. 保护细胞内溶酶体，防止破裂
   - C. 增强心肌收缩力，增加心排血量
   - D. 促进糖原异生，使乳酸转化为葡萄糖，减轻酸中毒
   - E. 增强线粒体功能和防止白细胞凝聚

9. 关于休克的特殊监测，错误的是
   - A. 中心静脉压的正常值为5~10cmH₂O
   - B. PCWP的正常值为0.5~1.5kPa

C. 心排血指数的正常值为 2.5 ~ 3.5 L/（min·m²）

D. 动脉血乳酸盐正常值为 1 ~ 1.5mmol/L

E. 血 pH 的正常范围为 7.35 ~ 7.45

10. 判断休克已纠正，除血压正常外，尿量每小时至少应稳定在

　　A. 25ml 以上　　　B. 30ml 以上

　　C. 40ml 以上　　　D. 50ml 以上

　　E. 60ml 以上

11. 女性，26 岁，因宫外孕出血导致失血性休克。经抢救后，测中心静脉压为 16cmH₂O，血压为 90/70mmHg。此时考虑应用

　　A. 异丙肾上腺素 1mg 静脉滴注

　　B. 新福林（苯肾上腺素）10mg 肌内注射

　　C. 间羟胺（阿拉明）10mg 肌内注射

　　D. 毛花苷丙 0.4mg 缓慢静脉注射

　　E. 去甲肾上腺素 5mg 静脉滴注

12. 男性，45 岁，因肝破裂急症入院。查体：BP 110/85mmHg，P 85 次/分，精神紧张，面色苍白，手足湿冷，尿量 30ml/h。应诊断为

　　A. 无休克

　　B. 休克代偿期

　　C. 休克失代偿期中度

　　D. 休克失代偿期重度

　　E. 休克 DIC 形成

13. 某战士被炮弹击中，左大腿断裂，已上止血带。查体：脉搏 120 次/分，血压 80/60mmHg。立即扩容治疗，应首选

　　A. 全血　　　　　B. 血浆

　　C. 平衡盐溶液　　D. 5% 葡萄糖

　　E. 右旋糖酐液

14. 男性，60 岁，外伤后测得中心静脉压

为 4cmH₂O，外周动脉血压在正常范围内。该患者可能是

　　A. 心功能不全

　　B. 血容量不足

　　C. 血容量过多

　　D. 容量血管过度收缩

　　E. 容量血管过度扩张

15. 男性，28 岁，左臂枪弹伤致肱动脉破裂。面色苍白，肢体湿冷，痛苦面容，P 120 次/分，BP 90/70mmHg。下列紧急措施中，错误的是

　　A. 尽快控制活动性出血

　　B. 头和躯干抬高20°，下肢抬高15°

　　C. 吸氧，适当给予镇痛剂

　　D. 避免过多搬动

　　E. 盖被并置热水袋以加强保暖

16. 女性，36 岁，肠扭转致广泛小肠坏死、休克。做坏死肠切除，术后休克有所好转。以下监护项目中哪项是不必要的

　　A. 精神状态

　　B. 观察皮色、皮温

　　C. 血压、脉搏、尿量

　　D. 心电图监护

　　E. 脑电图监护

17. 女性，47 岁，门脉高压症引起食管胃底静脉曲张破裂出血并发休克。经三腔管压迫止血后并发吸入性肺炎，输血及应用抗生素后，患者出现鼻出血、瘀斑。查血小板 50 × 10⁹/L，纤维蛋白原 1g/L，凝血酶原时间较正常延长 4 秒，血浆鱼精蛋白副凝固试验阳性。应考虑患者的情况是

　　A. 肝功能严重障碍

　　B. 弥散性血管内凝血

　　C. 严重感染、毒血症

　　D. 血小板减少性紫癜

E. 大量输血后体内凝血因子被稀释

18. 男性，45 岁，从山坡上摔下昏迷 3 小时。查体：T 36.3℃，P 120 次/分，R 20 次/分，BP 70/50mmHg。腹腔穿刺抽出暗红色不凝血。立即进手术室剖腹探查，腹腔内积血量 2500ml，行肝破裂修补、脾脏切除术。术后 24 小时患者心率 110 次/分，血压(80～70)/(60～50)mmHg，CVP 18cmH_2O。目前最重要的处理措施是

  A. 给氧　　　　　B. 纠正酸中毒

  C. 应用呋塞米　　D. 适当补液

  E. 应用强心剂

19. 男性，32 岁，腹外伤，休克。经抗休克治疗后好转，24 小时后发生休克。最可能的原因是

  A. 肝破裂　　　　B. 气胸

  C. 脾破裂　　　　D. 感染性休克

  E. 消化道出血

20. 男性，25 岁，被热油烧伤，烧伤总面积达 60%。血压 75/60mmHg，中心静脉压 3cmH_2O。表明该患者存有

  A. 容量血管过度扩张

  B. 心功能不全

  C. 血容量相对过多

  D. 血容量严重不足

  E. 容量血管过度收缩

21. 男性，32 岁，自高空坠落，腹痛腹胀 1 小时。查体：BP 60/40mmHg，P 130 次/分，腹腔穿刺液呈血性。应采取的治疗措施是

  A. 先给升压药纠正血压

  B. 立即输血

  C. 纠正休克，全身情况好转后，行剖腹探查术

  D. 在积极抗休克的同时行剖腹探查术

  E. 立即行剖腹探查术

22. 下列治疗休克的辅助药物的作用机制，不正确的是

  A. 维拉帕米、硝苯地平等钙通道阻断剂防止钙离子内流，保护细胞结构与功能

  B. 纳洛酮可改善组织血液灌流，防止细胞功能失常

  C. 超氧化物歧化酶能减轻缺血再灌注损伤中氧自由基对组织的破坏作用

  D. 输注前列环素（PGI_2）抑制前列腺素的释放，减轻组织损伤

  E. 三磷酸腺苷 - 氯化镁（ATP - MgCl_2）可增加细胞内能量，恢复钠 - 钾泵功能

23. 关于休克时的实验室检查结果，错误的是

  A. 感染性休克常有 WBC 增高，核左移，WBC 内可有中毒颗粒、核变性

  B. 失血性休克 RBC 和 HCT 显著降低

  C. DIC 时血小板可正常，3P 试验阴性，PT 11 秒，纤维蛋白原 >2g/L

  D. 血钾、BUN 增高，CO_2CP 和血 pH 降低

  E. 肝功能损害使 ALT、AST、LDL 增高

24. 纠正休克时，治疗酸中毒的关键措施是

  A. 过度通气

  B. 提高血压

  C. 及时应用大量碱性药物

  D. 利尿排酸

  E. 改善组织灌注

25. 休克除补充有效血容量外，合理应用血管活性药物是抗休克的重要内容，下列应用血管活性药物需注意的问题中不包括

  A. 血管活性药物必须配合其他抗休克

治疗

 B. 纠正酸中毒，否则血管活性药物作用发挥小

 C. 血管收缩剂用量不宜过大，防止加重心脏后负荷或微循环障碍

 D. 应在休克发生时尽早、足量使用

 E. 应用血管扩张剂后，微循环中的酸性代谢产物进入循环，加重酸中毒

26. 治疗感染性休克时，应在积极复苏的同时

 A. 控制感染

 B. 纠正碱中毒

 C. 应用 α 受体阻滞剂

 D. 利尿，保护肾功能

 E. 呼吸机辅助通气

27. 下列关于失血性休克救治，不重要的是

 A. 密切监测血压

 B. 留置导尿管监测尿量

 C. 监测血生化

 D. 观察皮肤色泽

 E. 观察皮肤温度

28. 下列影响中心静脉压的诸多因素中，最重要的是

 A. 胸内压

 B. 动脉压

 C. 回心血量和右室排血量之间的动态关系

 D. 血容量

 E. 静脉血管张力

29. 有效循环血量一般不依赖于

 A. 充足的血容量

 B. 通畅的微循环

 C. 有效的心排出量

 D. 良好的周围血管张力

 E. 正常的心功能

30. 休克患者的体位一般应采取

 A. 头高脚低位

 B. 头低脚高位

 C. 平卧位

 D. 头和躯干抬高 20°~30°，下肢抬高 15°~20°

 E. 侧卧位

31. 应根据下列哪项来合理选择血管活性药物

 A. 血压的高低

 B. 心跳的快慢

 C. 休克的类型和阶段

 D. 患者的神志情况

 E. 尿量的多少

32. 重度低渗性缺水，已有休克，抢救时一般先输入哪种液体

 A. 5% 葡萄糖溶液 200~300ml

 B. 0.45% 氯化钠溶液 200~300ml

 C. 10% 葡萄糖溶液 200~300ml

 D. 5% 高渗氯化钠溶液 200~300ml

 E. 0.9% 氯化钠溶液 200~300ml

33. 失血性休克的治疗主要是

 A. 密切监测血压

 B. 保暖

 C. 留置导尿管

 D. 补充血容量，积极处理原发病

 E. 快速输全血

34. 休克抑制期的微循环改变是

 A. 微循环收缩期

 B. 微循环扩张期

 C. 微循环衰竭期

 D. 直捷通道开放

 E. 动静脉短路关闭

35. 常引起低排高阻型休克的是

 A. 革兰阳性菌

 B. 革兰阴性菌

C. 链球菌

D. 金黄色葡萄球菌

E. 溶血性链球菌

36. 所谓有效循环血量是指

A. 在微循环内的总血量

B. 在静脉内的血量

C. 全身总血量

D. 单位时间内通过心血管系统进行循环的血量

E. 在动脉内的血量

37. 男性，44 岁，因患肝硬化门脉高压症，突然一次大量呕血。患者表情淡漠，口渴明显，面色苍白，皮肤湿冷，P 115 次/分，BP 85/60mmHg，呼吸浅快。考虑出现低血容量休克，目前患者休克的分期和分度应为

A. 休克失代偿期、轻度休克

B. 休克代偿期、轻度休克

C. 休克失代偿期、中度休克

D. 休克代偿期、中度休克

E. 休克失代偿期、重度休克

**二、共用题干单选题：以下提供若干个案例，每个案例下设若干道试题，每道试题有五个备选答案，请选择一个最佳答案。**

(38~41 题共用题干)

男性，35 岁，1 小时前发生交通事故，下肢不能活动，初步诊断为股骨骨折。入院后患者神志淡漠，皮肤黏膜苍白。查体：T 36℃，脉率 120 次/分，BP 90/80mmHg，休克指数 1.3，毛细血管充盈时间迟缓。

38. 此时患者股骨骨折并发休克，其休克分期可能是

A. 微循环障碍期

B. 休克失代偿期、中度

C. 微循环扩张期

D. 微循环舒张期

E. 休克失代偿期、重度

39. 若患者病情进一步加重，在无其他支持治疗下，机体获取能量的主要来源是

A. 肝糖原　　　　B. 糖异生

C. 糖酵解　　　　D. 脂肪分解

E. 特殊蛋白消耗

40. 若治疗时，上级医师给予患者钙通道阻滞剂，推测其目的主要是

A. 控制血压作用

B. 负性肌力作用

C. 保护心肌细胞

D. 抑制血小板激活

E. 增加肾血流量

41. 经补液抗休克治疗后，CVP 9cmH$_2$O，PCWP 为 16mmHg，此时应

A. 增加补液量　　B. 减少补液量

C. 停止补液　　　D. 口服补液

E. 改用维持量

(42~44 题共用题干)

男性，60 岁，腹痛伴发热、黄疸 3 天。烦躁，有上腹压痛，反跳痛，肌紧张不明显。血象：WBC 25×10$^9$/L，N 0.85；血、尿淀粉酶正常。

42. 首先考虑的诊断是

A. 慢性胆囊炎

B. 急性胰腺炎

C. 急性化脓性胆管炎

D. 十二指肠溃疡穿孔

E. 右下肺炎

43. 经抗感染治疗第 2 天症状不缓解，患者神志淡漠，血压 75/60mmHg，尿量减少。此时患者合并的休克类型是

A. 低血容量性休克

B. 心源性休克

C. 过敏性休克

D. 神经源性休克

E. 感染性休克

44. 患者血小板计数复查 2 次均在 $50 \times 10^9/L$ 左右，但无皮肤出血点及消化道出血。血小板低的原因可能是
   A. 脾功能亢进
   B. 血小板消耗过多
   C. 肝功能障碍
   D. 骨髓抑制
   E. 药物反应

(45 ~ 48 题共用题干)

男性，55 岁，车祸伤腹腔内出血，失血量约 700ml。烦躁，面色苍白，皮肤湿冷，BP 110/90mmHg，脉搏 100 次/分。

45. 应属于
   A. 休克失代偿期　　B. 休克代偿期
   C. 中度休克　　　　D. 重度休克
   E. 虚脱

46. 首先采取的扩容措施为
   A. 全血　　　　　　B. 血浆
   C. 平衡液　　　　　D. 右旋糖酐
   E. 葡萄糖盐水

47. 下列情况中可使用血管扩张药的是
   A. 补液量充足，CVP 高于正常，BP 未改善者
   B. 补液量充足，CVP 正常，BP 未改善者
   C. 补液量不足，CVP 高于正常，BP 未改善者
   D. 心功能不良者
   E. 麻醉下，患者血压明显下降时

48. 若患者经补液和输血治疗后，休克不能缓解，应
   A. 加大补液量
   B. 应用血管扩张药
   C. 立即手术
   D. 输血浆

E. 应用止血药

(49 ~ 50 题共用题干)

男性，20 岁，左上肢软组织裂伤 1 小时。急诊行清创缝合术，给予头孢噻吩静滴。5 分钟后患者出现胸闷，烦躁不安，面色苍白，头晕。检查患者脉速弱，在测血压时患者心脏骤停。

49. 患者可能是发生了
   A. 过敏性休克　　　B. 反射性休克
   C. 神经性休克　　　D. 心源性休克
   E. 失血性休克

50. 最重要的急救措施是
   A. 平卧位，吸氧
   B. 针刺人中穴
   C. 立即停止输液，肾上腺素 1mg 皮下注射，心肺复苏
   D. 血压不升给多巴胺加入 5% 葡萄糖溶液中
   E. 地塞米松 5 ~ 10mg 加入 5% 葡萄糖溶液中静滴

(51 ~ 54 题共用题干)

女性，59 岁，被汽车碾压骨盆 3 小时后被送至医院。查体：患者谵妄，皮肤发绀，四肢厥冷，血压 60/40mmHg，脉搏细速。

51. 属于
   A. 创伤性休克　　　B. 神经源性休克
   C. 心源性休克　　　D. 过敏性休克
   E. 感染性休克

52. 休克的程度为
   A. 休克早期　　　　B. 休克代偿期
   C. 轻度休克　　　　D. 中度休克
   E. 重度休克

53. 目前需首先进行的处理是
   A. 摄 X 线片，了解骨折情况
   B. 腹部 B 超，了解腹部脏器损伤情况

C. 给予抗生素，预防感染

D. 立即输平衡盐溶液和全血

E. 立即插导尿管，了解有无尿道损伤

54. 经保守治疗，患者中心静脉压 20cmH₂O，血压 60/40mmHg，尿量 30ml/d，考虑原因为

A. 心力衰竭

B. 肾衰竭

C. 补充晶体液不足

D. 补充胶体液不足

E. 止血效果不好

**三、共用备选答案单选题：以下提供若干组试题，每组试题共用试题前列出的五个备选答案，请为每道试题选择一个最佳答案。每个备选答案可能被选择一次、多次或不被选择。**

(55～58 题共用备选答案)

A. 感染性休克　　B. 神经性休克

C. 心源性休克　　D. 创伤性休克

E. 失血性休克

55. 溃疡病急性呕血 1200ml，血压 95/75mmHg，临床诊断为

56. 绞窄性肠梗阻，体温升至 40℃，寒战，血压 90/60mmHg，临床诊断为

57. 双股部碾压伤，逐渐肿胀，血压 80/60mmHg，脉率 120 次/分，临床诊断为

58. 术中暴露分离腹膜后肿瘤时，血压突然下降至 70/50mmHg，脉搏 52 次/分，面色苍白，冷汗，临床诊断为

(59～60 题共用备选答案)

A. 周围血管阻力增加，心排血量降低

B. 周围血管阻力增加，心排血量增高

C. 周围血管阻力降低，心排血量降低

D. 周围血管阻力增加，心排血量保持不变

E. 周围血管阻力降低，心排血量增高

59. 低动力型感染性休克的临床特点为

60. 高动力型感染性休克的临床特点为

🔍 **参考答案与解析**

1. A　2. E　3. B　4. E　5. D　6. A
7. A　8. A　9. B　10. B　11. D　12. B
13. C　14. B　15. E　16. E　17. B　18. E
19. C　20. D　21. D　22. D　23. C　24. E
25. D　26. A　27. C　28. C　29. B　30. B
31. C　32. D　33. D　34. B　35. B　36. C
37. C　38. B　39. E　40. C　41. B　42. C
43. E　44. D　45. B　46. C　47. A　48. C
49. A　50. C　51. A　52. E　53. D　54. A
55. E　56. A　57. D　58. B　59. A　60. E

1. A。**解析：**休克患者应用晶体液应首选平衡盐溶液（乳酸林格液）。其配方为氯化钠 6g，氯化钾 0.3g，氯化钙 0.2g，乳酸钠 3.1g，加注射用水至 1000ml。

2. E。**解析：**休克是一个由多种病因引起，最终共同以有效循环血容量减少、组织灌注不足，细胞代谢紊乱和功能受损为主要病理生理改变的综合征。

3. B。**解析：**休克指数可以帮助判断有无休克及休克程度。0.5 以下，表示无休克；超过 1.0～1.5，表示存在休克；在 2.0 以上，表示休克严重。

8. A。**解析：**皮质类固醇抗休克的作用是阻断 α 受体兴奋作用，使血管扩张，降低外周血管阻力，改善微循环。

9. B。**解析：**肺毛细血管楔压（PCWP）的正常值应为 0.8～2.0kPa。

10. B。**解析：**尿量小于 25ml/h、尿比重增加，表明肾血管收缩存在或血容量不足；血压正常，但尿量仍少、比重降低，则可能发生急性肾衰竭；尿量稳定在 30ml/h 以上时，表示休克纠正。

18. E。**解析：**中心静脉压（CVP）大

于 15cmH$_2$O，提示心功能不全、静脉血管床过度收缩或肺循环阻力增加，应着重改善心功能，如给氧、纠正酸中毒、应用强心药等，最重要的是应用强心药。

19. C。**解析：**部分患者外伤后发生脾包膜下破裂，36~48 小时后血肿冲破包膜才表现出典型的症状，称延迟性脾破裂。另外少数患者脾破裂后由于周围组织的包裹形成局限性血肿，以后再度破溃引起大出血。

22. D。**解析：**PGI$_2$ 是血栓素的对抗剂，具有扩血管、抗血小板聚集、抗血栓形成、抑制炎性介质释放和改善微循环的作用。

23. C。**解析：**休克时，下列 5 项检查中出现 3 项以上异常，结合临床上有休克及微血管栓塞症状和出血倾向，可诊断 DIC：①血小板计数低于 $80 \times 10^9$/L；②凝血酶原时间比对照组延长 3 秒以上；③血浆纤维蛋白原低于 1.5g/L 或呈进行性降低；④3P（血浆鱼精蛋白副凝）试验阳性；⑤血涂片中破碎红细胞超过 2% 等。

30. D。**解析：**休克患者头和躯干抬高 20°~30°，下肢抬高 15°~20°，可增加回心血量，心脑血管不易缺氧。

32. D。**解析：**可静脉滴注高渗盐水（一般为 5% 氯化钠溶液）200~300ml，尽快纠正血钠过低，以进一步恢复细胞外液量和渗透压，使水从水肿的细胞中外移。

35. B。**解析：**革兰阴性细菌感染常引起低排高阻型休克，高排低阻型休克较少见。

36. D。**解析：**有效循环血容量是单位时间内通过心血管系统进行循环的血容量，并不包括贮存于肝、脾和淋巴血窦中，或停滞于毛细血管中的血容量。

37. C。**解析：**休克失代偿期表现为：患者神情淡漠、反应迟钝，甚至可出现意识模糊或昏迷；出冷汗、口唇肢端发绀；脉搏细速、血压进行性下降。结合患者收缩压处于 90~70mmHg，脉搏处于 100~200 次/分，诊断为中度休克。

45. B。**解析：**患者失血量 <800ml，收缩压正常，心率未超过 100 次/分，提示轻度休克，属于休克代偿期。

47. A。**解析：**补液量充足，CVP 高于正常，BP 未改善提示血管过度收缩痉挛，可使用血管扩张药。

48. C。**解析：**失血性休克保守治疗无效时需尽快手术止血。

# 第四章　麻　　醉

**一、单选题：以下每道试题有五个备选答案，请选择一个最佳答案。**

1. 关于麻醉代谢和毒性，错误的是
   A. 多数吸入麻醉药脂溶性大
   B. 对肝肾有不同程度的影响
   C. 产生肾毒性的原因主要是血中无机氟增多
   D. 细胞色素P450是药物氧化代谢酶
   E. 药物代谢率越低，其毒性也就越低

2. 以下影响硬膜外麻醉平面的因素中最不重要的是
   A. 药物容积
   B. 注药方式
   C. 患者体位
   D. 穿刺间隙
   E. 导管方向

3. 局麻药的麻醉效能主要取决于
   A. 蛋白结合
   B. 脂溶性
   C. 相对分子质量
   D. pKa（解离常数）
   E. 浓度

4. 下列不是蛛网膜下腔阻滞的常见并发症的是
   A. 低血压
   B. 恶心、呕吐
   C. 腰痛
   D. 头痛
   E. 多尿

5. 神经阻滞不常用下列哪种局麻药
   A. 普鲁卡因
   B. 罗哌卡因
   C. 布比卡因
   D. 利多卡因
   E. 丁卡因

6. 为防止蛛网膜下腔阻滞后头痛，下列措施不恰当的是
   A. 采用细穿刺针穿刺，避免反复多次穿刺
   B. 围术期输入足量液体防止脱水
   C. 轻度头痛者应平卧休息，可服镇痛或安定类药
   D. 严重头痛者可于硬膜外腔内注入生理盐水
   E. 静脉输入高张葡萄糖溶液

7. 发生全脊髓麻醉时，首先出现的症状是
   A. 呼吸停止，血压下降
   B. 双侧瞳孔散大
   C. 神志消失
   D. 面色苍白、脉搏细速
   E. 双侧瞳孔对光反射消失

8. 关于局麻药毒性反应的处理原则，错误的是
   A. 立即停止用药，吸氧
   B. 对轻度毒性反应者，可给予安定0.1mg/kg
   C. 若发生抽搐或惊厥，可静注硫喷妥钠1~2mg/kg
   D. 若发生抽搐或惊厥，不论有无气管插管条件，均可静注琥珀胆碱1mg/kg
   E. 一旦发生心跳停止，应立即行心肺复苏

9. 麻醉前用药中，使用麻醉性镇痛剂（吗啡等）的主要目的是
   A. 增加氧耗量
   B. 抑制肠管蠕动
   C. 稳定血压
   D. 止呕吐
   E. 镇静

10. 关于麻醉期间循环的变化，错误的是
    A. 术前体液代谢失衡、心血管疾病、肾上腺皮质或髓质功能不全均可引起低血压
    B. 麻醉过深可抑制心肌收缩功能，使外周血管扩张，血压降低

C. 术中输血引起过敏性休克，导致低血压

D. 麻醉太浅引起机体的应激反应，血压升高，心率增快

E. 术中缺氧、$CO_2$蓄积、颅内压升高等都可致血压升高

11. 麻醉药物代谢的最重要部位通常是

A. 肝脏      B. 脾脏

C. 肾脏      D. 肺

E. 胰腺

12. 应用肌松药的注意事项中，不包括

A. 为保持呼吸道通畅，应进行气管内插管，并实施辅助或控制呼吸

B. 肌松药无镇静、镇痛作用，不能单独用于全身麻醉中

C. 去极化与非去极化肌松药均可用新斯的明拮抗

D. 部分肌松药有组胺释放作用，有哮喘史或过敏体质者慎用

E. 降低体温可延长肌松药的作用

13. 男性，75 岁，长期高血压、心肌缺血。因右下腹痛，高热 39℃，8 小时入院，临床诊断为急性阑尾炎穿孔并发腹膜炎。在硬膜外麻醉下行急诊手术，术中突然心脏骤停死亡。其治疗中的主要错误是

A. 术前未采取降压措施

B. 未及时纠正酸中毒

C. 补充血容量不足

D. 术前、术中未对心脏功能进行监测

E. 应保守治疗

14. 腰麻起效时首先丧失的感觉为

A. 触觉      B. 运动能力

C. 温觉      D. 震动

E. 自主神经活动

15. 以下吸入麻醉药中最易诱发恶性高热的是

A. 七氟烷      B. 氟烷

C. 氧化亚氮      D. 地氟烷

E. 异氟烷

16. 关于反流和误吸，下列描述不正确的是

A. 误吸物的 pH 越低，临床表现越重

B. 误吸物的量越大，临床表现越重

C. 误吸入大量胃内容物，死亡率可达 70%

D. 产妇、饱胃者、上消化道出血和肠梗阻者，麻醉时呕吐、反流及误吸的发生率较高

E. 术前高血压者禁用全麻

17. 在行椎管穿刺时，出现第一个落空感觉，提示穿刺针已刺破

A. 棘上韧带      B. 棘间韧带

C. 黄韧带      D. 硬脊膜

E. 蛛网膜

18. 关于氧化亚氮（笑气）的作用特点，错误的是

A. 常与其他全麻药复合应用于麻醉维持

B. 对呼吸有轻度抑制作用

C. 是麻醉性能较强的吸入麻醉药

D. 对心肌有一定的直接抑制作用

E. 对心排血量、心率和血压均无明显影响

19. 表面麻醉常用下列哪种药物

A. 普鲁卡因      B. 布比卡因

C. 利多卡因      D. 罗哌卡因

E. 丁卡因

20. 应用含肾上腺素的利多卡因行局部浸润麻醉时，利多卡因一次最大剂量是

A. 200mg      B. 300mg

C. 400mg      D. 500mg

E. 600mg

21. 麻醉前病情评估的主要目的是
    A. 认识患者以防发生麻醉错误
    B. 确定麻醉方案
    C. 了解患者对麻醉手术的耐受力
    D. 了解手术方式
    E. 与患者建立感情，获得患者信任

22. 局部麻醉药的脂溶性与其麻醉效能有关，脂溶性愈高，效能愈强。脂溶性最低的是
    A. 丁卡因　　　　　B. 普鲁卡因
    C. 利多卡因　　　　D. 布比卡因
    E. 罗哌卡因

23. 下列不属于静脉麻醉药的是
    A. 丙泊酚　　　　　B. 依托咪酯
    C. 琥珀胆碱　　　　D. 硫喷妥钠
    E. 羟丁酸钠

24. 以下哪项不是腰麻术后并发症
    A. 呼吸抑制　　　　B. 尿潴留
    C. 头痛　　　　　　D. 脑神经麻痹
    E. 腰痛

25. 蛛网膜下腔阻滞平面的影响因素应除外
    A. 药物种类　　　　B. 药液比重
    C. 药液剂量　　　　D. 穿刺间隙
    E. 注射速度

26. 术前应用抗胆碱药主要是为了
    A. 降低心率
    B. 维持血压平稳
    C. 镇静
    D. 消除焦虑
    E. 减少呼吸道分泌物

27. 关于局部麻醉的叙述，错误的是
    A. 暂时阻断相关周围神经的冲动传导
    B. 使受神经支配的相应区域产生麻醉作用

C. 局部麻醉药的给药途径以静脉注射为主
    D. 局部麻醉通常简称为局麻
    E. 局部麻醉是一系列麻醉方法的总称

28. 下列哪组药物均属酰胺类局麻药
    A. 普鲁卡因、利多卡因、丁卡因
    B. 普鲁卡因、布比卡因、丁卡因
    C. 普鲁卡因、罗哌卡因、丁卡因
    D. 利多卡因、布比卡因、罗哌卡因
    E. 利多卡因、布比卡因、丁卡因

29. 下列不属于常用静脉全身麻醉药的是
    A. 硫喷妥钠　　　　B. 氯胺酮
    C. 丙泊酚　　　　　D. 依托咪酯
    E. 维库溴铵

30. 下列哪种吸入麻醉药作用最强
    A. 氟烷　　　　　　B. 异氟烷
    C. 恩氟烷　　　　　D. 氧化亚氮
    E. 地氟烷

31. 根据神经生理学的观点，全麻药产生麻醉作用的部位在
    A. 大脑皮质
    B. 脑干网状激活系统
    C. 类脂质含量高的组织
    D. 大脑灰质
    E. 脊髓

32. 下列药物抑制呼吸的强度依次为
    A. 恩氟烷 > 氟烷 > 异氟烷
    B. 异氟烷 > 恩氟烷 > 氟烷
    C. 恩氟烷 > 异氟烷 > 氟烷
    D. 氟烷 > 恩氟烷 > 异氟烷
    E. 氟烷 = 恩氟烷 = 异氟烷

33. 下列不是硬膜外腔阻滞的常见并发症的是
    A. 神经损伤　　　　B. 硬膜外血肿
    C. 硬膜外脓肿　　　D. 全脊椎麻醉
    E. 气胸

34. 下列不是蛛网膜下腔阻滞的适应证的是
    A. 上腹部手术
    B. 2～3 小时以内的下腹部手术
    C. 短时间的盆腔手术
    D. 下肢手术
    E. 肛门或会阴部手术

35. 硬膜外麻醉后出现硬膜外血肿，如不及时救治，可导致
    A. 全脊麻
    B. 截瘫
    C. 循环衰竭
    D. 痛觉异常
    E. 呼吸抑制

36. 为减少局麻药的吸收，常添加肾上腺素，其浓度为
    A. 1∶2000000
    B. 1∶200000
    C. 1∶20000
    D. 1∶2000
    E. 1∶500000

37. 与蛛网膜下腔阻滞相比较，硬膜外腔阻滞的主要优点是
    A. 适应证多
    B. 并发症少
    C. 麻醉效果好
    D. 操作简便
    E. 用于术后镇痛

二、共用题干单选题：以下提供若干个案例，每个案例下设若干道试题，每道试题有五个备选答案，请选择一个最佳答案。

（38～41 题共用题干）

女性，50 岁，拟行子宫内膜癌根治术，现稍活动即感心慌、气短。既往有 27 年风湿性心脏病史，曾发生心力衰竭 3 次。X 线胸片、彩色多普勒超声诊断为二尖瓣狭窄并关闭不全，中度肺动脉高压。ECG 检查示房颤。

38. 根据患者病情，首先应采取的处理措施是
    A. 施行子宫内膜癌根治术
    B. 有相对手术指征，开始术前准备

C. 施行二尖瓣置换术
D. 先行二尖瓣置换术，2 个月后再行子宫内膜癌根治术
E. 纠正心功能不全

39. 最佳的麻醉方法是
    A. 硬膜外麻醉 - 复合气管内插管全麻
    B. 硬膜外麻醉
    C. 气管内插管全麻
    D. 局麻加强化
    E. 腰麻 - 硬膜外联合麻醉

40. 在上述处理的同时还应尽早采用
    A. 利多卡因 100mg 静注
    B. 胸内电击除颤
    C. 肾上腺素 2mg 气管内注入
    D. 5% 碳酸氢钠 100ml 静注
    E. 胸外电击除颤

41. 复苏成功及手术结束后，患者生命体征平稳，但尚未清醒。此时宜采取
    A. 拔管后送 ICU 病房
    B. 带气管导管送普通病房
    C. 待清醒送回普通病房
    D. 拔管后送普通病房
    E. 带气管导管送 ICU 病房

（42～45 题共用题干）

男性，40 岁，因阑尾炎住院行手术治疗，拟进行腰麻。

42. 拟在 $L_{4\sim5}$ 椎间隙麻醉，属于
    A. 麻醉平面选择恰当
    B. 麻醉平面选择偏高
    C. 麻醉平面选择偏低
    D. 麻醉平面会降低 1 个椎间隙
    E. 麻醉平面会上升 1 个椎间隙

43. 手术过程中，突然出现血压下降，心率减慢，如何及时处理
    A. 迅速补液至少 1000ml
    B. 静注洋地黄类药物

C. 静注麻黄碱

D. 静注麻醉清醒剂

E. 暂停手术，待血压回升后继续手术

44. 术后 1 周，患者出现剧烈头痛、畏光、眩晕，可能是因为

　　A. 颅内感染

　　B. 麻醉液渗入大脑

　　C. 脑神经麻醉

　　D. 脑脊液漏

　　E. 粘连性蛛网膜炎

45. 以上症状如何处理

　　A. 抗生素治疗　　　B. 对症治疗

　　C. 手术修补　　　　D. 无需处理

　　E. 补液

(46 ~ 49 题共用题干)

　　女性，20 岁，50kg，因高空坠落致右肱骨干、双下肢股骨干骨折，多处软组织挫伤急诊入院。检查：BP 70/30mmHg，HR 130 次/分，Hb 98g/L，HCT 29%。

46. 下列治疗措施不恰当的是

　　A. 立即吸氧

　　B. 立即输血

　　C. 立即输入胶体溶液

　　D. 立即给予抗胆碱药

　　E. 立即清除口腔分泌物

47. 应选择的麻醉方法是

　　A. 局部麻醉

　　B. 臂丛神经阻滞

　　C. 椎管内麻醉

　　D. 全身麻醉

　　E. 神经安定镇痛

48. 手术过程中，患者 BP 110/70mmHg，HR 110 次/分，VT 450ml，呼吸频率 25 次/分，纯氧通气，氧饱和度 90%，$PaO_2$ 54mmHg，$PaCO_2$ 30mmHg。该低氧血症可能与下列因素无关的是

　　A. 肺挫伤　　　　　B. 肌松剂应用

　　C. 休克　　　　　　D. 输血

　　E. DIC

49. 输注浓缩红细胞约 5 分钟时，患者出现寒战、头痛，全身可见散在性荨麻疹，血压明显下降，手术创面严重渗血。最可能发生了

　　A. 发热反应　　　　B. 溶血反应

　　C. 过敏反应　　　　D. 脂肪栓塞

　　E. 细菌污染反应

(50 ~ 54 题共用题干)

　　男性，68 岁，既往有高血压病史 8 年，自行口服抗高血压药，控制良好，拟行胃癌根治术。术前血压 170/100mmHg，心率 84 次/分，心电图示电轴左偏，心脏顺钟向转位，胸片示心脏增大，肝肾功能无异常。在静吸复合麻醉下行胃癌根治术，诱导后当异氟烷浓度达 1.6MAC 时，血压降至 95/50mmHg，心率为 118 次/分，ECG 出现多个室性期前收缩。

50. 目前主张抗高血压药用至

　　A. 术前 1 周　　　　B. 术前 3 天

　　C. 术前 2 天　　　　D. 术前 1 天

　　E. 术前

51. 下列抗高血压药的药理作用不正确的是

　　A. 利血平可引起心动过缓，使血管对去甲肾上腺素敏感

　　B. 可乐定突然停药可引起高血压危象

　　C. 氢氯噻嗪应用后可引起血容量减少和高血糖

　　D. 硝苯地平可增强肌松药的肌松效应

　　E. 普萘洛尔能阻滞 β 肾上腺素能受体，导致心动过缓，支气管扩张

52. 此时应首先做的处理是

　　A. 立即加快输液，扩充血容量

　　B. 静脉注射麻黄碱 30mg，必要时连续

追加

C. 立即静滴多巴胺 5～10μg/(kg·min)

D. 静脉注射 2% 利多卡因 1～2mg/kg

E. 先减浅吸入麻醉，再视情况给予升压和抗心律失常治疗

53. 该患者麻醉中血压管理不妥的是

    A. 将血压维持在 120/75mmHg 左右

    B. 血压维持在麻醉前水平

    C. 维持血压于平时可耐受水平

    D. 补充血容量

    E. 血压偏低时提高氧供和 HCT

54. 如患者经减浅麻醉、少量扩容及升压处理后，低血压持续半小时仍难纠正，频发室性期前收缩。此时应考虑

    A. 可能出现心肌梗死，立即行紧急处理

    B. 出现心力衰竭，立即给强心药处理

    C. 脑血管破裂，血管运动中枢麻痹

    D. 围术期输液过少，应加速输液

    E. 血管反应性差，继续观察

(55～56 题共用题干)

女性，27 岁，诊断甲状腺腺瘤，行右侧颈丛麻醉，于 $C_2$～$C_4$ 横突部分别注 1% 利多卡因 7ml 麻醉 10 分钟左右。患者出现右侧瞳孔缩小，颜面潮红，上睑下垂，球结膜充血。

55. 考虑的诊断为

    A. 局麻药中毒    B. 肾上腺素反应

    C. 局麻药过敏    D. 全脊麻

    E. 霍纳综合征

56. 合理的处理措施为

    A. 不需特殊处理

    B. 静注异丙嗪 25mg

    C. 静注地塞米松 5mg

    D. 吸氧、人工呼吸

    E. 静注葡萄糖酸钙

(57～59 题共用题干)

女性，65 岁，拟择期行胆囊摘除术。患者咳嗽、多痰，体温 38.1℃。近 3 年每到冬季就开始咳嗽、咳痰，持续 3～4 个月方可缓解。

57. 依据病史，可能伴发下列哪种疾病

    A. 慢性支气管炎

    B. 急性支气管炎

    C. 慢性支气管炎急性发作

    D. 上呼吸道感染

    E. 哮喘

58. 麻醉前准备时，下述检查中必不可少的是

    A. 肺功能检测    B. 血糖

    C. 血脂    D. 全身 CT

    E. 脑电图

59. 手术的最佳时间是

    A. 体温降至正常以后

    B. 咳痰量明显减少以后

    C. 咳嗽有所缓解以后

    D. 急慢性肺部感染有所控制后

    E. 彻底控制急慢性肺部感染 1 周后

(60～63 题共用题干)

女性，45 岁，临床诊断胆囊结石。既往患肾盂肾炎，术前肾功能检查未见异常，在硬膜外麻醉下行胆囊切除术。术后行硬膜外患者自控镇痛术（PCEA），配方如下：0.15% 布比卡因 150ml，内含吗啡 10mg，氟哌利多 5mg。术后第一天出现少尿，排尿困难。

60. 最可能的原因是

    A. 急性肾衰竭

    B. 尿潴留

    C. 血容量不足

    D. 局麻药引起膀胱麻痹

    E. 肾盂肾炎急性发作

61. 在行 PCEA 中，目前临床上最常用的

局麻药是

　　A. 盐酸利多卡因　　B. 盐酸丁卡因

　　C. 盐酸布比卡因　　D. 盐酸罗哌卡因

　　E. 碳酸利多卡因

62. 低浓度时能产生感觉神经与运动神经分离阻滞的局麻药是

　　A. 盐酸利多卡因　　B. 盐酸丁卡因

　　C. 盐酸布比卡因　　D. 盐酸罗哌卡因

　　E. 碳酸利多卡因

63. 下列哪种局麻药，其 pH > 7.0

　　A. 盐酸利多卡因　　B. 盐酸丁卡因

　　C. 盐酸布比卡因　　D. 盐酸罗哌卡因

　　E. 碳酸利多卡因

三、共用备选答案单选题：以下提供若干组试题，每组试题共用试题前列出的五个备选答案，请为每道试题选择一个最佳答案。每个备选答案可能被选择一次、多次或不被选择。

(64 ~ 65 题共用备选答案)

　　A. 全身麻醉　　　　B. 腰麻

　　C. 硬膜外麻醉　　　D. 骶管麻醉

　　E. 局部麻醉

64. 腹部外伤致脾破裂休克，宜选

65. 疝修补手术宜选

(66 ~ 67 题共用备选答案)

　　A. 0.25% ~ 0.5% 普鲁卡因

　　B. 3% ~ 5% 普鲁卡因

　　C. 1% ~ 2% 丁卡因

　　D. 1% ~ 2% 利多卡因

　　E. 0.125% 布比卡因

66. 分娩镇痛首选

67. 黏膜表面麻醉首选

(68 ~ 70 题共用备选答案)

　　A. 患者合并有呼吸系统的疾病

　　B. 糖尿病患者

　　C. 严重休克患者

　　D. 患者为小儿

　　E. 患者为老年人

68. 不宜选择椎管内麻醉，且蛛网膜下腔麻醉绝对禁忌的是

69. 合并有心肺疾患，选择麻醉时要考虑周全的是

70. 应选择不刺激呼吸道的吸入麻醉的是

(71 ~ 74 题共用备选答案)

　　A. 地西泮　　　　　B. 肾上腺素

　　C. 麻黄素　　　　　D. 卡巴胆碱

　　E. 右旋糖酐

71. 处理局麻药毒性反应时应选择的药物是

72. 实施硬膜外麻醉时，处理血压下降的药物是

73. 抢救局麻药严重过敏患者应立即静注

74. 腰麻后尿潴留可用

## 参考答案与解析

1. C　2. C　3. B　4. E　5. A　6. E

7. A　8. D　9. E　10. C　11. A　12. C

13. D　14. E　15. B　16. E　17. C　18. C

19. E　20. C　21. C　22. B　23. C　24. A

25. A　26. E　27. C　28. D　29. E　30. A

31. C　32. C　33. E　34. A　35. B　36. B

37. E　38. E　39. A　40. E　41. B　42. C

43. C　44. C　45. B　46. B　47. D　48. B

49. B　50. E　51. E　52. E　53. B　54. A

55. E　56. A　57. C　58. A　59. E　60. B

61. C　62. D　63. E　64. C　65. B　66. E

67. C　68. C　69. B　70. A　71. A　72. C

73. B　74. D

　　1. C。解析：麻醉药物产生肾毒性的原因主要是血中的无机氟浓度升高。

　　2. C。解析：影响麻醉平面的较重要的因素是：局麻药的容积，穿刺间隙，导管方向和注药方式等。其他如药液浓度，

注药速度和患者体位等都不属于重要因素。

3. B。**解析**：脂溶性与麻醉药的效能有关，脂溶性越高，效能越高。

4. E。**解析**：蛛网膜下腔阻滞术中可出现血压下降、呼吸抑制、恶心呕吐；术后可发生腰痛、头痛、尿潴留、脑神经麻痹等。

5. A。**解析**：普鲁卡因适用于局部浸润麻醉；布比卡因适用于神经阻滞、腰麻及硬膜外阻滞；利多卡因可用于各种局麻方法，但使用浓度不同，最适用于神经阻滞和硬膜外阻滞；罗哌卡因尤其适用于硬膜外镇痛如分娩镇痛；丁卡因适用于表面麻醉、神经阻滞、腰麻及硬膜外阻滞。

6. E。**解析**：蛛网膜下腔阻滞后头痛主要由于穿刺后，破损的硬脊膜血运差，难以愈合，导致脑脊液外漏，颅内压降低，颅内血管扩张引起血管性头痛。以上 ABCD 四项均可缓解头痛，E 项错误。

7. A。**解析**：一旦发生全脊髓麻醉，患者数分钟内呼吸停止，血压下降。应立即行人工呼吸，维持循环。

8. D。**解析**：发生局麻药毒性反应，有抽搐或惊厥时，可静脉注射硫喷妥钠 $1 \sim 2mg/kg$，也可静脉注射琥珀胆碱，但必须行气管切开或人工呼吸。

9. E。**解析**：麻醉前用药中，使用麻醉性镇痛剂(吗啡等)的主要目的是使患者镇静，减少氧耗量，其本身并无抑制肠管蠕动、止呕吐等作用。

11. A。**解析**：肝脏是麻醉药物代谢最重要的器官和场所。

12. C。**解析**：胆碱酯酶抑制剂(如新斯的明)不仅不能拮抗去极化肌松药的肌松作用，反而有增强效应。

14. E。**解析**：由于神经纤维的粗细不同，交感神经最先被阻滞，运动神经最迟被阻滞。

15. B。**解析**：最容易诱发恶性高热的药物是琥珀胆碱和氟烷。恶性高热表现为持续肌肉收缩，$PaCO_2$ 迅速升高，体温急剧上升等。

19. E。**解析**：丁卡因适用于表面麻醉、神经阻滞、腰麻及硬膜外阻滞，一般不用于局部浸润麻醉。

20. C。**解析**：利多卡因成人一次限量表面麻醉为 100mg，局部浸润麻醉和神经阻滞为 400mg。

22. B。**解析**：普鲁卡因为弱效、短时效但较安全；丁卡因为强效、长时效；利多卡因为中等效能和时效；布比卡因为强效和长时效；罗哌卡因的作用强度和药代动力学与布比卡因类似。故脂溶性最低的为普鲁卡因。

23. C。**解析**：琥珀胆碱属于肌松药。

24. A。**解析**：腰麻的并发症：术中可出现血压下降、呼吸抑制、恶心呕吐；术后可发生腰痛、头痛、尿潴留、脑神经麻痹。

25. A。**解析**：影响蛛网膜下腔阻滞平面的因素：①麻醉药溶液的比重和患者的体位：在头低位时，重比重溶液阻滞平面较高；而轻比重溶液的阻滞平面较低。②麻醉药的剂量、容积。③穿刺部位：穿刺部位高者，药物容易向头方向扩散，阻滞平面较高。④注药时针头斜面的方向及注药速度：斜面向头时，注药速度越快，麻醉平面越高。

26. E。**解析**：常用麻醉前用药的作用：①安定镇静药：安定镇静、催眠、抗焦虑、抗惊厥，代表药：地西泮，咪达唑仑等。②催眠药：镇静、催眠、抗惊厥，代表药：苯巴比妥等。③镇痛药：镇痛、镇静，代表药：吗啡，哌替啶等。④抗胆碱药：抑制腺体分泌、解除平滑肌痉挛和迷走神经兴奋，代表药：阿托品和东莨菪碱等。

27. C。**解析：**局部麻醉又称部位麻醉，是指在患者神志清醒状态下，将局麻药应用于身体局部，使机体某一部分的感觉神经传导功能暂时被阻断，运动神经传导保持完好或同时有程度不等的被阻滞状态。常见的局部麻醉包含了表面麻醉、局部浸润麻醉、区域阻滞、神经传导阻滞四类。局麻药主要作用于局部，不主张静脉用药。

28. D。**解析：**根据中间链的不同，局麻药可分为两类：①酯类局麻药，如普鲁卡因、丁卡因；②酰胺类局麻药，如利多卡因、布比卡因和罗哌卡因等。

29. E。**解析：**维库溴铵属于常用的肌肉松弛药。

30. A。**解析：**成人 MAC（最低肺泡有效浓度）分别为：氟烷 0.75%；异氟烷 1.15%；恩氟烷 1.7%；氧化亚氮 105%；地氟烷 6.0%。MAC 越小，麻醉效能越强。故吸入麻醉药的强度：氟烷＞异氟烷＞恩氟烷＞地氟烷＞氧化亚氮。

32. C。**解析：**氟烷对呼吸道无刺激性，对呼吸有抑制作用。恩氟烷对呼吸道

无刺激，但对呼吸的抑制作用较强。异氟烷对呼吸道有刺激，对呼吸有轻度的抑制作用。抑制呼吸的强度为：恩氟烷＞异氟烷＞氟烷。

33. E。**解析：**硬膜外腔阻滞的并发症：①全脊椎麻醉；②局麻药毒性反应；③较主要的并发症还有神经损伤、硬膜外血肿、硬膜外脓肿等。

35. B。**解析：**出现硬膜外血肿，将会压迫脊髓造成截瘫。

46. B。**解析：**患者 HCT 29%，HCT 在 30% 左右，暂时不需要输血，只需要输入一定的胶体液使 HCT 维持在 30% 即可。目前患者已处于重度休克，存在意识障碍，故应立即清除口腔分泌物防止窒息，同时给氧防止缺氧，给予抗胆碱药维持血压和改善微循环。

55. E。**解析：**颈丛麻醉时操作不当可以引起霍纳综合征，表现为：颈交感神经被阻滞后出现同侧眼睑下垂、瞳孔缩小、眼球内陷、眼结膜充血、鼻塞、面微红及不出汗等症状。

56. A。**解析：**霍纳综合征症状短期内可以自行缓解，故不需要特殊处理。

# 第五章　多器官功能障碍综合征

**一、单选题：以下每道试题有五个备选答案，请选择一个最佳答案。**

1. 对于伴有急性肾衰竭的 MODS 患者，特别是循环不稳定者进行血液净化治疗，一般主张首选
   A. 腹膜透析
   B. 间断血液透析（IHD）
   C. 单针血液超滤（SCUF）
   D. 血浆置换治疗
   E. 连续静脉 - 静脉血液滤过（CVVH）

2. 下列急性肝衰竭的治疗措施，错误的是
   A. 人工肝辅助治疗或肝移植口服乳果糖
   B. 输新鲜血、血浆和血清白蛋白
   C. 纠正体液代谢失调，有效控制感染
   D. 输支链氨基酸、葡萄糖和胰高血糖素
   E. 输氨基酸和脂肪乳剂

3. 急性肾衰竭由无尿期进入多尿期，24 小时尿量可增加至
   A. 400ml 以上　　　B. 350ml 以上
   C. 300ml 以上　　　D. 250ml 以上
   E. 200ml 以上

4. 男性，60 岁，患急性胆源性胰腺炎，行胰腺包膜切开引流及胆总管探查手术治疗，术后发生 MODS。引起 MODS 的主要原因是
   A. 手术　　　　　　B. 胰腺坏死
   C. 年龄　　　　　　D. 胆道感染
   E. 肝功能损害

5. 下列能引起肾前性肾衰竭的是
   A. 低血容量休克
   B. 盆腔肿瘤压迫输尿管
   C. 感染性休克
   D. 四氯化碳
   E. 挤压伤

6. 创伤后急性肝功能不全的病因，错误的是
   A. 缺血缺氧性损害　　B. 应激反应
   C. 全身炎症反应　　　D. 肠源性感染
   E. 病毒性肝炎

7. 创伤失血性休克患者，发生急性肝功能损害最常见原因是
   A. 感染
   B. 缺血缺氧性肝细胞损害
   C. 应激反应
   D. 全身炎症反应综合征
   E. 内毒素血症

8. 关于 MODS 患者氧供和氧耗的叙述，下列错误的是
   A. 可能存在氧供不足
   B. 可能存在氧耗增加
   C. 可能同时存在氧供不足和氧耗增加
   D. 可能同时存在氧供不足和氧利用障碍
   E. 若提高氧供，氧耗增加表明 MODS 处于较难救治阶段

9. 应激性溃疡大出血一旦发生有较高的死亡率，下列治疗措施不正确的是
   A. 鼻胃管冷冻盐水洗胃
   B. 内镜下电凝或激光止血
   C. 选择性胃左动脉插管注入垂体后叶素
   D. 静脉注射生长激素
   E. 静脉注射质子泵抑制剂如奥美拉唑等

10. 关于急性肝衰竭的实验室检查，错误的是
    A. 血胆红素升高

B. 血清肌酐或尿素氮增高

C. 血小板降低，白细胞增高

D. 电解质紊乱，酸碱失衡

E. 发生弥漫性肝坏死时，转氨酶必定增高

11. 关于应激性溃疡的临床特点，不正确的是

    A. 胃镜检查可证明病变

    B. 一经诊断，应首先采用内科治疗

    C. 常见诱因是严重烧伤、颅脑损伤、大手术或全身感染

    D. 表现为急性弥漫性胃黏膜糜烂、出血或溃疡

    E. 极少发生大出血或穿孔

12. 纠正急性肾衰竭酸中毒，$HCO_3^-$ 低于多少时才应用碳酸氢钠治疗

    A. 23mmol/L　　　　B. 21mmol/L

    C. 19mmol/L　　　　D. 17mmol/L

    E. 15mmol/L

13. 关于 ARDS 病理改变的描述，不正确的是

    A. 肺间质水肿和肺泡渗出

    B. 肺泡萎缩

    C. 血气胸

    D. 肺微血管栓塞

    E. 小片肺不张并发感染

14. 急性肝衰竭的发病基础不包括

    A. 病毒性肝炎　　　B. 化学物中毒

    C. 多发性肝囊肿　　D. 妊娠反应

    E. 严重创伤

15. 诊断少尿或无尿，其 24 小时总尿量应少于

    A. 200ml 或完全无尿

    B. 200ml 或 100ml

    C. 250ml 或 100ml

    D. 350ml 或完全无尿

E. 400ml 或 100ml

16. 急性肾衰竭多尿期，每天补液量合理的是

    A. 每天排出水分量的 1/3 ~ 1/2

    B. 每天排出的水分量

    C. 相当于每天排出水分量的 1 倍

    D. 每天补液量 2000 ~ 2500ml

    E. 不补液

17. ARDS 的病理生理特点，不包括

    A. 肺间质水肿

    B. 严重低氧血症

    C. 肺顺应性降低

    D. 大量肺分流

    E. 严重二氧化碳潴留

18. 有助于鉴别肾前性和肾后性急性肾衰竭的检查是

    A. 磁共振水成像

    B. 肾穿刺活检

    C. 血常规

    D. 血尿素氮和肌酐

    E. 每小时尿量

19. 男性，22 岁，交通事故后出现失血性休克，经手术止血和补充血容量，休克得以纠正。但伤后 24 小时出现无尿，使用呋塞米无效，之后的补液方案为

    A. 给予口服液体

    B. 每日静脉给予 2000 ~ 2500ml 液体

    C. 3 天内不补液

    D. 口服山梨醇导泻

    E. 按"显性失水 + 不显性失水 - 内生水"的公式补液

20. 女性，46 岁，肾衰竭，尿量 <100ml/24h。急查血尿素氮 >25mmol/L，血肌酐 >442μmol/L，血清钾 >6.5mmol/L。经一般处理未改善，以下治疗措施最有

效的是

A. 立即控制入水量

B. 立即静脉滴注呋塞米

C. 立即采取透析疗法

D. 25% 葡萄糖 + 胰岛素静脉滴注

E. 大剂量激素 + 呋塞米静脉推注

21. 临床出现黄疸，呼气有"烂苹果味"，呈嗜睡状，但可唤醒。其症状属于

A. 肝性脑病Ⅰ度　　B. 肝性脑病Ⅱ度

C. 肝性脑病Ⅲ度　　D. 肝性脑病Ⅳ度

E. 不属于肝性脑病

22. 某患者创伤后休克 30 小时，经抢救后血压恢复正常，但一直未排尿，导尿获尿液 100ml。为确定是否为急性肾衰竭，应做的检查是

A. 中心静脉压测定

B. 尿钠测定

C. 血细胞比容

D. PSP 试验

E. 血常规

23. 下列哪项不是 ARDS 初期的临床表现

A. 呼吸加快

B. 呼吸窘迫感，用一般的吸氧法不能缓解

C. 呼吸道分泌物增多，肺部有啰音

D. X 线胸片一般无明显异常

E. $PaO_2$ 降至 60mmHg

24. MODS 不易早期诊断的器官或系统是

A. 脑、胃肠、血液

B. 肝、肾、胃肠

C. 心、肺、血液

D. 肺、肾、胃肠

E. 肝、胃肠、血液

25. 关于急性肾衰竭无尿期的治疗原则，错误的是

A. 控制入水量，以"量出为入，宁少

勿多"为原则

B. 高蛋白、高热量、高维生素饮食

C. 应用促进蛋白质合成的激素

D. 积极防治感染

E. 积极纠正水、电解质失调及酸中毒

26. 下述哪项是急性肾衰竭突出的临床表现

A. 排尿困难或突然无尿

B. 尿量明显减少

C. 尿量明显增多

D. 尿急、尿痛

E. 血中尿素氮进行性升高

27. 引起急性肾衰竭的物质中，应除外

A. 四氯化碳、铋、汞、磺胺

B. 庆大霉素

C. X 线造影剂

D. 蛇毒

E. 青霉素

28. 发生多器官功能障碍综合征（MODS）的直接诱因不包括

A. 严重组织创伤，大出血

B. 严重感染，脓毒症

C. 心跳、呼吸骤停复苏后

D. 出血坏死性胰腺炎

E. 糖尿病肾病

29. 如核素肺灌注扫描提示两肺多发性栓塞，最佳治疗措施是

A. 双嘧达莫抗血小板治疗

B. 罂粟碱静脉滴注

C. 肝素抗凝治疗

D. 阿司匹林抗血小板治疗

E. 硝酸甘油静脉滴注

30. 男性，60 岁，因肝脏撞击伤施行不规则肝叶切除术后并发急性肝衰竭。须慎用的药物是

A. 左旋多巴　　　　B. 葡萄糖溶液

C. 脂肪乳剂 D. 青霉素针剂

E. 乙酰谷酰胺

31. 女性，35岁，反复高血压、颜面水肿、蛋白尿1年。实验室检查：WBC $5 \times 10^9/L$，Hb 80g/L，血清肌酐 805μmol/L。最可能的诊断是

    A. 系统性红斑狼疮性肾炎

    B. 慢性肾衰竭尿毒症期

    C. 慢性肾小球肾炎

    D. 慢性肾盂肾炎

    E. 慢性肾功能不全氮质血症期

32. 下述哪项不属于透析疗法的指征

    A. 水中毒

    B. $CO_2CP$ 为 15mmol/L

    C. 血尿素氮 >25mmol/L

    D. 血肌酐 >442μmol/L

    E. 血钾 >6.5mmol/L

33. 男性，60岁，肝衰竭患者。下列哪项治疗措施不适宜

    A. 静滴葡萄糖

    B. 静滴芳香族氨基酸

    C. 静滴乙酰谷酰胺

    D. 静滴左旋多巴

    E. 口服甲硝唑

34. 有关 ARDS 的叙述，错误的是

    A. 急性进行性低氧血症

    B. 迅速出现 $CO_2$ 潴留

    C. 肺顺应性降低

    D. X 线片肺纹理增加，斑片状阴影

    E. 一般给氧方法不能纠正缺氧

35. 下列哪项是应激性溃疡突出的症状

    A. 上腹剧痛

    B. 反酸、嗳气

    C. 心窝部烧灼感

    D. 突然发生上消化道出血或穿孔

    E. 频繁恶心、呕吐

36. 术后 MODS 中较容易和较早受到损害的器官是

    A. 肝脏 B. 肾脏

    C. 脑 D. 肺

    E. 胃肠道

37. 男性，42岁，因急性重症胰腺炎并发休克、ARDS 行机械通气治疗。$FiO_2$ 60%条件下，$PaO_2$ 仍低于 60mmHg，现给予呼气末正压通气（PEEP）。关于 PEEP 的设置，正确的是

    A. 休克者机械通气禁用 PEEP

    B. 目标是使 $FiO_2$ 60% 以下，$PaO_2$ 高于 60mmHg，压力不限制

    C. 根据静态压力 – 容积曲线选择最佳 PEEP

    D. 最佳 PEEP 一般为低位拐点所对应的压力 +（3~5）$cmH_2O$

    E. 逐步增加压力不超过 10$cmH_2O$，而 $PaO_2$ 达到 60mmHg

38. 男性，54岁，术前肾功能正常。在全麻下行左肝叶切除术后转入 ICU，第3天出现少尿。下列是急性肾衰竭的可靠指标的是

    A. 少尿

    B. 血钠升高

    C. 高钾血症

    D. 血清肌酐突然增加

    E. 血尿素氮突然增加

39. 急性胃黏膜病变（应激性溃疡）大出血，不宜采取的治疗措施是

    A. 选择性胃腹腔动脉（胃左动脉）造影，栓塞治疗

    B. 静脉滴注雷尼替丁或奥美拉唑抑制胃酸分泌

    C. 急诊施行胃大部切除术

    D. 内镜下电凝或激光止血

    E. 鼻胃管冷冻盐水洗胃

40. 关于急性呼吸窘迫综合征（ARDS）的临床特点，下列不正确的是
    A. 进展期呼吸困难和发绀，分泌物多，肺部啰音，X 线胸片广泛性点片状阴影
    B. 初期呼吸加快、窘迫感，一般给氧方法不能纠正缺氧
    C. 初期 $PaO_2$ 无变化
    D. 以严重低氧血症、弥散性肺部浸润及肺顺应性下降为特征
    E. 全身性感染、多发性创伤和误吸是发病主要因素

41. 在 MODS 初步诊断中，有关各器官或系统的临床表现，不正确的是
    A. 肝脏：进展时呈黄疸，神志异常
    B. 胃肠道：进展时呕血、便血、腹胀
    C. 肺脏：呼吸加快、窘迫、发绀，需吸氧和辅助呼吸
    D. 心脏：心动过速，心律失常
    E. 肾脏：无血容量不足的情况下表现少尿

**二、共用题干单选题：以下提供若干个案例，每个案例下设若干道试题，每道试题有五个备选答案，请选择一个最佳答案。**

（42 ~ 43 题共用题干）

女性，68 岁，诊断为急性肾衰竭。近日出现心悸，反应迟钝等表现，查心电图发现 T 波高尖，QT 间期延长。

42. 根据上述表现应做何种检查
    A. 肝功能检查　　　　B. 血电解质
    C. 血气分析　　　　　D. 心肌酶检测
    E. 超声心动图

43. 通过上述检查可能发现的异常是
    A. 超声心动图发现心室肌肥厚
    B. 心肌酶升高

C. 肝功能异常
D. 血 pH 升高
E. 血钾升高

**三、共用备选答案单选题：以下提供若干组试题，每组试题共用试题前列出的五个备选答案，请为每道试题选择一个最佳答案。每个备选答案可能被选择一次、多次或不被选择。**

（44 ~ 47 题共用备选答案）
    A. 原发急症发病 24 小时内多器官功能衰竭致死
    B. 原发急症发病 24 小时后 2 个或 2 个以上器官同时功能障碍
    C. 原发急症发病 48 小时后一个器官功能障碍，长期治疗不能稳定
    D. 原发急症发病 48 小时后突发 2 个或 2 个以上器官功能障碍
    E. 原发急症发病后 1 个器官功能障碍，经一段稳定期后发生更多器官功能障碍

44. MODS 速发型为
45. MODS 迟发型为
46. 复苏失败表现为
47. 不属于复苏失败和 MODS 的是

（48 ~ 50 题共用备选答案）
    A. 血液透析
    B. 连续性肾替代治疗
    C. 腹膜透析
    D. 单纯超滤
    E. 3% 高渗盐水静滴

48. 急性肾衰竭伴心功能不稳定和多器官功能衰竭者，治疗宜采用
49. 非高代谢的急性肾衰竭，心功能不稳定者，治疗宜采用
50. 高代谢的急性肾衰竭，病情危重，心功能尚稳定者，治疗宜采用

## 参考答案与解析

1. E　2. E　3. A　4. B　5. A　6. E
7. B　8. E　9. D　10. E　11. E　12. E
13. C　14. C　15. E　16. A　17. E　18. A
19. E　20. C　21. C　22. B　23. C　24. E
25. B　26. B　27. C　28. E　29. C　30. E
31. B　32. B　33. B　34. B　35. D　36. D
37. C　38. D　39. C　40. E　41. C　42. E
43. E　44. B　45. E　46. A　47. C　48. B
49. C　50. A

3. A。**解析**：急性肾衰竭在少尿或无尿后的 7～14 天，如 24 小时内尿量增加至 400ml 以上，即为多尿期的开始，每日尿量可达 3000ml 以上。

5. A。**解析**：肾前性肾衰竭的常见病因为大出血、休克、脱水等。由于缺水、血容量减少、心排出量不足而引起少尿。

8. E。**解析**：MODS 患者可能存在氧供不足，氧耗增加；或同时存在氧供不足和氧耗增加，氧供不足和氧利用障碍。提高氧供，氧耗增加，提示治疗已使未灌注的微循环开放，改善了缺氧组织器官的氧供氧耗平衡。

9. D。**解析**：有出血症状的应激性溃疡，可给予各种止血药，如维生素 K、凝血酶、氨甲苯酸等。生长抑素可减少胃酸分泌，抑制促胃液素产生，减少内脏血流量，因此可用来止血，但并非生长激素。

11. E。**解析**：应激性溃疡确诊后，即使伴有出血，首先应采用内科治疗，绝大多数均可控制出血。手术适应证为经内科治疗后仍然反复、持续大量出血；合并有溃疡穿孔、腹膜炎者。一般采用的手术方式为胃次全切除加选择性胃迷走神经切断术。

12. E。**解析**：酸中毒时，$HCO_3^-$ 低于 15mmol/L 时，需要补碱。

14. C。**解析**：急性肝衰竭的病因：①病毒性肝炎。②化学物中毒，如甲基多巴、乙硫异烟胺、氟烷等可引起肝衰竭。③外科病症，肝衰竭可在手术、创伤、休克等患者中发生。④妊娠期（多在后 3 个月）、Wilson 病等过程中也可发生肝衰竭。

16. A。**解析**：多尿早期氮质血症反复加剧，易继发感染，应继续维持水、电解质平衡。补液量以每日排出水分量的 1/3～1/2 为宜；增加蛋白质入量；积极治疗感染，预防并发症的发生。

18. A。**解析**：肾前性急性肾衰竭（ARF）是由于血容量不足引起的。磁共振水成像、肾穿刺活检、血常规、血尿素氮和肌酐、每小时尿量等检查均不能检测有无有效血容量的减少。但由于肾后性 ARF 主要是尿路梗阻造成，磁共振水成像能显示尿路的梗阻部位及程度，具有诊断价值。故磁共振水成像有助于鉴别肾前性或是肾后性 ARF。

22. B。**解析**：该患者长时间休克，经治疗血压恢复正常，但发生无尿，为鉴别少尿是否为急性肾衰所致，测定尿钠具有重要的临床意义。若为急性肾衰竭并肾实质损害时尿钠升高，一般大于 40mmol/L。

23. C。**解析**：呼吸道分泌物增多，肺部啰音是 ARDS 进展期的临床表现，同时患者有明显的呼吸困难和发绀，意识发生障碍，如烦躁、谵妄或昏迷。体温可增高，白细胞计数增多。X 线胸片有广泛性点片状阴影。

25. B。**解析**：急性肾衰竭无尿期的治疗：采用低蛋白、高热量、高维生素饮食。每日至少供给热量 5020～6280kJ（1200～1500kcal）。

26. B。**解析**：尿量明显减少是急性肾衰竭的突出临床表现。尿量明显增多不一定与肾脏有关，如输液过多，利尿剂的应用和抗利尿激素分泌不足等因素均可使尿量增加。排尿困难或突然无尿可能与尿路梗阻有关。尿急、尿痛是尿路感染的典型表现。急性肾衰竭时不但血中尿素氮升高，肌酐也进行性增高，单纯尿素氮增加不能说明存在肾衰竭。

31. B。**解析**：患者有高血压、颜面水肿、贫血，根据诊断标准符合慢性肾衰竭尿毒症期。

32. B。**解析**：透析疗法包括血液透析和腹膜透析，应用指征为：血尿素氮 > 25mmol/L；血肌酐 > 442μmol/L；血钾 > 6.5mmol/L；出现水中毒现象，一般措施不能改善，酸中毒不能用补碱纠正。血液滤过及连续肾替代(CRRT)治疗：采用一般血液透析极为困难时可应用连续静脉 - 静脉血液滤过(CVVH)等床边血液净化治疗手段。

33. B。**解析**：肝衰竭患者的一般治疗：①营养支持，首选肠内营养，可鼻饲含有酪氨酸、牛磺酸和 ω - 3 脂肪酸的营养剂。肠外营养支持治疗时，可用葡萄糖和支链氨基酸，脂肪乳剂可选用中链/长链脂肪乳剂，并给予足量的维生素。②补充血清白蛋白。③口服乳果糖，以排软便 2 ~ 3 次/日为度。口服肠道抗菌药，以减少肠内菌群，如新霉素和甲硝唑。④静脉点滴醋谷胺(乙酰谷酰胺)、谷氨酸(钾或钠)

或门冬氨酸等，以降低血氨。⑤静滴 γ - 氨酪酸、左旋多巴，改善中枢神经递质，可能有利于恢复大脑功能。⑥纠正酸碱失衡和电解质紊乱。

34. B。**解析**：在 ARDS 后期，由于死腔通气增加，可导致 $CO_2$ 的排出障碍而引起 $CO_2$ 潴留。

36. D。**解析**：MODS 的原发病部位不同，始发时间亦不同，因此无特定发病顺序，但外科急症手术后并发感染的患者，一旦发生 MODS 其所累及器官障碍的顺序是以呼吸系统最早，其次为肝脏，胃肠道和肾脏。

37. C。**解析**：重症胰腺炎并发 ARDS 需尽早行机械通气治疗，加用呼气末正压通气(PEEP)以改善氧合，减少肺内渗出，改善肺顺应性。PEEP 压力过高会产生副作用，如气压伤、心排血量下降等。最佳 PEEP 常根据呼吸静态压力 - 容积曲线选择，一般为低位拐点所对应的压力 +(2 ~ 3)$cmH_2O$；PEEP 压力逐步增加以不超过 15$cmH_2O$；如合并休克，需补充血容量，必要时应用血管活性药物以维持血压。

38. D。**解析**：只有肌酐是仅依靠肾脏滤过来排出；尿素是由肾脏滤过和再吸收而处理的，尿素氮增加可因再吸收增加所致；其余几项的影响因素更多。

# 第六章　围术期处理

**一、单选题：以下每道试题有五个备选答案，请选择一个最佳答案。**

1. 关于高血压患者的术前准备，以下描述正确的是
   - A. 凡舒张压持续超过 100/80mmHg，均给抗高血压药治疗
   - B. 术前应用降压药使血压控制在 160/100mmHg 以下，降压药用至手术日清晨
   - C. 长期用抗高血压药治疗，如血压稳定，术前 3 天可以停药
   - D. 高血压并存心肌缺血者，择期手术应列为禁忌
   - E. 单纯慢性高血压者，对麻醉的耐受力较差

2. 手术后早期发生恶心、呕吐，常见的原因是
   - A. 颅内压增高
   - B. 麻醉反应
   - C. 术后腹胀
   - D. 肠梗阻
   - E. 低血钾

3. 女性，60 岁，诊断胃癌，血压 160/100mmHg，中度贫血，消瘦。下列哪项不是必要的术前准备
   - A. 血生化检查
   - B. 肝功能检测
   - C. 改善营养状态
   - D. 纠正贫血
   - E. 血压降至正常

4. 疝手术患者入院时血压 150/96mmHg。正确的处理措施是
   - A. 术前不用降压药
   - B. 术后不用降压药
   - C. 术前及术后均用降压药
   - D. 术前用降压药
   - E. 术中用降压药

5. 下列符合"Ⅲ／乙"切口愈合的是

   - A. 胃大部切除术切口血肿
   - B. 甲状腺大部切除术切口红肿
   - C. 肠切除术切口裂开
   - D. 化脓性阑尾切除术切口积液
   - E. 胆囊切除术切口化脓

6. 预测围术期心脏事件的高风险指标中，不包括
   - A. 年龄 80 岁
   - B. 急性心肌梗死 1 月内
   - C. 不稳定型心绞痛
   - D. 充血性心力衰竭失代偿
   - E. 严重瓣膜疾病

7. 切口感染一般发生在术后
   - A. 1~2 天
   - B. 3~4 天
   - C. 6~7 天
   - D. 4~5 天
   - E. 5~6 天

8. 关于糖尿病患者的手术，说法不恰当的是
   - A. 施行有感染可能的手术，术前预防应用抗生素
   - B. 改善营养状况
   - C. 纠正水、电解质代谢失调和酸中毒
   - D. 手术应在当日尽早进行，缩短术前禁食时间
   - E. 在手术日继续应用胰岛素，使患者血糖稳定于正常水平

9. 下列预防腹部切口裂开的措施中，不正确的是
   - A. 患者咳嗽时最好是半卧位
   - B. 适当腹部加压包扎
   - C. 提高营养状况
   - D. 良好麻醉肌肉松弛下缝合切口
   - E. 必要时加用全层腹壁减张缝合

10. 术后早期下床活动的好处不包括

A. 减少下肢静脉血栓形成

B. 减少肺部并发症

C. 减少伤口感染

D. 有利于肠道恢复，减少腹胀的发生

E. 有利于膀胱功能恢复，减少尿潴留

11. 术后腹壁切口裂开的处理重点是

  A. 用胶布拉拢伤口

  B. 敷料加压包扎

  C. 立即重新缝合

  D. 输血浆蛋白

  E. 填塞伤口

12. 锁骨骨折复位固定后，拆除外固定的时间一般为

  A. 3~5 天      B. 1~2 周

  C. 3~4 周      D. 6~8 周

  E. 8 周以上

13. 导致手术后腹胀的原因主要是

  A. 咽下的空气在肠腔内积存

  B. 食物残渣在肠腔内发酵产气

  C. 低钾血症

  D. 肠粘连

  E. 术后缺少活动

14. 围术期预防性应用抗生素的指征不包括

  A. 肠道手术

  B. 开放性创伤手术

  C. 器官移植手术

  D. 患者年龄超过 70 岁的手术

  E. 切口接近感染区域的手术

15. 腹部手术术后早期出现肺功能不全最常见的诱因是

  A. 胃内容物误吸    B. 肺水肿

  C. 支气管痉挛    D. 肺不张

  E. 气胸

16. 确定下肢静脉曲张能否手术治疗的关键性检查是

A. 浅静脉瓣膜是否闭锁不全

B. 深静脉是否通畅

C. 深浅静脉交通支瓣膜功能是否健全

D. 小隐静脉功能有无异常

E. 曲张静脉是否出现合并症

17. 下列术后处理措施中，错误的是

  A. 术后尿潴留，导尿量超过 500ml 时应留置尿管 1~2 日

  B. 鼓励咳痰是预防术后肺不张的有效措施之一

  C. 腹部减张缝线应在术后 2 周左右拆除

  D. 术后早期下床活动有利于预防深静脉血栓形成

  E. 伤口引流胶片应在术后 5~7 日拔除

18. 高压灭菌后的物品一般可保留

  A. 4 天      B. 1 周

  C. 2 周      D. 3 周

  E. 1 个月

19. 糖尿病患者禁食状态下血糖维持在多少较为适宜

  A. 5.6mmol/L 以下

  B. 5.6~11.2mmol/L

  C. 11.3~16.2mmol/L

  D. 18mmol/L 以下

  E. 20mmol/L 以下

20. 术后肺不张的主要治疗方法是

  A. 应用广谱抗生素

  B. 雾化吸入

  C. 应用祛痰药

  D. 吸氧

  E. 深呼吸和咳嗽

21. 下列心脏病者施行非心脏手术，其耐受力最差的是

  A. 冠状动脉粥样硬化性心脏病

  B. 高血压性心脏病

C. 急性心肌炎

D. 风湿性心脏病

E. 非发绀型先天性心脏病

22. 对心力衰竭患者进行择期手术，至少待心衰控制多长时间后再手术

    A. <1 周        B. 1~2 周

    C. 3~4 周     D. 5~6 周

    E. >6 周

23. 男性，38 岁，阑尾切除术后 5 天，体温 38.5℃，伤口红肿，有波动感。首先应选用

    A. 大剂量抗生素治疗

    B. 拆除切口缝线，敞开伤口

    C. B 超检查

    D. 物理治疗

    E. 继续观察

24. 男性，70 岁，因便血及大便习惯改变 3 个月入院，诊断为直肠癌，准备行手术治疗。但患者术前心电图检查示二度 II 型房室传导阻滞，心率 50 次/分，阿托品试验阳性。患者术前准备错误的是

    A. 教会患者正确的咳嗽和咳痰方法

    B. 交叉配型，备红细胞 800ml

    C. 术前一天及手术当天清洁灌肠

    D. 不必预防性使用抗生素

    E. 安装临时心脏起搏器

25. 男性，70 岁，因诊断乙状结肠癌入院，行左半结肠切除术。术后 1 个月引流口未愈，有较多的脓性分泌物流出，每天换药 2 次，仍不见好转。查体：生命体征正常，血糖 6.4mmol/L，手术切口已愈合，左侧引流口红肿，深约 20cm。目前应

    A. 继续换药

    B. 观察

    C. 窦道造影检查后再做进一步处理

D. 扩大引流

E. 剖腹探查及引流

26. 下列各种引流管，不正确的处理是

    A. 要注意观察各种引流管是否通畅

    B. 仔细记录引流液的色泽和容量

    C. 留置胆管内的 T 型管可在术后 1 周拔除

    D. 胃肠功能恢复后可将胃肠减压管除去

    E. 腹腔烟卷引流一般在术后 3 天左右可以拔除

27. 下列择期手术者，不需延迟手术日期的是

    A. 高血压患者，血压 >180/100mmHg

    B. 脾亢拟行脾切除术者，血小板 $50 \times 10^9$/L

    C. 女性患者月经来潮

    D. 糖尿病患者，空腹血糖 13.2mmol/L，尿酮体（++）

    E. 哮喘急性发作者

28. 下列哪种疾病宜选用择期手术

    A. 胃穿孔        B. 胃溃疡

    C. 胃癌          D. 幽门梗阻

    E. 肠扭转

29. 下列术前准备措施中，错误的是

    A. 合并糖尿病的患者术前必须调整至血糖正常、尿糖阴性的水平

    B. 合并肾衰竭的患者在保证有效透析的条件下可安全耐受手术

    C. 合并哮喘的患者可口服地塞米松

    D. 合并心力衰竭的患者应在控制心衰 3~4 周后行手术治疗

    E. 合并严重肝功能损害的患者除急症抢救外，原则上不宜行手术治疗

30. 关于脾切除术后进食的描述，正确的是

    A. 麻醉清醒后立即进食

B. 3～4 天后开始普食

C. 禁食 1 天后再进食流质饮食

D. 肛门排气后开始进食流质饮食

E. 术后不需禁水

31. 男性，40 岁，因车祸致胸部外伤 3 小时入院，胸部 CT 及 X 线检查诊断左侧连枷胸、肺挫伤，行开胸手术止血及肋骨内固定术。术后第 1 天引流出血性液体 800ml，第 2 天观察 3 小时，每小时引流出血性液体 200ml，血红蛋白进行性下降，血压 80/60mmHg，脉搏 120 次/分。此时最佳处理方案是

A. 继续观察

B. 立即大量输血、输液，抗休克治疗

C. 立即行胸部 CT 复查

D. 立即更换闭式引流管

E. 立即输血等术前准备，行开胸止血

32. 有关戴无菌手套，脱污染手套，下述描述中，错误的是

A. 戴无菌手套时，注意勿触及手套外面

B. 脱污染手套时，手套外面不能触及皮肤

C. 常规洗手后，如用干手套，先穿手术衣后戴手套

D. 常规洗手后，如用湿手套，先戴手套后穿手术衣

E. 常规洗手后，如用干手套，先戴手套后穿手术衣

33. 围术期预防性使用抗生素的最佳时间是

A. 手术前 2 天开始

B. 手术开始前 1 小时

C. 手术开始时

D. 手术中发生污染时

E. 手术结束时

34. 术前预防性应用抗生素的指征不包括

A. 涉及感染病灶或切口接近感染区的手术

B. 操作时间长的手术

C. 股疝修补、疝修补

D. 胃肠道手术

E. 严重糖尿病和长期应用糖皮质激素的患者

35. 在消毒皮肤的操作中，错误的是

A. 由手术区中心部向四周涂擦

B. 消毒感染伤口或肛门，由手术区四周向中心部涂擦

C. 已接触污染部位的纱布，禁忌返擦清洁处

D. 消毒范围至切口周围 10cm 区域

E. 手术区皮肤消毒的范围应大于切口周围 15cm

36. 下列疾病中，需急诊手术的是

A. 闭合性中型颅脑损伤

B. 直肠癌合并不完全性梗阻

C. 外伤性肝、脾破裂

D. 胃癌

E. 肺癌

37. 男性，65 岁，肥胖体型，长期吸烟，诊断为直肠癌。平时身体健康，高血压病史 10 年，药物控制良好。在全麻下截石位行直肠癌根治术，术中输血 800ml，手术历时 5 小时。术后第 8 天拆线，第 9 天下床，在卫生间突然晕倒，心跳、呼吸骤停，救治无效死亡。患者死亡最可能的原因是

A. 急性大面积心肌梗死

B. 急性大面积脑梗死

C. 急性血栓性肺梗死

D. 急性颅内出血

E. 阿-斯综合征发作

38. 下腹部缝线拆除的时间为

A. 4～5 日　　　　B. 6～7 日

C. 7~9 日　　　　D. 10~12 日

E. 14 日

39. 面颊部开放性损伤后 12 小时，局部处理宜
    A. 按感染伤口对待，只换药不清创
    B. 清创后延期缝合
    C. 清创后不缝合
    D. 清创后一期缝合
    E. 换药观察，延期缝合

40. 关于术前准备的叙述，不恰当的是
    A. 练习正确的咳嗽、咳痰方式
    B. 练习床上排便排尿
    C. 医护人员向患者和家属介绍病情及治疗方案
    D. 提前 2 周戒烟
    E. 提前 3 周预防性应用抗生素

41. 尿潴留量超过多少毫升时，应放置导尿管持续引流
    A. 100ml　　　　B. 300ml
    C. 500ml　　　　D. 800ml
    E. 1000ml

42. 有关术后早期活动，不正确的是
    A. 改善血液循环
    B. 减少腹胀及尿潴留
    C. 减少肺部并发症
    D. 可影响切口愈合
    E. 减少下肢深静脉血栓形成

43. 非腹部手术蛛网膜下腔阻滞和硬脊膜外腔阻滞者，如无其他不适，术后几小时可进食
    A. 0~1　　　　B. 1~2
    C. 2~3　　　　D. 3~6
    E. 6~12

44. 急性心肌梗死的患者，病情稳定多长时间后可施行手术
    A. 1 个月内，无心绞痛

B. 2 个月内，无心绞痛

C. 3 个月内，无心绞痛

D. 6 个月内，无心绞痛

E. 6 个月以上，无心绞痛

45. 手术患者一般在术前 12 小时开始禁食、4 小时开始禁饮的理由是
    A. 让胃肠道适当的休息
    B. 防止麻醉或手术过程中发生呕吐
    C. 减少胃肠道手术时的污染
    D. 防止术后腹胀
    E. 减少术后排便

46. 术后并发尿路感染的根本原因是
    A. 切口疼痛　　　　B. 饮水减少
    C. 尿潴留　　　　D. 未使用抗生素
    E. 麻醉作用

47. 腹部手术选择开始进流质饮食的时间是
    A. 切口疼痛轻微
    B. 体温低于 37.5℃
    C. 肛门排气之后
    D. 患者要求进食时
    E. 恶心、呕吐消失

48. 预防术后肺不张最主要的措施是
    A. 应用大量抗生素
    B. 蒸气吸入
    C. 多翻身，多做深呼吸，鼓励咳嗽
    D. 应用祛痰药物
    E. 氧气吸入

49. 男性，40 岁，因膝关节外伤行手术治疗。采用减张缝合法，通常拆线的时间是
    A. 术后 7 天　　　　B. 术后 8 天
    C. 术后 10 天　　　　D. 术后 12 天
    E. 术后 14 天

50. 择期手术患者，高血压病史 10 年，平时药物控制血压不佳。入院时血压

180/110mmHg，术前宜将平均收缩压、舒张压

A. 降至正常水平

B. 降至正常水平以下

C. 降至原血压水平以下，正常水平以上

D. 降低原血压20% ~25%左右

E. 可不降血压

51. 一连枷胸伴肺挫伤、血气胸患者，行开胸肺修补术及肋骨内固定术。术后第2天神志淡漠，呼吸道分泌物较多，不能咳出。查体：双肺较多湿啰音，BP 110/70mmHg，P 120次/分，R 30次/分。血气分析示：$PaO_2$ 60mmHg，$SpO_2$ 90%。下列处理方法正确的是

A. 加强咳嗽，注意翻身拍背

B. 立即气管切开

C. 气管插管后呼吸机辅助呼吸

D. 静脉使用祛痰剂

E. 雾化吸入

52. 男性，48岁，临床诊断胃癌，施行胃癌根治术。术后第2天清晨，体温高达38.8℃，心率110次/分，呼吸24次/分，血压130/90mmHg。最可能发生的情况是

A. 伤口感染　　　B. 尿道感染

C. 腹腔脓肿　　　D. 急性肺栓塞

E. 急性肺不张

53. 女性，45岁，车轮碾压致右臀部及大腿大面积皮肤挫裂伤。清创缝合术后第10天，见挫伤区发黑，有较多脓性分泌物溢出。目前宜采取的处理措施是

A. 继续观察、换药

B. 清创、植皮

C. 清创、皮瓣转移修复

D. 清创、人工皮覆盖

E. 清创、换药

54. 男性，40岁，患十二指肠溃疡，择期经上腹正中切口行胃大部切除术。正常情况下，该患者拆线时间应为术后

A. 3 ~4 天　　　B. 5 ~6 天

C. 7 ~9 天　　　D. 10 ~12 天

E. 12 天以上

**二、共用题干单选题：以下提供若干个案例，每个案例下设若干道试题，每道试题有五个备选答案，请选择一个最佳答案。**

(55 ~57 题共用题干)

男性，70岁，近1个月餐后上腹部胀满，间断呕吐宿食数次，体重下降10kg。上消化道造影示：胃窦部巨大龛影，幽门不全梗阻。既往糖尿病史5年。

55. 该患者的术前诊断最可能是

A. 胰头癌　　　B. 胃溃疡

C. 十二指肠溃疡　　　D. 胃窦癌

E. 壶腹周围癌

56. 对糖尿病的术前、术后处理，错误的是

A. 术前应适当控制血糖

B. 术前应纠正水、电解质代谢紊乱和酸中毒

C. 术前应维持尿糖为( + ~ + + )

D. 手术应在当天尽早施行，以缩短术前禁食时间，避免酮体生成

E. 术后尿糖阳性，应立即给予胰岛素12U

57. 关于术后腹部切口裂开的预防措施，错误的是

A. 术前提高营养状况

B. 术中必要时做皮肤减张缝合

C. 咳嗽时最好取高坡卧位

D. 术后及时处理腹胀

E. 使用腹带做适当的腹部包扎

（58～60 题共用题干）

女性，40岁，因慢性阑尾炎急性发作10小时入院。查生命体征正常，血常规示 Hb 126g/L，WBC 13.24×10⁹/L。急诊行阑尾切除术，术中见阑尾粘连，周围有约15ml脓液。术后引流管未见液体流出，术后第6天切口感染流脓。查体：T 38.8℃，P 126 次/分，BP 97/65mmHg，WBC 11.25×10⁹/L，N 75%，L 24%，PLT 523×10⁹/L。

58. 发生切口感染最可能的原因是
    A. 术后引流不畅
    B. 与手术时无菌观念不强有关
    C. 与手术缝线选择不当有关
    D. 未及时换药
    E. 脂肪坏死液化

59. 最有效、最重要的预防措施是
    A. 保护术野避免污染
    B. 术前加强抗生素的使用
    C. 术后加强抗生素的使用
    D. 严格无菌操作，彻底冲洗
    E. 对残端进行良好的包埋

60. 下列哪项是此患者最有效的处理措施
    A. 敞开充分引流
    B. 全身使用抗生素
    C. 放置引流管
    D. 再次开腹手术
    E. 观察并行相应的检查

**三、共用备选答案单选题：以下提供若干组试题，每组试题共用试题前列出的五个备选答案，请为每道试题选择一个最佳答案。每个备选答案可能被选择一次、多次或不被选择。**

（61～62 题共用备选答案）
    A. 腹股沟疝修补术
    B. 胃大部切除术
    C. 胆囊切除术
    D. 阑尾穿孔切除术

E. 小肠部分切除术

61. 无菌切口是指
62. 污染切口是指

（63～64 题共用备选答案）
    A. 疼痛          B. 发热
    C. 恶心、呕吐     D. 腹胀
    E. 切口感染和肺部感染

63. 外科术后最常见的是
64. 术后3～6日发热的常见原因是

**参考答案与解析**

1. B    2. B    3. E    4. A    5. D    6. A
7. B    8. E    9. A    10. C    11. C    12. C
13. A    14. D    15. D    16. C    17. C    18. D
19. B    20. E    21. C    22. A    23. B    24. D
25. C    26. C    27. C    28. B    29. A    30. D
31. E    32. C    33. B    34. C    35. B    36. C
37. C    38. B    39. D    40. C    41. C    42. C
43. D    44. C    45. B    46. C    47. C    48. C
49. E    50. D    51. C    52. E    53. C    54. C
55. C    56. C    57. C    58. A    59. D    60. A
61. A    62. D    63. B    64. E

2. B。解析：麻醉中使用的哌替啶等药物常可引起恶心、呕吐等不良反应。

3. E。解析：血压 160/100mmHg 以下可不做特殊准备。其余选项均为术前必要的准备项目。

4. A。解析：高血压患者术前应给予降压治疗，使血压稳定在一定水平，但不必苛求降至正常水平。血压 160/100mmHg 以下可不必做特殊准备。

5. D。解析：根据卫生部有关规定，手术切口分为三类：①Ⅰ类切口即无菌切口；②Ⅱ类切口即可能污染的切口；③Ⅲ类切口即污染切口。切口愈合分为三级：甲级为愈合优良，即没有不良反应的初级愈合。乙级为愈合欠佳，即愈合有缺点，但切口未化脓。丙级为切口化脓，并因化脓需要敞开切口或切开引流者。

6. A。**解析**：目前认为年龄不是预测围术期心脏事件的高风险指标。

7. B。**解析**：手术后切口疼痛加重，或减轻后又加重，并有体温升高，白细胞计数增高，提示切口可能感染。一般发生在手术后 3~4 天。

8. E。**解析**：对糖尿病患者的术前评估包括糖尿病慢性并发症(如心血管、肾疾病)和血糖控制情况，并做相应处理：①仅以饮食控制病情者，术前不需特殊准备。②口服降糖药的患者，应继续服用至手术的前一天晚上；如果服长效降糖药如氯磺丙脲，应在术前 2~3 日停服。禁食患者需静脉输注葡萄糖加胰岛素维持血糖轻度升高状态(5.6~11.2mmol/L)较为适宜。③平时用胰岛素者，术前应以葡萄糖和胰岛素维持正常糖代谢，在手术日清晨停用胰岛素。④伴有酮症酸中毒的患者，需接受急症手术，应尽可能纠正酸中毒、血容量不足、电解质失衡(特别是低钾血症)。

9. A。**解析**：胸腹部有切口的患者，咳痰时，患者应抱一小枕，护士或家属可用双手进行保护性按压切口。原因是患者咳嗽时，腹压增加，腹部膨起，就会引起切口疼痛，甚至裂开，此时帮助按压切口，可减轻疼痛，减少伤口张力。

10. C。**解析**：术后早期下床活动与减少伤口感染无关。

13. A。**解析**：正常人咽下的气体随肠蠕动而被排除，手术后因麻醉和手术刺激致肠蠕动减慢，故使气体积存而引起腹胀。

15. D。**解析**：腹部手术后，患者呼吸活动受限，支气管及肺泡易被痰液阻塞，易发生肺不张及肺炎。

18. C。**解析**：高压灭菌后的物品在 2 周内使用是安全的。

19. B。**解析**：糖尿病患者在整个围术期都处于应激状态，其并发症的发生率和死亡率较无糖尿病者上升 50%。对糖尿病患者必须加强术前评估和血糖控制，并做相应处理。糖尿病禁食患者需静脉输注葡萄糖加胰岛素维持血糖轻度升高状态(5.6~11.2mmol/L)较为适宜。

20. E。**解析**：术后肺不张最常发生在术后 48 小时之内，多数患者都能自愈，且无大碍。治疗方法主要通过叩击胸背部，鼓励咳嗽和深呼吸。

22. C。**解析**：心肌梗死者 6 个月内不施行择期手术，心衰最好在心衰控制 3~4 周后手术，手术耐受力最差的是急性心肌炎患者。

26. C。**解析**：引流的拔除应根据引流物的不同于不同时间拔除；乳胶片引流一般在术后 1~2 天拔除；烟卷引流大都要在术后 3~7 天才能拔除，正常多在术后 3 天左右；胃肠减压管，一般在肠道功能恢复、肛门排气后，即可拔除；胆道手术后留置的 T 型管，应根据患者具体情况确定拔除时机，一般留置时间应大于 2~3 周。

27. B。**解析**：脾功能亢进导致外周血小板降低，通常血小板数在 $50 \times 10^9/L$ 时，患者能耐受脾切除术，术前不必输注血小板。

28. B。**解析**：按照手术的时限性，外科手术可分为三种：①急症手术：例如外伤性肠破裂，在最短时间内进行必要的准备后立即手术。在胸腹腔内大血管破裂等病情十分急迫的情况下，必须争分夺秒地进行紧急手术。②限期手术：例如各种恶性肿瘤根治术，手术时间虽可选择，但不宜延迟过久，应在尽可能短的时间内做好术前准备。③择期手术：例如良性肿瘤切除术及腹股沟疝修补术等，可在充分的术前准备后选择合适时机进行手术。胃溃疡需择期手术。

32. E。**解析**：戴干手套，先穿手术衣后戴手套；戴湿手套，先戴手套后穿手术衣，可以减少污染的机会。

34. C。**解析**：术前预防性应用抗生素的指征：涉及感染病灶或切口接近感染区的手术、胃肠道手术、操作时间长的手术、肿瘤手术和血管手术等。

35. D。**解析**：手术区皮肤消毒的范围应大于切口周围15cm。

36. C。**解析**：外伤性肝脾破裂需要立即进行手术。

37. C。**解析**：患者平常身体健康，但存在发生深静脉血栓的高危因素，包括年龄、肥胖、长期吸烟史、术中体位截石位、术后长期卧床。突发活动后晕厥，心跳、呼吸骤停，抢救效果差，应首先考虑大的急性血栓性肺梗死。

38. B。**解析**：缝线的拆除时间应根据切口的部位、局部血液供应情况、患者年龄等而定。一般头、面、颈部4～5日拆线；下腹部、会阴部6～7日；胸部、上腹部、背部、臀部7～9日；四肢10～12日；减张缝线14日拆线。

39. D。**解析**：一般8小时以内的污染伤口，及时进行清创术，可以一期缝合。因头面部的创伤局部血液循环好，伤口12小时或更多的时间仍可按污染伤口处理，即可行一期缝合。

41. C。**解析**：正确预防和治疗尿潴留是减少泌尿系统感染的关键，尿潴留的处理原则，是在膀胱过度膨胀之前设法排尿。尿潴留量超过500ml时，应放置导尿管持续引流。

42. D。**解析**：早期活动可改善呼吸和循环，减少肺部并发症和下肢深静脉血栓形成的机会，也有利于胃肠道和膀胱功能的迅速恢复，早期活动不会影响切口愈合。

43. D。**解析**：非腹部手术后视手术大小、麻醉方法和患者反应而定。如无其他不适，局部麻醉术后即可进食，蛛网膜下腔阻滞和硬脊膜外腔阻滞者，术后3～6小时可进食，全麻患者应在呕吐反应消失后进食。

44. E。**解析**：急性心肌梗死后耐受性差，6个月内不宜行手术治疗。

45. B。**解析**：为防止麻醉或手术过程中的呕吐造成窒息或吸入性肺炎，成人从术前8～12小时开始禁食、术前4小时开始禁饮，必要时可采用胃肠减压。

47. C。**解析**：腹部手术后，胃肠道蠕动减弱。小肠蠕动可在24小时内恢复，胃蠕动恢复较慢，右半结肠需48小时，左半结肠需72小时。开始进流质饮食的时间应在正常的胃肠功能恢复（肛门排气）后开始。

48. C。**解析**：手术后肺不张的预防和处理包括：①鼓励患者深呼吸，解除支气管阻塞；②翻身拍背，促进肺膨胀；③帮助患者咳痰或吸痰刺激；④痰液黏稠时，可给予蒸气吸入、超声雾化吸入或口服氯化铵等；⑤必要时做气管镜吸痰或气管切开术；⑥同时给予抗菌药物治疗。

50. D。**解析**：未得到良好控制与系统治疗的高血压病患者，术中麻醉处理难度较大，围术期心血管致危事件发生率升高。多数学者认为，适宜水平为24小时血压动态监测，其平均收缩压、舒张压较治疗前降低20%～25%。

52. E。**解析**：上腹部手术后早期发生体温升高、脉速和呼吸急促，首先应考虑急性肺不张。这是由于术后伤口疼痛、膈肌运动受限、支气管分泌物黏稠等因素导致咳嗽、排痰障碍，支气管阻塞所致。其余情况通常发生在数日之后，且症状不同。

55. D。**解析**：根据间断呕吐宿食数次，体重下降 10kg，上消化道造影示胃窦部巨大龛影，幽门不全梗阻，考虑为胃窦癌。

56. E。**解析：** 术后尿糖阳性，不需特别处理。

57. C。**解析：** 咳嗽时最好取平卧位。

61~62. A、D。**解析：** 清洁切口（Ⅰ类切口），指缝合的无菌切口，如甲状腺大部切除术、疝修补手术等。污染切口（Ⅲ类切口），指邻近感染区或组织直接暴露于污染或感染物的切口，如阑尾穿孔的阑尾切除术、肠梗阻坏死的手术等。可能污染切口（Ⅱ类切口），指手术时可能带有污染的缝合切口，如胃大部切除术等。皮肤不容易彻底消毒的部位、6 小时内的伤口经过清创术缝合、新缝合的切口再度切开者，也属此类。

63~64. B、E。**解析：** 发热是手术后最常见的症状，不同时间段出现的发热其原因往往有所不同。①术后 24 小时内发热，常为代谢性异常、肺不张和输血反应；②术后 3~6 日的发热，要警惕感染的可能，静脉炎、尿路感染、切口感染和肺部感染是常见的原因；③如果发热持续不退或体温恢复正常后又升高者，则要注意更严重的并发症的发生，如腹腔内手术后的残余脓肿等。对发热的处理，要在明确诊断的前提下，做针对性处理。

# 第七章　外科患者的营养支持

**一、单选题：以下每道试题有五个备选答案，请选择一个最佳答案。**

1. 下述血清蛋白指标可以判定患者营养不良的是
   - A. 血清蛋白<25g/L
   - B. 血清蛋白<35g/L
   - C. 血清蛋白<45g/L
   - D. 血清蛋白<55g/L
   - E. 血清蛋白<65g/L

2. 全胃肠外营养的糖代谢异常并发症应除外
   - A. 高血糖
   - B. 低血糖
   - C. 非酮症昏迷
   - D. 肝功能损害
   - E. 重要营养基质的缺乏

3. 以下氨基酸的主要作用特点，错误的是
   - A. 支链氨基酸可减少肌蛋白分解并促使其合成，增加用量对肝损害的修复有利
   - B. 鸟氨酸-α-酮戊二酸盐对抗分解代谢，减少肌肉释放氨基酸，提高前白蛋白及视黄醇结合蛋白水平
   - C. 精氨酸是肠黏膜细胞、淋巴细胞的主要能源，有效预防肠源性感染
   - D. 精氨酸可刺激胰岛素、生长激素分泌，增加创面脯氨酸、羟脯氨酸含量
   - E. 谷氨酰胺促进肠道复苏，减轻缺血再灌注损害，减轻胰岛素抵抗

4. 关于谷氨酰胺，不正确的是
   - A. 谷氨酰胺缺乏时易导致脂肪肝
   - B. 机体缺乏谷氨酰胺可导致肠屏障功能减退
   - C. 谷氨酰胺参与谷胱甘肽的合成

   - D. 创伤、应激时容易发生谷氨酰胺缺乏
   - E. 谷氨酰胺在体内有很高的合成能力

5. 使用要素饮食时，描述不恰当的是
   - A. 溶液的温度要保持在40℃左右
   - B. 一般需采用管饲，连续滴注
   - C. 滴注速度宜先慢后快
   - D. 溶液配制后应立即使用，24小时内用完
   - E. 要素饮食热量较高，用后排便量显著增加

6. 关于外科重症患者肠内营养的叙述，错误的是
   - A. 在条件允许时应尽早开始肠内营养
   - B. 有反流和误吸高风险的患者（如昏迷）宜选择经空肠途径
   - C. 应加强胰岛素治疗，维持血糖≤15mg/L（8.3mmol/L）并避免低血糖
   - D. 严重感染患者，不应添加精氨酸
   - E. 肝移植术后早期不宜用肠内营养

7. 精氨酸在营养支持中的特殊作用是
   - A. 单核细胞的能源
   - B. 红细胞的能源
   - C. 抑制胰岛素的释放
   - D. 刺激生长激素的释放
   - E. 抑制蛋白质的分解

8. 肠外营养支持时，脂肪乳制剂在患者严重应激状态下，其摄入量为
   - A. 0.7g甘油三酯/（kg·d）
   - B. 1.0g甘油三酯/（kg·d）
   - C. 1.5g甘油三酯/（kg·d）
   - D. 1.8g甘油三酯/（kg·d）
   - E. 2.0g甘油三酯/（kg·d）

9. 预防全胃肠外营养所致的高渗性非酮症

昏迷，应按每8～10g葡萄糖加胰岛素多少单位

A. 0.45U      B. 0.55U

C. 0.65U      D. 0.85U

E. 1U

10. 正常成人一般每日需要能量为

A. 1400kcal      B. 1500kcal

C. 1600kcal      D. 1700kcal

E. 1800kcal

11. 要素饮食每1ml溶液含有多少热量

A. 2.75kJ      B. 3.25kJ

C. 4.18kJ      D. 5.36kJ

E. 6.25kJ

12. 下列是全胃肠外营养补充不足所致并发症的是

A. 低血糖      B. 肝酶谱升高

C. 肠壁功能减退      D. 肝功能损害

E. 伤口愈合延迟

13. 关于肠内营养，正确的是

A. 一旦胃肠道功能恢复即应利用之

B. 要素饮食破坏肠道屏障功能

C. 对肝、肾功能影响较大

D. 应尽量减少纤维，以利于吸收

E. 不会引起糖代谢紊乱

14. 手术后的分解代谢期一般持续

A. 2～3天      B. 3～4天

C. 3～7天      D. 5～10天

E. 10～15天

15. 临床上评价营养不良的依据，正确的是

A. 较标准体重低15%以上，血浆蛋白测定清蛋白低于25g

B. 较标准体重低5%以上，血浆蛋白测定清蛋白低于35g

C. 较标准体重低15%以上，血浆蛋白测定清蛋白低于35g

D. 较标准体重低10%以上，血浆蛋白测定清蛋白低于35g

E. 较标准体重低15%以上，血浆蛋白测定清蛋白低于30g

16. 长期静脉输注高价营养后，出现高渗性非酮症昏迷的主要原因是

A. 胰岛素分泌不足

B. 中枢神经系统功能异常

C. 高价营养液被污染

D. 深静脉插管感染导致的脓毒血症

E. 渗透性利尿、水电解质紊乱

17. 最能反映短期内机体营养状态变化的指标是

A. 前白蛋白      B. 白蛋白

C. 转铁蛋白      D. 淋巴细胞计数

E. 皮肤皱褶厚度

18. 肠外营养发生腹胀、腹泻与哪项无关

A. 输液速度      B. 维生素不足

C. 溶液温度      D. 溶液浓度

E. 溶液渗透压

19. 营养状态的评定中，人体测量是应用最广泛的营养评价方法，下列不属于这一评价范畴的是

A. 体重

B. 氮平衡与净氮利用率

C. 体重指数

D. 皮褶厚度与臂围

E. 握力测定

20. 下列哪项不符合全胃肠外营养所用营养液的要求

A. 每日供氮应达0.15g/kg

B. 氮(g)和热量(kcal)之比为1∶100

C. 含有适量的电解质、维生素和微量元素

D. 适量补充胰岛素和脂肪乳剂

E. 所补充的必需氨基酸和非必需氨基

酸的含量一般应为1∶2

21. 女性，24岁，身高150cm，体重63kg。属于
    A. 正常      B. 营养不良
    C. 体重过低      D. 肥胖
    E. 超重

22. 关于肠外营养并发症，正确的是
    A. 易导致胆囊结石
    B. 感染性并发症主要是菌血症
    C. 胸导管损伤是技术性损伤中最严重的并发症
    D. 常造成患者低血糖
    E. 不影响肝功能

23. 男性，42岁，长期卧床，无发热或其他异常消耗。患者每天最低热能需要量是
    A. 15～20kcal/kg      B. 25～30kcal/kg
    C. 40～50kcal/kg      D. 50～60kcal/kg
    E. 75～90kcal/kg

24. 下列哪一项血液中蛋白指标的测定不是机体营养状态评定的指标
    A. 血清白蛋白      B. 血清球蛋白
    C. 血清转铁蛋白      D. 血清前白蛋白
    E. 纤维连接蛋白

25. 饥饿时机体的代谢改变，错误的是
    A. 首先利用糖异生作用，后依赖肝脏和肌糖原储备供能
    B. 肝脏及肌蛋白分解提供糖异生前体物质，蛋白合成下降
    C. 脂肪动员增加，减少蛋白质消耗
    D. 血糖及胰岛素浓度下降，血酮体及脂肪酸浓度增高，利用增加
    E. 饥饿第三天体内酮体形成及糖异生达到高峰

26. 下列哪类物质机体无贮备，需在每天的肠外营养液中补充
    A. 脂溶性维生素
    B. 水溶性维生素
    C. 氯化钾
    D. 精氨酸
    E. 花生四烯酸

27. 下列哪个细胞的计数反映了机体的免疫状态
    A. 淋巴细胞      B. 中性粒细胞
    C. 嗜酸性粒细胞      D. 单核细胞
    E. 嗜碱性粒细胞

28. 关于营养支持，下列正确的是
    A. 管饲饮食只能是等渗液体
    B. 禁食在7天以下的手术可以不予以营养支持
    C. 正常成人每天所需的能量约6000kJ
    D. 要素饮食能提供足够的营养，纠正负氮平衡
    E. 全胃肠外营养支持必须采用从深静脉给予

29. 关于外科重症患者肠外营养的叙述，错误的是
    A. 任何原因导致胃肠道不能用，应选择肠外营养支持
    B. 应加强胰岛素治疗，维持血糖≤15mg/L，并避免低血糖
    C. 经中心静脉首选股静脉途径
    D. 全胃肠外营养患者应早期补充药理剂量谷氨酰胺
    E. 一旦胃肠可以使用，应尽早向肠内营养过渡

30. 要素饮食的适应证是
    A. 消化道瘘
    B. 急性肾衰竭
    C. 坏死性胰腺炎
    D. 严重烧伤和感染
    E. 肝功能衰竭

31. 关于肠外营养和肠内营养适应证的叙述，正确的是
    A. 发生消化道瘘的患者只能应用肠外营养
    B. 肠内营养加重了肠道负荷，容易造成肠黏膜屏障功能受损
    C. 肠内营养有助于降低肠道细菌移位的发生率
    D. 肠外营养比肠内营养安全，较少产生并发症
    E. 对坏死性胰腺炎的患者不能使用肠内营养

32. 用来代表全身脂肪和肌肉情况的是
    A. 氮平衡实验
    B. 血清转铁蛋白量
    C. 三头肌皮皱厚度
    D. 上臂中部周长
    E. 肌酐/身高指数

33. 创伤或严重感染时，能量需求增加
    A. 100～200%
    B. 100～150%
    C. 100～130%
    D. 100～140%
    E. 100～300%

34. 女性，30岁，因和父母生气绝食3天。此时在其体内代谢变化情况，错误的是
    A. 饥饿早期，机体利用肝脏的糖原储备以供给能量
    B. 饥饿时，机体糖异生十分活跃
    C. 饥饿时，大脑可利用酮体作为能源
    D. 饥饿时，机体会减少对葡萄糖的利用
    E. 饥饿时，人体脂肪先减少，肌肉后减少

35. 女性，25岁，因感情问题绝食12h，头晕、乏力、脱水貌。其体内肝糖原耗尽的时间是
    A. 12小时
    B. 24小时
    C. 36小时
    D. 48小时
    E. 72小时

36. 女性，47岁，体重90kg，身高1.6m。关于其营养状态，下述最合理的是
    A. 中度营养不良
    B. 重度营养不良
    C. 轻度营养不良
    D. 正常体重范围
    E. 肥胖

二、共用题干单选题：以下提供若干个案例，每个案例下设若干道试题，每道试题有五个备选答案，请选择一个最佳答案。

（37～40题共用题干）

男性，38岁，腹痛、腹泻、低热半年伴体重下降，近1周来腹胀、恶心、呕吐。入院检查X线示：回肠末段肠腔狭窄，管壁僵硬，呈线样征。诊断克罗恩病，回肠梗阻。

37. 拟行手术治疗，术前应选用的营养方式是
    A. 要素饮食
    B. 全胃肠外营养
    C. 管饲营养
    D. 肠内营养
    E. 半流质饮食

38. 患者卧床，其每日最低热量消耗为
    A. 10～15kcal/kg
    B. 20～30kcal/kg
    C. 30～50kcal/kg
    D. 50～60kcal/kg
    E. ＞75kcal/kg

39. 患者经一段时间治疗后，出现口周、肛周红疹，首先考虑
    A. 低钾血症
    B. 低钠血症
    C. 低氯血症
    D. 低磷血症
    E. 锌缺乏症

40. 患者治疗过程中出现转氨酶、碱性磷酸酶和胆红素升高，考虑为肝脏毒性反应。有关说法错误的是
    A. 可由于对某些氨基酸成分的分解产物的耐受性不良所致

B. 长期应用高糖可以发生

C. 肠道长期废用时可发生

D. 缺乏必需氨基酸时易发生

E. 一般不可逆

**(41~43 题共用题干)**

男性，51 岁，消化道溃疡穿孔行胃大部切除术。术中将十二指肠残端闭合，部分胃与空肠上端吻合，术后肠道功能恢复较差，给予肠外营养支持。

41. 若患者一般情况尚可，体重 75kg，肠外营养制剂中葡萄糖应给予

    A. 472g          B. 375g

    C. 262g          D. 178g

    E. 75g

42. 若需要减小患者肠外营养输入后对内环境及代谢的影响，输入时应

    A. 持续输注       B. 循环输注

    C. 间断输注       D. 按比例输注

    E. 睡眠时输注

43. 患者行肠外营养支持 1 个月，出现肝功能指标异常时优先考虑

    A. 肝细胞玻璃样变

    B. 肝组织纤维化

    C. 肝细胞化生

    D. 肝脂肪浸润

    E. 肝黏液样变

**(44~46 题共用题干)**

男性，58 岁，反复腹胀、腹痛 3 个月，加重 15 天，体重较病前下降 15kg。查体：消瘦，贫血貌；上腹部压痛，轻度肌紧张，无反跳痛，肠鸣音弱。实验室检查：白蛋白 20g/L，Hb 68g/L；大便潜血试验（＋）。

44. 目前患者的营养状态初步评价为

    A. 轻度营养不良

    B. 轻度-中度营养不良

    C. 中度营养不良

    D. 重度营养不良

    E. 中度-重度营养不良

45. 经检查，临床诊断为升结肠癌并慢性肠梗阻，术前的营养支持宜选择的途径是

    A. 口服          B. 鼻胃插管

    C. 鼻空肠插管     D. 空肠造口

    E. 肠外营养

46. 术后采用中心静脉途径营养支持，下列不属于早期代谢紊乱并发症的是

    A. 高血糖和高渗性非酮症性昏迷

    B. 胃肠黏膜萎缩，肠黏膜屏障功能受损

    C. 肝功能损害

    D. 高氯性酸中毒

    E. 低钾血症及低钾性碱中毒

**三、共用备选答案单选题：以下提供若干组试题，每组试题共用试题前列出的五个备选答案，请为每道试题选择一个最佳答案。每个备选答案可能被选择一次、多次或不被选择。**

**(47~49 题共用备选答案)**

    A. 酌情补充优质蛋白或必需氨基酸

    B. 适当增加脂肪供能，减少碳水化合物比例

    C. 酌情降低氮/卡比 [1:（100~130）kcal]，增加支链氨基酸比例

    D. 增加中链三酰甘油比例

    E. 输注高支链氨基酸

47. 急性肾衰竭患者的营养支持应该

48. 严重创伤应急早期应

49. 肝性脑病患者应

**(50~51 题共用备选答案)**

    A. 腹胀、腹泻     B. 腹水、胸水

    C. 低脂血症       D. 低蛋白血症

    E. 气胸、血胸

50. 肠内营养的并发症是

51. 肠外营养的并发症是

## 参考答案与解析

| | | | | | |
|---|---|---|---|---|---|
| 1. B | 2. E | 3. C | 4. E | 5. E | 6. E |
| 7. D | 8. C | 9. E | 10. E | 11. C | 12. E |
| 13. A | 14. C | 15. C | 16. A | 17. A | 18. B |
| 19. B | 20. B | 21. D | 22. A | 23. B | 24. B |
| 25. A | 26. B | 27. A | 28. D | 29. C | 30. A |
| 31. C | 32. D | 33. A | 34. · | 35. · | 36. · |
| 37. A | 38. E | 39. C | 40. E | 41. C | 42. A |
| 43. D | 44. D | 45. E | 46. B | 47. A | 48. C |
| 49. E | 50. A | 51. E | | | |

1. B。**解析**：血清蛋白指标可以判定患者营养不良的标准是血清蛋白 <35g/L，或体重比标准体重低 15% 以上。

2. E。**解析**：全胃肠外营养时糖代谢紊乱所致并发症：①低血糖及高血糖：严重高血糖可导致高渗性非酮症昏迷，有生命危险，同时存在低钾血症；②肝功能损害：表现为血胆红素浓度升高及转氨酶升高。

4. E。**解析**：虽然谷氨酰胺在体内含量丰富，且具有多种重要的生理作用，但在创伤、应激时机体对谷氨酰胺的利用大幅度增加，机体谷氨酰胺消耗增加。另外，机体内谷氨酰胺的合成能力有限，因而很容易发生谷氨酰胺缺乏。故创伤、应激状态下应需注意谷氨酰胺的补充。

5. E。**解析**：要素饮食无残渣，故患者排便量不多。

7. D。**解析**：精氨酸能刺激垂体释放生长激素，同时还可利用这一特点来辅助测定垂体功能。

8. C。**解析**：脂肪乳是肠外营养中比较理想的能源物质，一般情况下剂量为 0.7～1.3g 甘油三酯/（kg·d），严重应激状态下可增至 1.5g 甘油三酯/（kg·d），脂肪乳剂输入速度是 1.2～1.7mg/（kg·min）。

9. E。**解析**：预防全胃肠外营养所致的高渗性非酮症昏迷，应按每 8～10g 葡萄糖加胰岛素 1U。

10. E。**解析**：正常成人一般每日需要能量为 7535kJ（1800kcal），主要由食物供给。

11. C。**解析**：要素饮食每 1ml 溶液含有热量 4.18kJ（1kcal）。

12. E。**解析**：全胃肠外营养补充不足所致并发症主要有：①血清电解质紊乱，临床表现有低钾血症及低磷血症；②微量元素缺乏，主要是锌缺乏，临床表现有口周及肢体皮疹、皮肤皱痕及神经炎等；③必需脂肪酸缺乏，临床表现有皮肤干燥、鳞状脱屑、脱发及伤口愈合迟缓等。

17. A。**解析**：5 个选项中所述指标均是机体营养状态的反映，但由于前白蛋白的半衰期只有 2 天，故最可反映机体短期内的营养状态的变化。

20. B。**解析**：全胃肠外营养所用的营养液每日供氮应达 0.15g/kg，热量 24～32kcal/kg，氮（g）和热量（kcal）之比约为 1：150。

21. D。**解析**：BMI 被公认为反映蛋白质热量营养不良以及肥胖症的可靠指标，计算公式如下：BMI = 体重（kg）/身高平方（m²）。中国成人判断超重和肥胖程度的界限值：BMI < 18.5 是体重过低，18.5～23.9 为体重正常，24.0～27.9 为超重，≥28.0 为肥胖。

22. A。**解析**：肠外营养常导致胆囊内泥沙结石形成，因消化道缺乏食物刺激，胆囊收缩素等肠激素分泌减少，容易形成胆泥。

24. B。**解析**：血浆蛋白浓度是临床上常用的对营养状态评价有价值的指标，包括血清白蛋白、转铁蛋白、前白蛋白和视黄醇结合蛋白等，但不包括血清球蛋白的测定。后者主要反映机体的免疫功能。

25. A。**解析**：饥饿时机体首先利用肝脏和肌肉的糖原储备供能直至耗尽，后依赖糖异生作用。

26. B。**解析**：机体无水溶性维生素的贮备，所以肠外营养液中均应补充复方水溶性维生素注射液。短期禁食的患者不会产生脂溶性维生素或微量元素的缺乏，但禁食 2 ~ 3 周后需要补充。

30. A。**解析**：要素饮食常用于消化道瘘、溃疡性结肠炎、局限性回肠炎、胰腺功能不全和短肠综合征等。

32. D。**解析**：可用上臂中部周长来代表全身脂肪和肌肉的状况。

33. A。**解析**：创伤或严重感染时，能量需求增加 100 ~ 200%，机体以高代谢和分解代谢为主。

35. B。**解析**：禁食 24 小时后，体内储存的肝糖原(约 200g)即被耗尽，而肌糖原(约 300g)仅能被肌肉本身所利用。

36. E。**解析**：根据题干信息，计算该患者的 BMI 为 35.2kg/m$^2$，BMI ≥ 28.0kg/m$^2$ 为肥胖。

37. A。**解析**：要素饮食可满足机体营养的需要，有助于功能恢复。

44. D。**解析**：成人血浆白蛋白正常水平为 35 ~ 50g/L。28 ~ 34g/L 为轻度营养不良，21 ~ 27g/L 为中度营养不良，< 21g/L 为重度营养不良。

47 ~ 49. A、C、E。**解析**：急性肾衰竭患者进行营养支持的目的在于减少蛋白质分解代谢至最低程度，减缓血肌酐和尿素氮的升高，减轻代谢性酸中毒和高血钾。每日酌情补充蛋白质(40g 以下)不会加重氮质血症，但应以优质蛋白或必需氨基酸为主。严重创伤时机体对糖的利用率下降，蛋白质分解代谢增加，糖异生过程活跃，脂肪分解明显增加。故应该酌情降低氮/卡比，并增加支链氨基酸比例。急性肝衰竭和肝性脑病患者的营养支持的原则是应用葡萄糖和支链氨基酸，不用脂肪乳剂，限用一般氨基酸合剂。

# 第八章 外科感染

**一、单选题：以下每道试题有五个备选答案，请选择一个最佳答案。**

1. 对某些脾破裂，行裂口修补术及部分脾切除术，是为了
   A. 节约时间
   B. 保留造血功能不受影响
   C. 避免日后可能因免疫低下招致严重感染
   D. 脾内贮有血液，避免失血过多
   E. 降低手术难度

2. 造成肠源性感染（肠道细菌/内毒素移位）的原因中，不包括
   A. 长期禁食和长时间的胃肠外营养
   B. 肠黏膜屏障的破坏
   C. 局部与全身免疫功能下降
   D. 饮食长期缺乏纤维素
   E. 肠道正常菌群失调

3. 男性，60岁，60%深Ⅱ度烧伤，经1个月处理尚有20%创面不愈合，自动出院。回家后持续发热39℃，咳嗽，创面恶臭出血，很快全身衰竭死亡。其死亡原因主要是
   A. 年龄大　　　　B. 肺部感染
   C. 营养不良　　　D. 创面不愈合
   E. 创面严重感染、脓毒血症

4. 抗生素应用原则中，不恰当的是
   A. 严重感染时，一般是先经验用药，再根据药敏结果调整用药
   B. 感染顽固难控时，有必要考虑广谱有效抗生素的联合应用
   C. 临床药效肯定时，需要考虑价格因素
   D. 有时需抗细菌药物及抗真菌药物一起应用
   E. 血培养结果阳性时，根据药敏结果选择用药就定能控制感染

5. 下列哪项是真菌性脓毒症主要的致病菌
   A. 孢子菌
   B. 金黄色葡萄球菌
   C. 白色念珠菌
   D. 皮炎芽生菌
   E. 毛发癣菌

6. 感染克雷伯菌，治疗首选
   A. 甲硝唑　　　　B. 氨基糖苷类
   C. 青霉素　　　　D. 哌拉西林
   E. 红霉素

7. 有关真菌感染的入侵途径，不正确的是
   A. 输液管或留置静脉插管常是真菌侵入的门户
   B. 严重创伤、大面积烧伤、放射性损伤的创面
   C. 局部感染后经血液循环引起全身感染
   D. 经皮肤或消化道、呼吸道、尿道黏膜破损处侵入引起局部感染
   E. 引流管、尿管不会造成真菌感染

8. 下列真菌感染的临床表现特点中，错误的是
   A. 局部真菌感染常表现为黏膜、皮肤的损害，如鹅口疮、浅溃疡、口角炎等
   B. 内脏感染常侵犯肾、脾、肺、肝和心脏，并引起功能障碍
   C. 临床症状与革兰阴性杆菌全身感染容易区别
   D. 可发生真菌血症
   E. 可形成全身性播散性感染

9. 有关原发性腹膜炎的叙述，错误的是
   A. 病原菌多为大肠杆菌及厌氧菌的混

合感染

B. 肾炎及肝硬化腹水患者发病率最高

C. 主要症状是突发急性腹痛，疼痛一般较剧烈

D. 腹腔穿刺，脓液涂片检查有利于鉴别原发性与继发性腹膜炎

E. 治疗原发性腹膜炎一般以非手术治疗为主

10. 治疗全身性感染的关键是

A. 抗生素的使用

B. 原发病灶的处理

C. 纠正低蛋白血症

D. 控制发热，对症治疗

E. 大量维生素

11. 有关革兰阴性杆菌全身性感染的叙述，错误的是

A. 常与腹腔、泌尿生殖系统的感染有关

B. 脓毒症表现一般比较严重

C. 可出现体温低、白细胞低、血压低

D. 细菌的主要毒性在于外毒素

E. 发生感染性休克者较多

12. 明确脓肿诊断并确定其致病菌的可靠方法是

A. 抗生素治疗观察

B. 血液细菌培养

C. 穿刺细菌培养

D. 气味

E. 颜色

13. 关于抗菌药物在外科疾病中的应用，不正确的是

A. 应用抗菌药物可减少术后并发症，增加手术安全性

B. 严重创伤、大面积烧伤应预防性应用抗菌药物

C. 全身情况不良的患者，应尽量选用杀菌性的抗生素治疗感染

D. 严重感染者，在体温正常、全身情况和局部感染灶好转后 3～4 天可停药，不需使用更长时间

E. 肾功能中度减退者，首次给药后，每次应给正常剂量的 1/2～1/5

14. 外科应用抗菌药物时，正确的是

A. 抗菌药物的剂量一般按年龄计算

B. 应用抗菌药物后，可减免一些外科处理

C. 所有的外科感染均需应用抗菌药物

D. 外科感染时，一般情况下首选广谱抗生素并联合用药

E. 手术的预防性用药应在术前 1 小时或麻醉开始时静脉滴入

15. 非特异性感染中，不应出现的病理改变是

A. 炎症介质、细胞因子释放

B. 血管通透性增加

C. 血浆成分渗出

D. 干酪样坏死

E. 转为慢性炎症

16. 能引起血管通透性增高的炎症介质是

A. 前列腺素 $F_2(PGF_2)$

B. 白三烯(LT)

C. 肿瘤坏死因子(TNF)

D. 5－羟色胺(5－HT)

E. 氧自由基

17. 疖在危险三角区容易并发

A. 口腔炎

B. 痈

C. 眼睑炎

D. 海绵状静脉窦炎

E. 上颌窦炎

18. 对 MRSA 引起的肺炎，首选抗生素是

A. 万古霉素　　　　B. 头孢呋辛

C. 青霉素 G　　　　D. 头孢唑林

E. 苯唑西林

19. 下列选项中，属于脓血症的主要特点的是
    A. 高热　　　　　B. 寒战
    C. 病情进展快　　D. 转移性脓肿
    E. 白细胞计数明显增高

20. 应用抗生素预防术后感染，一般原则是
    A. 术前不用，术后应用 3 天
    B. 术前不用，术后应用至伤口拆线
    C. 术前应用 3 天，术后继续用 3 天
    D. 术前应用 1 天，术后继续用 1 周
    E. 术前和术中各用一次，术后继续用 1~2 天

21. 感染患者应用广谱抗生素治疗 3 周，出现败血症表现，可能的致病菌为
    A. 支原体
    B. 真菌
    C. 大肠杆菌
    D. 金黄色葡萄球菌
    E. 铜绿假单胞菌

22. 下列哪种疾病不需要应用抗菌药物
    A. 人工关节术后　　B. 结肠手术前
    C. 毛囊炎　　　　　D. 丹毒
    E. 开放性骨折

23. 关于经验性用药，错误的是
    A. 葡萄球菌感染化脓性反应较明显
    B. 链球菌感染易形成创周蜂窝织炎
    C. 厌氧菌有产气作用而致皮下气肿
    D. 皮下组织感染常以革兰阳性球菌居多
    E. 低白细胞感染以革兰阳性球菌居多

24. 感染铜绿假单胞菌，首选的抗菌药物是
    A. 新头孢菌素　　B. 羧苄西林
    C. 哌拉西林　　　D. 多黏菌素
    E. 诺氟沙星

25. 发生腹部切口疝最主要的因素是
    A. 术中处理不当
    B. 术后腹胀，长期咳嗽
    C. 切口放置引流
    D. 术中切断肋间神经，腹直肌强度减弱
    E. 切口感染

26. 下列有关菌群失调综合征的叙述，错误的是
    A. 多与应用抗生素不当有关，又称为抗生素相关性肠炎
    B. 致病菌多为艰难梭状芽孢杆菌和金黄色葡萄球菌
    C. 患者主要表现为腹泻，呈蛋花样或海水样便
    D. 应立即停用目前使用的抗生素，改用大剂量广谱抗生素控制感染
    E. 疑有腹膜炎、肠穿孔者应行手术治疗

27. 关于外科感染的叙述，正确的是
    A. 疖病是指多个相互邻近的毛囊同时发生化脓性感染
    B. 痈最常发生于皮肤较薄的部位
    C. 丹毒是皮下深层的急性淋巴管炎
    D. 急性蜂窝织炎是皮下疏松结缔组织感染
    E. 疖的病原菌以溶血性链球菌为主

28. 气性坏疽诊断中，下列不是重要的依据的是
    A. 伤口周围有捻发音
    B. X 线检查伤口肌群间有气体
    C. 肌肉组织呈黑色
    D. 分泌物涂片有大量革兰染色阳性杆菌
    E. 伤口分泌物白细胞计数很少

29. 脓性指头炎如不及时治疗，最易并发的疾病是

A. 腱鞘炎

B. 鱼际间隙脓肿

C. 末节指骨骨髓炎

D. 败血症

E. 掌中间隙感染

30. 破伤风最早出现强烈收缩的肌肉是

A. 四肢肌　　　　B. 面肌

C. 颈项肌　　　　D. 呼吸肌

E. 咀嚼肌

31. 颌下间隙感染处理方法中，错误的是

A. 全身应用抗生素

B. 早期切开引流

C. 等待波动出现时切开引流

D. 影响呼吸时，应早期行气管切开术

E. 切开引流时需切开下颌舌骨肌

32. 下列哪项是预防气性坏疽最可靠的方法

A. 大量使用抗厌氧菌药物

B. 隔离患者

C. 敞开伤口

D. 彻底清创

E. 无菌操作

33. 化脓性海绵状静脉窦炎的临床表现中，错误的是

A. 患侧眼球及周围进行性红肿和硬结

B. 局部疼痛、压痛

C. 寒战、高热

D. 头痛或昏迷

E. 对侧肢体瘫痪

34. 关于气性坏疽的临床表现，不正确的是

A. 伤口剧烈疼痛

B. 全身中毒症状

C. 患肢可触及捻发音

D. X线检查显示软组织间有积气

E. 伤口分泌物涂片发现革兰染色阳性球菌

35. 关于痈，不正确的是

A. 易向深部和四周扩散

B. 周围出现浸润性水肿

C. 患者多有全身症状

D. 不容易并发全身性感染

E. 初期治疗同疖

36. 破伤风的治疗中，应用哪种抗生素效果最好

A. 青霉素　　　　B. 四环素

C. 红霉素　　　　D. 甲硝唑

E. 磺胺药

37. 二重感染是指

A. 两种或多种细菌引起的感染

B. 两种或多种致病微生物引起的感染

C. 特殊厌氧菌引起的感染

D. 使用抗生素后由耐药菌株引起的感染

E. 结核菌感染继发化脓菌感染

38. 下列浅表软组织感染的概念，不正确的是

A. 疖是指单个毛囊及其皮脂腺的急性化脓性感染

B. 痈是指多个相邻的毛囊及其皮脂腺的急性化脓性感染

C. 急性淋巴管炎是指淋巴管阻塞导致的急性化脓性感染

D. 丹毒是指皮肤及其网状淋巴管的急性化脓性感染

E. 急性蜂窝织炎是指皮下、筋膜下、肌间隙或深部蜂窝组织的一种急性弥漫性感染

39. 甲沟炎发展至甲下积脓宜采用的手术方法是

A. 两侧甲沟纵行切口

B. 甲根部横切口

  C. 拔甲术

  D. 一侧纵切口

  E. 切除甲根部

40. 男性，36 岁，1 周前出现化脓性扁桃体炎。近 1 天，突然出现左下颌下肿物，剧痛伴高热。查体：体温 39℃，左下颌下肿物，直径 2cm，红肿，压痛，中央可及波动感。考虑的诊断是

  A. 急性化脓性淋巴结炎

  B. 口底化脓性蜂窝织炎

  C. 项痈

  D. 淋巴结结核

  E. 颈深部化脓性蜂窝织炎

41. 男性，30 岁，高处坠落伤后 45 天，骨盆骨折术后 15 天，腹痛、腹胀、肛门未排气、排便。查体：体温 36.8℃，腹膨隆，全腹压痛，伴腹壁肌紧张，反跳痛，肠鸣音消失。血常规：WBC $0.8 \times 10^9$/L。最可能存在

  A. 肠梗阻

  B. 腹膜后血肿破裂

  C. 腹膜炎伴脓毒症

  D. 轻度腹腔感染

  E. 免疫力低下

42. 男性，23 岁，4 天前畏寒，发热，体温 39.2℃，右上臂中、上 1/3 内侧广泛性肿痛，皮肤略发红，皮温增高。经输液、抗生素治疗后，体温降至 37.8℃，右上臂肿胀消退，但其上 1/3 内侧仍局限性疼痛和压痛，皮肤呈凹陷性水肿伴功能障碍。目前最有助于明确诊断的检查是

  A. 血常规     B. 淋巴细胞分类

  C. 穿刺      D. B 超

  E. X 线摄片

43. 男性，40 岁，寒战、弛张型高热半个月，伴有肝区痛，肝左叶肿大，

压痛明显。患者有明显的黄疸，白细胞 $18 \times 10^9$/L，AFP 阴性。超声检查：左肝区 4cm 液性暗区；腹腔内有少量的腹腔积液；胆囊内有 $1.0cm \times 2.0cm$ 结石，胆囊大，壁厚。最可能的诊断是

  A. 细菌性肝脓肿

  B. 阿米巴性肝脓肿

  C. 肝癌液化坏死

  D. 肝血管瘤

  E. 肝囊肿继发感染

44. 女性，38 岁，因右上腹疼痛 1 天来诊。查体：巩膜黄染，体温 39.5℃，右上腹压痛，轻度肌紧张。B 超见胆管轻度扩张，胆管内有结石。如果不及时治疗，最容易出现

  A. 胆管炎性狭窄    B. 胆囊穿孔

  C. 胆源性肝脓肿    D. 胆道出血

  E. 休克

45. 男孩，8 岁，足部刺伤 1h，已接受计划性混合疫苗注射。为预防破伤风，最重要的处置是

  A. 注射 TAT 3000U

  B. 注射破伤风类毒素 0.5ml

  C. 刺伤部切开不予缝合

  D. 注射 TAT 750U

  E. 注射 TAT 1500U

46. 男性，术后 1 周出现持续性高热，右肋缘下疼痛伴呃逆，白细胞 $24 \times 10^9$/L，胸片可见右侧中量胸腔积液。最可能的诊断是

  A. 盆腔脓肿     B. 纵隔脓肿

  C. 肺部感染     D. 切口感染

  E. 膈下脓肿

47. 男性，51 岁，自行在家服用氨基糖苷类抗生素后，出现肾功能损伤。在下述药物中肾毒性最大是

A. 庆大霉素　　　　B. 妥布霉素

C. 阿米卡星　　　　D. 新霉素

E. 卡那霉素

48. 男性，65岁，既往慢性肾小球肾炎5年，查血肌酐 200μmol/L。在治疗其他疾病过程中，下列药物不宜使用的是

A. 红霉素　　　　　B. 四环素

C. 环丙沙星　　　　D. 甲硝唑

E. 乙胺丁醇

49. 女性，31岁，7天前出现臀部疼痛，近2天来局部红肿热痛加重，面积约 5cm×5cm，边界清楚，波动感明显。最可能的诊断是

A. 急性蜂窝织炎　　B. 脓肿

C. 疖　　　　　　　D. 痈

E. 急性淋巴管炎

50. 男性，16岁，车祸致右上肢皮肤撕脱伤行清创术后5天，创面皮肤发黑坏死，出现铜绿假单胞菌感染。下列处理方法错误的是

A. 4%硼酸溶液清洗

B. 1%苯氧乙醇湿敷

C. 3%冰醋酸清洗

D. 10%醋酸磺胺湿敷

E. 10%硝酸银清洗

51. 男性，28岁，臀部红肿、疼痛1天。查体：右侧臀部见约 1cm×1cm 红肿区，轻微触痛，无波动感。下列处理措施中正确的是

A. 切开引流

B. 大剂量广谱抗生素治疗

C. 观察，无需处理

D. 高锰酸钾坐浴

E. 20%鱼石脂软膏涂于局部

52. 获得性免疫缺陷综合征（AIDS）又称艾滋病，其致病病毒是

A. 轮状病毒

B. 巨细胞病毒

C. 人免疫缺陷病毒

D. 疱疹病毒

E. 流感病毒

53. AIDS 的临床诊断依据中，最有价值的是

A. 受检者 HIV 血清初筛试验阳性

B. 3～6个月内体重减轻10%以上，持续发热达 38℃ 或持续腹泻1个月以上

C. CD4$^+$/CD8$^+$（T 辅助细胞/T 抑制细胞）比值 <1，CD4$^+$细胞计数降低

D. 明显的真菌或其他条件致病菌感染

E. 发生卡波西肉瘤或卡氏肺囊虫肺炎，全身淋巴结肿大

54. 外科防范 HIV 交叉感染的标准措施中，不恰当的是

A. 常规戴手套、口罩、眼镜以防护皮肤、黏膜与患者体液、血液直接接触

B. 不戴手套、口罩情况下，避免与患者肢体或近距离接触

C. 避免体表直接接触患者伤口、组织标本等

D. 医疗器具严格消毒

E. 诊疗操作过程中，预防锐器引起的损伤

**二、共用题干单选题：以下提供若干个案例，每个案例下设若干道试题，每道试题有五个备选答案，请选择一个最佳答案。**

（55～56题共用题干）

男性，36岁，足癣感染6天。2天前开始出现右小腿片状鲜红色疹，中央较淡，边界清楚，皮温增高，伴有触痛，右腹股

沟可触及 2 个肿大淋巴结。

**55. 最可能的致病菌是**

    A. 金黄色葡萄球菌

    B. 溶血性链球菌

    C. 大肠杆菌

    D. 铜绿假单胞菌

    E. 克雷伯菌

**56. 下列治疗中错误的是**

    A. 抬高患肢

    B. 静脉滴注青霉素

    C. 硫酸镁湿敷

    D. 理疗

    E. 切开引流

**(57~59 题共用题干)**

    男性，47 岁，三天前工作时不慎扎伤手指末节掌面，曾自行用清水冲洗。次日逐渐感指头有针刺样胀痛，随后出现高热，伤处皮肤红肿，疼痛剧烈，全身不适。

**57. 经进一步检查诊断为脓性指头炎，此时的处理是**

    A. 给予抗菌药控制感染

    B. 切开引流

    C. 鱼石脂软膏敷贴

    D. 红外线理疗

    E. 呋喃西林湿敷

**58. 术中做引流切口时，应选择**

    A. 侧面纵切口    B. 指节横纹切口

    C. U 形切口    D. 十字形切口

    E. 鱼口形切口

**59. 患者手指感染后，引起剧烈疼痛的解剖原因最可能的是**

    A. 皮下组织松弛利于感染扩散

    B. 肌肉组织疏松利于感染深部蔓延

    C. 纤维束与软组织形成许多密闭的小腔隙

    D. 渗出液易于经淋巴反流至手背扩大感染

    E. 组织结构密闭易于厌氧菌感染

**(60~62 题共用题干)**

    女性，30 岁，吃鱼时不慎被鱼刺扎伤右手示指尖 1 天，右手示指针刺样痛半天就诊。查体：T 37℃，右手示指末节轻度肿胀、压痛，但张力不高，皮肤不红。

**60. 首先考虑的诊断是**

    A. 指头炎    B. 滑囊炎

    C. 指骨髓炎    D. 甲沟炎

    E. 腱鞘炎

**61. 下列处理措施不正确的是**

    A. 保持右手下垂，以利于血液循环

    B. 抗生素控制感染

    C. 右手示指理疗

    D. 鱼石脂软膏外敷右手示指

    E. 金黄散糊剂敷贴右手示指

**62. 患者右手示指肿胀加重，伴有剧烈搏动性跳痛，此时做切开引流，操作正确的是**

    A. 末节指侧面纵切口，远侧不应超过甲沟的 1/2

    B. 右手两侧面纵切口，远侧应超过指节横纹

    C. 突出切口的脂肪不应剪去，以防损伤血管、神经

    D. 右手示指末端做鱼口形切口

    E. 右手中指末端做鱼口形切口

**(63~64 题共用题干)**

    男性，25 岁，右大腿被锐器扎伤缝合后 2 天。突然出现右大腿肿胀剧痛，伤口周围皮肤水肿、苍白，伤口有较多淡红色液体渗出，伴有气泡。

**63. 最可能的诊断是**

    A. 寒性脓肿    B. 气性坏疽

    C. 丹毒    D. 急性蜂窝织炎

    E. 破伤风

64. 最重要的治疗措施是
    A. 热敷
    B. 静脉滴注破伤风抗毒素
    C. 紧急清创
    D. 使用抗生素
    E. 理疗

(65~67题共用题干)

女性，43岁，1天前在工地干活时右下肢被钢筋砸伤，X线拍片未见明显骨折，行清创缝合术。现患者出现烦躁不安，伴恐惧感，大汗淋漓，自述右下肢伤处疼痛加重，胀裂感。查体：T 39℃，P 130次/分，BP 150/95mmHg，右小腿肿胀明显，大量浆液血性渗出物自切口渗出，皮肤表面呈大理石样花纹，渗出物有恶臭。

65. 可能的诊断是
    A. 变形杆菌感染
    B. 梭状芽孢杆菌感染
    C. 芽孢菌性蜂窝织炎
    D. 厌氧性链球菌性蜂窝织炎
    E. 大肠埃希菌性蜂窝织炎

66. 出现本病最可能的原因是
    A. 患者低蛋白血症
    B. 切口包扎过紧
    C. 清创不彻底
    D. 患者有复合伤
    E. 未注射TAT

67. 下列治疗错误的是
    A. 高压氧疗法
    B. 右下肢截肢
    C. 右下肢多处广泛切开
    D. 800万U青霉素静脉注射
    E. 输200ml同型新鲜血

(68~70题共用题干)

男性，37岁，4天前左侧臀部肌注青霉素后，疼痛逐渐加重，伴发热、乏力、不思饮食。查体：T 39℃，P 90~110次/分，神志清，左臀部较对侧明显肿大，局部皮温高但不红，压痛很明显，血白细胞计数 $16 \times 10^9/L$。

68. 可能的诊断为
    A. 神经纤维瘤
    B. 深部脓肿
    C. 坐骨神经炎
    D. 药物过敏
    E. 左臀部血肿

69. 进一步明确诊断的检查为
    A. 穿刺抽脓
    B. 骨盆X线片
    C. B超
    D. 直腿抬高试验
    E. 腰椎穿刺液检查

70. 下列治疗中错误的是
    A. 大剂量应用抗生素治疗
    B. 向脓腔注入抗生素，以避免切开引流
    C. 静脉输液，补充热量和蛋白质
    D. 热敷和理疗
    E. 穿刺有脓，立即切开引流

(71~72题共用题干)

女性，31岁，左侧足底开放性损伤3日。患处逐渐肿胀，并出现持续性剧烈疼痛，伤口内大量棕色渗出液，伴有臭味，周围皮肤苍白、水肿，伤口分泌物涂片可见革兰阳性染色杆菌。

71. 考虑发生了以下哪一项创伤后并发症
    A. 伤口肉毒症
    B. 下肢动脉栓塞
    C. 下肢静脉血栓形成
    D. 破伤风
    E. 气性坏疽

72. 目前紧急处理措施中错误的是
    A. 3%过氧化氢冲洗伤口
    B. 急诊行清创术
    C. 应用氨基糖苷类抗生素
    D. 高压氧治疗
    E. 全身支持疗法

（73~76题共用题干）

男性，25岁，面部疖肿挤压后出现寒战、高热。血白细胞 $18 \times 10^9$/L，中性粒细胞90%，局部肿胀明显，全身皮肤可见散在淤血点。

73. 拟诊为
    A. 面部蜂窝织炎
    B. 弥散性血管内凝血
    C. 脓血症
    D. 菌血症
    E. 毒血症

74. 对该患者的处理，错误的是
    A. 等待血培养结果进一步处理
    B. 经验性联合应用抗生素静滴
    C. 纠正水、电解质平衡失调
    D. 必要时输血
    E. 不宜扩大引流

75. 如处理不当容易引起
    A. 面部蜂窝织炎
    B. 海绵状静脉窦炎
    C. 脑脓肿
    D. 化脓性脑膜炎
    E. 败血症

76. 下列治疗中欠妥的是
    A. 休息、镇痛　　　B. 理疗
    C. 应用抗生素　　　D. 不要挤压
    E. 争取及早切开引流

（77~78题共用题干）

男性，56岁，背部痈肿3周余，局部症状日益严重。1周前出现寒战、弛张高热，右臀部肿痛并发现一肿块。查体：体温 38~39℃，脉率 90~100 次/分，神志清，右臀部明显肿胀，可扪及一 5cm×5cm 包块，压痛明显，似有波动。

77. 应考虑的诊断为
    A. 败血症　　　　B. 脓血症
    C. 毒血症　　　　D. 寒性脓肿

E. 菌血症

78. 下列治疗中错误的是
    A. 全身应用大剂量抗生素
    B. 局部抗生素治疗为主
    C. 脓肿切开引流
    D. 补充热量及蛋白质
    E. 加强并发症的治疗

（79~83题共用题干）

男性，34岁，盖房子时因土墙垮塌砸伤左小腿，伤后35分钟被送往当地卫生院行清创缝合术。第2天夜间，患者感伤肢沉重感，行走困难，疼痛逐渐加剧，自觉发热，全身无力。次日，病情加重，急来院就诊。查体：T 40℃，P 130 次/分，R 20 次/分，BP 100/60mmHg。痛苦面容，贫血貌，表情淡漠，烦躁，呼吸急促。整个左小腿延至大腿肿胀明显，左小腿下 1/3 外侧有一长 4cm 而不规则缝合伤口，周围皮肤苍白、紧张、发亮，伤口中有恶臭味的血性液和气泡溢出，触诊肢体有捻发音。实验室检查：RBC $2.0 \times 10^{12}$/L，Hb 80g/L，WBC $12 \times 10^9$/L，N 90%；尿常规：血红蛋白尿。左小腿X线平片检查：肌群内有积气阴影。

79. 该患者正确的诊断是
    A. 芽孢菌性蜂窝织炎
    B. 厌氧性链球菌性蜂窝织炎
    C. 大肠杆菌性蜂窝织炎
    D. 气性坏疽
    E. 急性化脓性感染

80. 首先应采取的紧急治疗措施是
    A. 拆除缝线，彻底清创引流，最大限度地切除坏死组织和切开筋膜减压
    B. 拆除缝线，敞开伤口，用大量过氧化氢反复冲洗
    C. 拆除缝线，敞开伤口，每日换药
    D. 拆除缝线，敞开伤口，高压氧治疗

E. 拆除缝线，敞开伤口，并做多个小切口引流

81. 应用抗生素治疗首选
    A. 第三、四代头孢菌素＋甲硝唑
    B. 青霉素＋甲硝唑
    C. 庆大霉素＋甲硝唑
    D. 卡那霉素＋甲硝唑
    E. 四环素＋甲硝唑

82. 每天需根据患者情况多次换药，换药中不应采取的做法是
    A. 严格消毒隔离措施，换药时穿隔离衣、戴口罩、帽子、手套
    B. 充分准备好换药器械、物品
    C. 用大量过氧化氢冲洗伤口，清除腐败坏死组织，过氧化氢湿纱布填盖伤口
    D. 换药后，用绷带包扎伤口，注意松紧
    E. 所有换药用过的器械、污物、敷料应单独收集处理

83. 根据患者情况，其他治疗措施中不必要的是
    A. 多次少量输血
    B. 维持水、电解质和酸碱平衡
    C. 保持避光安静
    D. 给予三高(高热量、高蛋白、高维生素)饮食
    E. 保护心、肺、肝、肾功能，每日尿量 ＞1500ml

(84～86题共用题干)

男性，48岁，左小腿皮肤发红、疼痛、肿胀1天，伴发热、头痛。查体：左小腿外侧皮肤红肿、皮温增高、触之疼痛、病变边界清楚，腹股沟可及肿大淋巴结，足趾部有足癣。

84. 最可能的诊断是
    A. 急性蜂窝织炎　　B. 痈
    C. 疖　　　　　　　D. 丹毒
    E. 急性淋巴结炎

85. 此病主要的病理变化是
    A. 管状淋巴管炎症
    B. 网状淋巴管炎症
    C. 蜂窝织炎症
    D. 淋巴结炎扩散至周围组织
    E. 多发性毛囊炎症

86. 此病的常见致病菌是
    A. 金黄色葡萄球菌
    B. 溶血性链球菌
    C. 大肠埃希菌
    D. 铜绿假单胞菌
    E. 变形杆菌

(87～88题共用题干)

男性，69岁，在全麻下行胆囊切除术。术后第2天，自觉憋气、痰多。T 38.5℃，WBC $17 \times 10^9$/L，心率100次/分，心电图无异常。

87. 为进一步诊断，首先应做的检查是
    A. X线腹平片　　　B. X线胸片
    C. 痰培养　　　　　D. 心肌酶谱
    E. 诊断性腹腔穿刺

88. 最可能的诊断是
    A. 心肌梗死　　　　B. 肺部感染
    C. 胸腔积液　　　　D. 胆瘘
    E. 心力衰竭

三、共用备选答案单选题：以下提供若干组试题，每组试题共用试题前列出的五个备选答案，请为每道试题选择一个最佳答案。每个备选答案可能被选择一次、多次或不被选择。

(89～90题共用备选答案)
    A. 窄谱抗生素　　　B. 广谱抗生素
    C. 抑菌性抗生素　　D. 杀菌性抗生素
    E. 联合应用抗生素

89. 混合感染时应选用

90. 广谱抗生素治疗中发生真菌感染，除选用抗真菌药物外，宜选用

（91～93 题共用备选答案）

    A. 革兰阴性细菌败血症

    B. 革兰阳性细菌败血症

    C. 菌血症

    D. 脓血症

    E. 毒血症

91. 寒战、高热、白细胞高、血培养阳性并有转移性脓肿者可能为

92. 寒战、高热、白细胞高、血培养阴性者可能为

93. 寒战、高热、白细胞低、血培养阳性并较早出现休克者可能为

（94～97 题共用备选答案）

    A. 贫血、低蛋白血症

    B. 糖尿病、尿毒症

    C. 清创术

    D. 及时采取特异性免疫疗法

    E. 切断病原菌传播环节

94. 预防感染需严格规范的操作是

95. 预防感染需积极治疗的是

96. 预防感染需纠正患者存在的不良状态是

97. 预防院内感染的最重要环节是

## 参考答案与解析

1. C   2. D   3. E   4. E   5. C   6. B

7. E   8. C   9. A   10. B   11. D   12. C

13. D  14. E  15. D  16. D  17. D  18. A

19. D  20. E  21. B  22. C  23. E  24. D

25. E  26. D  27. D  28. C  29. C  30. E

31. C  32. D  33. E  34. E  35. D  36. A

37. D  38. C  39. C  40. A  41. C  42. C

43. A  44. E  45. B  46. E  47. D  48. B

49. B  50. E  51. E  52. C  53. A  54. B

55. B  56. E  57. B  58. A  59. C  60. A

61. A  62. A  63. B  64. C  65. B  66. C

67. D  68. B  69. A  70. B  71. E  72. A

73. C  74. A  75. D  76. E  77. B  78. B

79. D  80. A  81. D  82. D  83. E  84. D

85. B  86. B  87. E  88. C  89. E  90. A

91. C  92. E  93. A  94. C  95. B  96. A

97. E

5. C。**解析：**真菌性脓毒症主要的致病菌有白色念珠菌、毛霉菌、新型隐球菌等。

6. B。**解析：**感染克雷伯菌首选氨基糖苷类，也可用新头孢菌素，哌拉西林。

9. A。**解析：**原发性腹膜炎的常见病原菌为溶血性链球菌及肺炎链球菌等阳性球菌。

10. B。**解析：**治疗全身感染的关键是原发病的处理，不能只依赖抗生素的作用。必要的支持治疗对疾病的恢复有一定的作用。

11. D。**解析：**革兰阴性杆菌的主要毒性在于内毒素的作用。

12. C。**解析：**通过穿刺可明确脓肿诊断，穿刺获得的脓液细菌培养可确定其致病菌种类以及对药物的敏感性。

13. D。**解析：**严重感染者，停药时间不能过早。一般认为在体温正常、全身情况和局部感染灶好转后 3～4 天可停药，不需要使用更长时间。但对于严重感染者，一般应在情况稳定 1～2 周后再停药，以免感染复发。

14. E。**解析：**并不是所有的外科感染均需应用抗菌药物，抗菌药物的使用不能代替外科操作中的无菌要求，抗菌药物的剂量一般按体重计算，联合用药需有明确的指征。

15. D。**解析：**干酪样坏死是特异性感染－结核病的局部病变，并不是非特异性

感染的病理表现。

16. D。**解析：** 5－羟色胺的致炎作用是多方面的，能通过舒张小血管、增高小血管通透性、收缩非血管平滑肌致使血浆外渗、局部水肿而发挥促炎作用。

17. D。**解析：** 面部危险三角区的上唇周围和鼻部的疖，如被挤压或挑破，容易使感染沿内眦静脉和眼静脉进入颅内海绵状静脉窦，引起化脓性海绵状静脉窦炎。

18. A。**解析：** MRSA 是耐甲氧西林金葡菌，由 MRSA 引起的肺炎对青霉素 G、苯唑西林等药物已经耐药，故首选的抗生素是万古霉素。

19. D。**解析：** 脓血症为身体里化脓性病灶的细菌，通过血液循环"周游列国"，播散到其他部位产生新的化脓病灶时，所引起的全身性感染症状。发病特点与败血症相仿，但在身体上可找到多处化脓病灶，甚至有许多脓疮。

20. E。**解析：** 预防性抗生素的应用，应遵循下列原则：①用在细菌种植之前。麻醉开始时，静注给予一定剂量的抗生素或手术开始前两小时肌注给予。②应用的时间要短。长时间应用并不能降低伤口的感染率，反而增加抗生素的副作用。在清洁或清洁－污染切口，术后预防性抗生素的应用不超过 1～2 天。③不能替代仔细的手术操作与外科医生有关感染的基本知识。④掌握预防应用抗生素的适应证，如各种创伤大的手术、癌肿手术、应用内置物的手术等。

21. B。**解析：** 长期应用广谱抗生素应考虑真菌感染。

22. C。**解析：** 一些浅表局限的感染，如毛囊炎，疖等不需要应用抗菌药物。

23. E。**解析：** 低白细胞、低体温、低血压、休克者需考虑革兰阴性杆菌感染。

24. D。**解析：** 感染铜绿假单胞菌，首选的抗菌药物为多黏菌素，或哌拉西林＋妥布霉素。

25. E。**解析：** 腹部切口疝发生最主要的原因是手术后切口感染，切口不能一期愈合。

26. D。**解析：** 菌群失调综合征最常见的发生原因是大剂量广谱抗生素持续较长时间的应用所致。菌群失调综合征的治疗方法包括停用原用的广谱抗生素、更换对原发感染灶敏感的窄谱抗生素，同时加用抗真菌药物。

28. C。**解析：** 早期诊断和及时治疗是保存伤肢和挽救生命的关键。诊断气性坏疽的重要依据：①伤口周围皮肤有捻发音；②伤口内分泌物涂片检查有大量革兰染色阳性杆菌，白细胞计数很少；③X 线检查伤口肌群间有气体。厌氧菌培养和病理活检可以帮助确诊。

30. E。**解析：** 破伤风的前驱症状有乏力、头痛、咀嚼无力、局部肌肉发紧等，持续 12～24 小时。接着出现典型的肌肉强烈收缩，通常最先是咀嚼肌，以后依次为面肌、颈项肌、背腹肌、四肢肌、膈肌和肋间肌。面部表情肌阵发性痉挛可出现"苦笑面容"；背腹肌同时收缩时，因背肌力量大，而出现"角弓反张"。

31. C。**解析：** 由于颌下间隙空间受限制，感染向上发展，常引起吞咽和呼吸困难，甚至导致窒息。应早期切开，不应等到波动出现后切开。

34. E。**解析：** 气性坏疽可在伤口分泌物涂片发现革兰阳性染色粗大杆菌。

36. A。**解析：** 破伤风杆菌是一种革兰阳性厌氧性芽孢杆菌，青霉素可抑制破伤风杆菌，并有助于其他感染的预防。甲硝唑对破伤风的疗效低于青霉素。

37. D。**解析：** 二重感染是指发生在抗菌药物应用过程中的新感染。

38. C。**解析**：急性淋巴管炎分为网状淋巴管炎和管状淋巴管炎，丹毒即为网状淋巴管炎。管状淋巴管炎分为深、浅两种。致病菌从损伤的皮肤或黏膜侵入，或从其他感染病灶，如疖、足癣等处侵入，经组织的淋巴间隙进入淋巴管内，引起急性淋巴管炎，并非淋巴管阻塞所致。

39. C。**解析**：拔甲术是处理指甲下积脓的最佳处理方法，其他术式均因引流不畅而使炎症经久不愈。

40. A。**解析**：患者先有口腔感染史，继而出现颌下局限性肿物，伴疼痛、发热，提示急性局部感染，首先考虑急性化脓性淋巴结炎。

42. C。**解析**：该患者为右上臂上 1/3 内侧深部脓肿。深部脓肿局部红肿多不明显，一般无波动感，但局部有疼痛和压痛，并在疼痛区出现皮肤凹陷性水肿。患处常有运动障碍。在压痛或水肿明显处，用粗针试行穿刺，抽出脓液，即可确诊。

43. A。**解析**：患者有明显的寒战和发热，同时有白细胞计数增高，肝内有液性暗区，肝内胆管无明显的扩张，故为胆源性的肝内感染造成的肝脓肿。

44. E。**解析**：胆总管结石出现上腹痛、高热、黄疸，称为 Charcot 三联征，如不及时治疗可引起急性梗阻性化脓性胆管炎，表现为在三联征的基础上，出现休克和精神症状。

45. B。**解析**：破伤风的预防有两种：一种是被动免疫，即伤后注射破伤风抗毒素（TAT）1500 ~ 3000U，有效期为 10d 左右，必要时在 1 周后再追加一次；另一种是自动免疫，注射破伤风类毒素获得自动免疫。我国对小儿推行的计划性混合疫苗注射包括破伤风类毒素，凡在 10 年内做过自动免疫者伤后仅需注射类毒素 0.5ml 即可预防。该小儿 8 岁，仅需注射破伤风类

毒素 0.5ml。

46. E。**解析**：在膈下脓肿形成后，患者可出现持续性高热，而脓肿刺激膈肌可引起呃逆，同时因膈下感染引起胸膜、肺反应可出现胸腔积液。

47. D。**解析**：氨基糖苷类抗生素肾毒性取决于各药在肾皮质中的聚积量和对肾小管损伤的能力，其发生率依次为：新霉素 > 卡那霉素 > 庆大霉素 > 妥布霉素 > 阿米卡星 > 奈替米星 > 链霉素。

48. B。**解析**：患者肾功能不全，四环素可以导致肾功能损害，因此不能使用。

54. B。**解析**：艾滋病的传播主要是性传播、血液传播、共用针具传播和母婴传播。不会通过空气、社交接触或公共设施传播，与艾滋病患者及病毒感染者接触，如握手、拥抱、共同进餐、共用工具等不会感染艾滋病。因此，在与患者进行谈话、日常社交接触时，可无需戴手套、口罩。否则也会加重患者的自卑与抑郁情绪，不利于疾病治疗。

71. E。**解析**：患者患处逐渐肿胀，并出现持续性剧烈疼痛，伤口内大量棕色渗出液，伴有臭味，周围皮肤苍白、水肿，伤口分泌物涂片可见革兰阳性染色杆菌，气性坏疽可能性大。

72. C。**解析**：气性坏疽治疗的主要措施有：①急诊清创；②应用抗生素，但氨基糖苷类抗生素对治疗无效；③高压氧治疗；④全身支持治疗。

73. C。**解析**：脓血症的典型临床特点：骤起寒战高热，白细胞升高，肝脾可有肿大，严重者可有皮下出血、瘀斑等。

76. E。**解析**：疖肿不需要切开引流。

77. B。**解析**：背痈引起脓血症，细菌随血运转移，引起臀部脓肿。

78. B。**解析**：脓肿有波动感时治疗以切开引流、全身应用抗生素、加强营养支

持为主。

80. A。**解析**：气性坏疽诊断一经确立，应立即急诊手术，即使患者处于濒死状态，也应在抢救休克的同时立即进行手术。彻底地清创引流、最大限度地切除坏死组织和切开筋膜减压是治疗的关键。

81. B。**解析**：术后抗生素治疗首选青霉素和甲硝唑，青霉素剂量要大，每天应在1000万U以上。氨基糖苷类抗生素对此类细菌已证实无效。

82. D。**解析**：填盖伤口的纱布要定时用过氧化氢浸湿，以此保持局部的有氧环境，并有利于引流。气性坏疽伤口换药后，必须保持开放状态，不能包扎伤口。

86. B。**解析**：丹毒的主要致病菌是溶血性链球菌。

# 第九章　创伤与战伤

**一、单选题：以下每道试题有五个备选答案，请选择一个最佳答案。**

1. 核武器（原子弹、氢弹和中子弹）是利用原子核裂变或聚变反应，瞬间释放出巨大能量，造成大规模杀伤和破坏作用的武器。其造成的杀伤破坏因素中，不包括
   - A. 爆炸碎片
   - B. 光辐射
   - C. 冲击波
   - D. 早期核辐射
   - E. 放射性污染

2. 挤压综合征的表现主要指伤后出现
   - A. 呼衰
   - B. 肾衰
   - C. 休克
   - D. 昏迷
   - E. 心衰

3. 火器伤伤口经初期处理后，一般应在
   - A. 6 小时内缝合
   - B. 1～2 天内缝合
   - C. 3～7 天内缝合
   - D. 7 天后缝合
   - E. 不缝合

4. 关于包扎的叙述，正确的是
   - A. 越紧越好
   - B. 超出伤口边缘20cm
   - C. 良好的包扎能达到止痛、止血目的
   - D. 遇有污染的骨折端，还纳后再包扎
   - E. 有脱出内脏可不必包扎

5. 有关止血带止血法，恰当的是
   - A. 连续阻断血流时间一般不超过 1 小时
   - B. 上臂止血带缚在中1/3 处
   - C. 前臂用橡胶带缚扎
   - D. 可用绳索，电线缚扎
   - E. 用橡胶管时可不用热纱布

6. 在了解创伤的过程中，最不重要的是
   - A. 致伤因素作用的性质强度
   - B. 致伤因素作用的时间和速度
   - C. 受伤部位的组织和功能状态
   - D. 受伤者的年龄和全身状态
   - E. 受伤者的性别

7. 关于创伤和战伤后免疫系统变化的叙述，错误的是
   - A. T 淋巴细胞减少
   - B. T 抑制细胞数量相对升高
   - C. T 辅助细胞数量减少
   - D. B 细胞功能增强
   - E. Th/Ts 比例倒置

8. 创伤最常见的并发症为
   - A. 休克（低血容量性）
   - B. 急性肾衰竭
   - C. 成人呼吸窘迫综合征
   - D. 化脓性感染
   - E. 破伤风

9. 严重烧伤患者休克期出现烦躁不安、血压下降，主要是由于
   - A. 疼痛
   - B. 中枢神经系统异常
   - C. 血容量不足
   - D. 脓毒症
   - E. 心理因素

10. 创伤后肢体大出血时捆扎止血带的正确位置在
    - A. 距离伤口近端5cm
    - B. 远离伤口
    - C. 距离伤口近端15cm
    - D. 靠近伤口的最近端
    - E. 根据止血效果确定

11. 闭合性创伤的治疗，热敷可在几个时后进行

A. 72　　　　　B. 36

C. 24　　　　　D. 12

E. 8

12. 关于战伤出血的止血方法，不正确的是

A. 止血带法主要用于四肢的止血

B. 压迫包扎法包扎要松紧适度

C. 屈肢加垫止血适用于没有骨关节损伤的前臂或小腿出血

D. 指压法止血主要用于毛细血管或小动脉出血

E. 增加感染机会是填塞止血法的缺点之一

13. 下列影响创伤伤口愈合的因素中，不正确的是

A. 年龄

B. 不能由原来性质的细胞修复，而由其他细胞增生替代修复

C. 营养不良

D. 患有内分泌及代谢性疾病，或长期使用皮质激素

E. 感染、异物存留、血液循环障碍

14. 下列创伤诊断的注意事项中，错误的是

A. 发现危重情况应立即抢救，不能因检查而耽误时机

B. 问病史和体格检查可同时进行，步骤应简洁

C. 体格检查应程序化，做到全面而突出重点

D. 诊断不清者应严密观察，动态对伤情进行评估

E. 接收成批伤员时对大声呻吟者要特别关注

15. AIS 评分中，当分值为 3 时，表明损伤的严重度是

A. 轻度　　　　　B. 中度

C. 较重　　　　　D. 严重

E. 危重

16. 关于火器伤清创的方法和步骤，错误的是

A. 充分清洗周围皮肤及伤口，去除污垢，再常规消毒、铺巾

B. 扩大伤口，充分显露伤道，由浅入深清除血凝块、组织碎片和异物，切除一切失活组织

C. 保留大的游离碎骨片，妥善止血

D. 清创彻底者，可做初期缝合

E. 神经和肌腱损伤不做初期缝合

17. 火器伤清创术中，对血管伤的处理，不正确的是

A. 对不影响肢体成活的次要血管，都可以结扎处理

B. 原则上血管损伤均应细致探查及修复

C. 影响肢体存活的重要动脉损伤，应在无张力条件下吻合

D. 髂外动脉、股动脉、肱动脉可采用人造血管修复，腘动脉以下自体移植

E. 与重要动脉伴行的静脉发生损伤时，也应争取做修复

18. 伤员救治的检伤分类方法是

A. 首先判定伤员的伤势状况及诊断，而后提出救治措施及处置顺序

B. 确定伤员的数量、伤情的严重程度、卫生资源状况、救治环境与条件

C. 迅速、准确、有序

D. 将需要紧急抢救的危重伤员和重伤员直接分出来

E. 尽快将伤员送达确定性治疗机构

19. 肢体出血采用止血带止血的总体时间不应超过

A. 8 小时     B. 4 小时

C. 2~3 小时     D. 10 小时

E. 6 小时

20. 止血带连续使用的时间不宜超过

    A. 30 分钟     B. 1 小时

    C. 2 小时     D. 3 小时

    E. 4 小时

21. 下列损伤中，应优先处理的是

    A. 张力性气胸

    B. 单根多段肋骨骨折

    C. 下肢开放性骨折

    D. 包膜下脾破裂

    E. 脑挫裂伤

22. 关于创伤局部反应的描述，不正确的是

    A. 是非特异性反应

    B. 存在微循环障碍

    C. 与全身反应无关

    D. 具有防御作用

    E. 有炎症细胞浸润

23. 下列属于闭合伤的是

    A. 擦伤     B. 火器伤

    C. 刺伤     D. 直肠破裂

    E. 撕脱伤

24. 伤口边缘不整齐，周围组织损伤广泛，出血少，应为

    A. 擦伤     B. 刺伤

    C. 裂伤     D. 切割伤

    E. 撕脱伤

25. 复合性创伤患者出现下列哪项情况，应先抢救

    A. 休克     B. 昏迷

    C. 肾挫裂伤     D. 开放性气胸

    E. 四肢开放性骨折

26. 伤口肉芽组织生长健康，颜色鲜红，分泌物少，易出血，换药宜选用

A. 20% 硫酸镁湿敷

B. 无刺激性的凡士林纱布

C. 1:5000 呋喃西林溶液湿敷

D. 优琐溶液湿敷

E. 0.9% 生理盐水湿敷

27. 关于挤压综合征的诊断依据，错误的是

A. 挤压伤病史和临床表现

B. 尿中出现蛋白、红细胞、白细胞及管型

C. 持续少尿

D. 血肌酐和尿素氮每日分别递增 44.2μmol/L 和 3.57mmol/L

E. 血清钾正常，但血钾每日以 1mmol/L 上升

28. 下列挤压伤的现场急救及早期处理，错误的是

A. 解除压迫，尽快转移伤员至安全地带，避免二次受伤

B. 抬高患肢按摩、热敷消肿

C. 妥善固定肢体，制动，肌肉有明显坏死征象，应立即使用止血带

D. 碱化尿液、利尿，维持良好的循环和有效肾灌注，处置重要脏器

E. 视情况及时施行切开减张术或截肢术

29. 火器伤初期外科处理中，不恰当的是

A. 询问伤情，查阅记录

B. 检查局部和全身

C. 防治休克

D. 早期清创，一期缝合

E. 早期使用抗生素

30. 伤口边缘整齐，小而深，出血多，深部组织的神经、血管可能也被损伤，应为

A. 挫伤     B. 擦伤

C. 刺伤     D. 撕裂伤

E. 挤压伤

31. 处理头部创伤时，必须遵循的外科原则是
    A. 头皮下出血点必须一一包扎
    B. 尽量切除可能污染的头皮创缘组织
    C. 伤口一律全层缝合
    D. 大块的头皮缺损只能留作二期处理
    E. 清创术应争取在 8 小时内进行，一般不得超过 24 小时

32. 男性，45 岁，右小腿不慎被手榴弹炸伤 2 小时，包扎后就诊。查体：右小腿后不规则伤口长 6cm，肌肉破损、渗血，有弹片污染。最佳的处理措施是
    A. 消毒，探查伤口后包扎
    B. 清创，引流缝合伤口
    C. 清洗伤口，止血加压包扎
    D. 清创，缝合伤口
    E. 清创，引流后延期缝合

33. 男性，18 岁，士兵，在演习时，小腿不慎被坦克撞伤，骨折端外露，迅速送至战地医院急救。此类伤口在手术时的检查要点是
    A. 伤口类型、程度、性质、部位、分类情况、有无脏器损伤
    B. 伤口大小、深度、形状、边缘、污染情况、有无异物存留
    C. 伤口分类、窦道、部位、性状、损伤部位、损伤脏器数量
    D. 伤口种类、伤势、形状、程度、污染情况、有无异物存留
    E. 伤口入口、出口、部位、形状、严重程度、有无合并损伤

34. 男性，24 岁，3 小时前不慎被机器绞伤左手，拇指骨折，皮肤及软组织损伤严重。下列治疗正确的是
    A. 骨折可暂不处理

    B. 肌腱神经损伤必须一期修复
    C. 清创应不迟于伤后 24h
    D. 清创无需应用止血带
    E. 清创从浅层到深层进行

35. 男性，28 岁，前臂被砍伤，行清创缝合。术后 4 天，伤口组织做病理检查显示：胶原纤维大量形成，部分胶原纤维分解。说明组织修复目前处于
    A. 急性炎症期
    B. 细胞增生期
    C. 塑形阶段
    D. 瘢痕形成期
    E. 表皮和其他组织再生

36. 男性，27 岁，2 小时前摔伤头部。头顶部可见直径 10cm 血肿，意识清醒，恶心、呕吐。急救处置时，不恰当的措施是
    A. 穿刺抽吸头皮下血肿
    B. 给予镇静剂
    C. 血压、脉搏、呼吸监测
    D. 注意意识状态
    E. 给予脱水剂

37. 男性，40 岁，农民，2 小时前修筑围墙时墙壁倒塌，致胸部以上压伤。主诉呼吸困难，无腹痛、呕吐等症状。查体：BP 140/110mmHg，P 110 次/分，R 34 次/分；神清，双眼结膜有出血，颈静脉怒张，前胸及肩部有散在的出血点。尿常规阴性。最可能的诊断是
    A. 创伤性窒息　　B. 挤压伤综合征
    C. 广泛软组织挫伤　D. 眼外伤
    E. 创伤性休克

38. 战斗中某人被炮弹碎片击中，经过包扎，4 小时后送达后方医院。检查：左小腿外侧有一 5cm 长较整齐的伤口，创面尚清洁，未见异物。伤口处理宜采用

A. 清创后期缝合

B. 清洗消毒后一期缝合

C. 清创后延期缝合

D. 清创后不予缝合

E. 按感染伤口处理

39. 女性，23 岁，头部被玻璃划伤 14 小时。查体：左额部有一 2cm 长的伤口，边缘齐整，周围皮肤无红肿，伤口内未见异物。最适宜的处理措施是

A. 消毒伤口后立即缝合

B. 清创后一期缝合

C. 清创后延期缝合

D. 清创后包扎伤口

E. 暂不清创，定期换药

40. 男性，30 岁，施工时不慎从 10 米高处坠落，导致右胸第 2～5 肋骨骨折、血气胸、肝脾破裂、$T_{12}$～$L_1$ 爆裂骨折、右股骨粉碎性骨折。根据致伤原因及解剖部位的伤型，该患者属于

A. 复合伤　　　　B. 多部位伤

C. 胸腹联合伤　　D. 多处伤

E. 多发伤

41. 女性，26 岁，鞭炮厂爆炸时被气浪冲倒在地，当即感头痛、耳鸣、眩晕、听力下降，出现咳嗽、咯血或血丝痰，有憋气感。伤后 1 小时送来医院，查体：T 36.7℃，P 104 次/分，R 20 次/分，BP 128/70mmHg。神志清，惊恐状，说话激动。听力粗测明显下降，右外耳道出血。气管无移位，呼吸动度稍快，双肺语颤无明显增强和减弱，叩诊呈清音，听诊可闻及散在的湿啰音。X 线胸片示片状或云雾状阴影。患者发生的听器和肺部损伤属于

A. 冲击伤　　　　B. 动压伤

C. 气浪伤　　　　D. 震荡伤

E. 爆炸伤

42. 男性，38 岁，地震发生后左下肢受挤压 6 小时被救出。在现场对该患者采取的急救措施中，最重要的是

A. 妥善固定伤肢，制动，不用加压包扎或止血带，严禁抬高、按摩、热敷

B. 镇静、止痛，早期应用抗生素

C. 只要伤肢出现明显肿胀，剧烈疼痛，功能障碍，应立即现场切开减压

D. 尽快转移伤员至安全地带，避免二次受伤

E. 静滴 5% 碳酸氢钠碱化尿液，静注甘露醇利尿

43. 男性，27 岁，地震时腹部被坍塌的砖石压伤 1 小时，伤后患者出现持续性腹痛、休克、腹膜刺激征。救出后急送医院剖腹探查，诊断为肝脾破裂，腹腔内积血达 3000ml。手术施行肝破裂修补和脾切除术。经输血、补液，休克得到有效纠正。术后第 3 天患者突然出现烦躁不安、惊恐、呼吸频率增快，进行性呼吸困难，口唇发绀，肺部听诊无异常。首先考虑的诊断是

A. ARDS　　　　B. MODS

C. SIRS　　　　D. 毒血症

E. 菌血症

44. 男性，27 岁，受伤后体表无伤口，外耳道有血迹，伴听觉障碍、呼吸困难。可能为

A. 扭伤　　　　B. 挫伤

C. 冲击伤　　　D. 胸部刀刺伤

E. 切割伤

45. 女性，25 岁，面部刀刺伤 12 小时，刀口长 4cm，深 0.7cm。最适当的治疗措施是

A. 清创缝合　　　B. 延期缝合

C. 换药　　　　　D. 理疗

E. 热敷

46. 男性，20 岁，右大腿刀刺伤 18 小时，刀口处红肿，有渗出液。目前最适当的治疗是

A. 清创缝合

B. 抗生素治疗

C. 理疗

D. 清理伤口后换药

E. 局部固定

47. 男孩，12 岁，腹部被撞伤 8 小时，持续性腹痛由轻到重，伴恶心、呕吐、腹胀入院。查体：BP 110/70mmHg，腹部膨隆，呼吸运动受限，全腹压痛、反跳痛、腹肌紧张，肠鸣音消失。诊断为

A. 腹壁软组织挫伤

B. 腹腔内实质性脏器破裂

C. 腹腔内空腔性脏器破裂

D. 腹腔内实质性和空腔性脏器同时破裂

E. 腹壁及腹内脏器破裂

48. 男性，43 岁，因胃溃疡行胃大部切除术。术后切口血肿，但尚未化脓，则该患者的切口为

A. Ⅰ类切口/丙级愈合

B. Ⅱ类切口/乙级愈合

C. Ⅱ类切口/丙级愈合

D. Ⅲ类切口/乙级愈合

E. Ⅲ类切口/丙级愈合

49. 男性，36 岁，不慎从二楼坠落致骨盆骨折及左股骨下段开放性骨折，伤口大量出血。现场急救首先应

A. 输液　　　　　B. 止血

C. 骨折复位　　　D. 骨折临时固定

E. 止痛

50. 女性，36 岁，右手掌被菜刀砍伤，伤口长 5cm，经检查无深处组织损伤。处理措施是

A. 清创包扎

B. 清创，游离植皮

C. 清创，皮瓣移植

D. 清创缝合

E. 三角瓣转移缝合

**二、共用题干单选题：以下提供若干个案例，每个案例下设若干道试题，每道试题有五个备选答案，请选择一个最佳答案。**

(51～53 题共用题干)

男性，30 岁，右上肢被火药枪击伤后出血 3 小时，当地医院行清创及 TAT 治疗后转入院。查体：生命体征平稳，右上肢肿胀、麻木、触痛，右腕关节功能障碍，右桡动脉未扪及搏动。右上肢 CR 片示右上肢见大量异物。

51. 首先考虑做下列哪项检查

A. 右上肢 X 线检查

B. 右上肢 CT

C. 右上肢血管造影

D. 右上肢肌电图

E. 右腕关节 CT 重建

52. 急需进行下列哪项手术

A. 右上肢异物取出术

B. 右桡动脉探查及清创术

C. 右上肢清创异物取出术

D. 右上肢神经探查术

E. 右上肢清创术

53. 下列哪项是对异物的正确处理

A. 异物必须全部取出

B. 异物可不做处理

C. 异物大于 0.5cm，有必要取出

D. 异物若影响关节功能则必须取出

E. 异物在大血管附近，如无血运障碍

可不必取出

**(54～57题共用题干)**

男性，35岁，行走时被从对面行驶而来的摩托车撞伤腹部1小时。伤后倒地即感腹部持续性疼痛难忍，伴恶心、呕吐，不能站立，急送医院。查体：T 36.8℃，P 160次/分，R 24次/分，BP 80/60mmHg。被动体位，面色苍白，出冷汗，烦躁不安，肢体发凉。腹部膨隆，腹式呼吸消失，全腹压痛，反跳痛和腹肌紧张明显，肝区叩击痛，肠鸣音减弱。腹腔穿刺抽出暗红色不凝固血。

**54. 首先应采取的紧急措施是**

A. 静脉切开建立输液通道，输入平衡液1000ml，交叉配血

B. 腹部B超或CT检查，明确损伤脏器

C. 查血、尿常规和淀粉酶，血生化、动脉血气分析

D. 收缩压上升至90mmHg后送手术室剖腹探查

E. 抗休克的同时送手术室剖腹探查

**55. 手术探查发现右肝叶膈面呈星芒状裂伤，腹腔内积血达3500ml，并含有胆汁样液体，损伤处仍在出血。术中患者呈持续低血压状态，突然呼吸心搏骤停，经复苏恢复。此时手术宜采取**

A. 暂停手术，继续液体复苏

B. 待血压平稳后，尽快手术

C. 最好能彻底止血，结扎肝内胆管

D. 创面纱布填塞止血，暂时关闭腹腔

E. 肝裂伤修补，胆总管切开T管引流

**56. 对该患者下一步最重要的治疗措施是**

A. 继续纠正休克

B. 转送ICU复苏，重点是迅速恢复体温，纠正凝血障碍和酸中毒，通气支持，维持机体内环境的稳定

C. 全身支持治疗，防治重要脏器功能不全

D. 应用糖皮质激素、抗生素、止血药物

E. 防治术后并发症

**57. 待患者病情稳定，生命体征平稳后，施行确定性手术的时间一般是**

A. 2～3天　　　　　　B. 1～5天

C. 6～7天　　　　　　D. 8～9天

E. 10天以后

**(58～59题共用题干)**

一遭受高压电击伤的患者，颅骨及头皮5cm×5cm大小的缺损。

**58. 下列哪些症状发生的可能性小**

A. 中心部位焦黄、炭化

B. 四周颜色为深黄色以至苍白

C. 范围较大，损伤表浅

D. 范围局限，损伤较深

E. 有时波及半侧颜面

**59. 颅骨缺损修复的材料中必然产生免疫排斥的是**

A. 自体颅骨外板

B. 有机玻璃

C. 聚甲基丙烯酸甲酯

D. 人工骨

E. 异种异体骨

**(60～64题共用题干)**

男性，26岁，因从约5米高处坠落伤及胸、腹部，疼痛、呼吸困难1小时入院。查体：R 30次/分，P 110次/分，BP 88/40mmHg。神志恍惚，气管偏向左侧，右胸呼吸音较低。腹胀，全腹压痛。

**60. 考虑患者存在休克及胸部、腹部损伤，必须首先进行**

A. 大量补液，抗休克

B. 拍胸片

C. 胸腔闭式引流术

D. 胸、腹部 CT

E. 气管插管

61. 经过上述处理后，腹部穿刺阳性，应进行的治疗措施是

 A. 术前准备，等待手术

 B. 立即行剖腹探查术

 C. 先行液体复苏后手术

 D. 待呼吸、血压稳定后手术

 E. 立即气管插管为手术准备

62. 手术中探查发现肝破裂，裂口较大呈星形裂伤，腹腔内较多血性及胆汁样液体，术中患者血压进一步下降，出现呼吸心搏骤停。此时宜采用

 A. 继续手术

 B. 大量输血

 C. 肝切除修补术

 D. 创面填塞止血，终止手术

 E. 腹腔引流，终止手术

63. 如手术中采用了填塞物止血，术后生命体征逐渐平稳，可在术后几天考虑开始拔出填塞物

 A. 1~2 天          B. 3~5 天

 C. 5~7 天          D. 7~10 天

 E. 10 天以后

64. 拔出填塞物后不可能出现下列哪项并发症

 A. 出血            B. 胆瘘

 C. 感染            D. 肝坏死

 E. 腹腔脓肿

(65~67 题共用题干)

男性，38 岁，高处坠落后 1 小时入院。查体：意识清楚，血压 90/60mmHg，上腹部轻度压痛，无明显反跳痛、肌紧张，左右下腹诊断性腹腔穿刺均阴性。腹部 B 超：少量腹水，上腹中央腹膜后积液。

65. 应如何处理

A. 补液，输血，同时急诊手术探查

B. 补液，输血，预防应用抗生素

C. 保守治疗，定期复查腹部 B 超

D. 行 MRI 检查

E. 补液，输血，应用止血药物，留观

66. 如患者入院后第 2 天，出现腹胀、腹痛明显，持续高热，排少量黑便 1 次。继而出现烦躁、谵妄、少尿，对症处理无好转。第 3 天体温 40.5℃，脉搏 110 次/分，血压 67/37mmHg，呼吸急促，意识模糊，无尿，6 小时后死亡。患者的直接死亡原因为

 A. 失血性休克

 B. 感染中毒性休克

 C. 应激性溃疡

 D. 肾衰竭

 E. 神经源性休克

67. 其病因最可能是

 A. 肝脏损伤          B. 脾脏损伤

 C. 结肠损伤          D. 十二指肠损伤

 E. 创伤刺激

(68~71 题共用题干)

女性，27 岁，于上午 8 点被运渣车撞倒碾压致伤。伤后在当地镇医院进行抗休克处理，后转往县医院继续抗休克，血压稳定后，于下午 17：37 转送我院，期间除补晶体液外，未做任何检查及处理。入院检查：T 38.1℃，P 160 次/分，R 24 次/分，BP 60/20mmHg。被动体位，痛苦面容，面色苍白，表情淡漠，烦躁，四肢冷。全腹轻压痛，无肌紧张及反跳痛，会阴部有一 16cm×7cm 不规则撕裂伤口，深达肌层，出血不止，浸湿填塞纱布。RBC $2.5 \times 10^{12}/L$，Hb 77g/L，WBC $27.0 \times 10^9/L$，N 68%，$CO_2$ CP 19.6mmol/L。腹腔诊断性穿刺（－）。CT 检查：腹腔内有散在低密度影，骨盆粉碎性骨折。

68. 目前对患者的初步诊断中，最应重视的是
    A. 骨盆粉碎性骨折
    B. 会阴部撕裂伤
    C. 重度失血性休克
    D. 代谢性酸中毒
    E. 闭合性腹部伤（腹内脏器损伤）

69. 应首先采取的救治措施是
    A. 输血、输液，纠正休克
    B. 静脉滴注止血药、抗生素
    C. 优先处理骨盆骨折
    D. 抗休克同时，在全身麻醉下施行会阴部清创和剖腹探查术
    E. 在硬膜外麻醉下施行会阴部清创术

70. 该患者进行剖腹探查的手术指征是
    A. 腹痛，休克
    B. CT 检查示腹腔内有散在低密度影
    C. 腹腔诊断性穿刺虽为阴性，但不排除腹内脏器损伤
    D. 骨盆骨折可并发盆腔内脏器损伤或腹膜后血肿
    E. 会阴部撕裂伤出血

71. 下列手术后的治疗措施中，不必要的是
    A. 全身支持治疗，纠正贫血、低蛋白血症
    B. 应用抗生素防治感染，防治水、电解质及酸碱代谢失调
    C. 持续高浓度给氧，完全胃肠外营养
    D. 维护心、肺、肾脏功能
    E. 骨盆骨折外固定

（72～78 题共用题干）

　　男性，31 岁，驾车翻入河中，被救起后送当地县医院。入院诊断：左胸 3、4、5、6 肋骨骨折、血气胸；左前臂尺桡骨骨折；右大腿股骨中 1/3 骨折。当即施行左胸腔闭式引流、尺桡骨及股骨切开复位内

固定术。术后始终左胸疼痛，呼吸困难，于第 3 天转入我院。检查：T 37.0℃，P 100 次/分，R 24 次/分，BP 120/60mmHg。面色苍白，不能平卧。胸腔闭式引流管不通畅，左胸呼吸动度明显减弱，叩诊呈实音，呼吸音显著降低。上腹部轻压痛。

72. 对该患者首先要做的检查是
    A. B 超或 CT 检查
    B. X 线胸片检查
    C. MRI 检查
    D. 胸腔诊断性穿刺
    E. 胸腔镜检查

73. 影像学检查发现左侧膈肌升高，膈肌水平上出现一局限性膨隆致密影，内有液平，此时首先考虑的诊断是
    A. 闭合性气胸
    B. 肺炎伴肺不张
    C. 肺膨胀不全
    D. 胸腹联合伤
    E. 反应性胸腔积液

74. 对该患者应采取的治疗措施是
    A. 争取保守治疗
    B. 病情无明显加重，可继续观察，根据情况再做决定
    C. 病情稳定，在继续严密观察下，择期手术
    D. 术前准备后紧急经胸手术
    E. 术前准备后紧急经腹手术

75. 目前患者呼吸困难的原因首先应考虑
    A. 脑挫伤
    B. 舌后坠
    C. 误吸
    D. 激烈疼痛
    E. 颌面部间接损伤或咽喉部的直接损伤

76. 当前紧急解除呼吸困难的措施是
    A. 肌注镇静剂

B. 肌注镇痛剂

C. 头偏向一侧

D. 用环形钳将舌拉出

E. 头后仰、张口、托下颌

77. 若患者呼吸停止，最好立即采取

 A. 口对口人工呼吸

 B. 环甲膜切开

 C. 气管切开

 D. 气管插管

 E. 喉罩通气

78. 患者可拔除气管插管的指征中，不包括

 A. 咳嗽、吞咽反射活跃

 B. 循环功能稳定

 C. 肺部出现较多湿啰音

 D. 自主呼吸良好，吸空气时维持血气于正常范围

 E. 神志清楚

**三、共用备选答案单选题：以下提供若干组试题，每组试题共用试题前列出的五个备选答案，请为每道试题选择一个最佳答案。每个备选答案可能被选择一次、多次或不被选择。**

(79~81 题共用备选答案)

 A. 手指掏出口腔内阻塞物

 B. 抬起下颌

 C. 环甲膜穿刺

 D. 气管插管

 E. 气管切开

79. 车祸致颅脑损伤，于车祸现场患者出现呼吸困难，首先应采用

80. 患者于急诊科突然出现呼吸困难，意识丧失，应立即采取的措施是

81. 患者颌面部损伤，送至急诊科，见口腔大量血凝块，呼吸困难，抬起下颌并采用吸引器清理口腔后，呼吸困难未能缓解，此时应采取的措施是

(82~84 题共用备选答案)

 A. 闭合伤     B. 贯通伤

 C. 盲管伤     D. 切线伤

 E. 反跳伤

82. 入口和出口在同一点的损伤是

83. 只有入口没有出口的损伤是

84. 皮肤完整无伤口的损伤是

(85~86 题共用备选答案)

 A. 指压法     B. 填塞法

 C. 加压包扎法   D. 止血带法

 E. 手术止血

85. 手指皮肤裂伤出血时，在到达急诊科手术前通常采用的止血方法是

86. 肢体大出血在院前急救中最常用的止血方法是

**参考答案与解析**

1. A   2. B   3. C   4. C   5. A   6. E
7. D   8. D   9. C   10. D  11. D  12. D
13. B  14. E  15. C  16. D  17. B  18. A
19. B  20. B  21. A  22. C  23. B  24. C
25. D  26. B  27. E  28. B  29. C  30. C
31. E  32. E  33. B  34. E  35. C  36. B
37. A  38. C  39. B  40. E  41. A  42. C
43. A  44. C  45. A  46. C  47. D  48. B
49. B  50. C  51. C  52. B  53. D  54. E
55. D  56. B  57. A  58. C  59. E  60. C
61. B  62. D  63. B  64. C  65. B  66. B
67. D  68. E  69. D  70. E  71. C  72. B
73. D  74. E  75. D  76. D  77. D  78. C
79. B  80. D  81. E  82. E  83. C  84. A
85. A  86. D

1. A。**解析：**核武器爆炸后没有碎片，是靠光辐射、核辐射、冲击波、放射物质来杀死生物。

2. B。**解析：**挤压综合征指伤后出现以高血钾、高血磷、肌红蛋白血症及肌红

蛋白尿为主要表现的急性肾衰竭。

4. C。**解析**：包扎的目的是保护伤口、减少污染、压迫止血、固定骨折、关节和敷料并止痛。在进行伤口包扎时，动作要轻巧，松紧要适宜、牢靠，既要保证敷料固定和压迫止血，又不影响肢体血液循环。包扎敷料应超出伤口边缘5~10cm。遇有外露污染的骨折断端或腹内脏器，不可轻易还纳，以免造成污染扩散。若系腹腔组织脱出，应先用干净器皿保护后再包扎，不要将敷料直接包扎在脱出的组织上面。

5. A。**解析**：连续阻断血流时间不得超过1小时。要避免止血带勒伤皮肤，勿用电线，绳索等。用橡胶管时应先在缚扎处垫上1~2层布。

6. E。**解析**：对创伤要确定其部位、性质、程度、全身性改变以及并发症，方能实行正确的治疗。因而了解致伤因素、作用部位以及伤者的全身情况和年龄是十分重要的。

7. D。**解析**：创伤和战伤，大量补体碎片生成可引起免疫抑制反应，导致B细胞功能降低、抗体生成减少及吞噬细胞趋化和杀菌功能减弱。

8. D。**解析**：创伤最常见的并发症是化脓性感染，其次为低血容量性休克，是重度创伤患者死亡的常见原因。重度创伤并发感染或（和）休克后还可继发多系统器官衰竭，如成人呼吸窘迫综合征、急性肾衰竭、应激性溃疡等。

11. D。**解析**：闭合性创伤的治疗常用物理疗法，受伤后初期局部可用冷敷，12小时后改用热敷或红外线治疗或包扎制动，还可服用云南白药等。

12. D。**解析**：指压法止血是指较大的动脉出血后，用拇指压住出血的血管上方（近心端），使血管被压闭住，中断血液，达到临时止血的目的。

13. B。**解析**：影响创伤伤口愈合的因素包括全身因素和局部因素。全身因素包括：①年龄；②营养不良，如低蛋白血症、贫血、维生素C和维生素A、D缺乏、微量元素（铁、铜、锌等）缺少；③患有某些内分泌及代谢性疾病，如糖尿病、肾上腺皮质功能亢进、肝硬化、尿毒症等；④患有白血病、艾滋病；⑤长期使用皮质激素、因患肿瘤而进行化疗、放疗等。局部因素包括：①感染；②异物存留或失活组织过多；③血液循环障碍；④局部制动不够；⑤放射线照射等。

14. E。**解析**：接受批量伤员进行检伤分类时，往往大声呼喊、呻吟者可能伤情并不严重，而一些因窒息、昏迷、休克而无法呼救的沉默者，则是需要我们优先采取紧急救治措施者。因此，不可忽视不出声者。

15. C。**解析**：AIS是简明损伤定级标准的英文缩写，对单发伤采用AIS评分。AIS将人体分为9个损伤区域：头部（颅和脑）、面部（包括眼和耳）、颈部、胸部、腹部及盆腔脏器、脊柱（颈椎、胸椎、腰椎）、上肢、下肢、盆腔和臀部、体表（皮肤）。在AIS评分中，每一个损伤描述都有一个小数点左侧的6位数编码，而小数点右侧的1位数值（又称为点后编码）即表示AIS严重度分值。其分值范围为1~6分，其意义是分值1：轻度，分值2：中度，分值3：较重，分值4：严重，分值5：危重，分值6：极度（目前不可救治）。

16. D。**解析**：火器伤应早期清创，延期缝合。

20. B。**解析**：止血带使用时间不宜过长，否则会造成肢体组织缺血、坏死，连续使用时间不宜超过1小时。必要时放松1~2分钟后再上止血带，一般总共不应超过4小时。同时，使用止血带的伤员应有明显的标志，并给予优先处理。

21. A。**解析**：应优先抢救的急症主要有心脏和呼吸骤停、窒息、大出血、张力性气胸等。张力性气胸严重影响呼吸功能，造成呼吸、循环障碍，而其他几项在短时间内尚不足以致命，故应优先处理张力性气胸。

22. C。**解析**：创伤局部反应是非特异性防御反应，存在微循环障碍和炎细胞浸润等炎症反应的表现。严重的局部反应可加重全身反应，全身反应也可影响局部反应。

23. D。**解析**：皮肤完整无伤口者称闭合伤，如闭合性内脏伤等。有皮肤破损者称开放伤，如擦伤、撕裂伤、切割伤、砍伤和刺伤等。

25. D。**解析**：对于复合性创伤患者，首先应该处理危及患者生命的并发症。开放性气胸时，危及患者生命的症状应先处理，其余症状也应分轻重缓急相应处理。

27. E。**解析**：挤压综合征的诊断依据之一，血钾每日以1mmol/L上升，出现高钾血症。

28. B。**解析**：挤压伤严禁抬高患肢、按摩、热敷。在组织压高于静脉压的情况下抬高患肢消肿，并不能达到促进静脉回流的作用，反而会降低动脉压，导致小动脉关闭，促使肢体发生坏死。

29. D。**解析**：火器伤由于损伤重、范围广、污染重，除头、面、手和外阴部外，一般禁止一期缝合。

30. C。**解析**：挫伤和挤压伤为闭合伤，擦伤一般为表皮损伤，未致皮肤全层破裂，撕裂伤有皮肤和其他组织脱离原位，同时创面较大，刺伤一般具有伤口小而深的特点。

31. E。**解析**：开放性伤口常有污染，应行清创术，目的是将污染伤口变成清洁伤口，为组织愈合创造良好条件。清创时间越早越好，经过清创处理使其转变成接近于清洁伤口，当即缝合或延期缝合，争取达到一期愈合。伤后6～8小时内清创一般都可达到一期愈合。

32. E。**解析**：不规则伤口或污染伤口，初期不必缝合，本例患者即属于此类情况，可清创后二期缝合。

33. B。**解析**：目前伤口已经确定为开放性伤口，不需要检查伤口类型了。开放性伤口在检查时要侧重检查伤口大小、形状、深度、边缘、污染、有无异物等。

34. E。**解析**：手外伤患者，应早期彻底清创，一般争取在伤后6～8h内进行。为使手术视野解剖清晰，缩短手术时间，减少出血，手术可在止血带下进行。清创按从浅层到深层顺序进行，清除一切异物和失活组织。创缘皮肤不宜切除过多，以免缝合时张力过大。骨折脱位必须立即复位固定，为软组织修复和功能恢复创造有利条件。肌腱、神经等重要组织应尽可能一期修复，如创口污染重、组织损伤广泛、缺乏必要条件等可二期修复。

35. C。**解析**：大量胶原纤维形成，多余纤维分解，提示组织在塑形阶段。

36. B。**解析**：年轻男性患者，头顶有直径10cm较大血肿，估计为帽状腱膜下血肿，应加压包扎，防止血肿扩大。血肿较大且凝血功能正常时，应严格无菌处理下穿刺抽吸，以促进血肿吸收，利于预后。患者意识清楚，但有恶心、呕吐等脑水肿的表现，不能除外颅内损伤可能。故应密切观察意识状态变化，并监测血压、脉搏、呼吸。可适当给予脱水剂。避免给予镇静剂，以免掩盖症状，延误治疗。

37. A。**解析**：创伤性窒息表现为头、颈、胸及上肢范围的皮下组织、口腔黏膜及眼结膜均有出血性瘀点或瘀斑，严重时皮肤和眼结膜呈紫红色并浮肿，故有人称之"外伤性紫绀"或"挤压伤紫绀综合征"。患者均有闭合性胸部及上腹部挤压伤史。伤员可有胸闷、呼吸困难及痰中带血。

38. C。**解析：** 火器伤局部治疗尽早清创，充分暴露伤道，清除坏死和失活组织，清创后不宜一期缝合。因初期清创时，挫伤区和震荡区参差交错，不易判断。此时应保持伤口引流通畅3~5天后，酌情行延期缝合，同时积极抗感染和支持治疗。

39. B。**解析：** 额部伤口出于美观，污染伤口可先清创再一期缝合。

43. A。**解析：** 创伤后急性呼吸窘迫综合征（ARDS）是严重创伤后常见的并发症之一，临床表现为一种急性起病的呼吸功能衰竭，以严重低氧血症、弥散性肺部浸润及肺顺应性下降为特征。患者原无肺部疾患，在创伤、休克等发生后，往往经过数小时或数天发病，亦有休克纠正后10余天发病者。起病突然，早期可出现精神症状，主要表现为进行性呼吸困难，发绀为缺氧的最常见体征，早期肺部检查可无异常，有时可听到干啰音或哮鸣音。

44. C。**解析：** 冲击伤是由冲击波造成，听器和肺是最易受损的器官，而且有外轻内重的特点。体表无伤口，应排除刺伤和切割伤；扭伤和挫伤一般不会造成鼓膜破裂和呼吸困难，故应考虑有冲击伤。

45. A。**解析：** 面部伤由于血供丰富，有一定的抗感染能力，伤后清创的时间上可适当放宽。又因其部位特殊，故此时应行初期清创缝合。

46. D。**解析：** 该患者右大腿刀刺伤后已经18小时，且刀口处红肿，有渗出液，表明创口存在感染迹象，应按感染伤口处理，即清理伤口后换药，不做清创缝合。

49. B。**解析：** 该伤为重伤，但股骨开放骨折大量出血可危及生命，故现场急救首先应止血。可采用加压包扎法，如无效可使用止血带。

50. D。**解析：** 菜刀砍伤后伤口属于污染伤口，创缘整齐，伤口较长，且手掌处张力较大，所以要清创缝合，不需要植皮。

58. C。**解析：** 电击伤的患者一般不会出现范围较大、损伤表浅的情况。其他四种情况皆常见。

59. E。**解析：** 异种异体骨因为免疫排斥，目前还不能应用于修复颅骨缺损。自体颅骨外板肯定不会产生免疫排斥。其他人组织代用品没有抗原性，也不产生免疫性的排斥。有机玻璃和聚甲基丙烯酸甲酯实为同一材料，属于常用组织代用品。

60. C。**解析：** 胸部损伤的急救处理包括基本生命支持与快速致命性胸伤的现场紧急处理。原则为维持呼吸通畅、给氧，控制外出血、补充血容量，镇痛、固定长骨骨折、保护脊柱（尤其是颈椎），并迅速转运。因此，首先要保证患者呼吸通畅，在本题中应首先纠正气胸，采用胸腔闭式引流术。

65. C。**解析：** 无明显反跳痛、肌紧张，左右下腹诊断性腹腔穿刺均阴性，腹部B超：少量腹水，上腹中央腹膜后积液，暂无手术指征。患者意识清楚，血压尚正常，应保守治疗，定期复查。

66. B。**解析：** 体温40.5℃，脉搏110次/分，血压67/37mmHg，呼吸急促，意识模糊，无尿是感染性休克的表现。

67. D。**解析：** 腹膜后十二指肠损伤断裂，早期症状轻，后期出现黑便，腹部症状加重。

68. E。**解析：** 闭合性腹部伤腹内脏器损伤的临床表现特征为腹痛、休克及腹膜刺激征。该患者腹膜刺激征虽表现不明显，腹腔诊断性穿刺也为阴性，但CT检查发现腹腔内有散在低密度影，故应高度怀疑有腹内脏器损伤。

69. D。**解析：** 对该患者的急救首先是在抗休克的同时，紧急送往手术室进行会阴部伤口清创止血，并做好剖腹探查准备。选择全身麻醉对血流动力学干扰较小。

72. B。**解析：** 该患者在县医院急救时尽管正确地做出血气胸诊断，及时施行左胸腔闭式引流，但未做 X 线胸片检查。虽然 CT、MRI 等现代诊断技术比 X 线摄片能更好地反映病变特征，但仍不能完全取代 X 线胸片快捷、廉价、成像清晰，对比度及清晰度均较好，便于复查对照的优点，故应选择 X 线胸片检查。

74. E。**解析：** 该患者经腹手术的理由是：①胸腹联合伤常合并需要处理的腹腔内脏损伤；②急性期进入胸腔内的腹腔脏器无明显粘连，易于还纳；③患者目前无开胸适应证。

76. E。**解析：** 头后仰、张口、托下颌是开放气道的"三步手法"，是打开喉以上气道阻塞的理想手法。

# 第十章 肿 瘤

**一、单选题：以下每道试题有五个备选答案，请选择一个最佳答案。**

1. 下列未被列为癌前病变的是
   A. 皮肤过度角化
   B. 萎缩性胃炎或慢性胃溃疡伴肠上皮化生或不典型增生
   C. 乳腺囊性增生伴上皮增生
   D. 子宫颈慢性炎症伴鳞状上皮化生
   E. 皮肤或黏膜的乳头状瘤、黏膜白斑

2. 关于胆囊癌，错误的是
   A. 胆囊癌的发病与胆囊结石有关
   B. 胆囊腺瘤性息肉有发展成癌的倾向
   C. 胆囊癌转移以淋巴转移为主，很少有血行转移
   D. 胆囊癌好发于体部，多为腺癌
   E. 胆囊癌的早期临床表现常有黄疸、右上腹肿块

3. 精原细胞瘤对什么治疗高度敏感
   A. 化疗            B. 放疗 + 化疗
   C. 放疗            D. 手术治疗
   E. 药物治疗

4. 下列关于恶性肿瘤病因的叙述，错误的是
   A. 吸入放射污染粉尘可致骨肉瘤和甲状腺肿瘤等
   B. 致癌病毒主要是指 DNA 病毒
   C. 烧伤深瘢痕长期存在易癌变
   D. 相当数量的肝癌、食管癌患者有家族史，说明遗传因素是不容忽视的致癌因素之一
   E. 先天或后天免疫缺陷者易发生恶性肿瘤

5. 下列属于细胞周期非特异性药物的是
   A. 阿糖胞苷        B. 羟基脲
   C. 长春新碱        D. 丝裂霉素
   E. 氟尿嘧啶

6. 交界性肿瘤是
   A. 混合性肿瘤
   B. 癌前病变
   C. 良性肿瘤局部恶性病变
   D. 分化好的恶性肿瘤
   E. 性质介于良恶性肿瘤之间

7. 卵巢囊性肿物，切面见有毛发和皮脂样物，镜下见皮肤鳞状上皮，皮下有毛囊和皮脂腺，另外还见到支气管柱状上皮，纤维脂肪组织以及少量甲状腺组织。此瘤可诊断为
   A. 恶性畸胎瘤        B. 良性畸胎瘤
   C. 错构瘤            D. 毛发瘤
   E. 纤维脂肪瘤

8. 骨巨细胞瘤的典型 X 线特征是
   A. 位于干骺端的膨胀性偏心性囊性骨破坏，内有肥皂泡样骨间隔
   B. 远距骨干骺端的偏心性囊性骨破坏，边缘硬化
   C. 骨端的囊性破坏区，其透光区模糊，皮质变薄
   D. 近距骨干骺端的中心性囊性骨质破坏，常伴有病理性骨折
   E. 位于骨骺的多发性骨质破坏，内有钙化

9. 类癌是指
   A. 以瘤细胞大小不一为特征的肿瘤
   B. 一种与肉瘤相类似的恶性肿瘤
   C. 一种与癌相类似的恶性肿瘤
   D. 起源于胚胎神经嵴的嗜银细胞瘤
   E. 一种生长快的恶性肿瘤，介于瘤与癌之间的肿瘤

10. 鉴别良、恶性肿瘤主要依靠
    A. 放射性核素检查
    B. 内镜检查
    C. 超声检查
    D. 免疫学检查
    E. 细胞学检查

11. 以下哪种药物属抗生素类抗肿瘤药物
    A. 白消安　　　　B. 阿糖胞苷
    C. 博来霉素　　　D. 喜树碱
    E. 抗癌锑

12. 有关甲状腺癌的描述，正确的是
    A. 同位素扫描均为"冷结节"
    B. 滤泡状癌是一种恶性度最高的病理
       类型
    C. 出现可切除的淋巴结转移不影响乳
       头状癌的预后
    D. 颈部放射治疗量大于 2000r 才可致
       甲状腺癌
    E. 髓样癌的预后最好

13. 下列不属于肿瘤局部临床表现的是
    A. 肿块、疼痛　　B. 溃疡、出血
    C. 原因不明消瘦　D. 梗阻症状
    E. 浸润与转移

14. 以下哪种药物属于抗代谢类抗肿瘤
    药物
    A. 洛莫司汀　　　B. 氟尿嘧啶
    C. 丝裂霉素　　　D. 长春碱
    E. 顺铂

15. 有关交界性或临界性肿瘤的病理特征，
    正确的是
    A. 多起源于两种组织的混合肿瘤
    B. 多生长在两个脏器之间
    C. 包膜完整，但分化不良
    D. 肿瘤形态属良性，常呈浸润性生
       长，切除后易复发
    E. 有时可发生远处转移

16. 来源于间叶组织的恶性肿瘤，称
    A. 癌　　　　　　B. 肉瘤
    C. 母细胞瘤　　　D. 霍奇金病
    E. 精原细胞瘤

17. 不属于交界性肿瘤的是
    A. 膀胱乳头状瘤
    B. 肾上腺嗜铬细胞瘤
    C. 唾液腺混合瘤
    D. 胸腺瘤
    E. 卵巢囊腺癌

18. 环孢素 A 的主要作用机制是抑制了
    A. 巨噬细胞的功能
    B. 抗体的产生
    C. 白介素 −1 的产生
    D. 白介素 −2 的产生
    E. 细胞毒 T 细胞的效力

19. 以下哪种药物属于细胞毒素类抗肿瘤
    药物
    A. 甲氨蝶呤　　　B. 阿霉素
    C. 环磷酰胺　　　D. 喜树碱
    E. 秋水仙碱

20. 以下哪种药物属激素类抗肿瘤药物
    A. 阿霉素　　　　B. 甲氨蝶呤
    C. 博来霉素　　　D. 丙酸睾酮
    E. 三嗪咪唑胺

21. 有关天然致癌因素，错误的是
    A. 红外线可致人类皮肤癌
    B. 黄曲霉素和植物苏铁素可致肝癌
    C. EB 病毒可致鼻咽癌
    D. 乙型肝炎病毒与肝癌相关
    E. 子宫颈癌与单纯疱疹病毒Ⅱ型有关

22. 下述哪一类肿瘤不属于原发性恶性骨
    肿瘤
    A. 脊索瘤　　　　B. 骨纤维肉瘤
    C. 尤因肉瘤　　　D. 骨髓瘤
    E. 成软骨细胞瘤

23. 有关转移瘤的特点，不正确的是
   A. 转移瘤多保留着来源细胞的某些功能，如内分泌肿瘤的内分泌功能等
   B. 转移瘤存在着相对的器官选择性，如肝、肺、骨等易发生转移，且某些癌细胞对某些器官的转移具有特异的选择性
   C. 根治性切除原发瘤后，转移瘤的生长即可受到抑制
   D. 转移瘤在组织结构方面多保持原发肿瘤的特征
   E. 转移瘤体多呈球形，虽无明确包膜，但界缘较清晰，可孤立生长，也可呈弥漫型多发灶，转移瘤的生长速度一般较原发瘤为快

24. 原位癌是指
   A. 仅浸润了周围组织尚未转移的癌
   B. 在原发部位生长的癌
   C. 生长缓慢未侵犯附近组织的癌
   D. 一种早期癌变，仅发生在黏膜上皮或表皮内，未突破基底膜
   E. 从良性肿瘤转化而来

25. 下列对肿瘤细胞分化的描述，错误的是
   A. 高分化接近正常分化程度，恶性程度低
   B. 未分化显示高度恶性，核分裂较多
   C. 恶性肿瘤可分为高分化、中分化与低分化(未分化)
   D. 酶的活性并不随分化程度的高低而增高或降低
   E. 恶性肿瘤的分化程度不同，其恶性程度亦不同

26. 关于恶性肿瘤的转移方式，不正确的是
   A. 种植性转移
   B. 通常自下而上转移
   C. 淋巴道转移
   D. 直接浸润转移
   E. 血液循环转移

27. 有关检测 CEA 的临床意义，不正确的是
   A. 与结肠癌预后相关
   B. 术前 CEA 高者增加术后复发的危险性
   C. 术后 CEA 持续上升则预示疾病的复发
   D. 术前 CEA 不高者是缩小手术范围的主要依据
   E. 术后维持高 CEA 意味着根治不彻底

28. CT 用于诊断肿瘤的临床意义中，不正确的是
   A. 胸部可发现小的胸腺肿瘤
   B. 对消化道空腔器官肿瘤诊断帮助很大
   C. 肾癌表现为低密度阴影
   D. 对腹部实质性肿瘤的诊断有重要意义
   E. 原发肝癌一般为边缘不规则的低密度阴影，CT 值低于周围正常值

29. 一般恶性肿瘤的症状，错误的是
   A. 局部不一定扪及肿块
   B. 容易形成溃疡
   C. 早期常有疼痛
   D. 常引起小血管破裂出血
   E. 直接侵入周围组织或器官

30. 恶性肿瘤的主要生长方式为
   A. 内生性生长
   B. 内翻性生长
   C. 破坏性生长
   D. 浸润性生长
   E. 外生性生长

31. 我国农村最常见的恶性肿瘤是
   A. 肺癌
   B. 肝癌
   C. 肠癌
   D. 胃癌

E. 食管癌

32. 携带下列哪一种基因者易患乳腺癌
    A. P53　　　　　B. BRCA-1
    C. APC　　　　　D. Her-2/Neu
    E. ras

33. 下列哪一种化疗药物为细胞周期时相特异性药物
    A. 环磷酰胺　　　B. 5-氟尿嘧啶
    C. 阿霉素　　　　D. 甲氨蝶呤
    E. 长春新碱

34. 下面哪种恶性肿瘤对化学治疗不敏感
    A. Burkitt 淋巴瘤　B. 肾母细胞瘤
    C. 横纹肌肉瘤　　　D. 乳腺癌
    E. 绒毛膜上皮癌

35. 关于免疫疗法的叙述，错误的是
    A. 异构瘤苗为特异性免疫疗法
    B. 异构瘤苗为主动免疫
    C. 小棒状杆菌是主动免疫的非特异性免疫疗法
    D. 裂解素是主动免疫的非特异性免疫疗法
    E. 免疫核糖核酸能将抗肿瘤的免疫信号传递给非免疫的淋巴细胞，用作免疫疗法

36. 下列对化学致癌因素的描述，不正确的是
    A. 有机农药、硫芥等可致肺癌及造血器官肿瘤等
    B. 经常接触3，4-苯并芘、煤焦油、沥青等，易患皮肤癌、肺癌
    C. 亚硝胺类与食管癌、胃癌、肝癌发生有关
    D. 黄曲霉素可致肝癌、肾癌、胃癌、结肠癌
    E. 金属镍、铬、砷可致乳腺癌

37. 有关肿瘤发生的内在因素，错误的是

A. 癌症有遗传倾向性，即遗传易感性，如结肠息肉、乳腺癌、肝癌等
B. 与精神因素、营养状况、微量元素无关
C. 先天或后天免疫缺陷易患恶性肿瘤，如 HIV、长期应用免疫抑制剂者
D. 生长激素可刺激癌的发展
E. 雌激素、催乳素与乳腺癌有关，雌激素与子宫内膜癌也有关

38. 下列肿瘤的名词解释中，错误的是
    A. 混合瘤，由两种或两种以上组织结构形成的肿瘤
    B. 葡萄胎，起源于胎盘组织的恶性肿瘤
    C. 错构瘤，组织器官发育过程中出现错误组合、排列，导致的类瘤样畸形
    D. 癌肉瘤，一种由恶性上皮及间叶成分混合组成的肿瘤
    E. 畸胎瘤，起源于三个胚层组织的肿瘤

39. 关于肿瘤的手术治疗，不正确的是
    A. 良性肿瘤，彻底局部切除
    B. 癌连同癌肿周围正常组织和区域淋巴结整块切除
    C. 肉瘤侵及肌肉时做肌群切除
    D. 晚期癌肿，不做根治性手术
    E. 临界肿瘤，广泛切除包括淋巴整块切除

40. 关于某恶性肿瘤5年治愈率是指
    A. 患者5年生存数占全部患者的百分率
    B. 患者5年生存数占全部治疗患者的百分率
    C. 患者5年无复发表现者占全部患者的百分率

D. 患者 5 年带瘤生存数占全部治疗患者的百分率

E. 患者 5 年无复发表现者占全部治疗患者的百分率

41. 胃癌患者手术中发现其卵巢上有癌结节，最可能的是
    A. 淋巴转移
    B. 血行转移
    C. 种植性转移
    D. 医源性转移
    E. 直接转移

42. 下列属体表恶性肿瘤的是
    A. 脂肪瘤
    B. 神经纤维瘤
    C. 海绵状血管瘤
    D. 皮样囊肿
    E. 黑色素瘤

43. 关于肿瘤标记物的临床意义，不正确的是
    A. 原发肿瘤的发现及探测
    B. 明确恶性肿瘤的诊断
    C. 肿瘤高危人群的筛查
    D. 肿瘤复发与转移的监测
    E. 肿瘤治疗疗效观察、预后判断

44. 下列对放射治疗最为敏感的是
    A. 淋巴瘤
    B. 胃腺癌
    C. 肺癌
    D. 肝癌
    E. 黑色素瘤

45. 女性，35 岁，右踝前方有一绿豆大小的棕色肿块 3 年，微凸出皮肤。5 个月前肿块处稍有痒感，搔破出血，近 1 个月来右腹股沟及膝内侧皮下出现肿块数个。合理的治疗方法为
    A. 肿块冷冻治疗
    B. 肿块局部切除
    C. 肿块局部烧灼治疗
    D. 截肢 + 区域淋巴结清扫
    E. 卡介苗治疗

46. 患皮肤癌的病因学中，无关的是
    A. 慢性溃疡或窦道、慢性肉芽肿
    B. 不良嗜好，如酗酒、吸烟等

C. 长期接触沥青、煤焦油、砷剂等化学物质
D. 长期日光暴晒或受到过量的放射线照射
E. 遗传因素

47. 皮肤基底细胞癌的溃疡特点是
    A. 呈深部坏死状
    B. 呈鼠咬状溃疡边缘
    C. 呈菜花状
    D. 呈边缘隆突状
    E. 呈中央凹陷状

二、共用题干单选题：以下提供若干个案例，每个案例下设若干道试题，每道试题有五个备选答案，请选择一个最佳答案。

(48~49 题共用题干)

男性，58 岁，上腹餐后轻度疼痛半年。X 线钡餐检查发现胃窦部有一直径为 1.5cm 大小龛影，局部胃壁略僵硬。B 超检查发现肝内有一可疑低回声区，约 1.5cm。化验检查：血红蛋白 90g/L，白细胞 $5 \times 10^9$/L，A/G 为 3。

48. 需首先进行下列哪项检查
    A. 电子计算机 X 线断层扫描
    B. 选择性血管造影
    C. 纤维胃镜
    D. 超声引导下穿刺
    E. 放射性核素肝扫描

49. 需进行下列哪项免疫学诊断
    A. 癌胚抗原
    B. 胎儿硫糖蛋白抗原
    C. 甲胎蛋白
    D. 白细胞黏附抑制试验
    E. 皮肤迟缓反应试验

(50~51 题共用题干)

男性，62 岁，左侧腹股沟皮肤慢性溃疡 4 年，近 1 个月来溃疡范围扩大，边缘

不规则隆起，底部不平整，表面覆盖脓苔，易出血。查体发现左侧腹股沟淋巴结肿大。

50. 最可能的诊断是
  A. 皮肤乳头状瘤　　B. 鳞状细胞癌
  C. 基底细胞癌　　　D. 黑色素瘤
  E. 淋巴瘤

51. 目前最适宜的治疗是
  A. 手术切除
  B. 手术切除 + 局部淋巴结清扫
  C. 抗生素治疗
  D. 化疗
  E. 免疫治疗

**三、共用备选答案单选题：以下提供若干组试题，每组试题共用试题前列出的五个备选答案，请为每道试题选择一个最佳答案。每个备选答案可能被选择一次、多次或不被选择。**

（52～54 题共用备选答案）
  A. 血行转移　　　　B. 直接蔓延
  C. 淋巴转移　　　　D. 种植转移
  E. 胃肠道管腔内转移

52. 直肠癌转移到肝为
53. 胃癌转移到盆腔为
54. 直肠癌转移到膀胱为

（55～57 题共用备选答案）
  A. 病因预防，消除或减少可能致癌的因素，降低发病率
  B. 对有工业污染的区域，尽早对居民进行迁移
  C. 早发现，早治疗，提高生存率，降低死亡率
  D. 为能早期发现癌症，强调每 6 个月做一次全面查体
  E. 诊治后的康复，提高生存质量，减轻痛苦，延长生命

55. 癌症的一级预防是指
56. 癌症的二级预防是指
57. 癌症的三级预防是指

## 参考答案与解析

1. A　2. E　3. C　4. B　5. D　6. E
7. B　8. A　9. D　10. E　11. C　12. C
13. C　14. E　15. D　16. B　17. E　18. D
19. C　20. D　21. A　22. E　23. C　24. D
25. D　26. B　27. D　28. B　29. C　30. D
31. D　32. B　33. E　34. C　35. D　36. E
37. B　38. B　39. E　40. E　41. C　42. E
43. B　44. A　45. D　46. B　47. B　48. C
49. A　50. B　51. B　52. A　53. B　54. B
55. A　56. C　57. E

2. E。**解析：** 胆囊癌的发病与胆囊结石有关。胆囊腺瘤性息肉也有发展成癌的倾向。胆囊癌好发于体部和底部，80% 为腺癌，其次为鳞癌，以淋巴转移为主，也可直接肝内转移，很少有血行转移。早期无特殊临床表现，与胆囊炎、胆囊结石的症状相似。后期出现黄疸、发热、右上腹肿块和腹腔积液。

3. C。**解析：** 对放射线高度敏感的肿瘤有多发性骨髓瘤、精原细胞瘤、卵巢无性细胞瘤、尤因肉瘤、肾母细胞瘤、视网膜母细胞瘤等。高度敏感的肿瘤治疗可以放疗为主。

4. B。**解析：** 致癌病毒主要分为 DNA 病毒与 RNA 病毒两大类。

5. D。**解析：** 细胞周期非特异性药物有氮芥类及抗生素类，丝裂霉素为抗生素类。

6. E。**解析：** 交界性肿瘤：是指组织形态和生物学行为介于良性与恶性之间的肿瘤，也称为中间性（或中间型）肿瘤。交界性肿瘤有如下 3 种表现形式：①肿瘤细胞的形态（显微镜下所见）介于良性、恶性肿瘤之间。②肿瘤细胞的形态上属于良性，但呈浸润性生长，切除后易复发，多次复发后有的可出现转移。③肿瘤细胞的形态符合恶性，但没有明显的扩散转移

等恶性表现。

7. B。**解析**：畸胎瘤的病理分类为：①成熟型畸胎瘤：即良性畸胎瘤，由已分化成熟的组织构成；②未成熟型畸胎瘤：即恶性畸胎瘤，由胚胎发生期的未成熟组织结构构成，多为神经胶质或神经管样结构，常有未分化、有丝分裂增多的恶性病理表现。良性畸胎瘤里含有很多种成分，包括皮肤、毛发、牙齿、骨骼、油脂、神经组织等；恶性畸胎瘤分化欠佳，没有或少有成形的组织，结构不清。

8. A。**解析**：骨巨细胞瘤病灶周围一般有反应性薄层骨壳存在，骨壳内壁可有骨嵴突出于病灶内，形成 X 线下所谓肥皂泡样表现。

9. D。**解析**："类癌"一词，首次出现于 1907 年。当时人们发现了一种介于良性与恶性之间的肿瘤，并有恶变的倾向，因此取名叫"类癌"。由于它是一种嗜银细胞瘤，又有类似癌症的表现，故也有人称为嗜银细胞癌。

10. E。**解析**：良、恶性肿瘤的鉴别以细胞学检查最为可靠，是金标准。

11. C。**解析**：抗生素类抗肿瘤药物：放线素 D、丝裂霉素、阿霉素、平阳霉素、博来霉素等。

12. C。**解析**：甲状腺癌的病理类型可分为：①乳头状癌，恶性程度较低且预后较好；②滤泡状腺癌，中度恶性，预后不如乳头状癌；③未分化癌，高度恶性并且预后很差；④髓样癌，预后不如乳头状癌但较未分化癌好。恶性程度最高的应属未分化癌，预后最好的应为乳头状癌。

13. C。**解析**：肿瘤的局部表现包括肿块、疼痛、溃疡、出血、梗阻、转移症状等。消瘦、发热等属于肿瘤常见的全身症状。

14. B。**解析**：抗代谢类抗肿瘤药物：氟尿嘧啶、甲氨蝶呤、巯嘌呤、替加氟、阿糖胞苷等。

15. D。**解析**：在临床上，有少数肿瘤，形态上属良性，但常浸润性生长，切除后易复发，甚至可出现转移，从生物学行为上显示良性与恶性之间的类型，故称为交界性或临界性肿瘤。

16. B。**解析**：良性肿瘤一般称为"瘤"。恶性肿瘤来自上皮组织者称为"癌"；来源于间叶组织者称为"肉瘤"；胚胎性肿瘤常称为"母细胞瘤"。但某些恶性肿瘤仍沿用传统名称"瘤"或"病"，如恶性淋巴瘤、精原细胞瘤、白血病、霍奇金病等。

17. E。**解析**：卵巢囊腺癌是一种恶性肿瘤，而非交界性肿瘤。卵巢浆/黏液性囊腺瘤→交界性浆/黏液性囊腺瘤→浆/黏液性囊腺癌。

18. D。**解析**：环孢素的主要作用是通过抑制白介素 - 2 的产生来预防同种异体移植的排斥反应。白介素 - 2 由辅助 T 细胞产生，它可引起细胞毒 T 细胞的增殖和刺激 B 细胞产生抗体。

19. C。**解析**：细胞毒素类抗肿瘤药物：环磷酰胺、氮芥、卡莫司汀、白消安、洛莫司汀等。

20. D。**解析**：激素类抗肿瘤药物：他莫昔芬、己烯雌酚、黄体酮、丙酸睾酮、甲状腺素、泼尼松及地塞米松等。

21. A。**解析**：紫外线可致人类皮肤癌，尤其对易感个体作用十分明显。

22. E。**解析**：成软骨细胞瘤常发生于长管状骨的骨骺部位和骨骺突起部位，是一种良性肿瘤。

24. D。**解析**：原位癌是局限在黏膜上皮或表皮内，尚未突破基底膜的一种早期癌变病灶。

29. C。**解析**：恶性肿瘤早期局部不一定扪及肿块。由于生长速度较快，血供不足，常形成溃疡。肿块的疼痛往往是由于肿块膨胀性生长、破溃或感染等使末梢神经或神经干受刺激或压迫引起，因此早期恶性肿瘤常常没有疼痛。

30. D。**解析：**肿瘤的生长方式主要包括膨胀性生长、外生性生长和浸润性生长。恶性肿瘤多呈浸润性生长，肿瘤细胞长入并破坏周围组织。

31. D。**解析：**我国最常见的恶性肿瘤，在城市依次为肺癌、胃癌、肝癌、肠癌和乳腺癌。在农村为胃癌、肝癌、肺癌、食管癌和肠癌。

32. B。**解析：**遗传因素与人类癌症的关系虽无直接证据，但癌症有遗传倾向性，结肠息肉病综合征、乳腺癌、胃癌等。携带缺陷基因 *BRCA－1* 者易患乳腺癌。

33. E。**解析：**长春新碱干扰细胞内纺锤体的形成，使细胞停留在有丝分裂中期，是一种细胞周期时相特异性药物。

34. C。**解析：**Burkitt 淋巴瘤、肾母细胞瘤、乳腺癌、绒毛膜上皮癌等应用化学治疗能够完全或者长期缓解，而横纹肌肉瘤则对化学治疗不敏感。

36. E。**解析：**金属镍、铬、砷主要可致肺癌，而乳腺癌与内分泌因素，如雌激素、催乳素有关。

37. B。**解析：**长期不良的精神因素、营养不良可发生恶性肿瘤；微量元素铜、硒、镉、锌等缺乏与口腔癌、乳腺癌、食管癌等的发生关系密切。

38. B。**解析：**起源于胎盘组织的良性瘤称为葡萄胎，恶性瘤称为绒毛膜上皮癌。

39. E。**解析：**在肿瘤的手术治疗中，良性肿瘤只需彻底的局部切除。而在根治癌肿方面，切除范围要包括癌灶所在脏器的大部或全部，连同周围正常组织和区域淋巴结做整块切除。对软组织肉瘤则行广泛切除术，切除范围要有一定的广度和深度。对晚期癌肿，往往行姑息手术。对于临界肿瘤，手术也只要彻底行局部切除，而没必要行广泛的包括淋巴结的切除。

40. E。**解析：**肿瘤患者经随访 5 年，没有任何复发症状者占全部治疗患者的百分率，称为 5 年治愈率。

41. C。**解析：**当胃癌组织浸润至浆膜外后，肿瘤细胞脱落并种植在腹膜和脏器浆膜上，形成转移结节。女性胃癌患者可形成卵巢转移性肿瘤。胃癌患者发现卵巢上有癌结节，最可能发生种植性转移。

42. E。**解析：**黑色素瘤，为高度恶性肿瘤，发展迅速。脂肪瘤、神经纤维瘤、海绵状血管瘤、皮样囊肿皆为良性肿瘤。

43. B。**解析：**肿瘤标志的生物基础是基因的异常改变的表型，又称肿瘤基因表型标志。其应用意义体现在对原发肿瘤的发现及探测、肿瘤高危人群的筛查、肿瘤复发与转移的监测、肿瘤的鉴别诊断、肿瘤治疗疗效观察、预后判断以及用于分子显像等各方面。但明确诊断仍需病理学的诊断。

44. A。**解析：**对放射治疗高度敏感的肿瘤：淋巴造血系统肿瘤、性腺肿瘤、多发性骨髓瘤、肾母细胞瘤等低分化肿瘤。淋巴瘤属于淋巴造血系统肿瘤。

49. A。**解析：**目前患者血红蛋白偏低，白细胞以及 A/G 比值都正常，暂不考虑肝癌；同时，患者 X 线钡餐示胃窦部有一直径为 1.5cm 龛影，局部胃壁僵硬，且患者上腹餐后疼痛半年，实验室检查有贫血结果，可考虑胃癌的可能，故需进行癌胚抗原（CEA）的检测。癌胚抗原（CEA）是一种酸性蛋白，正常黏膜 CEA 含量很少或为阴性。胃癌的 CEA 阳性率 85.58%，其中黏液腺癌及印戒细胞癌（黏液细胞癌）为 100%。

# 第十一章　复苏与重症监测

**一、单选题：以下每道试题有五个备选答案，请选择一个最佳答案。**

1. 下列不属于肾上腺素作用的是
   - A. 使心肌收缩力增强
   - B. 使心率加快
   - C. 使肾脏和皮肤血管收缩
   - D. 使组织液生成减少
   - E. 使骨骼肌血管舒张

2. 鼻导管吸氧，当氧流量为 4L/min 时，吸氧浓度($FiO_2$)是
   - A. 28%
   - B. 32%
   - C. 37%
   - D. 40%
   - E. 44%

3. 血流动力学检测中，常用于指导扩容治疗的指标是
   - A. PCWP
   - B. HR
   - C. CO
   - D. SVR
   - E. BP

4. 关于"初期复苏"的阐述，不正确的是
   - A. 主要指现场应急措施
   - B. 主要是为了迅速有效地恢复氧合
   - C. 主要是迅速恢复重要脏器血液灌流
   - D. 主要步骤包括 A、B、C 三项
   - E. 主要在于早期迅速药物治疗

5. 诊断心跳停止的指标是
   - A. 大动脉无搏动
   - B. 呼吸停止
   - C. 脉搏扪不清
   - D. 血压测不到
   - E. 瞳孔散大

6. 下述哪项不是气管插管的并发症
   - A. 心律失常
   - B. 肺不张
   - C. 苏醒延迟
   - D. 喉头水肿
   - E. 肺部感染

7. 心跳呼吸骤停的初期复苏措施不包括
   - A. 口对口人工呼吸

   - B. 心脏按压
   - C. 清除呼吸道分泌物或呕吐物
   - D. 留置导尿管
   - E. 解除舌后坠

8. 反映右心室后负荷变化的指标是
   - A. 肺总阻力
   - B. 肺毛细血管楔压
   - C. 右心室舒张末期压力
   - D. 平均动脉压
   - E. 中心静脉压

9. 肺动脉楔压(PAWP)能够反映
   - A. 左心室平均压
   - B. 左心房平均压
   - C. 上、下腔静脉平均压
   - D. 右心房平均压
   - E. 右心室平均压

10. 窦性心动过缓者用阿托品治疗无反应时，可选用
    - A. 去甲肾上腺素
    - B. 苯肾上腺素(新福林)
    - C. 肾上腺素
    - D. 异丙肾上腺素
    - E. 多巴胺

11. 呼吸器引起肺损伤的主要因素是
    - A. 肺呼气末容量
    - B. 肺内分流
    - C. 肺功能残气量
    - D. 肺吸气末容量
    - E. 呼吸频率

12. 下列肾功能监测的指标中，临床很少应用的是
    - A. 肾血流量测定
    - B. 血尿素氮(BUN)
    - C. 肾小管功能测定
    - D. 血肌酐(Scr)
    - E. 肾小球滤过率(GFR)

13. 反映总肺泡通气量变化的最佳指标是
    A. 潮气量
    B. pH
    C. 肺泡和动脉氧分压之间差值$(PA-aO_2)$
    D. $PaO_2$
    E. $PaCO_2$

14. 无法测到肺毛细血管楔压(PCWP)时，可参照下述哪项进行估计
    A. 右心房压　　　　B. 右心室舒张压
    C. 肺动脉舒张压　　D. 右心室平均压
    E. 肺动脉平均压

15. 有效心肺复苏(CPR)的标准中不包括
    A. 摸到大动脉搏动
    B. 皮肤颜色红润
    C. 瞳孔变小
    D. 收缩压回升至120mmHg以上
    E. 心跳恢复

16. COPD患者氧疗通常给予的是
    A. 低流量吸氧
    B. 高流量吸氧
    C. 短期吸氧
    D. 中流量吸氧
    E. 不一定都需要给氧

17. 初期心肺复苏的操作步骤是
    A. ABC　　　　　　B. CAB
    C. ACB　　　　　　D. BAC
    E. CBA

18. 心肺复苏电除颤，成人电流设置为多少
    A. 120J　　　　　　B. 180J
    C. 260J　　　　　　D. 300J
    E. 360J

19. 有关急性肺水肿的临床表现，错误的是
    A. 患者可有胸闷、咳嗽、呼吸困难
    B. 肺泡性肺水肿期，患者可咳大量粉红色泡沫痰
    C. 肺泡性肺水肿期，两肺听诊布满湿啰音
    D. 间质性肺水肿期，听诊可闻及哮鸣音及少量湿啰音
    E. 间质性肺水肿期，患者常有缺氧和$CO_2$蓄积

20. 初期复苏时解除舌后坠引起的呼吸道梗阻最常用的方法是
    A. 放置口咽通气道
    B. 气管内插管
    C. 仰头举颏
    D. 环甲膜穿刺
    E. 气管切开

21. 目前较普遍的认为低温脑复苏的适宜温度是
    A. 28℃　　　　　　B. 30℃
    C. 32℃　　　　　　D. 34℃
    E. 36℃

22. 治疗高血钾引起的心脏停搏可选用
    A. 阿托品　　　　　B. 肾上腺素
    C. 溴苄铵　　　　　D. 氯化钙
    E. 氯化钾

23. 施行口对口人工呼吸时，操作者深吸气后用力吹气时，吹出气中氧浓度是
    A. 8%　　　　　　　B. 5%
    C. 12%　　　　　　 D. 16%
    E. 20%

24. 气管导管套囊应充多少容量气体为宜
    A. 3~4ml　　　　　B. 5~6ml
    C. 7~8ml　　　　　D. 9~12ml
    E. 充气至吸气和呼气时刚好不漏气为准

25. 下列哪项指标可反映左心室后负荷变化
    A. 中心静脉压

B. 平均主动脉压力

C. 肺毛细血管楔压

D. 肺总阻力

E. 左心室舒张末期压力

26. 急救人员5分钟到现场抢救心脏骤停患者,CPR与AED联合的最佳方式为

A. 除颤→CPR→检查心律

B. 除颤→检查心律→CPR

C. CPR→除颤→检查心律

D. CPR→除颤→CPR

E. CPR→连续3次除颤→CPR

27. 关于脑复苏的治疗措施,不恰当的是

A. 维持良好的呼吸功能十分重要

B. 先决条件是确保循环功能稳定

C. 低温是综合治疗的重要组成部分

D. 早期不宜应用肾上腺素

E. 脱水治疗应以渗透性利尿为主

28. 对小儿首次胸外电除颤最常用的电能是

A. 1J/kg          B. 2J/kg

C. 3J/kg          D. 4J/kg

E. 5J/kg

29. 下列哪项不是机械通气治疗的适应证

A. 心肺复苏后期治疗

B. 通气功能不全或衰竭

C. 换气功能衰竭

D. 呼吸肌功能失调或丧失

E. 术后恢复期患者

30. 溺水者被救出水后,神志不清,呼吸停止,口唇发绀。需口对口人工呼吸的先决条件是

A. 清除口咽内异物,保持呼吸道通畅

B. 确定呼吸已停止

C. 头部向后深仰

D. 置于仰卧位

E. 确定每分钟吹气次数

31. 下列哪种情况可导致呼气末二氧化碳分压与动脉血二氧化碳分压不一致

A. 高 $CO_2$ 血症

B. 低氧血症

C. 肺通气不足

D. 急性肺栓塞

E. 肺部感染

32. 保持呼吸道通畅最可靠的方法是

A. 口咽通气道          B. 鼻咽通气道

C. 气管内插管          D. 喉罩

E. 上抬下颌

33. 成人CPR时胸外心脏按压的频率,正确的是

A. 40~50 次/分          B. 50~60 次/分

C. 60~70 次/分          D. 70~80 次/分

E. 100~120 次/分

34. 脑复苏过程中,防治急性脑水肿最重要的措施是

A. 输血

B. 输高渗溶液

C. 脱水、降温和肾上腺糖皮质激素治疗

D. 吸入高浓度氧

E. 输碳酸氢钠溶液

35. 下列 Rivers 的早期目标导向容量治疗,错误的是

A. 收缩压 100~120mmHg

B. 中心静脉压(CVP)8~12cmH$_2$O

C. 尿量 >0.5ml/(kg·h)

D. 中心静脉氧饱和度(ScvO$_2$)或混合静脉血氧饱和度(SvO$_2$)>70%

E. 血红蛋白(Hb)>70g/L

36. 心跳停止时间指

A. 循环停止至心脏复跳时间

B. 循环停止至重建人工循环的时间

C. 心跳停止至心脏复跳时间

D. 发现心跳停止至心脏复跳时间

E. 心跳停止至血压恢复正常时间

37. 双人复苏时，心脏按压与口对口人工呼吸的比例是

    A. 30 : 1　　　　B. 30 : 2

    C. 15 : 1　　　　D. 7 : 1

    E. 15 : 2

38. 男性，32 岁，车祸致肺挫伤。临床给予对症综合治疗，$FiO_2$ 40%，氧流量 $4 \sim 5 L/min$。实验室检查：pH 7.10，$PaCO_2$ 50mmHg，$PaO_2$ 50mmHg，BE $-7.6mmol/L$。根据患者目前的氧合指数，对其换气功能及氧合作用作出评价

    A. 差　　　　　　B. 较差

    C. 极差　　　　　D. 好

    E. 良好

39. 男性，56 岁，突然神志丧失，呼吸不规则。下列哪项最能反映出是否发生心跳停止

    A. 立即呼喊患者看其是否清醒

    B. 立即测血压

    C. 立即摸股动脉搏动

    D. 立即观察呼吸是否停止

    E. 立即做心电图

40. 女性，37 岁，突然心跳、呼吸停止送入医院，急行胸外心脏按压、气管插管、人工呼吸。此时抢救用药的最佳途径为

    A. 静脉注射　　　B. 皮下注射

    C. 心内注射　　　D. 气管内注射

    E. 肌内注射

41. 男孩，4 岁，体重 15kg，因肠套叠呕吐 10 余天入院。患儿呼吸深而快，40 次/分，血压 90/50mmHg。急症手术，术中突发室颤，拟行胸外电除颤。

下列哪项是错误的

    A. 尽量纠正酸中毒

    B. 应在呼吸末放电

    C. 首先保证呼吸畅通，保证供氧

    D. 两电极板分别置于胸骨左、右缘第 4 肋间

    E. 如 EKG 为细颤应将其转为粗颤

42. 患者术中输血数毫升后，突然咳嗽、面色潮红、腹泻，疑发生了变态反应和过敏反应。其处理宜

    A. 立即减慢输血速度 + 肌内注射异丙嗪

    B. 立即停止输血、半坐位、吸氧

    C. 四肢轮流扎止血带

    D. 停止输血 + 口服阿司匹林

    E. 立刻中止输血并保持静脉输液畅通 + 抗过敏药物

43. 下列关于中心静脉压的叙述，不正确的是

    A. 中心静脉压的正常值是 $5 \sim 10cmH_2O$

    B. 中心静脉压的变化一般比动脉压变化较晚

    C. 中心静脉压低于 $5cmH_2O$ 时，表示血容量不足

    D. 中心静脉压高于 $15cmH_2O$ 时，提示有肺循环阻力增加，心功能不全

    E. 中心静脉压受血容量、静脉血管张力等因素的影响

二、共用题干单选题：以下提供若干个案例，每个案例下设若干道试题，每道试题有五个备选答案，请选择一个最佳答案。

（44 ~ 46 题共用题干）

女性，37 岁，行锁骨下静脉穿刺置管后 2 小时，无明显诱因突然出现呼吸困难。血压 85/70mmHg，心率 124 次/分，脉搏细弱，听诊心音遥远。检查口唇有发绀，

颈静脉怒张。

44. 最可能的诊断是
    A. 穿刺时造成空气栓塞
    B. 急性心力衰竭
    C. 张力性气胸
    D. 心包压塞
    E. 误穿刺动脉，造成血肿压迫

45. 此时应首先采取的紧急抢救措施是
    A. 立即加快静脉输液
    B. 立即停止静脉输液
    C. 立即给强心药物，抗心力衰竭
    D. 迅速行心包腔引流
    E. 立即输血，同时给升压药

46. 预防并发症的措施不包括
    A. 经常注意 CVP 曲线是否随呼吸波动
    B. 经常检查回血是否通畅
    C. 管端应置于右心房内以便准确测压
    D. 可用 X 线显影判断导管尖端位置
    E. 导管不宜太硬

(47～53 题共用题干)

男性，60 岁，肥胖，行右股骨颈骨折开放复位术，硬膜外麻醉效果不佳改全身麻醉。因声门显露困难，反复试插管期间，患者出现室颤。

47. 发生室颤的最可能原因是
    A. 局麻药中毒      B. 全脊髓麻痹
    C. 缺氧            D. 急性心肌梗死
    E. 全身麻醉过深

48. 抢救的首要措施是
    A. 电除颤
    B. 保持气道通畅，人工通气给氧，同时胸外心脏按压
    C. 胸外心脏按压
    D. 静脉注射肾上腺素
    E. 继续行气管插管

49. 在气管插管过程中，务必同时采取

    A. 电除颤
    B. 胸外心脏按压
    C. 静脉注射肾上腺素
    D. 静脉注射利多卡因
    E. 开胸心脏按压

50. 经复苏后患者仍处于昏迷状态，抽搐。主要的原因是
    A. 氧供不足
    B. 脑细胞出现损害
    C. 脑血流量不足
    D. 脑干受压
    E. 药物副作用

51. 应继续进行的处理措施是
    A. 以头部为重点的低温疗法
    B. 高压氧治疗
    C. 持续滴注呼吸兴奋药
    D. 静脉注射催醒药物
    E. 控制性降压

52. 下列情况不属于脑死亡征象的是
    A. 无自主呼吸
    B. 瞳孔持续散大
    C. 抽搐
    D. 体温自行下降
    E. 血压维持困难

53. 脑复苏的低温治疗何时可解除
    A. 12 小时        B. 24 小时
    C. 36 小时        D. 48 小时
    E. 听觉恢复时

(54～55 题共用题干)

女性，45 岁，临床诊断为甲状腺功能亢进症，在全麻下行甲状腺次全切除术。手术后当晚患者体温 40.5℃，心率增快至 125 次/分，大汗，烦躁。

54. 根据患者情况，首先考虑发生了
    A. 急性肾上腺皮质功能减退危象
    B. 甲亢危象

C. 菌血症

D. 高渗性非酮症高血糖昏迷

E. 过敏反应

55. 下列紧急处理措施中，不宜采取

    A. 口服复方碘溶液、应用抗甲状腺药物

    B. 先测定 $T_3$、$T_4$，确定诊断后再行相应处理

    C. 应用 β 受体阻滞药

    D. 应用糖皮质激素

    E. 物理降温，人工冬眠

（56～57 题共用题干）

    女孩，12 岁，术中出现心跳、呼吸骤停。

56. 有效心脏按压的表现是

    A. 颈、股动脉处摸到搏动

    B. 发绀的口唇逐渐转为红润

    C. 散大的瞳孔开始缩小

    D. 出现自主呼吸

    E. 缩小的瞳孔开始扩大

57. 患者手术后期复苏循环支持用多巴胺 $3\mu g/(kg \cdot min)$ 维持，其作用不包括

    A. 扩张肾血管

    B. 增加心肌收缩力

    C. 扩张外周血管

    D. 收缩外周血管

    E. 扩张腹内脏器血管

三、共用备选答案单选题：以下提供若干组试题，每组试题共用试题前列出的五个备选答案，请为每道试题选择一个最佳答案。每个备选答案可能被选择一次、多次或不被选择。

（58～62 题共用备选答案）

    A. 3～5 分钟　　　B. 10～15 分钟

    C. 20～40 分钟　　D. 45 分钟

    E. 60 分钟

58. 常温下大脑皮质能耐受完全缺血时间是

59. 常温下小脑皮质能耐受完全缺血时间是

60. 常温下脊髓能耐受完全缺血时间是

61. 常温下延髓能耐受完全缺血时间是

62. 常温下交感神经节能耐受完全缺血时间是

（63～64 题共用备选答案）

    A. 脉搏增快，呼吸加深加快

    B. 脉搏变慢，血压下降

    C. 脉搏增快，血压升高

    D. 脉搏增快，呼吸减慢

    E. 脉搏增快，血压下降

63. 缺氧早期的主要表现是

64. 二氧化碳蓄积的早期临床表现是

## 参考答案与解析

1. D　2. C　3. A　4. E　5. A　6. C
7. D　8. A　9. B　10. D　11. D　12. A
13. E　14. C　15. D　16. A　17. B　18. E
19. E　20. C　21. D　22. D　23. D　24. C
25. B　26. D　27. D　28. B　29. E　30. A
31. D　32. E　33. E　34. C　35. A　36. B
37. B　38. C　39. C　40. A　41. D　42. E
43. B　44. D　45. C　46. C　47. B　48. E
49. B　50. B　51. A　52. C　53. E　54. B
55. B　56. E　57. D　58. A　59. B　60. D
61. C　62. E　63. A　64. C

    3. A。**解析：**肺毛细血管楔压（PCWP）和中心静脉压（CVP）是最常用于指导扩容治疗的两项指标。

    14. C。**解析：**正常肺血管阻力状态，肺动脉舒张压和 PCWP 非常接近。

    15. D。**解析：**有效心肺复苏后血压可测到 80～100mmHg。

    16. A。**解析：**COPD 的特点是长期的、持续性的通气受限，患者多有低氧血症和

二氧化碳潴留，故应当低流量给氧。

17. B。**解析**：以往的标准是 ABC 步骤，最新规范要求的是 CAB 步骤，即先人工循环、其次是清理呼吸道、最后是人工呼吸。

18. E。**解析**：成人电除颤的电流设置为 360J。

21. D。**解析**：脑复苏低温治疗时，多数只需降到 33～35℃ 即可达到目的，个别病例则需更低。

22. D。**解析**：氯化钙可使心肌收缩力加强，使心脏的收缩期延长，并使心肌的激惹性提高。同时钙与钾有对抗作用，能缓解高血 $K^+$ 对心肌的毒性作用。

23. D。**解析**：经测定正常人深吸含氧 21% 的空气后，吹出气中氧浓度为 16%。

24. E。**解析**：气管导管套囊内注气的目的是防止口腔内或食管内分泌物反流误吸入肺内；防止机械通气时漏气。由于所选气管导管号码不同，管径粗细不同，套囊充气的多少取决于气管与导管之间的空隙大小。因此充气量因人而异，只要保证吸气和呼气时不漏气，外指示套囊有一定张力即可。

25. B。**解析**：后负荷是指心肌收缩之后所遇到的阻力或负荷，又称压力负荷。主动脉压和肺动脉压就是左、右心室的后负荷。

26. D。**解析**：胸部按压和电击间隔时间越短，除颤成功的可能性越大；减少按压到电击的时间间隔，即使是 1 秒钟，也能增加除颤成功的可能性。对没有自动体外除颤器（AED）设备的院外心脏骤停，先进行约 5 个循环的 CPR，同时紧急呼叫"120"，急救人员到场后予以 1 次除颤并立即恢复 CPR；再行 5 个循环的 CPR 后（约 2 分钟），应利用 AED 分析心律，必要时进行另一次除颤。当除颤后心律存在时，

胸部按压一般也不会诱发室颤。

27. D。**解析**：复苏时用药的目的是激发心脏恢复自主搏动并增强心肌收缩力，防治心律失常，调整急性酸碱失衡，补充体液和电解质。肾上腺素为心肺复苏中首选药物。

28. B。**解析**：小儿胸外电除颤开始的能量一般为 2J/kg，再次除颤至少为 4J/kg，最大不超过 10J/kg。

30. A。**解析**：抢救溺水者首先是要清除口咽内异物，才能恢复或保持呼吸道的通畅。

31. D。**解析**：当急性肺栓塞时，肺内通气/血流比失调，导致换气功能障碍，使呼气末二氧化碳分压与动脉血二氧化碳分压不一致。

32. C。**解析**：气管内插管不但可保障气道通畅，还可有效防止食管内容物反流至气管引起的呼吸道梗阻。

33. E。**解析**：2005 国际心肺复苏指南建议胸外按压频率为 100～120 次/分。

34. C。**解析**：脱水、降温和肾上腺糖皮质激素治疗是现今较为行之有效的防治急性脑水肿的措施。

35. A。**解析**：Rivers 的早期目标导向容量治疗的内容：中心静脉压（CVP）8～12cmH$_2$O，平均动脉压（MAP）>65mmHg，尿量 >0.5ml/(kg·h)，中心静脉氧饱和度（ScvO$_2$）或混合静脉血氧饱和度（SvO$_2$）>70%。如液体复苏后 CVP 达 8～12cmH$_2$O，而 ScvO$_2$ 或 SvO$_2$ 仍未达到 70%，则需输注浓缩红细胞使血细胞比容达到 21% 以上，即血红蛋白（Hb）70g/L 以上。

36. B。**解析**：如果心脏按压操作正确，即能建立暂时的人工循环，动脉收缩压可达 80～100mmHg，为心脏及大脑提供有效血运和氧气。因此心跳停止时间应为循环停止至重建人工循环的时间。

37. B。**解析**：成人 CPR 时，胸外心脏按压频率为 100～120 次/分，每按压心脏 30 次以后进行 2 次人工呼吸(30∶2)。

38. C。**解析**：海平面正常大气压、静息状态、呼吸空气条件下，氧合指数($PaO_2/FiO_2$)的正常值为 400～500mmHg。$FiO_2$ 在 0.5～1.0 时，$PaO_2/FiO_2$ 正常值为 550～600mmHg。急性呼吸衰竭时其比值可 <300，当 <150 时则提示患者气体交换及氧合作用极差，为气管插管及机械通气的指征。该患者的氧合指数为 125mmHg。

44. D。**解析**：患者锁骨下静脉穿刺置管后 2 小时呼吸困难，血压下降，心率快，脉搏细弱，听诊心音遥远，检查口唇有发绀、颈静脉怒张，主要考虑手术操作时误入心包，造成心包压塞。

45. B。**解析**：抢救首先应立即停止输液，避免心包积液再进一步增多，危及患者生命。

47. C。**解析**：该患者在改为全麻时，全麻诱导后声门显露困难，反复试插管期间发生室颤，为缺氧性心搏骤停，应考虑为困难气道。

48. B。**解析**：此时继续气管插管仍可能失败。首要措施应为托起下颌，保持气道通畅，充分人工通气给氧。

49. B。**解析**：在气管插管过程中，务必同时胸外心脏按压建立人工循环。若面罩给氧困难属于紧急气道，应紧急行环甲膜穿刺或气管切开给氧，以维持正常的氧合。

54. B。**解析**：甲亢危象的典型临床表现为高热、心动过速、大汗淋漓、呕吐、腹泻、谵妄、昏迷等。当甲亢患者围术期发生体温迅速升高、心率明显增快、大汗等表现时，应高度怀疑甲亢危象的可能。

55. B。**解析**：一旦临床上疑有甲亢危象，切不可等待 $T_3$、$T_4$ 检测结果出来后再进行治疗。

# 第十二章 器官移植

一、单选题：以下每道试题有五个备选答案，请选择一个最佳答案。

1. 器官离体后须先经低温灌注处理，采用悬吊灌注法时，灌注压力保持在
   - A. 5~6cmH$_2$O
   - B. 6~8cmH$_2$O
   - C. 8~10cmH$_2$O
   - D. 10~15cmH$_2$O
   - E. 15~20cmH$_2$O

2. 移植器官的保存使用单纯冷却法的液体特性是
   - A. 4℃平衡液
   - B. 5℃平衡液
   - C. 6℃平衡液
   - D. 7℃平衡液
   - E. 8℃平衡液

3. 器官低温灌注和保存，使用连续灌注法的灌注液量是
   - A. 400ml
   - B. 500ml
   - C. 600ml
   - D. 700ml
   - E. 800ml

4. 下列免疫抑制剂，属于皮质类固醇的是
   - A. 硫唑嘌呤
   - B. 环磷酰胺
   - C. 抗淋巴细胞球蛋白
   - D. 琥珀酰氢化可的松
   - E. 环孢素

5. 目前效果最好的免疫抑制剂是
   - A. 硫唑嘌呤
   - B. 环孢素 A
   - C. 环磷酰胺
   - D. 糖皮质激素
   - E. FK506

6. 尿素氮持续在多少时适合肾移植
   - A. 10.57mmol/L
   - B. 15.32mmol/L
   - C. 24.3mmol/L
   - D. 35.1mmol/L
   - E. 36.7mmol/L

7. 下列哪种移植不会发生排斥反应
   - A. 同种异体肾移植
   - B. 异体干细胞移植
   - C. 断肢再植
   - D. 心脏移植
   - E. 库存骨移植

8. HLA - I 类抗原基因位点有
   - A. A 位点 + B 位点 + C 位点
   - B. A 位点 + C 位点
   - C. B 位点 + C 位点
   - D. A 位点 + DR 位点
   - E. B 位点 + DR 位点

9. HLA 抗原系统检测方法分为
   - A. 血清学方法和细胞学方法
   - B. 血清学方法和组织学方法
   - C. 血清学方法和生物学方法
   - D. 细胞学方法和病理学方法
   - E. 组织学方法和生物学方法

10. 有关器官移植的叙述，错误的是
    - A. 器官移植不同于细胞移植和组织移植
    - B. 器官移植可分为自体移植和异体移植
    - C. 骨髓移植属于器官移植
    - D. 异种移植目前尚不能解决异种供受体间的免疫反应，只能用于动物实验
    - E. 同质移植不存在排斥反应

11. 关于移植器官保存方法的叙述，正确的是
    - A. 首先应用器官灌洗液在 35~37℃充分灌洗移植器官
    - B. 移植器官应进行超低温保存
    - C. UW 液不含乳糖酸，是目前应用最为广泛的器官保存液
    - D. 尽管移植器官在低温保存下仍存在新陈代谢，但基本不消耗 ATP

E. 从 37℃ 降至 0℃，细胞新陈代谢率下降到原来的 1/12

12. 除温度外，保存器官功能的另一关键因素为
    A. 保存液的成分　　B. 保存液的 pH
    C. 保存液的浓度　　D. 空气湿度
    E. 大气压

13. 在临床各类器官移植中疗效最显著的是
    A. 心脏移植　　　　B. 肝移植
    C. 肾移植　　　　　D. 脾移植
    E. 肺移植

14. 冷缺血过程中，器官灌洗液灌洗器官的压力应保持在
    A. 5 ~ 10cmH_2O
    B. 10 ~ 20cmH_2O
    C. 20 ~ 40cmH_2O
    D. 40 ~ 60cmH_2O
    E. 60 ~ 100cmH_2O

15. 以下移植方法中哪种存活率最高
    A. 同系移植
    B. 自体移植
    C. 同种异体移植
    D. 异种异体移植
    E. 充分配血及组织配型后移植

16. 女性，53 岁，行肝移植术后进行性少尿，以至无尿、氮质血症伴代谢性酸中毒。针对其可能出现的最紧急并发症，应首先考虑
    A. 静脉营养支持，高蛋白、高热量、高维生素
    B. 严格限制入量，宁少勿多
    C. 大剂量利尿药物冲击利尿
    D. 应用蛋白合成激素
    E. 防止并及时纠正高钾血症

17. 女性，42 岁，肾移植术后 2 周，肌酐 180μmol/L。离床活动后突感移植肾区疼痛、心慌、气急、大汗淋漓。查体：面色苍白，血压 75/40mmHg，心率 120 次/分，移植肾区膨隆，移植肾肿胀压痛明显。首先应考虑
    A. 超急性排斥反应
    B. 移植肾尿漏
    C. 移植肾破裂
    D. 慢性排斥反应
    E. 移植肾输尿管梗阻

18. 男性，30 岁，因咳嗽 1 个月余，伴低热、痰中带血 7 天就诊。肾移植术后 1 年。胸片示左肺上叶尖段炎症，伴有空洞形成。最可能的诊断是
    A. 癌性空洞伴感染
    B. 金黄色葡萄球菌肺炎
    C. 支气管扩张
    D. 肺脓肿
    E. 浸润性肺结核

19. 男性，34 岁，肾移植术后 1 年，近 3 个月出现顽固性高血压，多种降压药物治疗无效，肌酐缓慢上升。B 超示：移植肾血供减少，血流指数 0.71。移植肾区听诊可闻及血管杂音。首先应考虑
    A. 慢性排斥反应
    B. 急性排斥反应
    C. 药物性肾损害
    D. 移植肾动脉狭窄
    E. 移植肾输尿管梗阻

20. 男性，因肝炎性肝硬化致肝功能衰竭。经仔细评估后，出现下列哪种情况时，不能进行肝移植治疗
    A. 年龄大于 60 岁
    B. 合并有肺炎
    C. 饮酒数十年，18 个月前停止饮酒
    D. 合并有高血压

E. 合并肝外恶性肿瘤

21. 男性，40岁，肾移植术后第8天，出现发热、移植肾区疼痛、尿量减少、血清肌酐持续上升。首先考虑的并发症为

A. 超急性排斥反应

B. 慢性排斥反应

C. 加速性排斥反应

D. 急性肾小管坏死

E. 急性排斥反应

22. 男性，35岁，肾移植术后第15天，出现发热、移植肾区疼痛、伤口渗液、尿量减少、肌酐上升。B超检查示：移植肾血供正常，周围积液。首先考虑的并发症为

A. 移植肾破裂

B. 移植肾输尿管梗阻

C. 移植肾动脉狭窄

D. 肾移植术后尿漏

E. 急性排斥反应

23. 男性，27岁，肾移植术后3个月。近日出现低热、呼吸困难，无明显咳嗽症状。X线检查：双肺间质性肺炎。血常规：WBC $3.5 \times 10^9$/L，RBC $3.35 \times 10^{12}$/L，Hb 90g/L。血清肌酐 125μmol/L，痰细菌培养（－），血清 CMV－Ag 阳性。首先考虑的并发症为

A. 细菌性肺炎

B. 卡氏肺孢子虫肺炎

C. 真菌性肺炎

D. 巨细胞病毒性肺炎

E. 肺结核

24. 男性，45岁，肾移植术后1周，尿量减少，血清肌酐上升。经移植肾穿刺活检证实为急性排斥反应，甲泼尼龙冲击治疗5天无效。下一步应考虑选用

A. 抗淋巴细胞球蛋白

B. 大剂量环孢素

C. 地塞米松

D. 环磷酰胺

E. 继续使用甲泼尼龙

25. 男性，60岁，肾移植术后6年，水肿、蛋白尿1年。实验室检查：血肌酐 215μmol/L，Hb 95g/L。曾口服抗排斥药物泼尼松 10mg/d + Aza 50mg/d。移植肾穿刺活检诊断为慢性排斥反应，现考虑更换免疫抑制剂。以下方案最适宜的是

A. 维持原方案不变，予以大剂量激素冲击治疗

B. 泼尼松 30mg/d + Aza 50mg/d

C. FK506 + 吗替麦考酚酯 + 泼尼松

D. 维持原方案不变，加用环孢素

E. 泼尼松 10mg/d + Aza 100mg/d

26. 女性，48岁，4个月前接受肾移植术，10多天前开始出现食欲缺乏，继而干咳、发热，近2天呼吸困难。查体：呼吸 30 次/分，口唇发绀，双肺呼吸音粗，无啰音。X线检查：双肺门周围弥漫性渗出，呈网状和小结节状影，次日进展成双侧肺门的蝶状影。首先应考虑的并发症是

A. 移植物抗宿主病

B. 肺炎链球菌肺炎

C. 卡氏肺囊虫肺炎

D. 肺炎支原体肺炎

E. 肺炎克雷伯菌肺炎

27. 男性，工人，1小时前不小心右手示指、中指节被利刃完全切断。入院后治疗措施是

A. 游离植皮　　　　B. 清创缝合

C. 截除残指　　　　D. 原处皮瓣移植

E. 断指再植

28. 下列哪种免疫抑制剂具有抗肿瘤作用
    A. 硫唑嘌呤　　　　B. 雷帕霉素
    C. 他克莫司　　　　D. 环孢素
    E. 泼尼松

29. FK506 最常见的副作用是
    A. 感染　　　　　　B. 肿瘤
    C. 高血糖　　　　　D. 高血脂
    E. 高尿酸血症

30. 女性，51 岁，乙型肝炎肝硬化 10 年病史。近两月来，肝脏功能进行性降低，常衣冠不整，言语不清。查体：腱反射亢进，踝阵挛阳性。诊断为肝性脑病，考虑肝移植。等待肝脏供体期间，可以考虑的术式是
    A. TIPS　　　　　　B. PIE
    C. PTO　　　　　　D. TIO
    E. DBOE

**二、共用题干单选题：以下提供若干个案例，每个案例下设若干道试题，每道试题有五个备选答案，请选择一个最佳答案。**

（31～32 题共用题干）

男性，44 岁，因乙肝后肝硬化行原位肝移植术后 1 个月，常规抗病毒、保肝及抗排斥治疗，肝功能恢复正常后出院。出院后 1 周突发黄疸、发热再次住院，检查发现 T 管引流液内可见絮状物。

31. 首先应考虑的诊断为
    A. 胆道合并症
    B. 急性排斥反应
    C. 慢性排斥反应
    D. 乙肝复发
    E. 移植肝功能恢复不良

32. 首选的检查方法是
    A. B 超　　　　　　B. 腹部 CT
    C. T 管造影　　　　D. ERCP
    E. 肝穿刺活检

（33～34 题共用题干）

女性，50 岁，慢性肾衰竭 3 年，长期血液透析治疗，近一个月自觉水肿加重、少尿入院。入院后一周内查肾功能指标 3 次：血尿素氮持续高于 35.7mmol/L，血肌酐均高于 707μmmol/L，肌酐清除率低于 5ml/min。

33. 患者家族中曾有人因肾脏疾病死亡，行 B 超检查示：肾脏体积大，肾内存在多个大小不等回声增强区。考虑原发肾脏疾病可能为
    A. 多囊肾
    B. 肾硬化
    C. 糖尿病性肾小球硬化
    D. 慢性肾小球肾炎
    E. 慢性肾盂肾炎

34. 患者拟行肾脏移植，下述有关肾移植观点错误的是
    A. 肾脏用 UW 液保存可达 50 小时
    B. HTK 液为仿细胞内液型器官保存液
    C. 透析周期越长，肾延迟复功比例越高
    D. 越早透析，移植肾存活率越高
    E. 肾移植在各器官移植中疗效最显著

（35～37 题共用题干）

男性，49 岁，因肝衰竭行背驮式肝移植术。术中做肝上、下腔静脉吻合和门静脉吻合，保留了部分下腔静脉的回心血流。

35. 这样做的优点在于
    A. 维持受体体循环稳定性
    B. 有利于流出道的畅通
    C. 利于减轻门静脉压力
    D. 利于供体器官灌注量
    E. 利于减少排斥反应

36. 该患者于术后 1 个月出现发热、畏寒，移植器官功能骤然恶化等排斥反应。此时考虑排斥反应的类型为

A. 移植物抗宿主反应

B. 慢性排斥反应

C. 急性排斥反应

D. 超急性排斥反应

E. 加速性急性排斥反应

37. 目前的处理是

A. 糖皮质激素

B. 抗淋巴细胞抑制剂

C. 单克隆抗体

D. 静注免疫球蛋白

E. T 细胞介导免疫抑制剂

(38~39 题共用题干)

女性，45 岁，患慢性乙肝多年，抽血检查为小三阳，近半年肝功呈持续下降趋势，欲行肝脏移植手术。

38. 肝脏移植手术的适应证，下列不正确的是

A. 肝硬化初期

B. 部分原发性肝癌

C. 终末期非酒精性肝硬化

D. 胆汁性肝硬化

E. 终末期慢性侵袭性肝炎

39. 肝脏移植手术，下列可选择的手术方式是

A. 劈离式肝移植

B. 背驮式原位肝移植

C. 原位肝移植

D. 减体积性肝移植

E. 活体部分肝移植

(40~42 题共用题干)

女性，50 岁，因尿毒症行肾移植术。术后肾功能延迟恢复，每日尿量 800ml 左右，肌酐 800μmol/L。术后 8 天行移植肾穿刺活检诊断为 ATN，现患者口服抗排斥药物为 CsA + MMF + Pred。

40. 目前最佳的治疗手段是

A. 立即切除移植肾

B. 大剂量激素冲击治疗

C. ALG/ATG 治疗

D. 加大免疫抑制剂剂量

E. 恢复血透等待移植肾功能恢复

41. 该患者 CsA 最佳服用剂量为

A. 1~2mg/（kg·d）

B. 3~4mg/（kg·d）

C. 5~6mg/（kg·d）

D. 7~8mg/（kg·d）

E. 9~10mg/（kg·d）

42. 该患者按 ATN 正规治疗 30 天，再次行移植肾穿刺活检提示：肾小管上皮细胞轻至中度肿胀变性，肾小球形态正常，肾间质少量炎性细胞浸润。应采取的措施治疗是

A. 立即切除移植肾

B. 大剂量激素冲击治疗

C. ALG/ATG 治疗

D. 加大免疫抑制剂剂量

E. 继续维持血液透析，等待移植肾功能恢复

(43~46 题共用题干)

男性，45 岁，原位肝移植（胆管端端吻合术）术后 1 周。胆汁每日分泌 100ml，ALT 由 72U/L 升至 253U/L，Tbil 由 43μmol/L 升至 134μmol/L。

43. 诊断肝移植术后急性排斥反应的金标准是

A. B 超    B. 肝穿刺活检

C. 肝功能检查    D. MRCP

E. T 管造影

44. 最不可能的诊断是

A. 急性排斥反应    B. 慢性排斥反应

C. 胆道并发症    D. 血管并发症

E. 药物毒性反应

45. 若该患者诊断为急性排斥反应，首选

的治疗是

A. 保肝治疗

B. 预防性应用抗生素

C. 激素冲击治疗、增加环孢素或普乐可服用量

D. 抗病毒治疗

E. 血浆置换

46. 若该患者 T 管造影显示为吻合口狭窄，首选的治疗为

A. 胆肠吻合术　　 B. 再次肝移植

C. 内镜治疗　　　 D. 药物保肝治疗

E. 胆道冲洗

(47~48 题共用题干)

男性，37 岁，因颜面及双下肢水肿伴尿少、高血压 3 年入院。查体：眼睑苍白，双下肢压陷性水肿，血压 180/100mmHg，Hb 60g/L，血清肌酐 708μmol/L，尿蛋白（ ++++ ），尿 WBC( ++ )。B 超示：双肾萎缩，回声增强。该患者既往有肠梗阻手术史。

47. 主要应考虑的诊断为

A. 肾性高血压

B. 肾性贫血

C. 慢性肾功能不全氮质血症期

D. 慢性肾衰竭尿毒症期

E. 慢性肾小球肾炎

48. 最佳的治疗方法是

A. 血液透析

B. 腹膜透析

C. 结肠透析

D. 输血及药物治疗

E. 切除病肾

(49~50 题共用题干)

女性，44 岁，临床诊断慢性肾衰竭尿毒症期，拟行同种异体肾移植手术。经组织配型检查，发现患者 PRA 55%。

49. 为降低排斥反应发生率，应行下列哪

项处理

A. 血液滤过

B. 口服抗排斥药物

C. 血浆置换

D. 腹膜透析

E. 口服离子交换树脂

50. SPRA 应降为多少后方适合肾移植术

A. <10%　　　　 B. 10%~20%

C. 20%~30%　　 D. 30%~40%

E. 40%~50%

(51~54 题共用题干)

男性，40 岁，要求为其妹妹捐献肾脏，经组织配型检查后认为该供者符合亲属肾移植供肾要求。肾功能正常，血肌酐 77μmol/L。

51. 判断该供者单侧肾功能情况的最好检测方法是

A. 双肾 B 超

B. IVU

C. 双肾 CT 平扫

D. 24 小时内血肌酐清除率

E. 放射性核素肾图测左、右肾肾小球滤过率

52. 如供者双肾功能均正常，决定取左或右侧供肾的最有价值的检查是

A. 双肾 B 超

B. IVU

C. 双肾 CT 平扫

D. 双肾血管造影

E. 放射性核素肾图测左、右肾肾小球滤过率

53. 供肾摘取后立即用肾保存液行肾脏灌注，最适宜的灌注压力是

A. 50~100cmH$_2$O

B. 100~120cmH$_2$O

C. 150~200cmH$_2$O

D. 200~250cmH$_2$O

E. >250cmH$_2$O

54. 最佳的灌注量是
    A. 200~250ml      B. 250~300ml
    C. 300~350ml      D. 350~400ml
    E. 400~500ml

(55~57题共用题干)

男性，45岁，肾移植术后第14天，移植肾功能正常，血肌酐110μmol/L，尿量2500ml/d。术后第15天，出现移植肾胀痛。查体：T 37.5℃，P 90次/分，BP 150/90mmHg。移植肾肿大、压痛明显，伤口引流管口处有大量淡黄色液体渗出。B超检查：移植肾周液性暗区，血流阻力指数0.70。

55. 首先应考虑的是
    A. 移植肾破裂
    B. 移植肾周感染
    C. 移植肾尿漏
    D. 急性排斥反应
    E. 移植肾输尿管梗阻

56. 为鉴别伤口渗出液的性质，最简单可靠的方法是
    A. 移植肾 MRI 检查
    B. 移植肾 CT 检查
    C. 泌尿系造影
    D. 膀胱亚甲蓝试验
    E. 移植肾放射性肾图检查

57. 经留置导尿管及引流管5天后，伤口引流量约500ml/d，导尿管引流量约1500ml/d。此时，应采取的处置措施是
    A. 继续留置导尿管及伤口引流管
    B. 立即手术
    C. 拔出导尿管
    D. 拔出伤口引流管
    E. 另外放置引流管

(58~59题共用题干)

女性，50岁，肾移植术后5个月，因蛋白尿、肌酐持续上升1个月入院。行移植肾穿刺活检，第2天，患者下床活动后突感移植肾区疼痛难忍。查体：P 105次/分，BP 110/70mmHg。移植肾区肿大压痛，移植肾下极可扪及一拳头大小包块。

58. 此时应立即进行的检查是
    A. 移植肾 CT 检查
    B. 移植肾床旁 B 超检查
    C. 移植肾 MRI 检查
    D. IVU 检查
    E. 腹部 X 线平片检查

59. 经检查确诊为移植肾破裂出血，应采取的紧急处理措施是
    A. 卧床制动，严密观察
    B. 输血，输液
    C. 应用止血药物
    D. 立即手术探查
    E. 等待病理报告，再作决定

(60~63题共用题干)

女性，42岁，肾移植术后2周。离床活动后突感移植肾区疼痛，心慌、气急、大汗淋漓。查体：P 120次/分，BP 75/40mmHg，面色苍白，移植肾区膨隆，移植肾肿胀、压痛明显。血清肌酐180μmol/L。

60. 应立即进行的检查是
    A. 移植肾 CT 检查
    B. 移植肾床旁 B 超检查
    C. 移植肾 MRI 检查
    D. IVU 检查
    E. 腹部 X 线平片检查

61. 提示：检查显示移植肾皮质阻力指数0.73，肾周及膀胱内可见血块状混合性回声。首先应考虑的肾移植并发症是
    A. 超急性排斥反应

B. 移植肾尿漏

C. 移植肾破裂

D. 慢性排斥反应

E. 移植肾输尿管梗阻

62. 经检查确诊后，应立即采取的处理措施是

    A. 卧床制动，严密观察

    B. 输血，输液

    C. 应用止血药物

    D. 立即手术探查

    E. 等待病理报告，再做决定

    F. 滤网植入或溶栓治疗

63. 病理检查结果提示急性排斥反应，后续治疗应采取

    A. 激素冲击治疗

    B. 大剂量联合应用抗排斥药物

    C. 加大抗排斥药物剂量

    D. 递增抗排斥药物

    E. 递减抗排斥药物

(64~66题共用题干)

    男性，32岁，因外伤后脾破裂入院急诊行脾切除术。术后输血400ml后，突发高热、寒战、呼吸困难、呕吐及腹泻，血压70/40mmHg，呕吐物和粪便隐血均为阳性。

64. 最可能的诊断是

    A. 溶血反应

    B. 过敏反应

    C. 非溶血性发热反应

    D. 细菌污染反应

    E. 非心源性肺水肿

65. 确诊的首选检查是

    A. 血常规

    B. 血培养

    C. 外周血涂片检查

    D. 直接抗球蛋白试验

    E. 胸部X线摄片

66. 该患者如果必须继续输血，应选用

    A. 全血        B. 红细胞制品

    C. 血浆        D. 白细胞

    E. 血小板

(67~69题共用题干)

    男性，29岁，尿毒症行肾移植术后1周，肾功能恢复正常，尿量2000ml/d。先口服抗排斥药物为CsA、MMF和Pred。术后第10天，患者开始出现全身乏力，T 38.0℃，肌酐持续上升，移植肾区胀痛，尿量减少为800ml/d。

67. 根据患者情况，首先应考虑

    A. 超急性排斥反应

    B. 加速性排斥反应

    C. 急性排斥反应

    D. 急性肾小管坏死

    E. 慢性排斥反应

68. 为明确诊断，最准确的检测手段是

    A. 移植肾B超

    B. 移植肾CT

    C. PRA检测

    D. 移植肾穿刺活检

    E. IVU

69. 应采取的治疗措施是

    A. 激素冲击治疗    B. 血液透析

    C. 应用利尿剂    D. 活血化瘀治疗

    E. 腹膜透析

(70~71题共用题干)

    男性，50岁，诊断COPD 20年。近1年来病情进行性加重，出现严重的呼吸困难、心悸、气促，需卧床吸氧，肺功能检查$FEV_1$为25%。登记行肺移植术。

70. 根据患者情况，最适宜的手术方式为

    A. 右侧单肺移植术

    B. 左侧单肺移植术

    C. 整块双肺移植术

    D. 序贯双肺移植术

E. 心肺联合移植术

71. 术前不必要的检查是

　　A. ABO 血型

　　B. 纤维支气管镜痰培养

　　C. 右心导管检查

　　D. 左心导管检查

　　E. 肺通气灌注扫描

**三、共用备选答案单选题：以下提供若干组试题，每组试题共用试题前列出的五个备选答案，请为每道试题选择一个最佳答案。每个备选答案可能被选择一次、多次或不被选择。**

(72~73 题共用备选答案)

　　A. 食欲减退

　　B. 尿量减少、伤口渗液

　　C. 心动过速

　　D. 恶心、呕吐

　　E. 移植肾区疼痛、尿量减少

72. 肾移植术后急性排斥反应早期多表现为

73. 肾移植术后尿漏的早期表现为

(74~76 题共用备选答案)

　　A. 肺化脓症

　　B. 肺源性心脏病

　　C. 原发性肺动脉高压

　　D. 慢性阻塞性肺疾病

　　E. 特发性肺纤维化

74. 单肺移植的最佳适应证是

75. 双肺移植的最佳适应证是

76. 心肺联合移植的最佳适应证是

## 🔍 参考答案与解析

1. D　2. A　3. E　4. D　5. E　6. E
7. C　8. A　9. A　10. C　11. E　12. A
13. C　14. E　15. B　16. E　17. D　18. E
19. D　20. E　21. B　22. D　23. D　24. A
25. C　26. C　27. E　28. B　29. C　30. A

31. A　32. C　33. A　34. B　35. A　36. C
37. A　38. A　39. C　40. E　41. B　42. E
43. B　44. B　45. C　46. C　47. D　48. A
49. C　50. A　51. E　52. D　53. B　54. A
55. C　56. D　57. B　58. B　59. D　60. B
61. C　62. D　63. A　64. A　65. D　66. B
67. C　68. D　69. B　70. B　71. D　72. E
73. B　74. E　75. A　76. C

1. D。**解析**：采用悬吊灌注法时，灌注压力保持在 10~15cmH$_2$O，主要作用是让器官结束热缺血时间，以及清除器官内的血液、免疫活性细胞等。

2. A。**解析**：单纯冷却法的液体特性是 4℃平衡液或乳酸林格液，可以在短时间内保持器官的正常活力。

3. E。**解析**：器官低温灌注和保存，使用连续灌注法的灌注液量是 800~1200ml。

4. D。**解析**：免疫抑制剂，属于皮质类固醇类的包括琥珀酰氢化可的松、甲泼尼龙、泼尼松等。

5. E。**解析**：他克莫司又名 FK506，是从链霉菌属中分离出的发酵产物，其化学结构属 23 元大环内酯类抗生素。为一种强力的新型免疫抑制剂，主要通过抑制白介素－2(IL－2)的释放，全面抑制 T 淋巴细胞的作用，较环孢素(CsA)强 100 倍，属于免疫维持治疗的基本药物，效果最好。

6. E。**解析**：肾移植适应证：尿素氮持续在 36.7mmol/L 以上者。

7. C。**解析**：断肢再植是自体移植，不会发生排斥反应。

8. A。**解析**：Ⅰ类分子(HLA－A，B，C)存在于体内几乎所有有核细胞的表面；Ⅱ类分子(HLA－DR，DQ，DP)通常仅表达于抗原呈递细胞(APC)表面。

10. C。**解析**：骨髓移植属于细胞移植。

11. E。**解析**：移植器官在低温保存下仍存在新陈代谢，仍消耗 ATP 和 ADP。从37℃降至0℃，细胞新陈代谢率下降到原来的1/12。应用器官灌洗液在0~4℃充分灌洗移植器官，尽可能将血液洗干净，然后保存于2~4℃灌洗液的容器中。UW 液含乳糖酸，是目前应用最为广泛的器官保存液。

12. A。**解析**：器官的保存应遵循以下原则：低温、预防细胞肿胀、避免生化损伤。因此除温度外，保存液的成分是保存器官功能的另一关键因素。

13. C。**解析**：肾移植疗效最显著。

14. E。**解析**：用特制的器官灌洗液（0~4℃）快速灌洗器官，尽可能将血液冲洗干净。灌洗的压力保持在60~100cmH$_2$O。压力过低影响灌注效果，过高则会引起器官水肿，损伤器官功能。

15. B。**解析**：移植的方法多种多样，但只有自体移植最易成活，成功率最高。

16. E。**解析**：患者行大手术后致急性肾衰竭，此时高血钾是最常见的并发症，应及时防止及纠正。

27. E。**解析**：手外伤时应尽量保护其功能的完整性。患者手指离断时间较短，应进行断指再植。

31. A。**解析**：胆道并发症（包括胆瘘、胆道吻合狭窄和胆道感染等）仍是肝移植术的致命弱点，急性排斥反应多在术后1~2周首次发生。

44. B。**解析**：慢性排斥反应发生于术后数月。

45. C。**解析**：急性排斥反应诊断明确后予激素冲击治疗、增加环孢素或普乐可服用量。

60. B。**解析**：移植肾破裂出血是肾移植术后早期严重的并发症之一，多发生在术后4周内，尤以术后1周内多见。一般认为移植肾自发破裂与排斥反应有关，但亦可由于活动、腹压增加、跌倒外伤等诱因引发。常表现为移植肾区骤起疼痛、膨隆，血压下降、心率加快等类似急腹症症状，可行床旁B超予以快速明确。

63. A。**解析**：急性排斥反应一旦诊断明确，要立即使用大剂量的激素冲击治疗或使用抗淋巴细胞抗体制剂，可抑制免疫反应，使病情逆转。

67. C。**解析**：急性排斥反应是最常见的一种排斥反应，移植肾肿大和疼痛是较常见的早期症状。当移植肾功能恢复后功能突然减退是急性排斥反应的主要指标，并伴有全身症状，包括发热、寒战、肌肉痛及关节痛，常发生在移植后最初几周内。

70. A。**解析**：慢性阻塞性肺疾病（COPD）患者现多选择行单肺移植术，且以右侧单肺移植更佳，因为保留的过大的左肺可通过左侧膈肌的下降而膨胀，不至于疝入对侧。

72~73. E、B。**解析**：急性排斥反应是临床上最多见的一种排斥反应，主要表现为发热、尿少、疼痛、血压升高、血肌酐上升。肾移植术后尿漏的早期表现：尿量减少、伤口渗液。

# 第十三章 常见体表肿物

**一、单选题：以下每道试题有五个备选答案，请选择一个最佳答案。**

1. 下列关于血管瘤的描述中正确的是
   A. 血管瘤按其结构分为三类，临床特点和预后基本相同
   B. 毛细血管瘤多见于成年男性，非真性肿瘤
   C. 对海绵状血管瘤应及早实施手术治疗
   D. 毛细血管瘤均可自然消退，不应行手术治疗
   E. 蔓状血管瘤病变范围较大，不宜行手术治疗

2. 下列皮肤基底细胞癌的临床特点，错误的是
   A. 以局部形成溃疡为主要表现，呈浸润性生长，恶性程度低，病程发展缓慢
   B. 病理可分为结节溃疡型、硬化型、色素型、浅表型
   C. 来源于皮肤或附件基底细胞，多见于老年人，好发于颜面及颈部
   D. 早期可发生局部淋巴结转移
   E. 对化疗不敏感

3. 神经纤维瘤的典型临床表现，下列不正确的是
   A. 沿神经走向分布的皮下结节
   B. 触压或叩击时可有放射性痛或感觉异常
   C. 可并有神经传导障碍
   D. 结节伴有皮肤色素沉着斑
   E. 结节沿神经走行方向可移动，而垂直方向不移动

4. 下列淋巴管瘤的临床特点，不正确的是
   A. 分为 3 种类型：毛细管型、海绵状型和囊肿型
   B. 多数在幼年时期出现
   C. 由淋巴管和结缔组织组成的一种先天性良性肿瘤
   D. 由淋巴管内皮细胞增生或淋巴管扩张而成
   E. 毛细管型最多见

5. 毛细管型淋巴管瘤的临床特点中，不包括
   A. 淋巴管内充满淋巴液，在皮肤表面形成一个凸出的肿块
   B. 肿瘤表面无色、柔软，压迫时可使之稍缩小，常无自觉症状
   C. 也可生长在皮下脂肪和深筋膜
   D. 常见于面、颈等部位
   E. 主要生长于皮肤组织中，由衬有内皮细胞的淋巴管扩张而成

6. 下列海绵状淋巴管瘤的临床特点，不正确的是
   A. 主要生长于皮肤、皮下组织、肌肉和肌间结缔组织间隙中
   B. 呈多房囊腔，囊壁较厚，充满淋巴液，压之有伸缩性
   C. 可在局部产生各种巨舌、巨唇或巨肢等畸形
   D. 面部、颈部、唇舌口腔黏膜、躯干、四肢及外阴等均可发生
   E. 表面皮肤色素沉着明显

7. 下列囊状淋巴管瘤的临床特点，不正确的是
   A. 有时在囊肿中央可扪及较硬的由纤维组织形成的结节
   B. 囊腔可逐渐由纤维组织充填
   C. 囊状淋巴管瘤又称囊状水瘤
   D. 囊腔呈多房性者较多，互不连接

E. 多发生于颈部，但亦可发生在腋下、胸壁、腹壁及腹股沟等处

8. 淋巴管瘤的手术治疗，不宜采取的是
   A. 局限性的淋巴管瘤，将肿瘤整块切除
   B. 弥漫性淋巴管瘤，一般只能做局部切除以改善局部功能和外形
   C. 急性感染时，不宜手术
   D. 联合应用注射硬化剂、电灼、放疗或低温冷冻治疗
   E. 手术切除囊状水瘤必须广泛、彻底才能根治，否则极易复发

9. 下列哪项不是皮脂腺囊肿的表现
   A. 多有压痛
   B. 中央有被堵塞的腺口，呈一小黑点
   C. 多见于皮脂腺分布密集部位
   D. 内容物呈白色粉膏状
   E. 易继发感染

10. 下列情况下应考虑色素痣恶变，除了
    A. 直径 >5cm
    B. 局部有发痒、疼痛的症状
    C. 表面破溃，出血或形成溃疡
    D. 病变四周出现小的卫星状痣
    E. 边界模糊

11. 正常人体表平均色素痣有
    A. 10 ~ 15 颗　　　B. 5 ~ 10 颗
    C. <10 颗　　　　D. 15 ~ 20 颗
    E. >20 颗

12. 恶性程度最高的体表肿瘤是
    A. 皮肤乳头状癌
    B. 恶性黑色素瘤
    C. 皮肤鳞状细胞癌
    D. 纤维肉瘤
    E. 皮肤基底细胞癌

13. 恶性黑色素瘤，下列哪项说法不正确
    A. 黑色素瘤多数是在色素病变基础上发生的
    B. 正常皮肤也可以发生黑色素瘤
    C. 黑色素瘤主要经血液转移至肺、骨等器官
    D. 最佳治疗方案是外科手术切除
    E. 黑色素瘤可有家族史

14. 有关对皮肤鳞癌的病理分级，不正确的是
    A. Ⅰ级：指未分化细胞不足 25%
    B. Ⅱ级：指未分化细胞占 50%
    C. Ⅲ级：指未分化细胞占 75%
    D. Ⅳ级：全部为未分化细胞
    E. Ⅴ级：全部为极幼稚细胞

15. 皮肤基底细胞癌为
    A. 来源于皮肤或基底细胞，发展迅速
    B. 伴有色素沉着时，呈黑色，变为恶性黑色素瘤
    C. 对放射线敏感，可放疗，也可手术切除
    D. 经常发生血液和淋巴转移
    E. 为高度恶性肿瘤

16. 有关体表肿瘤描述，不正确的是
    A. 体表肿瘤是指来源于皮肤、皮肤附件、皮下组织与浅表软组织的肿瘤
    B. 皮肤基底细胞癌，发展缓慢，呈浸润性生长，但也常伴血道或淋巴道转移
    C. 下肢皮肤鳞状细胞癌严重时伴骨髓浸润，常需截肢
    D. 脂肪瘤位于深部者可恶变，应及时切除
    E. 神经鞘瘤中央型者，手术不慎易切断神经

17. 关于神经纤维瘤病，不恰当的是
    A. 肿物多发，可达成百上千个
    B. 肿物沿神经干走向生长
    C. 治疗主要为手术切除

D. 皮肤可伴有咖啡斑

E. 可波及其他系统引起癫痫，肢端肥大等

18. 有关海绵状血管瘤，不恰当的是

A. 海绵状血管瘤可向深部发展，侵入肌肉骨骼

B. 隆起于皮肤表面，其形态、质地均似海绵

C. 是由内皮细胞增生构成的血管迂曲、扩张并汇集一处而成

D. 好发头皮，可破损颅骨而侵入板障静脉，并与颅内静脉窦相连接

E. 手术前须行造影明确其大小、范围及深度等

19. 下列有关皮样囊肿发生的表述，正确的是

A. 为外伤造成皮肤进入皮下生长所致

B. 为皮脂腺管排泄受阻而产生的潴留性囊肿

C. 为胚胎发育时内胚叶遗留而产生

D. 是一种囊性畸胎瘤

E. 是胚胎发育过程中皮脂腺、汗腺异常发育所致

20. 关于黑色素瘤的手术治疗，错误的是

A. 只适用于Ⅰ~Ⅲ级的黑色素瘤

B. 根治性切除包含扩大的肿瘤切除及区域淋巴结清扫

C. 切除线应距肿瘤边缘4cm

D. 深部应包括皮下组织和深筋膜一并切除

E. 趾或指端黑色素瘤可做截肢处理

21. 下列哪项不能提示黑痣恶变

A. 迅速长大，色素突然加深

B. 发生溃疡、出血

C. 局部生长有毛发

D. 周围出现卫星状小瘤或色素环

E. 周围有淋巴结肿大

22. 有关血管瘤，说法不恰当的是

A. 血管瘤可发生于头面、四肢、肌肉，甚至内脏等部位

B. 血管瘤是内胚层发育异常造成的血管畸形

C. 蔓状血管瘤检查时可听到持续性吹风样杂音

D. 血管瘤的治疗方法很多，而手术治疗适应于各种类型的血管瘤

E. 海绵状血管瘤可向深部发展侵入肌肉、骨骼

23. 下列神经纤维瘤的临床特点，不正确的是

A. 神经纤维瘤来源于神经束膜、外膜或内膜等支持细胞

B. 神经纤维瘤常为多发性

C. 神经纤维瘤病常有家族倾向

D. 神经纤维瘤患者皮肤常伴有淡棕色或深棕色色素沉着

E. 神经纤维瘤有恶变倾向

24. 以下纤维瘤和瘤样纤维病变的临床特点，不正确的是

A. 黄色纤维瘤位于真皮层及皮下，常与外伤有关，多见于躯干、上臂近端

B. 带状纤维瘤常位于腹壁，为腹肌外伤后或产后修复性纤维瘤

C. 隆突性皮纤维肉瘤为高度恶性

D. 隆突性皮纤维肉瘤位于真皮层，突出体表，多见于躯干，有假包膜

E. 黄色纤维瘤一般直径在1cm以内

25. 毛细血管瘤在临床较为常见，下列特点中不正确的是

A. 女性多见

B. 多见于婴儿

C. 大多数为错构瘤

D. 有些能够自行停止生长或消退

E. 只能通过手术治疗

26. 下列蔓状血管瘤的临床特点，错误的是
    A. 好发于头皮、面颈部及四肢，范围较大
    B. 可见念珠状或索状弯曲迂回的粗大而带搏动的血管
    C. 一般仅限于皮下脂肪层，不会侵犯骨组织
    D. 皮温增高，可扪及持续震颤，有的可听到血管杂音
    E. 累及的组织明显扩张增大

27. 关于皮肤鳞状细胞癌的临床特点，错误的是
    A. 多见于成年人，常发生于头颈、阴茎及四肢
    B. 早期即可形成溃疡，经久不愈，常伴有感染、恶臭
    C. 常继发于皮肤角化症、黏膜白斑、慢性溃疡和慢性窦道开口
    D. 一般不发生转移
    E. 治疗以手术为主，切除应包括肿瘤外周2cm以上正常组织

28. 头皮、面部、背部常见圆形肿物，与皮肤粘连，易感染，可能性最大的是
    A. 脂肪瘤　　　　　B. 神经纤维瘤
    C. 皮样囊肿　　　　D. 皮脂腺囊肿
    E. 表皮样囊肿

29. 男性，38岁，发现腹壁包块2个月。查体：右上腹部可触及一直径2.5cm的皮下包块，与皮肤无粘连，质硬，较固定，边界不清，无触痛。最可能的诊断是
    A. 皮样囊肿　　　　B. 腱鞘囊肿
    C. 皮脂腺囊肿　　　D. 纤维瘤
    E. 表皮样囊肿

30. 男性，28岁，发现全身多发肿物，偶有疼痛2个月。查体：胸、腹壁及双上肢皮下对称性散在分布多个肿物，直径为1.0~2.5cm不等，与皮肤无粘连，质软，表面光滑，活动度较大，有分叶感，部分有轻压痛。诊断考虑为
    A. 多发性混合瘤
    B. 多发性脂肪瘤
    C. 多发性皮脂腺囊肿
    D. 多发性神经鞘瘤
    E. 多发性纤维瘤

31. 男性，58岁，下肢慢性溃疡10年，出现疼痛伴出血2个月。查体：左下肢内踝上方有一2.5cm×2.5cm溃疡，中央凹陷，肉芽呈灰白色，少许脓性渗出物，边缘隆起，触之易出血。为明确诊断最好采用
    A. X线片检查
    B. 脱落细胞涂片检查
    C. 切除活检
    D. 切取部分组织活检
    E. 穿刺活检

32. 女性，25岁，发现右背部包块2年。查体：右背部有一皮下圆形肿物，隆起于皮肤表面，直径约3.0cm，质中，光滑，界限清楚，基底可推动，与皮肤粘连，中央部位可见有一粉刺样小黑点。诊断首先考虑
    A. 脂肪瘤　　　　　B. 纤维瘤
    C. 皮脂腺囊肿　　　D. 混合瘤
    E. 淋巴瘤

33. 神经纤维瘤病又称多发性神经纤维瘤，是一种具有家族遗传倾向的先天性疾病，一般少儿时期即发病。但就其临床特征而言，不会出现的情况是
    A. 可相互融合形成巨大包块，迅速发

生恶变

    B. 皮下梭形肿物

    C. 表皮色素沉着

    D. 呈丛状分布

    E. 皮肤软疣状增生

二、共用题干单选题：以下提供若干个案例，每个案例下设若干道试题，每道试题有五个备选答案，请选择一个最佳答案。

(34~35 题共用题干)

女性，52 岁，发现右乳外上象限肿块 3 个月，约 3cm×2.5cm 大小，同侧腋窝触及肿大、质硬淋巴结，全身情况好。

34. 为明确肿块性质最好采用

    A. 红外线摄影

    B. 钼靶 X 线摄影

    C. 穿刺活检

    D. 切除活检

    E. 切取活检

35. 如确诊为乳腺癌，较理想的治疗方案为

    A. 乳腺癌根治术

    B. 乳腺癌根治术 + 放射治疗

    C. 乳腺癌根治术 + 中医治疗

    D. 乳腺癌根治术 + 免疫治疗

    E. 乳腺癌根治术 + 内分泌治疗

(36~37 题共用题干)

女性，32 岁，自出生后右面部见一红色、界限清晰的斑块，不高出皮面，压之能褪色，随年龄增长而增大。

36. 最可能的诊断是

    A. 葡萄酒色斑    B. 海绵状血管瘤

    C. 蔓状血管瘤    D. 炎症

    E. 毛细血管充血

37. 治疗措施最适当的是

    A. 激光治疗    B. 放射治疗

    C. 硬化剂治疗    D. 激素疗法

    E. 手术疗法

(38~39 题共用题干)

男性，28 岁，主因发现全身多发肿物就诊。肿物分布于胸、腹壁及双上肢，偶有疼痛，无发热。查肿物位于皮下，与皮肤无粘连，圆形，活动，大小不一，大者可有分叶。

38. 诊断考虑为

    A. 皮脂腺囊肿    B. 神经纤维瘤病

    C. 脂肪瘤    D. 血管瘤

    E. 交界痣

39. 下一步应采取的治疗为

    A. 不予处理

    B. 一次手术全部切除

    C. 分期、多次手术切除

    D. 血管造影了解病变范围

    E. 切开引流

(40~42 题共用题干)

男性，60 岁，右侧鼻翼皮肤病损，反复出现破溃，面积逐渐增大 6 个月。检查：右侧鼻翼可见一约 0.5cm×1.0cm 浅表溃疡，表面由一层黑褐色痂皮覆盖，边缘略高出皮肤。腮腺区和下颌下未扪及肿大淋巴结。

40. 最可能的诊断是

    A. 皮脂腺囊肿破溃伴感染

    B. 表皮样囊肿破溃伴感染

    C. 鳞状细胞癌

    D. 基底细胞癌

    E. 恶性黑色素瘤

41. 为明确诊断最好采取下列哪项检查

    A. 脱落细胞检查    B. 穿刺活检

    C. 切取活检    D. 切除活检

    E. X 线片

42. 较合理的治疗方法是

    A. 化疗

B. 放疗

C. 局部手术切除

D. 手术扩大切除

E. 放疗 + 手术切除

(43～44 题共用题干)

女性，29 岁，发现左腹壁肿物 2 年。查体：左下腹壁肿物约 6cm×4cm 大小，边界不清，质硬，活动差。B 超提示：腹壁腹直肌内低回声实性肿物。

43. 诊断首先考虑为

    A. 脂肪瘤　　　　　B. 纤维瘤

    C. 血管瘤　　　　　D. 淋巴瘤

    E. 混合瘤

44. 治疗方法宜采取

    A. 暂时观察，不予处理

    B. 局部切除，根据病理结果决定是否二次手术

    C. 局部广泛切除，切除后修补腹壁缺损

    D. 先放射治疗，再手术切除

    E. 先全身化疗，再手术切除

(45～46 题共用题干)

女性，25 岁，发现后背部肿物 2 年，肿物明显增大，伴疼痛 1 周。查体：背部右侧可见一直径 3cm 大小肿物，与表皮有粘连，表面红肿，皮温增高，压痛明显，有波动感。

45. 诊断考虑为

    A. 皮肤疖肿

    B. 血管瘤

    C. 皮脂腺囊肿继发感染

    D. 脂肪瘤

    E. 囊状淋巴管瘤

46. 下一步的处理为

    A. 扩大切除肿物

    B. 口服消炎药物

    C. 切开引流

D. 放射治疗

E. 先抗感染，消炎后手术切除

(47～49 题共用题干)

男性，29 岁，因右眶区包块 29 年入院。患者自出生时，其家人即发现其右眶区有一蚕豆大小的包块，随年龄增长而逐渐增长。入院查体见包块面积约 10cm×10cm，明显突出皮肤表面，表面有多处暗红色斑块，温度高于周围正常的皮肤，可扪及持续的震颤及血管搏动。

47. 初步诊断为

    A. 海绵状血管瘤　　B. 蔓状血管瘤

    C. 草莓状血管瘤　　D. 血管畸形

    E. 混合性血管瘤

48. 首先考虑的检查是

    A. X 线片

    B. CT

    C. B 超

    D. 选择性动脉造影

    E. PET

49. 治疗应采取的方法是

    A. 药物治疗，如激素、干扰素

    B. 反复注射硬化剂

    C. 介入栓塞治疗

    D. 局部放疗

    E. 准备充分后，手术切除

三、共用备选答案单选题：以下提供若干组试题，每组试题共用试题前列出的五个备选答案，请为每道试题选择一个最佳答案。每个备选答案可能被选择一次、多次或不被选择。

(50～52 题共用备选答案)

    A. 皮肤乳头状瘤　　B. 带状纤维瘤

    C. 神经纤维瘤　　　D. 黑色素瘤

    E. 表皮样囊肿

50. 外伤后表皮进入皮下生长所致

51. 属于高度恶性肿瘤的是

52. 腹肌外伤后修复性纤维增生所致

## 参考答案与解析

1. C  2. D  3. E  4. E  5. C  6. E
7. B  8. D  9. A  10. A  11. D  12. B
13. C  14. E  15. C  16. B  17. C  18. D
19. D  20. A  21. C  22. B  23. E  24. C
25. E  26. C  27. D  28. D  29. D  30. B
31. D  32. C  33. A  34. D  35. B  36. A
37. A  38. C  39. D  40. D  41. C  42. E
43. B  44. C  45. C  46. F  47. C  48. D
49. E  50. E  51. D  52. B

13. C。**解析**：黑色素瘤主要经淋巴道播散，如原发灶周围的"卫星结节"、腋窝、颈部和腹股沟等处的淋巴结。

15. C。**解析**：皮肤基底细胞癌来源于皮肤或基底细胞，发展慢，很少转移，对放射线敏感，可放疗，也可手术切除。

16. B。**解析**：皮肤基底细胞癌来源于皮肤或附件基底细胞，发展缓慢，呈浸润性生长，很少有血道及淋巴道转移。

17. C。**解析**：神经纤维瘤病为多发性，且常为对称性，沿神经干走向生长。有家族聚集倾向，可伴有智力低下、癫痫以及肢端肥大等，皮肤常伴有咖啡样色斑，手术不易切净。

19. D。**解析**：皮样囊肿是一种囊性畸胎瘤；皮脂腺囊肿为皮脂腺管排泄受阻而产生的潴留性囊肿；表皮样囊肿为外伤造成皮肤进入皮下生长所致。

22. B。**解析**：血管瘤是由血管组织构成的一种良性肿瘤，由中胚叶组织发展而来，可发生于头面部、四肢甚至内脏等部位。海绵状血管瘤可向深部发展侵入肌肉以及骨骼，适用于手术、放射、硬化剂、冷冻等方法治疗。手术适用于各种血管瘤。

23. E。**解析**：神经纤维瘤常多发，有家族倾向，是良性肿瘤。

24. C。**解析**：隆突性皮纤维肉瘤为低度恶性，但术后易复发，并使恶性程度增高。

25. E。**解析**：毛细血管瘤可以通过手术、液氮冷冻、X线照射和全身应用泼尼松等方法治疗，手术不是唯一方法。

26. C。**解析**：蔓状血管瘤由较粗的血管构成，多为静脉，也可有动脉瘘或动静脉瘘。除了发生在皮下和肌肉，还常侵入骨组织，范围较大者，甚至可超过一个肢体。

27. D。**解析**：皮肤鳞状细胞癌可有局部浸润或区域淋巴结转移。治疗以手术为主，结合放疗。有区域淋巴结转移同时行淋巴结清扫。在下肢伴骨髓浸润转移者，常需截肢。

28. D。**解析**：根据题干信息可考虑诊断为皮脂腺囊肿，该病多见于皮脂腺分布密集部位如头面及背部。肿块与皮肤粘连，有时表面可见皮脂腺开口受阻塞的小黑点。囊内为皮脂与表皮角化物聚集的油脂样"豆渣物"，易继发感染，应在感染控制后手术切除治疗。

34. D。**解析**：诊断肿瘤性质以细胞学检查最为可靠，但穿刺活检和切取活检肿瘤切除不完全，有使肿瘤转移及播散的可能，最好选用切除活检。

35. B。**解析**：因已经有淋巴结转移，乳腺癌根治术也有切除不干净的可能，乳腺癌对放疗较敏感，根治术后加放疗比较合适。

36. A。**解析**：葡萄酒色斑的临床表现为单发或多发的鲜红或暗红斑块样皮肤病变，周围边界清晰，不高出皮面，压之褪色，减压后颜色还原，常发生于面部。

37. A。**解析**：对于葡萄酒色斑的治疗，目前公认激光治疗有非常好的疗效。代表性的激光为脉冲染料激光和铜蒸气及溴化亚铜激光。

38. C。**解析**：脂肪瘤多位于皮下、腹膜后，也可发生于内脏，皮下好发于肩、背、臀部，呈扁圆形或分叶状，与表皮无粘连，边界清楚，发展缓慢，极少恶变。脂肪瘤可以多发，压之有疼痛，又称为痛性脂肪瘤。一般无需处理，必要时手术摘除，多发性脂肪瘤一般无需手术。

40. D。**解析**：皮肤基底细胞癌来源于皮肤或附件基底细胞，发展缓慢，呈浸润性生长，很少有血道或淋巴道转移，好发于鼻梁旁，可伴色素增多，呈黑色，可有破溃。

42. E。**解析**：基底细胞癌对放射线敏感，故可先行放射治疗，再手术切除。

46. C。**解析**：皮脂腺囊肿的治疗原则：①最常用的根治方法是局麻下手术切除。②术前有感染及手术后为控制炎症，均要适当使用抗生素类药物。③已合并感染的皮脂腺囊肿应在感染控制后再手术切除病灶。④对于局部感染不能控制或已经合并脓肿者应切开引流。该患者后背部肿物表现为红、肿、热、痛且具有波动感，提示已经合并脓肿，应及时切开引流。

49. E。**解析**：手术治疗适用于各种类型的血管瘤，特别是对于蔓状血管瘤，手术更是唯一可行的治疗方法，术前应准备完善。

# 第十四章 现代外科诊疗技术

一、单选题：以下每道试题有五个备选答案，请选择一个最佳答案。

1. 选择性血管造影，一般出血速度超过多少单位即可显影
   A. 0.5ml/min
   B. 1ml/min
   C. 2ml/min
   D. 3ml/min
   E. 4ml/min

2. CT 脊柱造影增强法扫描的缺点不包括
   A. 可能出现不良反应
   B. 图像对比度较差
   C. 需行腰椎穿刺
   D. 需要注射药物
   E. 延长检查时间

3. CT 最早用于哪个部位的检查
   A. 头颅
   B. 肺脏
   C. 肝脏
   D. 上肢
   E. 下肢

4. 胰腺癌在梗阻性黄疸的病因鉴别中，目前最主要的方法是
   A. ERCP
   B. OTCC
   C. PTC
   D. MRI
   E. CT

5. 放射性核素骨显影，对于原发性骨恶性肿瘤阳性率是
   A. 30%
   B. 40%
   C. 50%
   D. 60%
   E. 70%

6. 关于 $^{99m}Tc$ 下述正确的是
   A. 应用最广泛，几乎适合所有脏器
   B. 频率超过 2 万 Hz
   C. 主要以影像的方式显示疾病
   D. 主要以脉冲法为诊断方法
   E. 遇到声阻抗不同的界面便发生反射

7. 不属于纤维支气管镜检查的适应证是

A. 肺内孤立结节
B. 原因不明的咯血
C. 吸收缓慢或反复发生的肺炎
D. 严重心脏病
E. 气管损伤

8. 下列有关 TIPS 的说法，不正确的是
   A. 主要是用来治疗肝硬化所致的急性大出血
   B. 穿刺点为左侧颈静脉
   C. 可用球囊导管扩张开通
   D. 肝内穿刺后使肝静脉至门静脉间形成通道
   E. 可引起腹腔出血等并发症

9. 胃肠钡餐检查发现回盲部有钡影跳跃征，应考虑下列哪项诊断
   A. 溃疡性结肠炎
   B. 克罗恩(Crohn)病
   C. 肠结核
   D. 慢性阑尾炎
   E. 回盲部肿瘤

10. 下列哪项是 Oddi 括约肌切开术的适应证
    A. 胆总管癌
    B. 乳头部良性狭窄
    C. 胰头癌
    D. 较大的胆总管结石
    E. 胆总管囊肿

11. 乳腺癌钼靶 X 线的表现包括
    A. 密度均匀的肿物，边界较清晰、整齐
    B. 密度均匀的肿物，可见圆圈及小斑片状钙化
    C. 片状或结节状致密影，与周围腺体组织密度类似

D. 密度不均匀，边界不清楚

E. 高密度影肿物，边缘呈毛刺状，可见小簇状、沙砾样钙化

12. 内镜诊断在上消化道疾病中，发病率最高的是

　　A. 炎症　　　　　B. 息肉

　　C. 肿瘤　　　　　D. 溃疡

　　E. 异物

13. 下列有关肝海绵状血管瘤在超声检查中的描述，不正确的是

　　A. 直径较小者多呈致密的低回声

　　B. 较大的海绵状血管瘤其回声通常不均匀

　　C. 病灶内及周边彩色血管一般不丰富

　　D. 较大的海绵状血管瘤通常边界不清

　　E. 可呈圆形、椭圆形、分叶状

14. 脑梗死和短暂性脑缺血发作的早期诊断，应首选的检查是

　　A. 脑电图

　　B. MRI 脑扫描

　　C. 局部脑血流断层核素显像

　　D. CT 脑扫描

　　E. X 线脑血管造影

15. 纤维胃镜绝对不可用于

　　A. 幽门梗阻

　　B. 食管狭窄

　　C. 上消化道大出血

　　D. 轻度心肺功能不全

　　E. 胃内异物

16. 随着年龄增大，胰腺回声显示为

　　A. 形状增大，回声无变化

　　B. 形状缩小，回声增强

　　C. 形状增大，回声强度降低

　　D. 形状增大，回声增强

　　E. 形状及回声均无变化

17. 下列有关肝癌在超声检查中的表现，

正确的是

　　A. 彩色多普勒上肿瘤边缘和内部彩色血流不丰富

　　B. 彩色多普勒上肝动脉管径变细

　　C. 较小的肿瘤在超声上为高回声

　　D. 肿瘤周边常可见低回声晕

　　E. 肝动脉内常可见瘤栓

18. 下述指标中可判断为腹腔灌洗为阴性的是

　　A. 红细胞数 5000/μl

　　B. 白细胞数 1000/μl

　　C. 淀粉酶 200U（索氏）/100ml

　　D. 白细胞数 600/μl

　　E. 淀粉酶 300U（索氏）/100ml

19. 成人椎体结核和椎体肿瘤在 X 线片上的主要鉴别点是观察

　　A. 椎体破坏程度

　　B. 是否有死骨形成

　　C. 椎旁软组织阴影

　　D. 椎体骨质稀疏程度

　　E. 椎间隙是否变窄或消失

20. 下列急性硬膜外血肿的 CT 表现，错误的是

　　A. 颅骨内板下双凸形高密度区，边界锐利

　　B. 血肿范围较大，经常跨越颅缝

　　C. 血肿密度均匀，也可因混有血清、脑脊液或气体而呈混杂密度

　　D. 可见占位效应，中线结构移位，侧脑室变形、移位

　　E. 血肿可伴有局部颅骨骨折

21. 急性脑挫裂伤的 CT 表现特点，不包括

　　A. 损伤区边缘模糊的低密度区

　　B. 低密度区内的点片状出血

　　C. 脑软化灶形成

　　D. 蛛网膜下腔出血

　　E. 侧脑室受压变小、移位

22. 下列 MRI 检查禁忌证，错误的是
    A. 有心脏起搏器患者
    B. 幽闭恐怖症患者
    C. 有心肺监护仪患者
    D. 有碘过敏史患者
    E. 体内有铁磁金属植入物患者

23. 关于肝血管瘤"灯泡征"的 MRI 影像特征，下列正确的是
    A. $T_1WI$ 肿瘤表现为均匀的低信号，$T_2WI$ 肿瘤表现为均匀的低信号，随着回波时间延长信号强度增高
    B. $T_1WI$ 肿瘤表现为均匀的低信号，$T_2WI$ 肿瘤表现为均匀的高信号，随着回波时间延长信号强度增高
    C. $T_1WI$ 肿瘤表现为均匀的高信号，$T_2WI$ 肿瘤表现为均匀的低信号，随着回波时间延长信号强度增高
    D. $T_1WI$ 肿瘤表现为均匀的高信号，$T_2WI$ 肿瘤表现为均匀的高信号，随着回波时间延长信号强度降低
    E. $T_1WI$ 肿瘤表现为均匀的低信号，$T_2WI$ 肿瘤表现为均匀的高信号，随着回波时间延长信号强度降低

24. 股静脉内见实性结构回声，管腔压之不瘪，CDFI 探不到血流信号，可能的诊断是
    A. 静脉炎性狭窄
    B. 静脉瘤样扩张
    C. 静脉的变异
    D. 静脉外压性狭窄
    E. 静脉血栓

25. 下列急性胰腺炎的声像图表现特点，不正确的是
    A. 胰腺增大，回声减低
    B. 脾静脉、门静脉常不易显示
    C. 胰腺正常或略小
    D. 胰腺增大，轮廓不清

E. 胰腺外周环绕低回声带

26. 下列慢性胆囊炎的声像图表现，不正确的是
    A. 胆囊壁水肿呈"双边征"
    B. 少数胆囊结石后方无声影
    C. 部分胆囊结石可不随体位改变移位
    D. 胆囊颈部结石在横断面上可出现"靶环征"
    E. 胆囊内大于 10mm 的软组织结节影，应高度警惕恶变的可能

27. 超声鉴别肝外胆管结石和肿瘤性梗阻时，有利于诊断结石的声像图表现是
    A. 肝外胆管扩张
    B. 肝外胆管腔内见低回声团
    C. 扩张的胆管突然截断
    D. 胆管腔内强回声团围绕以无回声带
    E. 肝外胆管扩张伴胆囊肿大

28. 下列不符合肝脓肿声像图表现的是
    A. 病变区呈不均匀的低至中等回声，边界模糊，似肝脏恶性肿瘤
    B. 囊壁厚而不光滑
    C. 囊壁薄而光滑
    D. 囊内不规则低回声，随体位改变出现漂浮现象
    E. 囊壁可有钙化

29. 腹膜后肿瘤不会出现的声像图征象是
    A. 输尿管受压扩张
    B. 腹主动脉迂曲
    C. 腹主动脉被包裹
    D. 肝总动脉受压抬高
    E. 胰腺被肿瘤顶向上方

30. 输尿管非特异性炎性狭窄的常见超声表现是
    A. 输尿管呈节段样变窄
    B. 管腔呈实样变
    C. 截断性变窄

D. 鸟嘴状变窄

E. 管腔多无增厚

31. 大肠癌肝转移的常见超声表现是

　　A. 面团征　　　　B. 牛眼征

　　C. 类囊肿征　　　D. 地图样征

　　E. 周缘裂缺征

32. 有关对肠套叠临床与超声检查的概述，不正确的是

　　A. 右下腹触及包块

　　B. 肠壁增厚呈假肾征

　　C. 突发腹痛，大便带血

　　D. 长轴切面呈套筒征

　　E. 短轴切面呈同心圆征

33. $^{99m}TcO_4^-$ 在甲状腺内参与的生理过程是

　　A. 仅被甲状腺组织吸附

　　B. 参与甲状腺激素合成

　　C. 以甲状腺激素形式潴留

　　D. 参与甲状腺激素代谢

　　E. 参与甲状腺激素分泌

34. 下列情况下，甲状腺显像不宜用 $^{99m}TcO_4^-$ 作显像剂的是

　　A. 甲状腺癌肿

　　B. 甲状腺自主性高功能腺瘤

　　C. 局部甲状腺组织增生

　　D. 甲状腺囊肿

　　E. 诊断异位甲状腺肿和寻找甲状腺癌的转移灶

35. 放射性核素甲状腺显像中，不会呈现"冷结节"的情况是

　　A. 甲状腺囊肿

　　B. 甲状腺腺瘤出血

　　C. 甲状腺腺瘤退行性变

　　D. 甲状腺高功能腺瘤

　　E. 亚急性甲状腺炎

36. 甲状腺结节大于 2cm 时，下列疾病放射性核素显像可呈现"温结节"的是

　　A. 甲状腺囊肿

　　B. 甲状腺自主性高功能腺瘤

　　C. 甲状腺腺瘤

　　D. 甲状腺癌

　　E. 甲状腺腺瘤出血

37. 超声鉴别胰腺癌与慢性胰腺炎，有利于诊断后者的声像图表现是

　　A. 胰腺局部肿大

　　B. 低回声病灶

　　C. 边界不清

　　D. 腹膜后淋巴结肿大

　　E. 胰管呈不均匀串珠状扩张

38. 下列不是典型肺癌 PET/CT 表现的是

　　A. CT 肺窗显示高密度影

　　B. CT 纵隔窗显示软组织密度影

　　C. FDG－PET 显示高代谢灶

　　D. FDG－PET 显示低代谢灶

　　E. PET/CT 显示占位并高代谢灶

39. 脑肿瘤放疗后半年，MR 见病变处信号改变，为鉴别是复发还是放疗后改变，最有效的检查方法是

　　A. 脑电图

　　B. 脑磁图

　　C. FDG－PET 脑显像

　　D. CT 脑扫描

　　E. X 线脑血管造影

40. $^{18}F$－FDG 是 PET 或 PET/CT 最常用的示踪药物，它可反映体内

　　A. 组织细胞的核酸代谢

　　B. 组织细胞的脂肪代谢

　　C. 组织细胞的总能量消耗

　　D. 组织细胞的氨基酸代谢

　　E. 组织细胞的增殖情况

41. 下列哪一项不是腹腔镜手术的腹壁并发症

　　A. 戳孔出血　　　　B. 戳孔感染

C. 戳孔疝　　　　　　D. 戳孔开裂

E. 内脏损伤

42. 目前临床上应用最多的腹腔镜手术是

A. 胆囊切除术　　　　B. 结肠切除术

C. 阑尾切除术　　　　D. 疝修补术

E. 甲状腺手术

43. 下列哪项不是 TAE 常用的栓塞剂

A. 碘油　　　　　　　B. 明胶海绵颗粒

C. 泛影葡胺　　　　　D. 聚乙烯醇颗粒

E. 弹簧小钢圈

44. 下列哪项不是内镜手术的基本技术

A. 注射术　　　　　　B. 钳夹术

C. 切除术　　　　　　D. 栓塞术

E. 扩张术

45. 下列哪项不是膀胱镜检查的适应证

A. 前列腺增生手术前

B. 膀胱肿瘤

C. 血尿

D. 膀胱炎

E. 压力性尿失禁

46. 介入超声的应用范围不包括

A. 超声导向穿刺诊断

B. 治疗性穿刺

C. 内镜超声

D. 术中超声

E. 入院常规检查

47. 内镜黏膜切除术的适应证除外

A. 消化道扁平息肉

B. 直径 <2cm 的隆起型黏膜癌

C. 局限于黏膜层的早期癌

D. 直径 <2cm 的侧向发育型肿瘤

E. 浸润至黏膜下的溃疡型癌

48. 按照阻塞血管时间的长短，明胶海绵
颗粒属于哪类栓塞剂

A. 长期　　　　　　　B. 中长期

C. 中期　　　　　　　D. 中短期

E. 短期

49. 下列选项中，属于长效血管栓塞剂
的是

A. 自体血凝块　　　　B. 自体肌肉块

C. 皮下脂肪　　　　　D. 明胶海绵颗粒

E. 聚乙烯醇

50. 影响单纯球囊扩张血管成形术（PTCA）
血管长期开放、通畅的主要原因是

A. 血管损伤　　　　　B. 血栓形成

C. 血管闭塞　　　　　D. 血管再狭窄

E. 血管钙化

51. 关于动脉内溶栓的概述，不正确的是

A. 脑动脉内溶栓治疗是病史超过 6 小
时脑梗死患者的绝对适应证

B. 再通率明显高于静脉内溶栓

C. 动脉内溶栓治疗失败时，可借溶栓
通路应用血管内支架治疗

D. 原则上，病史在 3 个月以内的四肢
动脉栓塞均可采用动脉内溶栓治疗

E. 已知出血倾向者是动脉内溶栓禁
忌证

52. 诊断法洛四联症的金标准是

A. X 线平片

B. CT

C. X 线心血管造影

D. MRI

E. 彩色多普勒超声

53. 放射性核素脑血管造影属于

A. 静态显像　　　　　B. 动态显像

C. 断层显像　　　　　D. 全身显像

E. 局部显像

54. 采用不通过血脑屏障显像剂的脑静态
放射性核素显像，脑肿瘤的阳性率与
下列的关系是

A. 与病理性质有关、与部位和大小
无关

B. 与部位有关、与病理性质大小无关

C. 与病灶大小有关、与病理性质和部位无关

D. 与病理性质、大小、部位均有关

E. 与病理性质、大小、部位均无关

55. 在放射性核素肾显像中，同时要获得肾图曲线时，需用下列显像中的

A. 肾静态显像

B. 肾灌注显像

C. 肾动态显像

D. SPECT 肾断层显像

E. 放射性核素肾血管造影

56. 血管造影诊断出血的征象是

A. 静脉提前显影

B. 血管迂曲扩张

C. 造影剂外溢

D. 盗血现象

E. 染色

57. "改良 Seldinger 穿刺法" 是指

A. 皮肤切开，暴露血管，插管造影

B. 直接穿刺血管造影

C. 穿刺针带针芯，穿透血管前后壁

D. 穿刺针不带针芯，不穿透血管后壁

E. 穿刺针不带针芯，穿透血管前后壁

58. 下列选项中，不属于胃癌介入治疗禁忌证的是

A. 心、肝、肺、肾功能不全患者

B. 高龄患者

C. 全身广泛转移患者

D. 出、凝血功能障碍患者

E. 全身衰竭患者

59. 下列对栓塞治疗的概述，错误的是

A. 肿瘤手术前栓塞治疗可减少术中出血

B. 身体各部位的实体肿瘤均可行栓塞治疗

C. 肺癌伴咯血可行支气管动脉栓塞

D. 肝癌伴门静脉主干癌栓形成，栓塞治疗可延长生存期

E. 保守治疗无效的外伤性鼻出血可行颌内动脉栓塞术

60. 下列选项中，不属于经皮激光腰椎间盘减压术适应证的是

A. 腿痛

B. 游离型椎间盘突出

C. 感觉及反射障碍

D. CT 及 MRI 证实为椎间盘突出症

E. 3 个月神经受损症状

61. 下列纤维胃镜检查的适应证中，错误的是

A. 有明显上消化道症状，需做检查以确诊者

B. 不明原因上消化道出血者

C. 胃、十二指肠穿孔者

D. 疑上消化道肿瘤者

E. 上消化道病变需定期胃镜随访者

62. 下列选项中，不属于胃镜治疗作用范围的是

A. 经胃镜下注射药物

B. 取异物

C. 经内镜电凝、微波或激光治疗出血、息肉和肿瘤

D. 胃、十二指肠穿孔修补

E. 食管、幽门狭窄扩张治疗

63. ERCP 的并发症不包括

A. 胰腺炎

B. 穿孔

C. 十二指肠乳头区出血

D. 胆管炎

E. 黄疸加重

64. 下列对超声胃镜（EUS）的概述，错误的是

A. 是一种集超声波与内镜检查为一体的医疗设备

B. 内镜前端置微型高频超声探头，同时发挥内镜和超声扫描功能作用

C. 缺点是无法判断淋巴结转移情况

D. 主要确定上消化道黏膜下病变的性质

E. 可判断肿瘤的侵袭深度和范围

65. 下列不属于关节镜应用的绝对禁忌证的是

A. 脓毒症者

B. 关节活动明显受限，严重的关节僵直，关节腔狭窄者

C. 凝血机制异常者

D. 手术野皮肤感染者

E. 滑膜增生性炎症，关节极度肿胀而浮髌试验阴性者

66. "豹皮样"回声结构是下列哪种疾病的超声表现

A. 乳腺纤维腺瘤　　B. 乳腺癌

C. 脂肪瘤　　　　　D. 乳腺小叶增生

E. 副乳

67. 关于局限性脂肪肝的典型超声表现，正确的是

A. 实质内单个或多个强回声结节

B. 实质内无占位效应的片状细密强光点回声，内见正常通行的血管

C. 周边血管绕行的强回声结节

D. 占位效应明显的低回声

E. 外周呈低回声的结节

68. 声像图表现为"镶嵌样"结构的肝内实性占位病变大多指

A. 转移性肝癌　　　B. 肝母细胞瘤

C. 原发性肝癌　　　D. 肝肉瘤

E. 肝腺瘤

69. 下列急性胆囊炎的超声表现中，不正确的是

A. 胆囊肿大，横径超过4cm

B. 胆囊壁增厚

C. 胆囊内沉积性回声光带

D. 超声 Murphy 征阳性

E. 常伴有胆囊结石

70. 超声检查胆总管扩张，内可见"等号"样强回声，并可见蠕动。首先考虑为

A. 结石　　　　　　B. 胆管炎

C. 胆道蛔虫　　　　D. 胆囊癌

E. 胆囊炎

71. 下列肾移植术后并发排异反应在肾动态放射性核素显像中，不会出现的表现是

A. 肾影增大

B. 肾显影较差

C. 放射性持续聚集在肾实质中

D. 放射性持续聚集在增大的肾盂中

E. 膀胱/肾比值降低

72. 癫痫病灶在 SPECT 脑灌注显像中的血流灌注放射性表现为

A. 发作和间歇期均增高

B. 发作和间歇期均减低

C. 发作时增高，间歇期减低

D. 发作时减低，间歇期增高

E. 发作时增高，间歇期正常

73. 冠状动脉粥样硬化性心脏病心肌缺血时的心肌灌注放射性核素显像缺血区的表现为

A. 静息时减低、运动时有填充

B. 运动时减低、静息时填充

C. 静息和运动时均减低、无差别

D. 静息和运动时均增加、无差别

E. 静息减低、运动增高

74. 橄榄脑桥小脑萎缩的MRI特点为

A. 小脑组织信号和体积均为异常

B. 小脑组织信号和体积均为正常

C. 小脑组织信号异常，但体积正常

D. 小脑组织信号正常，但体积均增大

E. 小脑组织信号正常，但体积缩小

75. 女性，16 岁，右大腿下段肿痛 2 个月。夜间痛加剧，无畏寒、发热。查体：右膝上方肿胀，皮温增高，局部皮肤表面静脉怒张，有压痛，膝关节屈伸受限。X 线检查显示：右股骨下端溶骨性改变，有 Codman 三角。诊断应考虑

A. 软骨肉瘤　　　　B. 骨肉瘤

C. 骨髓炎　　　　　D. 骨巨细胞瘤

E. 骨软骨瘤

76. 男性，36 岁，头痛、发热一周。脑脊液检查提示蛋白含量增高。CT 平扫可见：顶叶边界模糊的低密度区，其内有不规则环形等密度影，伴有轻度的占位效应；增强扫描病变呈薄壁环形强化。最可能的诊断是

A. 脑膜瘤　　　　　B. 脑血肿

C. 脑脓肿　　　　　D. 脑转移瘤

E. 胶质瘤

77. 男性，60 岁，头痛 1 周。颅脑 MRI 发现脑内多发异常信号，增强病灶明显环形强化，伴瘤周水肿。诊断首先考虑

A. 脑血管瘤

B. 急性播散性脑炎

C. 病毒性脑炎

D. 边缘性脑炎

E. 脑转移瘤

78. 男孩，9 岁，既往健康。近期出现低热、盗汗、咳嗽等症状，胸部 X 线片显示：右肺门影增大模糊，在右上肺外带可见淡片影，边缘模糊，在两者之间可见数条线样模糊影。最可能的

诊断是

A. 原发综合征

B. 干酪性肺炎

C. 胸内淋巴结结核

D. 化脓性肺炎

E. 继发性肺结核

79. 女性，63 岁，左上肺癌切除术后 8 个月，腰痛 1 个月。X 线平片见第 2、第 4 腰椎体及椎弓根骨质破坏，第 2 腰椎压缩性骨折。首先考虑的诊断是

A. 老年性骨质疏松

B. 多发性骨髓瘤

C. 骨转移瘤

D. 腰椎退行性骨关节病

E. 脊索瘤

80. 男性，25 岁，右胫骨上段疼痛 2 个月。测体温 37.5℃，X 线片示：右胫骨上段干骺部可见一局限性类圆形、边缘清楚的骨质破坏，其内见碎屑状死骨，邻近无明显骨质增生，也无骨膜反应。最可能的诊断是

A. 骨脓肿　　　　　B. 骨结核

C. 骨囊肿　　　　　D. 骨肉瘤

E. 骨巨细胞瘤

81. 女性，48 岁，阵发性右上腹痛 8 小时，发作时疼痛剧烈，缓解时症状消失。查体：体温 37.5℃，心率 85 次/分，血压 130/85mmHg，腹软，剑突下及其右方压痛轻微。为明确诊断，宜首选的检查是

A. 腹部 B 超　　　　B. 血淀粉酶测定

C. 腹部 X 线片　　　D. ERCP

E. CT 检查

82. 男性，37 岁，因上腹部被水牛顶伤 7 小时入院。查体：腹部皮肤无破损，全腹肌紧张，压痛，反跳痛，以右上腹及下腹部明显，肠鸣音弱。B 超检

查：肝右叶斜径 15.6cm，形态增大，肝包膜回声连续性中断，伴有伸向肝实质内的不规则低（无）回声。首先考虑为

A. 肝真性破裂  B. 中央型破裂

C. 被膜下破裂  D. 肝包膜下血肿

E. 肝内血肿

83. 女性，50 岁，偶然发现右乳有一小硬结节，不活动。超声检查：低回声实性结节，0.8cm×0.7cm，后方衰减明显，CDFI 无血流信号，同侧腋窝淋巴结肿大。诊断首先考虑

A. 乳腺纤维腺瘤

B. 乳腺囊性增生

C. 慢性囊性乳腺增生

D. 乳腺硬癌

E. 乳腺髓样癌

84. 女性，24 岁，身高 160cm，体重 52kg，患低血糖症，平时自觉腹胀、胸闷。实验室检查：血乳酸水平高，血浆胰岛素 34μIU/ml。超声检查：胸、腹腔积液和可疑腹膜后占位。最可能的诊断是

A. 营养不良性糖尿病

B. 胰岛素瘤

C. 胰岛细胞增生症

D. 生长抑素瘤

E. 间皮细胞瘤

85. 男性，52 岁，间歇性上腹部不适，隐痛，恶心，消瘦 2 年。超声检查：胰腺体积轻度缩小，表面不平整，实质回声不均匀，主胰管扩张呈"串珠状"，内见结石。最可能的诊断是

A. 急性胰腺炎  B. 胰腺癌

C. 胰腺结核  D. 慢性胰腺炎

E. 胰腺囊腺瘤

86. 女孩，8 岁，右臂痛，发热 2 个月。查

体：T 38.0℃。实验室检查：白细胞总数增多，血沉 32mm/h。X 线检查显示：右肱骨干皮质骨虫蚀样破坏，有葱皮样改变。最可能的诊断是

A. 急性化脓性骨髓炎

B. 尤因肉瘤

C. 骨干结核

D. 慢性化脓性骨髓炎

E. 骨网状细胞瘤

87. 女性，30 岁，右下腹疼痛 4 小时。右下腹超声加压扫描见一管样结构，部分管壁模糊，内呈无回声区，一侧见强回声团伴声影。最可能的诊断是

A. 卵巢囊肿  B. 消化道粪石

C. 急性阑尾炎  D. 右侧附件炎

E. 输尿管结石

88. 女性，35 岁，右侧颈部突然增大、增粗 3 天，伴局部疼痛。超声检查：甲状腺右侧叶见一实性等回声结节，彩色多普勒血流显像示血流丰富，呈网状。最可能的诊断是

A. 甲状腺腺瘤囊内出血

B. 亚急性甲状腺炎

C. 桥本病

D. 结节性甲状腺肿

E. 甲状腺癌

89. 男性，52 岁，无痛性全程肉眼血尿 6 个月。B 超检查示膀胱内占位性病变。膀胱镜检查发现膀胱左侧壁有一大小 1.0cm×0.8cm 新生物，呈菜花状，带蒂。活检病理报告为膀胱乳头状癌。治疗首选

A. 全膀胱切除术

B. 膀胱部分切除术

C. 经尿道膀胱癌电切术

D. 膀胱腔内化疗药物灌注治疗

E. 膀胱癌局部切除术

二、共用题干单选题：以下提供若干个案例，每个案例下设若干道试题，每道试题有五个备选答案，请选择一个最佳答案。

（90～91 题共用题干）

男性，23 岁，骑车时摔倒，头部着地 1 小时。现诉头痛、恶心，并有意识障碍。

90. 首先应做的检查是
    A. X 线头颅平片　　　B. 头部 CT
    C. 头部 MRI　　　　 D. 神经系统检查
    E. 放射性核素显像

91. 检查提示右侧颞骨内板下双凸形高密度影，边界锐利，血肿范围未超过颅缝。最可能的诊断是
    A. 脑挫裂伤
    B. 硬膜下血肿
    C. 硬膜外血肿
    D. 蛛网膜下腔出血
    E. 颞叶血肿

（92～93 题共用题干）

男性，42 岁，活动多时常出现右腰部钝痛。尿常规检查：红细胞 15～20 个/HP，白细胞 3～5 个/HP。B 超：肾盂内可见 3cm×2cm 不规则形状的弱强回声，其后不伴声影。

92. 可能的诊断是
    A. 右肾盂癌　　　　 B. 右肾癌
    C. 右肾盂炎　　　　 D. 右肾盂结石
    E. 运动后血尿

93. 为明确诊断首先选择下列哪项检查
    A. KUB 及 IVP
    B. CT 和尿培养
    C. MRI
    D. 肾动脉造影
    E. 膀胱镜检查

（94～96 题共用题干）

女性，48 岁，发现甲状腺肿物 5 年。实验室检查：ESR 增快，甲状腺微粒体抗体及甲状腺球蛋白抗体阳性。超声检查：甲状腺峡部明显增厚，回声低，血流丰富。

94. 最可能的诊断是
    A. 慢性淋巴细胞性甲状腺炎（桥本病）
    B. 急性甲状腺炎
    C. 甲状腺癌
    D. 结节性甲状腺腺瘤
    E. 弥漫性甲状腺肿

95. 对于甲状腺的大体解剖描述，错误的是
    A. 位于颈前方的两侧
    B. 形态呈蝶形
    C. 距体表 1～1.5cm 的浅表器官
    D. 由甲状腺上、下动脉供血
    E. 锥体叶位于右叶下方

96. 对于正常甲状腺纵切面时的超声表现描述，不正确的是
    A. 呈长梭形
    B. 有包膜
    C. 边缘规则两侧基本对称
    D. 一般呈中等回声、分布均匀
    E. 位于颈动脉的外侧

（97～98 题共用题干）

男性，16 岁，下背痛和晨起僵硬 1 月余，活动后减轻，伴乏力、低热。

97. 影像学检查首选
    A. 腰椎正侧位 X 线片
    B. 腰椎 CT 平扫
    C. 腰椎 MRI 平扫
    D. 骶髂关节 X 线片
    E. 骶髂关节 MRI 增强扫描

98. 若检查显示双侧骶髂关节间隙变窄，边缘模糊，关节面下囊性变，关节两侧硬化。最可能的诊断是
    A. 类风湿关节炎
    B. 强直性脊柱炎
    C. 骶髂关节结核
    D. 骶髂关节化脓性炎症

E. 银屑病关节炎

三、共用备选答案单选题：以下提供若干组试题，每组试题共用试题前列出的五个备选答案，请为每道试题选择一个最佳答案。每个备选答案可能被选择一次、多次或不被选择。

（99～102 题共用备选答案）

    A. CT 示新月形稍低密度灶

    B. CT 示新月形高密度灶

    C. CT 示脑内高密度灶

    D. CT 示梭形高密度灶

    E. CT 示骨板下圆形高密度灶

99. 急性硬脑膜下血肿可见

100. 慢性硬脑膜下血肿可见

101. 急性硬脑膜外血肿可见

102. 急性脑内血肿可见

## 参考答案与解析

| | | | | | |
|---|---|---|---|---|---|
| 1. A | 2. B | 3. A | 4. A | 5. E | 6. A |
| 7. D | 8. B | 9. C | 10. B | 11. E | 12. A |
| 13. A | 14. C | 15. B | 16. B | 17. D | 18. A |
| 19. E | 20. B | 21. C | 22. D | 23. B | 24. E |
| 25. C | 26. A | 27. D | 28. C | 29. C | 30. D |
| 31. B | 32. B | 33. A | 34. E | 35. D | 36. B |
| 37. E | 38. D | 39. C | 40. C | 41. E | 42. A |
| 43. C | 44. D | 45. D | 46. E | 47. C | 48. C |
| 49. E | 50. B | 51. C | 52. E | 53. C | 54. E |
| 55. C | 56. C | 57. D | 58. C | 59. C | 60. B |
| 61. C | 62. D | 63. C | 64. C | 65. E | 66. D |
| 67. B | 68. C | 69. C | 70. B | 71. D | 72. C |
| 73. B | 74. E | 75. B | 76. C | 77. E | 78. A |
| 79. C | 80. B | 81. A | 82. A | 83. B | 84. E |
| 85. D | 86. B | 87. B | 88. A | 89. C | 90. B |
| 91. C | 92. B | 93. B | 94. A | 95. B | 96. E |
| 97. D | 98. B | 99. B | 100. A | 101. D | 102. C |

1. A。**解析**：选择性血管造影，一般出血速度超过 0.5ml/min 即可显影。

2. B。**解析**：CT 脊柱造影增强法扫描检查时需腰椎穿刺和注射药物，有可能引起不良反应和严重并发症，延长检查时间或加重病情，且判定病灶范围也有一定限度。

3. A。**解析**：CT 最早用于头颅的检查，是诊断颅脑病变的首选方法。

4. A。**解析**：逆行性胰胆管造影（ERCP），是目前胰腺癌主要的诊断手段。

5. E。**解析**：放射性核素骨显影，对于原发性骨恶性肿瘤阳性率是 70%～90%。

6. A。**解析**：关于$^{99m}$Tc，属于放射性核素诊断技术，其应用最广泛，几乎适合所有脏器，其他选项是超声的特点。

7. D。**解析**：纤维支气管镜检查的适应证有原因不明的咯血、肺内孤立结节或肿块、吸收缓慢或反复发生的肺炎。

8. B。**解析**：TIPS 即经颈静脉肝内门体分流术，穿刺点为右侧颈内静脉。

9. C。**解析**：肠结核常为跳跃式，病变之间的肠管往往间隔一段正常肠管。

10. B。**解析**：Oddi 括约肌成形术适用于：①Oddi 括约肌狭窄，胆总管扩张不很明显者。②乳头部嵌顿结石。③内镜括约肌切开有困难或切开后再狭窄者。④合并有乳头旁十二指肠憩室复杂情况。⑤Oddi 括约肌狭窄引起的胆囊切除术后综合征。⑥患者身体情况能耐受此项手术。

11. E。**解析**：乳腺癌在钼靶上的重要表现首先是乳房内高密度肿块，多表现为边缘有毛刺状浸润表现，可见小叉状、沙砾状、成簇的钙化点。腋窝淋巴结有肿大者也可在钼靶的斜位片上显示。其中某些乳腺癌可仅以成簇的钙化点为表现。乳腺的良性肿物钼靶影像主要为质地均匀、中等密度肿物，边缘光滑，如有钙化则主要为圆圈、小斑片的钙化。

12. A。**解析**：纤维内镜检查中发现炎症发病率最高。

13. A。**解析**：较小的肝海绵状血管瘤在超声上通常呈高回声，较大的形态多变，且周边的血流不丰富。

14. C。**解析**：脑梗死和短暂性脑缺血发作的早期 CT 和 MRI 等检查常常不能发现异常，但此时局部脑组织代谢发生改变。局部脑血流断层核素显像可判断脑组织的解剖和生理改变。

15. B。**解析**：食管狭窄和严重心肺功能不全时使用纤维胃镜有加重食管损伤和危及生命的可能。

16. B。**解析**：年龄增大后，胰腺组织缩小，纤维组织增生，回声增强。

17. D。**解析**：肝癌在超声上通常为低信号，且周边和内部血流非常丰富，供血的肝动脉增粗，门静脉内会出现癌栓。

19. E。**解析**：椎体结核的椎体破坏往往从非承重部位、边缘开始，相邻椎体边缘破坏，椎间隙变窄，椎旁可见软组织肿胀；椎体肿瘤一般呈跳跃性破坏，相应椎间隙无明显狭窄。

20. B。**解析**：由于颅骨与硬脑膜之间结合紧密，尤其颅缝处，所以硬膜外血肿范围一般不跨越颅缝。如骨折超越颅缝，血肿也可跨越颅缝，形态为梭形或双凸形的高密度影。

22. D。**解析**：MRI 增强造影剂安全性很高，一般不会出现过敏反应，对碘过敏的患者使用 MRI 含钆的造影剂是相对安全的。

23. B。**解析**：肝血管瘤 MRI 典型影像特征为"灯泡征"，是指 $T_1WI$ 肿瘤表现为均匀的低信号，$T_2WI$ 肿瘤表现为均匀的高信号，随着回波时间延长信号强度增高，信号更亮，如"灯泡"。

24. E。**解析**：超声探头挤压管腔不瘪是静脉内血栓存在的特征性表现。

25. C。**解析**：急性胰腺炎因腺体水肿致其形态增大，由于腹膜炎的存在，其周边结构(脾静脉、门静脉)常因肠胃气体干扰而不能被显示。

26. A。**解析**：胆囊壁"双边征"提示胆囊壁水肿，常见于急性胆囊炎。其他疾病如低蛋白血症、肾病综合征也可以引起胆囊壁水肿。

27. D。**解析**：胆管腔内直接见到结石征象(强回声团)是胆管结石的直接表现。

28. C。**解析**：囊壁薄而光滑是单纯囊肿的常见表现。

29. C。**解析**：腹膜后肿瘤的声像图征象：输尿管受压扩张，腹主动脉迂曲，肝总动脉受压抬高，胰腺被肿瘤顶向上方。

30. D。**解析**：输尿管非特异性炎性病变部位的输尿管管腔变细，管壁增厚变硬，上段输尿管扩张呈"鸟嘴样"改变。

31. B。**解析**：肝转移癌声像图表现一般为多发，回声相似，大小相近，其特征性表现为内部强回声、周边有宽声晕，可在该强回声的最中央区出现无回声小暗区，形似"牛眼"，故称牛眼征。

32. B。**解析**：婴幼儿肠套叠较常见，临床上常表现为阵发性腹痛、果酱样便，腹部可触及腊肠样包块。超声检查的特征性表现是横切面上肠套叠包块呈"同心圆"征象，纵切面上呈"套筒"征象。

33. A。**解析**：$^{99m}TcO_4^-$ 在甲状腺内不参与激素有关的生理过程，仅被甲状腺组织吸附。

34. E。**解析**：诊断异位甲状腺肿和寻找甲状腺癌的转移灶应用 $^{131}I$ 显像。

35. D。**解析**：高功能腺瘤在放射性核素甲状腺显像时表现为"热结节"。

36. B。**解析**：甲状腺结节大于 2cm 时，甲状腺囊肿、甲状腺腺瘤、甲状腺癌、甲状腺腺瘤出血放射性核素显像呈现"凉结节"或"冷结节"，只有甲状腺自主性高功能腺瘤可表现为"温结节"。

37. E。**解析**：胰管呈不均匀串珠状扩张是慢性胰腺炎的特征性声像图表现。

38. D。**解析**：肺癌 PET/CT 典型表现

为 CT 高密度影处 FDG 代谢异常增高。

39. C。**解析：**FDG－PET 脑显像可通过摄取 FDG 的量反映脑细胞或肿瘤细胞的活跃程度。

40. C。**解析：**$^{18}F$－FDG 为氟代脱氧葡萄糖，为脱氧葡萄糖的异构体，其消耗除可直接反映体内组织细胞的葡萄糖代谢水平外，更多的是反映组织细胞总的能量消耗。

41. E。**解析：**腹腔镜手术的腹壁并发症主要与戳孔有关，有戳孔出血与腹壁血肿、戳孔感染、腹壁坏死性筋膜炎和戳孔疝等。内脏损伤则是腹腔镜手术过程中因操作不慎而造成的内脏损伤，根据损伤脏器的不同，可分为空腔脏器损伤和实质性脏器损伤。

42. A。**解析：**腹腔镜胆囊切除术是目前腹腔镜技术在外科手术中应用最广泛、效果最显著、最具代表性的手术。

43. C。**解析：**经导管动脉栓塞术（TAE）主要适用于消化道止血，大咯血，肝、脾、肾和后腹膜及骨盆外伤性大出血，动脉瘤、脾功能亢进或肝、脾动静脉瘘以及各种动静脉畸形（瘘）等。常用的栓塞剂材料有碘油、明胶海绵颗粒、聚乙烯醇颗粒或弹簧小钢圈、氰基丙烯异丁酯和血管硬化剂等。

44. D。**解析：**内镜外科的基本技术包括：注射术、钳夹术、切除术、扩张术、支架置入术等。

45. D。**解析：**膀胱镜具有结构简单、操作方便、内镜不易受损等多种优点，可依次观察尿道及膀胱腔内的各种病变，包括结石、异物、血块、溃疡或新生物等，可对病灶做活检或手术切除，还可做输尿管插管及造影，至今在临床上仍被广泛应用。但是，对于炎症性疾病，膀胱镜检查并不适合，容易造成逆行感染。

46. E。**解析：**介入性超声是有创检查，主要用于诊断性穿刺和治疗，不应用作常规检查。

47. E。**解析：**内镜黏膜切除术已经广泛应用于临床，具有创伤小、安全性高、术后并发症少等优点。一般说来，无淋巴结转移、浸润深度较浅的早期肿瘤均是 EMR 的适应证。但是，对于癌浸润黏膜下深度超过 2cm、癌溃疡或癌溃疡瘢痕、周围黏膜皱襞集中、病变抬举不良者，则属于 EMR 的禁忌证。

48. C。**解析：**闭塞血管时间为数周至数月，明胶海绵颗粒属中期栓塞材料。

49. E。**解析：**聚乙烯醇栓塞血管后不被吸收，纤维组织侵入后发生纤维化，能持久闭塞血管。

50. D。**解析：**PTCA 的远期并发症主要是管腔再狭窄，管腔越小和狭窄段越长，再狭窄的发生率就越高。

51. A。**解析：**脑动脉内溶栓治疗的最佳时间应在发病 6 小时以内，超过 6 小时进行脑动脉内溶栓治疗效果不佳。

52. C。**解析：**X 线心血管造影为诊断法洛四联症的金标准，彩色多普勒超声为首选检查方法，X 线平片可以观察肺血改变。

58. B。**解析：**介入治疗禁忌证与患者年龄无绝对相关性，只要患者全身情况允许，均可以进行介入治疗。

59. D。**解析：**肝癌伴门静脉主干癌栓形成，是栓塞治疗的禁忌证。

60. B。**解析：**由于游离的髓核压迫硬膜囊、神经根，使这些组织紧密粘连成一块，增加了经皮激光腰椎间盘减压术的风险，又降低了其疗效。

61. C。**解析：**胃、十二指肠穿孔为胃镜检查的绝对禁忌证。

62. D。**解析：**胃镜的治疗作用可归纳为：①药物注射：通过内镜活检孔道，将内镜注射针送入胃内，直视下对病变部位药物注射，如食管静脉曲张的硬化剂治疗已广泛应用；②取异物：通过胃镜，使用各种不同样式的钳子取出胃内的异物如硬币、义齿等；③经皮内镜下胃造瘘术或胃镜下空肠置管行肠内营养；④食管、幽门狭窄扩张治疗：通过内镜活检孔道，放入气囊或金属扩张器进行食管或幽门狭窄的扩张或在狭窄部置入支架；⑤电凝电切技术；⑥微波治疗：用于对息肉的凝固、早期胃癌的去除、溃疡出血的止血等；⑦激光治疗。

63.E。**解析：**胰腺炎是 ERCP 术后最常见的并发症；出血是括约肌切开术常见的并发症；穿孔的发生主要有三类：导丝所致穿孔、乳头切开术中壶腹周围穿孔、远离乳头部的穿孔；并发胆管炎的危险因素主要为联合经皮内镜操作、恶性狭窄支架置入、黄疸、内镜医师经验欠缺、胆汁引流不完全或失败等。另外 ERCP 术还可并发胆囊炎、心血管并发症，甚至导致死亡。

64.C。**解析：**超声胃镜不仅可判断消化系统肿瘤的侵袭深度，还可判断有无淋巴结转移。

65.E。**解析：**A、B、C、D 四项所述属于关节镜应用的绝对禁忌证。滑膜增生性炎症、关节极度肿胀而浮髌试验阴性，提示增生的滑膜已填充关节腔，此时不易注水膨胀，无法观察关节腔内结构，强行实施关节镜检查可能造成关节内出血；但在某些情况下则必须经关节镜下切除增生的滑膜，故属于相对禁忌证。

66.D。**解析：**乳腺小叶增生时乳腺内结构紊乱，腺体组织回声增粗，光点增强呈颗粒状，增生结节表现为边界不清的不均匀低回声区；或低回声与强回声区带相互交织形成网状阴影，类似"豹皮样"回声结构。

67.B。**解析：**局限性脂肪肝是由多种原因引起的肝内脂肪蓄积过多，但分布不均匀的一种病理状态，局限性脂肪肝呈高或低回声，没有占位效应，边界清楚，多呈三角形、类圆形、长条形、片状、节段性、卵圆形或不规则形，此区域内可见正常的肝血管穿行。

68.C。**解析：**镶嵌征是指在高回声肿块中嵌有低回声结节，此为原发性肝癌的特异声像征。

69.C。**解析：**急性胆囊炎的超声表现为：①胆囊肿大，壁毛糙；②胆囊壁弥漫性增厚，呈"双边"影；③腔内透声差，内可见稀疏或致密的细小或粗大的弱强回声点，不形成沉积带，为胆囊积脓的表现，部分患者胆汁可无异常；④常伴有胆囊结石或胆囊颈部结石嵌顿；⑤超声 Murphy 征阳性。

70.C。**解析：**胆道蛔虫的声像图特征是肝外胆管呈现不同程度扩张，以胆总管最为明显，扩张的胆管内有长条的平行双线状高回声带，呈"等号"状，活蛔虫可观察到虫体蠕动。

71.D。**解析：**在肾动态放射性核素显像中，放射性持续聚集在增大的肾盂中是肾功能正常的表现，肾移植术后并发排异反应，其肾功能异常，不会出现正常的表现。

72.C。**解析：**癫痫发作时病灶活动增加，而间歇期其活动减少，故而在 SPECT 脑灌注显像中表现为发作时增高，间歇期减低。

73.B。**解析：**冠状动脉粥样硬化性心脏病时其心肌多仍存在代偿功能，故其心肌缺血时的心肌灌注放射性核素显像缺血区的表现为运动时减低、静息时填充。

74.E。**解析：**橄榄脑桥小脑萎缩的MRI 特点：脑桥、延髓变细，小脑变小，脑沟脑池扩大，在 MRI 上无信号变化。

75.B。**解析：**X 线片右股骨下端溶骨性改变，有 Codman 三角；夜间痛，右膝上方肿胀，皮温增高；局部皮肤表面静脉怒张，有压痛，膝关节屈伸受限。以上四点支持骨肉瘤的诊断。

76. C。解析：根据实验室检查，脑脊液蛋白含量增高，CT 增强为薄壁环形强化，不难诊断为脓肿。

77. E。解析：脑转移瘤的 MRI 特点为多发病灶，周围水肿明显，有明显的异常对比增强，可呈环形。

78. A。解析：原发综合征好发于儿童，且患者有典型的结核中毒症状，X 线表现也符合原发综合征影像学表现。

79. C。解析：结合发病年龄，肺癌病史，椎体及椎弓根受累，骨质破坏，椎体压缩性骨折，首先应考虑为骨转移瘤。

80. B。解析：骨脓肿其周边骨质常有较明显的硬化增生；骨囊肿内无碎屑状死骨；骨肉瘤常可见瘤骨形成；骨巨细胞瘤呈肥皂泡样改变。

81. A。解析：B 超主要用来进行肝、脾、肾、胰等实质脏器和胆道系统的检查，可观察这些脏器的大小、形态、位置，测定其径线值，对诊断和区别各种囊性、均质或非均质实质性占位病变，如囊肿、脓肿、肿瘤、血管瘤等均有重要意义。该患者右上腹阵发性疼痛，一般体征正常，应首先行腹部 B 超检查，排除肝脏和胆道病变。

82. A。解析：肝脏包膜回声中断，边缘不齐，伴有伸向实质内的不规则无回声是真性肝破裂的声像图特征。

83. D。解析：右乳硬结节，不活动且超声为低回声硬结节，CDFI 无血流信号，同侧腋窝淋巴结肿大可诊断为乳腺硬癌。

84. E。解析：腹膜恶性间皮瘤，又称

原发性腹膜间皮瘤，是起源于腹膜上皮和间皮组织的肿瘤。本病较胸膜间皮瘤少见，男性略高于女性。良性间皮瘤常为单发，多位于输卵管、子宫顶部的腹膜，其他部位少见；恶性间皮瘤往往为弥漫性，覆盖全部或部分腹膜。有时可发生自发性低血糖症，可伴有胸痛、呼吸困难、咳嗽等胸膜间皮瘤症状。

85. D。解析：慢性胰腺炎的表现：反复发作的上腹部疼痛伴胰腺内外分泌功能失调，胰腺实质发生进行性不可逆的组织病理学改变。①腹痛，主要症状（90%），反复发作，常因饮酒、劳累、饱食诱发。疼痛多在剑突下、中上腹部，或偏左，多向肩背放射。有时呈顽固性剧烈疼痛，仰卧时加重，上腹部可有深压痛。②胰腺功能低下，食欲缺乏、饱胀、嗳气，排便次数增多、腹泻、量多，尤以进食脂肪后明显。脂肪泻、体重减轻及糖尿病表现。③黄疸，同时可伴胆囊肿大，颇像胰头癌。④上腹部肿块，继发胰腺假性囊肿。⑤胰源性腹水。

98. B。解析：强直性脊杜炎（AS）常见于 16～30 岁青年人，男性多见。本病起病隐匿，进展缓慢，早期常有下背痛和晨起僵硬，活动后减轻，并可伴有低热、乏力、食欲减退、消瘦等症状。开始时疼痛为间歇性，数月至数年后发展为持续性，以后炎性疼痛消失，脊柱由下而上部分或全部强直，出现驼背畸形。绝大多数首先侵犯骶髂关节，以后上行发展至颈椎。几乎所有 AS 均存在骶髂关节炎，X 线表现为双侧骶髂关节间隙变窄，关节面模糊呈锯齿状破坏，关节边缘硬化，关节面下囊性变，以关节下部髂骨侧为多，晚期关节发生骨性强直。

第二篇

# 普通外科学

# 第一章 颈部疾病

**一、单选题：以下每道试题有五个备选答案，请选择一个最佳答案。**

1. 颈淋巴结结核形成寒性脓肿继发化脓性感染的局部治疗原则是

    A. 立即行脓肿切除术

    B. 穿刺抽脓

    C. 先切开引流，必要时刮除脓肿

    D. 脓腔内注入抗生素

    E. 立即行脓肿刮除术

2. 下列哪项颈部大静脉损伤最危险

    A. 组织坏死　　　　B. 皮下血肿

    C. 严重出血　　　　D. 空气栓塞

    E. 皮下气肿

3. 颈深部化脓性蜂窝织炎的临床处理有

    A. 不可行气管切开

    B. 穿刺引流

    C. 长期抗生素治疗

    D. 早期切开彻底引流

    E. 避免手术治疗

4. 口底化脓性蜂窝织炎的临床处理是

    A. 不可行气管切开　　B. 穿刺引流

    C. 长期抗生素治疗　　D. 早期切开引流

    E. 避免手术治疗

5. 有关颈部囊状淋巴管瘤，叙述不恰当的是

    A. 多见于婴幼儿颈部，好发于颈部后三角区

    B. 常与周围正常淋巴管相连

    C. 是一种先天性囊肿，来源于胚胎的迷走淋巴组织

    D. 较大时可压迫气管、食管出现呼吸及吞咽困难

    E. 由于体积大，壁薄，不易完整切除，容易复发

**二、共用备选答案单选题：以下提供若干组试题，每组试题共用试题前列出的五个备选答案，请为每道试题选择一个最佳答案。每个备选答案可能被选择一次、多次或不被选择。**

（6～8 题共用备选答案）

    A. 结扎断端

    B. 端端吻合

    C. 伤口局部填塞

    D. 缝合伤口，局部引流

    E. 伤口不缝合

6. 食管损伤的处理原则是

7. 胸导管损伤的处理原则是

8. 颈内动脉损伤的处理原则是

## 参考答案与解析

1. C　　2. D　　3. D　　4. D　　5. B

6. D　　7. C　　8. B

2. D。**解析：** 颈部重要的大静脉损伤后最严重的并发症是空气栓塞，其紧急处理是右心室穿刺或颈内静脉置管吸气，但死亡率仍很高。

3. D。**解析：** 颈深部化脓性蜂窝织炎的处理原则：早期、彻底引流，全身应用大剂量抗生素。

4. D。**解析：** 口底化脓性蜂窝织炎的处理原则：早期彻底切开引流，全身大剂量抗生素治疗；必要时气管切开。

5. B。**解析：** 颈部囊状淋巴管瘤是由于胚胎发育过程中，某些部位的原始淋巴囊与淋巴系统隔绝后，所发生的肿瘤样畸形。

6～8. D、C、B。**解析：** 食管损伤的处理原则：清创，双层缝合修补食管伤口，局部引流，鼻饲。胸导管损伤的处理原则：伤口局部填塞，如不能控制应寻找结扎胸导管断端。颈内动脉损伤的处理原则：行修补、端端吻合或血管移植。

# 第二章　甲状腺及甲状旁腺疾病

**一、单选题：以下每道试题有五个备选答案，请选择一个最佳答案。**

1. 女性，20岁，心悸、多汗，易激动，伴失眠，甲状腺弥漫性肿大Ⅱ度，BMR +20% ~ 30%，$T_3$、$T_4$均增高，血白细胞数 $6 \times 10^9$/L。采用哪种治疗较为合适
   A. 手术
   B. 碘剂
   C. 放射性[131]I
   D. 抗甲状腺药(硫脲嘧啶类药)
   E. 盐酸普萘洛尔(心得安)

2. 女性，25岁，发现右颈部肿块3个月，近期出现腰背疼痛。查体：右侧甲状腺扪及肿块4cm，质坚硬，表面不平。腰椎X线摄片显示：腰骨质破坏，拟诊右甲状腺癌腰椎转移。甲状腺肿块切除冷冻切片显示：右甲状腺乳头状癌。最适当的治疗方案是
   A. 全甲状腺切除＋腰2病灶清除术
   B. 右侧甲状腺叶切除＋腰2放射外照射
   C. 全甲状腺切除＋放射性碘内照射
   D. 右侧甲状腺叶切除＋化学治疗
   E. 右侧甲状腺叶切除＋甲状腺制剂

3. 关于慢性纤维性甲状腺炎不恰当的是
   A. 钾低
   B. 有呼吸困难
   C. 甲状腺坚硬
   D. 颈部淋巴结不肿大
   E. 积极手术治疗

4. 男性，35岁，在厂医务室发现颈前偏左有一肿物，怀疑来自甲状腺，转来门诊，门诊医生检查后确诊。确诊的依据是
   A. 肿物质地
   B. 肿物大
   C. 表面光滑程度
   D. 边界清楚与否
   E. 肿物能否随吞咽上下移动

5. 女性，25岁，发现颈前肿物2个月，无任何不适。查体：颈前正中线甲状软骨上可触及圆形结节，囊性感，随吞咽和伸舌活动，无压痛。考虑诊断为
   A. 甲状腺腺瘤　　　　B. 囊状淋巴管瘤
   C. 颏下皮样囊肿　　　D. 甲状舌管囊肿
   E. 胸腺咽管囊肿

6. 甲状腺术后出现手足抽搐是由于损伤了
   A. 甲状旁腺　　　　　B. 交感神经
   C. 喉上神经　　　　　D. 喉返神经
   E. 副神经

7. 有关甲状腺结节的叙述，错误的是
   A. 单发结节以甲状腺腺瘤多见
   B. 甲状腺扫描热结节可以除外甲状腺癌
   C. 甲状腺囊肿可以是冷结节
   D. 多发结节一定不是甲状腺癌
   E. 甲状腺腺瘤可以表现为温结节、冷结节或凉结节

8. 下列不是单纯性甲状腺肿手术指征的是
   A. 有明显压迫症状
   B. 胸骨后甲状腺肿
   C. 继发甲亢
   D. 病史较长者
   E. 疑有恶变者

9. 下列哪种激素与甲状旁腺素有拮抗作用
   A. 垂体后叶素　　　　B. 肾上腺素
   C. 降钙素　　　　　　D. 生长激素
   E. 血管紧张素

10. 甲状腺的功能由下列哪种激素调节
    A. TSH      B. GH
    C. PTH      D. ADH
    E. ACTH

11. 甲状腺癌的常见病理类型，不包括
    A. 乳头状腺癌      B. 滤泡状腺癌
    C. 未分化癌      D. 鳞癌
    E. 髓样癌

12. 下列哪项与甲状旁腺素的分泌有关
    A. 甲状腺控制      B. 血磷浓度
    C. 垂体控制      D. 血钙浓度
    E. 下丘脑控制

13. 女性，38 岁，公共汽车售票员，半年前在工作中与乘客吵架后，出现多食，易饥饿，性情急躁，易激动，失眠，多汗怕热，消瘦，心跳快，血压高达 170/100mmHg。3 个月感到眼睛发胀，大便溏泄，尿多。下列哪项检查最有诊断价值
    A. 心电图
    B. 基础代谢率
    C. 核素、TSH、$T_3$、$T_4$检查
    D. 全血细胞计数
    E. CT 或 BUS

14. 有关放射性碘治疗的叙述，错误的是
    A. $^{131}I$ 在甲状腺内放出 β 射线
    B. $^{131}I$ 可减少腺体内淋巴细胞，减少免疫球蛋白生成
    C. $^{131}I$ 治疗可能引起甲状腺功能减退
    D. $^{131}I$ 均匀分布于甲状腺组织
    E. $^{131}I$ 对继发性甲亢治疗效果不显著

15. 甲亢手术发生甲状腺危象的高危时间是
    A. 术后 48~72 小时
    B. 术后 12~36 小时
    C. 术中

D. 术后 12~72 小时
E. 术后 3 天以上

16. 女性，25 岁，颈部增粗，胃纳好，消瘦和心悸。首先采取的确诊方法是
    A. 测定血清甲状腺素
    B. 甲状腺摄取$^{131}I$率测定
    C. 基础代谢
    D. 抗甲状腺药物试验性治疗
    E. 超声检查

17. 女性，26 岁，胃纳好，体重明显下降且有心悸、乏力。查体：脉搏 110 次/分，眼球突出，甲状腺弥漫性肿大，无杂音。考虑的疾病为
    A. 结节性甲状腺肿继发亢进
    B. 原发性甲状腺功能亢进
    C. 高功能腺瘤
    D. 淋巴性甲状腺肿
    E. 甲状腺功能亢进

18. 下述各种疾患中，不是结节性甲状腺肿的手术适应证的是
    A. 结节性甲状腺肿疑有恶变者
    B. 结节性甲状腺肿继发功能亢进者
    C. 20 岁前的弥漫性甲状腺肿
    D. 胸骨后甲状腺肿
    E. 出现气管或食管压迫症状者

19. 甲状腺素中起主要作用的成分有
    A. $T_4$      B. $T_3$
    C. $T_2$      D. $T_1$
    E. 碘

20. 甲亢青年女性，心率 106 次/分，血压 108/72mmHg，应属于
    A. 正常      B. 轻度甲亢
    C. 中度甲亢      D. 重度甲亢
    E. 甲状腺危象

21. 甲亢患者 2h 内甲状腺摄取$^{131}I$超过人体总量的

A. 15%　　　　B. 10%

C. 20%　　　　D. 25%

E. 30%

22. 女性，25 岁，近 1 个月来食欲亢进、消瘦、心悸、乏力、手抖，检查甲状腺Ⅱ度肿大伴有杂音。下列哪项对诊断有意义

A. 血清蛋白结合碘（PBI）>8μg/dl

B. 血清 TSH 升高

C. 血清 T₃、T₄升高

D. 血清 T₃、T₄降低

E. 血清 TSH 降低

23. 女性，30 岁，甲状腺次全切除术后，饮水时出现呛咳，无声音嘶哑。初步诊断是

A. 喉返神经损伤　　B. 交感神经损伤

C. 气管损伤　　　　D. 食管损伤

E. 喉上神经损伤

24. 男性，35 岁，右侧甲状腺单发结节 3cm×2cm，术中病理报告为甲状腺乳头状癌。最合适的处理是

A. 缝合切口，结束手术

B. 术后放射性碘治疗

C. 化学药物治疗

D. 右侧甲状腺全切、峡部切除和对侧大部切除

E. 双侧全切加颈部淋巴廓清术

25. 男性，34 岁，因甲状腺Ⅱ度肿大行手术治疗，术中病理为慢性淋巴细胞性甲状腺炎，应如何处理

A. 立即停止手术，缝合伤口，术后给予抗甲状腺药物治疗

B. 行双侧甲状腺部分切除术

C. 行双侧甲状腺次全切除术

D. 立即停止手术，缝合伤口，术后给予甲状腺素治疗

E. 立即停止手术，缝合伤口，术后给

予放射治疗

26. 甲状腺术后出现声音嘶哑是由于损伤了

A. 甲状旁腺　　　　B. 喉返神经

C. 喉上神经　　　　D. 交感神经

E. 气管

27. 诊断甲状腺功能亢进症最可靠的检查方法是

A. 基础代谢率测定

B. 放射性碘摄取试验

C. 放射免疫分析测定 T₃

D. 放射免疫法测定 T₄

E. 血清蛋白结合碘测定

28. 下列哪项是甲亢术后发生甲状腺危象最主要的原因

A. 术中挤压甲状腺

B. 术前准备不充分

C. 精神紧张

D. 术中补液不够

E. 术后出血

29. 青年女性，甲状腺右叶发现 0.8cm 结节，右颈部可及多个肿大淋巴结，质稍硬，活动，经冷冻证实为甲状腺乳头状腺癌。手术方案应是

A. 右侧甲状腺全切

B. 右侧甲状腺全切，对侧甲状腺大部切除

C. 右侧甲状腺全切，加峡部全切，对侧甲状腺大部切除及右侧颈淋巴结清除术

D. 双侧甲状腺全切除

E. 局部切除加放射治疗

30. 下述甲状腺疾病禁忌手术的是

A. 甲亢

B. 甲状腺腺瘤

C. 桥本病

D. 甲状腺乳头状腺癌

E. 结节性甲状腺肿

31. 下述不属于甲状腺素生理功能的是

    A. 增强代谢

    B. 加速蛋白质的合成

    C. 促进生长发育

    D. 增加热量的产生

    E. 加速脂肪分解

32. 女性，56岁，术中偶然发现一侧甲状腺内有 0.5cm 的硬结节，冷冻切片证实为乳头状腺癌，未浸润包膜。治疗方案最适宜的是

    A. 病侧腺叶切除 + 同侧颈淋巴结清扫

    B. 病侧腺叶大部切除

    C. 病侧腺叶切除 + 峡部切除

    D. 病侧腺叶切除 + 峡部切除 + 对侧腺叶大部切除

    E. 双侧腺叶次全切除

33. 甲状腺癌中以放疗为主要治疗手段的病理类型为

    A. 腺瘤恶变　　　　B. 滤泡状腺癌

    C. 乳头状腺癌　　　D. 未分化癌

    E. 髓样癌

34. 女性，70岁，半个月来颈前部肿块迅速增大伴声音嘶哑、气急等。不考虑的诊断是

    A. 甲状腺未分化癌

    B. 甲状腺囊肿

    C. 甲状腺乳头状腺癌

    D. 甲状腺滤泡状腺癌

    E. 甲状腺髓样癌

35. 有关甲亢术后甲状腺危象的说法，错误的是

    A. 一般发生在术后 12~36 小时之内

    B. 是甲状腺激素在血液中过多所致

    C. 治疗方面，首先应给予镇静剂

D. 做好甲亢术前准备是预防甲亢术后甲状腺危象的最重要措施

E. 术后继续给予碘剂可以减少甲状腺危象的发生

36. 有面色潮红、腹泻、心悸表现的甲状腺癌病理类型为

    A. 腺瘤恶变　　　　B. 髓样癌

    C. 乳头状腺癌　　　D. 未分化癌

    E. 滤泡状腺癌

37. 女性，45岁，发现颈前偏右有一随吞咽移动的肿块，手术切除病理证实甲状腺滤泡状腺癌，并做了下列的描述，你认为哪项是不正确的

    A. 与乳头状癌一样，滤泡状腺癌均属分化良好的甲状腺癌

    B. 血行转移较乳头状癌更少见

    C. 腺体内多中心比乳头状癌更为少见

    D. 滤泡状腺癌预后与肿瘤侵犯血管程度有关

    E. 在同一瘤块中，同时可发现有部分乳头状癌存在

38. 单纯性甲状腺肿最易发展为

    A. 原发性甲亢

    B. 亚急性甲状腺炎

    C. 高功能腺瘤

    D. 结节性甲状腺肿

    E. 甲状腺癌

39. 甲状腺功能亢进症施行甲状腺大部切除术后第一天出现声音变弱，比较单调，且不能发高音，发音易疲劳，但不是声音嘶哑。喉镜检查声带活动可有

    A. 喉返神经损伤

    B. 喉上神经内、外支损伤

    C. 一侧喉上神经内侧支损伤

    D. 一侧喉上神经外侧支损伤

    E. 喉头水肿

40. 弥漫性甲状腺肿施行甲状腺大部切除术应严格掌握适应证，下列哪一项不适宜手术

    A. 结节性甲状腺肿继发亢进

    B. 巨大甲状腺肿影响工作和生活

    C. 原发性甲状腺功能亢进症经药物治疗后复发

    D. 慢性淋巴细胞性甲状腺肿

    E. 结节性甲状腺肿疑有恶变

41. 下述不是甲亢术后呼吸困难和窒息原因的是

    A. 双侧喉上神经损伤

    B. 喉头水肿

    C. 切口内出血

    D. 双侧喉返神经损伤

    E. 气管塌陷

42. 女性，34 岁，因甲亢行手术治疗，手术后第 2 天患者突然出现面部及四肢抽搐。应给予的处理是

    A. 激素        B. 抗甲状腺药物

    C. 镇静剂      D. 甲状腺素

    E. 钙制剂

43. 有关甲状腺癌的治疗，不正确的是

    A. 髓样癌应用放射性碘治疗

    B. 对远处有转移的腺癌，应将患侧腺体全部切除，同侧淋巴结清除，同时应切除健侧的全部腺体，再做放射性碘治疗

    C. 对放射碘治疗无效的远处转移癌，应用适量的甲状腺素制剂可缩小转移灶

    D. 未分化癌应采用外放射治疗为主

    E. 对局部不能切除的甲状腺癌，一般不进行颈周淋巴结清除术

44. 女性，40 岁，右胸壁肿块，拟诊肋骨肿瘤做切除。术后病理证实转移性甲状腺滤泡型腺癌。此时查甲状腺，发现右侧甲状腺内有一 3cm×3cm 质硬肿块，最适当的手术方式是

    A. 肿块局部切除

    B. 一侧腺叶部分切除

    C. 一侧腺叶全切除

    D. 全甲状腺切除

    E. 一侧甲状腺叶 + 峡部切除

45. 一位中年妇女，甲状腺大部切除术后有怕冷、少汗、疲乏无力、精神不振。医生怀疑继发性甲状腺功能减退，予以 BMR、$T_3$、$T_4$、PBI 和 TSH 等检查，下列哪项符合继发性甲状腺功能减退

    A. BMR、$T_3$、$T_4$ 和 PBI 均降低，TSH 升高

    B. BMR、$T_3$、$T_4$、PBI 及 TSH 均降低

    C. BMR、$T_3$、$T_4$ 均降低，PBI 和 TSH 均升高

    D. BMR、$T_3$、$T_4$ 均降低，PBI 升高，TSH 降低

    E. BMR、$T_3$、$T_4$ 均升高，PBI 和 TSH 降低

46. 下列哪项是判断甲亢病情程度的主要指标

    A. 体重减轻的程度

    B. 甲状腺肿大的程度

    C. 食欲亢进的程度

    D. 基础代谢率增加的程度

    E. 突眼的程度

47. 甲状腺手术损伤甲状旁腺后，手足抽搐常发生在

    A. 术后 3 天以上    B. 术后 1 天内

    C. 术后 1~3 天    D. 术中

    E. 术后 1 周

48. 下述有关甲状腺结节的描述，错误的是

    A. 多发结节多为良性结节

    B. 甲状腺癌均为冷结节

C. 儿童时期出现的甲状腺结节有50%是恶性的

D. 所有囊性结节均为良性结节

E. 热结节常为高功能腺瘤

49. 甲亢术后出现黏液性水肿和脉缓是由于

A. 喉上神经损伤

B. 甲状旁腺损伤

C. 甲状腺切除过多

D. 喉返神经损伤

E. 交感神经损伤

50. 甲状腺上、中静脉血液流入

A. 颈内静脉　　　　B. 颈外静脉

C. 颈总静脉　　　　D. 无名静脉

E. 上腔静脉

51. 女性，40岁，主诉颈前肿块3个月，声哑1周。体格检查发现右侧甲状腺有一3cm×3cm肿块，边界不甚清楚，表面不平，质地坚硬，但仍可随吞咽上下移动。最可能的诊断是

A. 结节性甲状腺肿

B. 淋巴性甲状腺肿

C. 甲状腺腺瘤

D. 甲状腺癌

E. 纤维性甲状腺炎

52. 左锁骨上淋巴结活检病理报告为转移性腺癌，其原发病灶最不可能是

A. 甲状腺癌　　　　B. 胰腺癌

C. 食管癌　　　　　D. 胃癌

E. 乳腺癌

53. 男性，28岁，颈部肿痛伴高热3天，呼吸困难。查体：颈前肿胀明显，对称性，明显触痛，张力大。初步诊断为

A. 结节性甲状腺肿

B. 急性化脓性甲状腺炎

54. 甲状腺腺瘤的恶变率为

A. 79%　　　　　　B. 34%

C. 15%　　　　　　D. 10%

E. 1%

55. 下列哪种疾病不需要预防性使用抗生素

A. 阑尾炎

B. 慢性胆囊炎

C. 开放性骨折

D. 皮肤裂伤后0.5小时

E. 甲状腺腺瘤

56. 男孩，12岁，发现颈前区正中线处有一囊性肿块，随舌伸缩运动而上下活动。最可能的诊断是

A. 甲状腺腺瘤

B. 淋巴结结核

C. 囊状淋巴管瘤

D. 甲状舌管囊肿

E. 胸腺咽管囊肿

57. 甲亢患者的手术禁忌证为

A. 妊娠中期的重度甲亢

B. 高功能腺瘤

C. 继发性甲亢

D. 胸骨后甲状腺肿并发甲亢

E. 青少年甲亢

58. 单纯性甲状腺肿治疗方法中，下列哪项是错误的

A. 单纯性甲状腺肿一般可口服小剂量甲状腺素制剂

B. 青少年单纯性甲状腺肿是手术禁忌证

C. 胸骨后甲状腺肿需手术治疗

D. 结节性单纯性甲状腺肿继发功能亢

进的综合征，应早期手术治疗

　　E. 绝经期后，甲状腺结节短期内突然增大，说明有恶变，需尽快手术

59. 女性，40 岁，因右侧甲状腺单发肿物，颈部淋巴结无肿大，行甲状腺肿物摘除术。病理报告为甲状腺乳头状腺癌，术后 5 天拆线。拆线后还应做的处理是

　　A. 再一次手术清除患侧淋巴结

　　B. 口服甲状腺片

　　C. 口服碘剂

　　D. 再一次手术将患侧腺体、峡部及对侧腺体大部切除，术后长期口服甲状腺素片

　　E. 颈部放射治疗

60. 女性，46 岁，因全身骨密度降低，多发肾结石，化验血钙升高而就诊。初步诊断是

　　A. 甲状旁腺功能低下

　　B. 甲状腺功能低下

　　C. 甲状旁腺功能亢进

　　D. 甲状腺功能亢进

　　E. 尿石症

61. 甲亢手术时一般需切除腺体的

　　A. 40%~50%　　　B. 50%~60%

　　C. 60%~70%　　　D. 70%~80%

　　E. 80%~90%

62. 女性，36 岁，发现右颈前部肿物 2 年，突然增大伴局部疼痛 3 天，无发热。查体：右侧甲状腺下极圆形结节，直径 5cm，张力大，触痛。初步诊断是

　　A. 急性化脓性甲状腺炎

　　B. 亚急性甲状腺炎

　　C. 慢性淋巴细胞性甲状腺炎

　　D. 慢性纤维性甲状腺炎

　　E. 甲状腺瘤囊内出血

63. 女性，30 岁，甲状腺功能亢进症，经用甲巯咪唑（他巴唑）治疗，症状得到控制，决定外科手术，采用复方碘化钾溶液作为术前准备。碘剂的作用不包括

　　A. 抑制甲状腺素的释放

　　B. 增加甲状腺腺体的充血

　　C. 降低基础代谢率

　　D. 控制甲状腺功能亢进症状

　　E. 减少甲状腺球蛋白的分解

二、共用题干单选题：以下提供若干个案例，每个案例下设若干道试题，每道试题有五个备选答案，请选择一个最佳答案。

（64~66 题共用题干）

　　女性，26 岁，1 周前当地诊断为"甲状腺功能亢进症"。为进一步治疗，来院就诊，要求手术。查体：P 104 次/分，BP 120/70mmHg。

64. 此时合理的处理是

　　A. 应用镇静剂和安眠药

　　B. 服用硫氧嘧啶类药物

　　C. 应用普萘洛尔

　　D. 应用阿托品

　　E. 口服甲状腺素片

65. 如甲亢症状已控制，还需哪些术前准备

　　A. 继续服用硫氧嘧啶类药物

　　B. 限制活动

　　C. 高热量、高蛋白饮食

　　D. 服用碘剂 2~3 周

　　E. 注意心率及血压的变化

66. 甲状腺术后因血管结扎线脱落出血致呼吸困难，此时适当的处理包括

　　A. 静脉点滴强力止血药

　　B. 请喉科会诊气管切开

　　C. 拆去缝线，立即送手术室止血

D. 血肿穿刺抽血

E. 局部加压包扎

（67～68题共用题干）

男性，48岁，因甲状腺癌行根治性手术治疗，术后出现一侧引流管内有乳白色液体流出。

67. 应首先考虑

 A. 颈丛神经损伤

 B. 食管损伤

 C. 气管损伤

 D. 淋巴管损伤

 E. 甲状旁腺损伤

68. 最恰当的处理是

 A. 通畅引流，加压包扎

 B. 二次手术，修补食管裂口

 C. 二次手术，修补气管裂口

 D. 气管插管

 E. 二次手术，甲状旁腺创面修补

三、共用备选答案单选题：以下提供若干组试题，每组试题共用试题前列出的五个备选答案，请为每道试题选择一个最佳答案。每个备选答案可能被选择一次、多次或不被选择。

（69～71题共用备选答案）

 A. 碘缺乏    B. 细菌感染

 C. 病毒感染    D. 血钙降低

 E. 自身免疫性疾病

69. 继发性甲状旁腺亢进症常伴

70. 甲状腺功能亢进症可能是

71. 与亚急性甲状腺炎有关的病因是

（72～73题共用备选答案）

 A. 原发性甲状腺功能亢进症

 B. 桥本甲状腺肿

 C. 结节性甲状腺肿

 D. 甲状腺高功能腺瘤

 E. 继发性甲状腺功能亢进症

72. 摄入量正常，基础代谢率降低的是

73. 易发生心肌损害的是

（74～76题共用备选答案）

 A. 丙硫氧嘧啶

 B. 普萘洛尔

 C. 卢戈液

 D. 甲状腺素

 E. 氢化可的松

74. 能使甲状腺缩小、变硬的是

75. 可使甲状腺增大、充血的是

76. 常用于甲状腺高功能腺瘤术前准备的是

（77～78题共用备选答案）

 A. 主要采用放射治疗

 B. 预后最好的甲状腺癌

 C. 甲状腺癌中最少见的类型

 D. 应采用联合化疗

 E. 放射性碘治疗无效

77. 甲状腺乳头状腺癌

78. 甲状腺未分化癌

四、案例分析题：为不定项选择题，试题由一个病历和多个问题组成。每个问题有六个及以上备选答案，选对1个给1个得分点，选错1个扣1个得分点，直扣至得分为0。

（79～88题共用题干）

女性，42岁，因发现颈部包块1周来诊。查体发现右甲状腺有一直径1cm左右硬结节，患者无发热、无声嘶、无情绪改变。

79. 查体时除触摸甲状腺外，还应注意检查

 A. 肺部听诊

 B. 心脏杂音

 C. 触摸颈部是否有肿大淋巴结

 D. 听诊甲状腺包块有无血管杂音

 E. 检查头颈部有无炎性病灶

 F. 检查伸舌时包块的活动情况

80. 应行哪些辅助检查
    A. 颈部 B 超
    B. 甲状腺核素扫描
    C. 颈部 CT 检查
    D. 肝脏 B 超
    E. 胸部 X 线检查
    F. 全身骨扫描
    G. 血钙、磷检查
    H. 甲状腺包块穿刺活检

81. 如查体及甲状腺 B 超检查发现颈部有肿大淋巴结，甲状腺核素扫描提示甲状腺冷结节，则考虑诊断为
    A. 甲状腺腺瘤
    B. 结节性甲状腺肿
    C. 甲状腺癌
    D. 颈部淋巴结炎
    E. 颈淋巴结结核
    F. 甲状舌管囊肿

82. 如要进一步分型或明确诊断，应做
    A. 甲状腺针吸活检
    B. 甲状腺包块切除活检
    C. PPD 试验
    D. 不治疗，进一步观察
    E. 甲状腺 MRI 检查
    F. 血常规

83. 治疗方式需选择
    A. 右甲状腺次全切除
    B. 甲状腺包块切除
    C. 不手术，口服甲状腺素片
    D. 先切除包块，根据术中病理决定手术方式
    E. 右甲状腺全切除
    F. 双侧甲状腺切除

84. 术中游离甲状腺时要注意防止哪些神经损伤
    A. 游离下极时要防止喉返神经损伤
    B. 处理甲状腺背侧时要防止喉返神经损伤
    C. 处理甲状腺上极时要防止喉返神经损伤
    D. 处理甲状腺上下极时都要贴紧甲状腺进行操作，以防损伤喉返及喉上神经
    E. 如要避免损伤神经，可常规暴露喉返神经后再进行甲状腺切除
    F. 处理甲状腺下极时要远离甲状腺进行操作，以防损伤喉返神经

85. 患者术后出现饮水呛咳，考虑是损伤了
    A. 喉返神经
    B. 喉返神经前支
    C. 喉返神经后支
    D. 甲状旁腺
    E. 喉上神经内支
    F. 喉上神经外支

86. 患者术后第 1 天发现声音嘶哑，考虑是损伤了
    A. 喉返神经　　　　B. 喉返神经前支
    C. 喉返神经后支　　D. 喉上神经全支
    E. 喉上神经内支　　F. 喉上神经外支

87. 此时应行哪些检查治疗
    A. 喉镜检查
    B. 电生理检查
    C. X 线检查
    D. 雾化吸入治疗
    E. 理疗
    F. 观察 3~6 个月

88. 患者术后 3 天出现面部针刺样疼痛，此时的治疗措施为
    A. 观察 3 周
    B. 口服葡萄糖酸钙
    C. 口服甲状腺素片
    D. 静脉应用激素治疗
    E. 静脉注射葡萄糖溶液

F. 限制食用肉、奶、蛋

G. 手术治疗

（89～92题共用题干）

女性，53岁，颈前正中区右侧肿块1年余，近2个月增大较快。查肿块质硬，表面不光滑，无压痛，随吞咽活动。甲状腺核素扫描为冷结节，边缘较模糊。B超检查为实性包块。

89. 该患者初步诊断为

A. 甲状腺腺瘤

B. 结节性甲状腺肿

C. 甲状腺囊肿

D. 甲状腺癌

E. 桥本甲状腺炎

F. 亚急性甲状腺炎

90. 术前最有助于诊断的检查是

A. ECT

B. 颈部B超

C. 颈部CT

D. 穿刺细胞学检查

E. 喉镜

F. 甲状腺MRI检查

91. 术中最有助于诊断的检查是

A. ECT

B. 颈部B超

C. 颈部CT

D. 穿刺细胞学检查

E. 冰冻病理检查

F. 甲状腺MRI检查

92. 该病的综合治疗方法有

A. 手术

B. 化疗

C. 内分泌治疗

D. 放射性核素治疗

E. 外照射

F. 运动疗法

## 参考答案与解析

1. D　2. C　3. E　4. E　5. D　6. A
7. D　8. D　9. C　10. A　11. D　12. D
13. C　14. D　15. B　16. A　17. B　18. C
19. B　20. C　21. D　22. C　23. E　24. D
25. D　26. B　27. C　28. B　29. C　30. C
31. B　32. D　33. D　34. B　35. B　36. D
37. B　38. D　39. D　40. D　41. A　42. E
43. A　44. D　45. B　46. D　47. C　48. D
49. C　50. A　51. E　52. A　53. E　54. D
55. E　56. D　57. D　58. E　59. D　60. C
61. E　62. E　63. B　64. D　65. B　66. C
67. D　68. A　69. B　70. E　71. C　72. B
73. E　74. C　75. A　76. B　77. B　78. A
79. C　80. ABCDEFGH　81. C　82. AB
83. D　84. ABDE　85. E　86. A　87. ADEF
88. ABEF　89. D　90. D　91. E　92. ACDE

2. C。**解析：** 甲状腺全切除术适用于高度侵袭性乳头状、滤泡状癌，明显多灶性，两侧颈淋巴结肿大，肿瘤侵犯周围颈部组织或远处有转移者。

4. E。**解析：** 临床上常用肿物能否随吞咽上下移动来鉴别颈部肿块是否与甲状腺有关。

5. D。**解析：** 甲状舌管囊肿为颈部中线、舌骨下、球形、无痛性肿物，可随吞咽活动。结合患者的临床表现可考虑该病。

6. A。**解析：** 因手术时误伤及甲状旁腺或其血液供给受累，使血钙浓度下降至2.0mmol/L以下，严重者可降至1.0～1.5mmol/L，神经肌肉的应激性显著升高，多在术后1～3天出现手足抽搐。

7. D。**解析：** 一般来说，甲状腺多个结节多为良性病变，但临床发现少数多发结节为恶性。

8. D。**解析：** 单纯性甲状腺肿手术指征包括：①因气管、食管或喉返神经受压引起临床症状者；②胸骨后甲状腺肿；③巨大甲状腺肿影响生活和工作者；④结节性甲状腺肿继发功能亢进者；⑤结节性甲状腺肿疑有恶变者。

9. C。**解析**：甲状旁腺素的生理功能是调节体内钙的代谢，可使体内血钙增高。由此可见，降钙素与甲状旁腺素有拮抗作用。

10. A。**解析**：甲状腺的功能受大脑皮质－下丘脑－垂体前叶系统的控制，垂体前叶分泌的 TSH（促甲状腺素）有加速甲状腺素分泌和促进甲状腺素合成的作用。

11. D。**解析**：甲状腺癌的常见病理类型有：乳头状腺癌、滤泡状腺癌、未分化癌、髓样癌。

12. D。**解析**：甲状旁腺素的生理功能是调节体内钙的代谢，维持体内钙和磷的平衡。甲状旁腺素通过骨骼和肾调节血钙，能促进破骨细胞的作用，使磷酸钙自骨质脱出，提高血钙和血磷的浓度，同时抑制肾小管对磷的回吸收，使尿磷增高、血磷降低。

13. C。**解析**：根据患者的表现怀疑为突眼性甲状腺肿，核素、TSH、$T_3$、$T_4$ 检查有助诊断。

14. D。**解析**：$^{131}I$ 进入甲状腺后先集中地储积在腺体内功能最亢进的部分。

15. B。**解析**：术后 12~36 小时内可出现高热、脉快而弱、烦躁、谵妄以及昏迷等甲状腺危象症状。

16. A。**解析**：诊断甲亢时，测定血清甲状腺素水平敏感性高，若结果增高，结合相关临床表现即可确诊，可作为首选的检查方法。

17. B。**解析**：原发性甲亢：甲状腺对称性肿大同时伴甲亢，常有突眼症。

18. C。**解析**：对 20 岁以下的弥漫性单纯甲状腺肿患者，可给予小量甲状腺素，以抑制垂体前叶 TSH 分泌，缓解甲状腺的增生和肿大。

19. B。**解析**：血液中甲状腺素与血清蛋白结合，其中 90% 为 $T_4$，10% 为 $T_3$，但 $T_3$ 的生理作用较 $T_4$ 高 4~5 倍。

20. C。**解析**：基础代谢率的常用计算公式为：基础代谢率 =（脉率 + 脉压）- 111。所以患者的基础代谢率为 [106 +（108 - 72）]- 111 = 31%，属中度甲亢（+30% ~ 60%）。

21. D。**解析**：如果 2 小时甲状腺所摄取的 $^{131}I$ 为人体总量的 25% 以上，或在 24 小时为人体总量的 50% 以上，且 $^{131}I$ 高峰提前出现，表示甲状腺功能亢进。

22. C。**解析**：$T_3$ 的测定对甲亢的诊断具有较高的敏感性。甲亢时，血清 $T_3$、$T_4$ 升高。

23. E。**解析**：甲状腺切除术后，喉上神经损伤可引起音调降低，饮水呛咳。无声音嘶哑说明喉返神经未损伤。其余几项均无饮水呛咳表现。

24. D。**解析**：乳头状腺癌无转移者，行同侧腺体及峡部全切，加对侧腺体大部切除，5 年治愈率 90%；有颈部淋巴结转移的，同时清除淋巴结。

25. D。**解析**：慢性淋巴细胞性甲状腺炎又称桥本病，为慢性疾病，手术治疗易让桥本氏甲状腺炎患者提早进入甲状腺机能低下，而长期服用甲状腺素制剂治疗多有疗效。

26. B。**解析**：甲状腺手术后声音嘶哑是由于喉返神经的损伤，使声带内收肌或外展肌瘫痪，声带运动失控。

27. C。**解析**：在甲亢早期 $T_3$ 上升快，上升幅度较 $T_4$ 大，是诊断甲亢的敏感指标。

28. B。**解析**：甲亢术后发生甲状腺危象的主要原因是术前准备不充分，甲亢症状控制不好及手术应激作用。

29. C。**解析**：患者诊断右侧甲状腺癌，右颈部淋巴结转移，手术的范围包括甲状腺右叶，峡部及左叶大部切除，同时行右颈部淋巴结清除术。

31. B。**解析**：甲状腺素的主要作用是：加快全身细胞利用氧的效能，加速蛋白质、碳水化合物和脂肪的分解，全面增高人体的代谢，增加热量的产生；促进人体生长发育。

32. D。**解析**：乳头状腺癌恶性程度低，未浸润包膜，说明癌肿尚局限于腺体内。当颈淋巴结没有转移时，可将病侧腺叶切除加峡部切除，加对侧腺体大部切除，不必清除病侧的颈部淋巴结。

33. D。**解析**：未分化癌的恶性度高，发展迅速，通常在发病的 2～3 个月后即出现压迫症状或远处转移，又因其无甲状腺上皮细胞的功能，摄取放射性碘极少，且对化疗不敏感，故通常以放疗为主要治疗手段。

34. B。**解析**：肿块迅速增大伴声音嘶哑、气急，提示为恶性肿瘤。

35. B。**解析**：甲状腺危象患者血液中甲状腺激素的含量不一定升高，因此不能简单的认为甲状腺危象是单纯地由于甲状腺激素在血液中过多所致。

36. B。**解析**：甲状腺髓样癌除有颈部肿块外，因其能产生降钙素、前列腺素等，可有腹泻、面部潮红和多汗等类癌综合征或其他内分泌失调的表现。

37. B。**解析**：乳头状癌主要为淋巴转移，滤泡状癌33%可经血运转移到肺、肝和骨及中枢神经系统，颈淋巴结侵犯仅占10%，故滤泡状癌的淋巴转移较乳头状癌

更少见。

38. D。**解析**：单纯性甲状腺肿早期为弥漫性甲状腺肿，以后变为多结节性甲状腺肿。

39. D。**解析**：喉上神经分内（感觉）、外（运动）两支，损伤外支会使环甲肌瘫痪，引起声带松弛、音调降低；损伤内支则出现进食或饮水呛咳。喉返神经损伤可引起声音嘶哑，甚至窒息。喉头水肿可引起呼吸困难。

40. D。**解析**：弥漫性甲状腺肿施行甲状腺大部切除术的适应证除 A、B、C、E 四项外，还包括：中度以上原发性甲亢；腺体较大伴有压迫症状者，或胸骨后甲状腺肿等类型的甲亢；妊娠早、中期甲亢患者具有上述指征者。

41. A。**解析**：甲亢术后呼吸困难和窒息的原因：①切口出血；②气管塌陷；③喉头水肿；④双侧喉返神经损伤；⑤气管痉挛。

42. E。**解析**：甲亢手术中误伤甲状旁腺会使患者术后出现血钙浓度下降，神经肌肉应激性增高，而出现手足抽搐，因此应给予钙制剂以提高血钙浓度，预防和治疗由于甲状旁腺损伤而导致的手足抽搐。

43. A。**解析**：髓样癌应积极手术切除两侧腺体及峡部，同时清除患侧或双侧淋巴结，有较好疗效。

44. D。**解析**：甲状腺全切除术用于高度侵袭性乳头状、滤泡状癌，明显多灶性，两侧颈淋巴结肿大，肿瘤侵犯周围颈部组织或远处有转移者。

45. B。**解析**：PBI 即蛋白结合碘，包括甲状腺素（$T_4$）、三碘甲腺原氨酸（$T_3$）、一碘酪氨酸、二碘酪氨酸，以及微量甲状腺球蛋白所含碘。血清蛋白结合碘中大部分为甲状腺素中的碘，故测定蛋白

结合碘可反映甲状腺激素的水平。继发性甲低时蛋白结合碘降低，基础代谢率、T$_3$、T$_4$以及促甲状腺素（TSH）均降低。

46. D。**解析：**甲亢病情程度主要通过基础代谢率判定，基础代谢率的两个指标为脉率及脉压。脉率增快及脉压增大是判断病情程度和治疗效果的重要标志。

47. C。**解析：**甲状旁腺被误切、挫伤或血供受影响，致使甲状旁腺功能低下，一般在术后 1～3 天出现。处理：限制肉类、乳品和蛋类食品，抽搐发作时可静脉注射 10% 葡萄糖酸钙或氯化钙 10～20ml，轻症者可口服葡萄糖酸钙或乳酸钙等钙口服制剂。

48. D。**解析：**临床发现，部分囊性结节可有恶变，而且当恶性结节巨大，血供不良时，中间坏死可引起囊性结节。

49. C。**解析：**甲亢术后甲状腺切除过多，容易引发甲状腺功能低下，而出现黏液性水肿、脉缓等表现。

50. A。**解析：**甲状腺上、中静脉均流入颈内静脉，甲状腺下、最下静脉则流入无名静脉。

56. D。**解析：**甲状舌管囊肿为颈部中线、舌骨下、球形、无痛性肿物可随吞咽动作活动。

57. E。**解析：**甲亢的手术禁忌证包括：青少年患者；症状较轻者；老年患者或由于严重器质性疾病不能耐受者。

58. E。**解析：**绝经期后，甲状腺结节短期内突然增大，说明结节内并发囊内出血，可通过检查结节为囊性证实。

59. D。**解析：**乳头状甲状腺癌的处理原则：无转移者，行同侧腺体及峡部加对侧腺体大部切除。

60. C。**解析：**甲状旁腺分泌甲状旁腺素，可使血钙增高。

61. E。**解析：**甲亢一般需切除腺体的 80%～90%，腺体切除过多易发生甲状腺功能减退，过少易复发。

63. B。**解析：**碘剂可抑制蛋白水解酶，减少甲状腺球蛋白的分解，从而抑制甲状腺素的释放，降低基础代谢率，达到治疗甲亢的目的。碘剂还可减少甲状腺血管的血流量，使甲状腺腺体充血减少，甲状腺缩小变硬，从而减少手术中出血。

65. D。**解析：**由于硫脲类药物能使甲状腺肿大和动脉性充血，手术时极易发生出血，增加了手术的困难和危险。因此，服用硫脲类药物后，必须加用碘剂 2 周，待甲状腺缩小、变硬后手术。

69～71. D、E、C。**解析：**继发性甲状旁腺功能亢进症多见于低血钙患者，因此甲旁亢常伴有低血钙。原发性甲亢是一种自身免疫性疾病。许多研究发现，绝大多数甲亢患者血清中有几种与促甲状腺激素类似的物质能促使动物和人甲状腺释放甲状腺激素，它们都属于 G 类的免疫球蛋白。亚急性甲状腺炎常继发于上呼吸道感染或流行性腮腺炎，病因可能是病毒感染。

72～73. B、E。**解析：**桥本甲状腺肿可表现为摄$^{131}$I量正常，而基础代谢率降低。继发性甲状腺功能亢进可先有结节性甲状腺肿，后有甲亢，无突眼，易发生心肌损害。

74～76. C、A、B。**解析：**甲亢术前服用卢戈液可使甲状腺腺体缩小、变硬，血管震颤减小。丙硫氧嘧啶是抗甲状腺药物，阻止甲状腺内甲状腺素的合成。但服用较久后，由于垂体前叶的代偿作用，增加了促甲状腺素的分泌，引起甲状腺增大、充血。高功能腺瘤手术前主要是控制甲亢症状，对甲状腺腺体不像原发性甲亢要求腺体缩小、变硬。

77～78. B、A。**解析**：乳头状腺癌恶性度低，预后较好，无转移者，行同侧腺体及峡部全切，加对侧腺体大部切除，5年治愈率90%；有颈部淋巴结转移的，同时清除淋巴结。未分化癌恶性度高，主要采用放射治疗。

89. D。**解析**：核素扫描若为热结节，基本可排除甲状腺癌；冷结节可见于甲状腺癌。因此，患者考虑初步诊断为甲状腺癌。

90. D。**解析**：术前细胞学检查可判断甲状腺病变类型，对于良恶性鉴别有确诊意义。

91. E。**解析**：术中病理检查是确定甲状腺癌病理类型的金标准，其准确性高于细胞学检查。

92. ACDE。**解析**：手术是各型甲状腺癌的基本治疗方法，但未分化癌一般不采用手术。此外，辅助应用放射性核素、内分泌及外照射等治疗也是常用的治疗方法。

# 第三章 乳房疾病

**一、单选题：以下每道试题有五个备选答案，请选择一个最佳答案。**

1. 下列哪项是确诊乳腺肿块最可靠的方法
   A. 钼靶摄片　　　B. B超
   C. 红外线　　　　D. MRI
   E. 活检病理

2. Ⅳ期乳腺癌的临床特点是
   A. 包块直径 3~4cm
   B. 包块与皮肤粘连
   C. 腋下淋巴结大、活动
   D. 乳头明显内陷
   E. 锁骨上淋巴结转移

3. 下列哪项表现不属于Ⅱ期乳腺癌
   A. 癌瘤尚能推动
   B. 锁骨上淋巴结转移
   C. 有橘皮样改变
   D. 癌瘤直径不超过3cm
   E. 同侧腋窝淋巴结有转移

4. 女性，28岁，周期性乳房胀痛，月经前加重，月经后减轻或消失，双乳可扪及弥漫性结节。最可能的诊断是
   A. 乳腺纤维腺瘤
   B. 乳管内乳头状瘤
   C. 乳腺癌
   D. 乳房肉瘤
   E. 乳腺囊性增生症

5. Paget病指的是
   A. 导管内癌　　　B. 硬癌
   C. 湿疹样乳腺癌　D. 炎性乳腺癌
   E. 髓样癌

6. 下列是五位患者的乳腺癌雌孕激素受体结果，内分泌治疗效果最佳的是
   A. 雌激素受体（＋），孕激素受体（－）

   B. 雌激素受体（＋），孕激素受体（＋）
   C. 雌激素受体（－），孕激素受体（－）
   D. 雌激素受体（－），孕激素受体（＋）
   E. 雌孕激素受体结果不明

7. 出现乳头溢液的疾病不包括
   A. 乳腺囊性增生病
   B. 乳腺乳管内乳头状瘤
   C. 乳腺浆细胞性乳腺炎
   D. 乳腺纤维腺瘤
   E. 乳腺导管内癌

8. ER阳性乳腺癌患者宜选用
   A. 卵泡刺激素
   B. 促肾上腺皮质激素
   C. 三苯氧胺
   D. 己烯雌酚
   E. 地塞米松

9. 乳腺癌最常见的部位是乳房的
   A. 内下象限　　　B. 外上象限
   C. 内上象限　　　D. 外下象限
   E. 乳晕区

10. 乳头鲜红色溢液最多见于
    A. 乳管内乳头状瘤
    B. 乳腺纤维腺瘤
    C. 早期妊娠
    D. 乳腺囊性增生病
    E. 乳腺癌

11. 下列哪项是乳腺癌出现"酒窝征"的机制
    A. 合并感染
    B. 癌肿压迫乳管
    C. 癌肿侵犯 Cooper 韧带

D. 淋巴管癌栓阻塞

E. 周围组织粘连

12. 乳腺囊性增生病的主要病因是

    A. 雌、雄激素比例失调

    B. 雌、孕激素比例失调

    C. 乳汁淤积

    D. 细菌入侵

    E. 月经不规律

13. 乳腺癌患者皮肤淋巴管癌栓阻塞时，其临床表现包括

    A. 乳头湿疹样改变

    B. 乳头凹陷

    C. 皮肤凹陷

    D. 橘皮征

    E. 乳腺脓肿

14. 腋窝淋巴结群不包括

    A. 腋窝中央群    B. 锁骨下淋巴结

    C. 肩胛下群    D. 胸肌群

    E. 锁骨上淋巴结

15. 下列有关乳腺疾病的诊断和治疗，不恰当的是

    A. 慢性囊性乳腺病常为多发性病变

    B. 乳管内乳头状瘤极少恶变

    C. 乳房纤维腺瘤虽属良性，也有恶变可能

    D. 急性乳腺炎患者几乎都是产妇

    E. 乳房内间质也可发生恶性肿瘤

16. 预防哺乳期乳腺炎，不恰当的是

    A. 积极哺乳，避免淤乳

    B. 预防性应用抗生素

    C. 纠正乳头内陷

    D. 保护乳头皮肤，避免皮肤破损

    E. 经常清洗乳头

17. 女性，40岁，左乳房周期性胀痛8个月，月经前加重，月经后缓解。左侧乳房可扪及一边界不清肿块，质韧。

关于该病的特点，不正确的是

    A. 多见于双侧乳房

    B. 多见于中年妇女

    C. 可能恶变

    D. 与内分泌功能失调有关

    E. 手术治疗为主

18. 乳房脓肿切开引流最常用的切口是

    A. "+"字形切口

    B. "++"形切口

    C. 轮辐方向切口

    D. 乳房下弧形切口

    E. 平行肋骨斜切口

19. 女性，62岁，偶然发现右乳外上象限 $1cm \times 2cm \times 2cm$ 肿块，质较硬，无压痛，与皮肤粘连，右腋下未及肿大淋巴结。最可能的诊断是

    A. 乳腺囊性增生症

    B. 乳管内乳头状瘤

    C. 乳腺癌

    D. 乳腺纤维腺瘤

    E. 乳腺结核

20. 女性，26岁，双侧乳房胀痛1年，并触及不规则乳房肿块，伴有触痛，月经后症状有好转。考虑的诊断为

    A. 乳腺纤维腺瘤

    B. 乳腺炎

    C. 乳腺癌

    D. 乳腺乳管内乳头状瘤

    E. 乳腺囊性增生症

21. 下列哪项不是乳腺纤维腺瘤的特征

    A. 圆形、椭圆形

    B. 多数为单发性

    C. 月经期肿块明显增大

    D. 直径在 $1 \sim 5cm$ 间

    E. 好发于外上象限

22. WHO关于乳腺癌TNM分期中 $T_3$ 是指

肿瘤直径

A. ≤0.5cm      B. ≤1cm

C. >1cm, ≤2cm    D. >2cm, ≤5cm

E. >5cm

23. 女性，45岁，右乳无痛性肿块1年，肿块直径约2cm，右腋窝未扪及肿大淋巴结。最不可能的诊断是

    A. 乳腺囊性增生症

    B. 急性乳腺炎

    C. 乳腺癌

    D. 乳腺纤维腺瘤

    E. Paget病

24. 乳腺癌改良根治术中损伤患者胸长神经，患侧会出现

    A. 前锯肌瘫痪，翼状肩胛

    B. 上臂后内侧皮肤麻木

    C. 胸大肌外侧萎缩

    D. 前臂内旋、外展无力

    E. 胸小肌萎缩

25. 急性乳腺炎形成脓肿后切开引流，下列哪项不恰当

    A. 必要时做对口引流

    B. 切口应引流通畅

    C. 切口多选择按放射方向切开

    D. 不要分离脓肿隔膜，以防扩散

    E. 乳房后脓肿可做弧形切口

26. 乳腺癌中最常见的类型是

    A. 非浸润性癌

    B. 早期浸润性癌

    C. 浸润性特殊癌

    D. 浸润性非特殊癌

    E. 炎性乳腺癌

27. 女性，40岁，右乳房内肿块4cm×3cm，皮肤略回缩，基底不固定，右腋下2.5cm×1.5cm活动的淋巴结2个，质硬，病理证实为乳腺癌淋巴结转移。按国际标准，应属于

A. $T_2N_1M_0$      B. $T_1N_1M_0$

C. $T_3N_1M_0$      D. $T_3N_3M_0$

E. $T_3N_2M_0$

28. 女性，50岁，右乳外上象限包块3个月。查体：右乳外上象限可触及一3cm×2cm肿块，质较硬，表面不光滑，边界不清，无压痛。右腋窝可触及2枚质中、直径为1cm大小的淋巴结，活动。临床活检为右乳腺癌。TNM分期应属于

A. $T_1N_1M_0$      B. $T_2N_1M_0$

C. $T_2N_2M_0$      D. $T_1N_2M_0$

E. $T_3N_2M_0$

29. 乳腺钼靶检查，以下哪一项不是乳腺癌征象

    A. 乳腺局部区域3个圆形钙化

    B. 高密度影周围有透亮环

    C. 乳腺内泥沙样钙化

    D. 乳腺高密度毛刺影

    E. 临近高密度影的皮肤增厚凹陷

30. 下述哪些现象不是晚期乳腺癌的表现

    A. 患侧手臂水肿

    B. 乳房及周围有广泛的皮肤水肿

    C. 锁骨上淋巴结转移

    D. 患侧腋下多个淋巴结肿大

    E. 炎性癌

31. 女性，56岁，1年前洗澡时无意中扪及右侧乳房一肿块，无痛。查体：右乳外上象限见局限性皮肤凹陷，该部位能扪及3cm×2cm大小肿块。此处皮肤凹陷最可能的原因是

A. 癌肿浸润乳腺管

B. 癌细胞填塞皮内、皮下淋巴管

C. 癌肿侵犯Cooper韧带

D. 乳房充血水肿

E. 癌肿浸润乳腺小叶腺泡

32. 女性，65 岁，右乳头瘙痒 1 年，逐渐加重为刺痛、烧灼感，乳头有碎屑脱皮，轻度糜烂。首先应考虑诊断为
    A. Paget 病
    B. 乳腺增生症
    C. 乳腺乳管内乳头状瘤
    D. 乳腺炎
    E. 乳头皮肤鳞癌

33. 下列关于乳房淋巴引流途径的描述，错误的是
    A. 乳房大部分淋巴液引流至腋窝淋巴结
    B. 腋区淋巴结通常以胸大肌为标志分为腋下组、腋中组和腋上组
    C. 部分乳房内侧淋巴液引流至胸骨旁淋巴结
    D. 两侧乳房之间有皮下交通淋巴管
    E. 乳房深部淋巴网可经腹直肌鞘通向肝

34. 女性，38 岁，右侧血性乳头溢液。右侧乳晕区 1 点钟位近乳头处可触及小肿物，约黄豆大小，伴压痛，质中，界限不清，压迫时可见乳头溢出血性液体。最可能的诊断是
    A. 乳腺导管内增生
    B. 乳腺乳管内乳头状瘤
    C. 乳腺囊性增生症
    D. Paget 病
    E. 乳腺脓肿

35. 女性，38 岁，左乳外上象限可及 3cm×2cm 肿块，与周围皮肤有粘连，左腋窝可及 1cm 大的淋巴结、活动，未触及远处淋巴结。临床活检为左乳腺癌。TNM 分期应为
    A. $T_1N_1M_3$
    B. $T_2N_1M_0$
    C. $T_2N_2M_0$
    D. $T_1N_1M_0$
    E. $T_3N_2M_0$

36. 急性乳腺炎最常见的致病菌是
    A. 溶血性链球菌
    B. 肺炎球菌
    C. 白色葡萄球菌
    D. 厌氧菌
    E. 金黄色葡萄球菌

37. 乳腺癌内分泌治疗时需服用三苯氧胺，其用药时间通常为
    A. 1 年
    B. 8 年
    C. 5 年
    D. 10 年
    E. 半年

38. 对绝经后乳腺癌患者，内分泌治疗首选
    A. 赫赛汀
    B. 雌激素
    C. 紫杉醇
    D. 芳香化酶抑制剂
    E. 三苯氧胺＋氟尿嘧啶

39. 乳腺癌患者其乳腺包块大小约 5cm×5cm，病理诊断为浸润性导管癌，查淋巴结见转移癌（8/20），肺部 X 线检查发现转移灶。此病变为
    A. Ⅳ期
    B. 0 期
    C. Ⅰ期
    D. Ⅲ期
    E. Ⅱ期

40. 女性，75 岁，患高血压、冠心病，行右乳腺癌改良根治术，分期为 $T_2N_0M_0$，雌、孕激素受体均为阴性。手术后 2 年发现右胸壁结节，经手术切除证实为乳腺癌复发。此时应选择的治疗是
    A. 化学治疗
    B. 放射治疗
    C. 内分泌治疗
    D. 扩大切除右胸壁复发结节范围
    E. 不再继续治疗，临床密切观察

41. 影响乳腺癌预后的最主要因素是
    A. 手术切除范围
    B. 是否绝经

C. 患者年龄

D. 癌肿本身生物学特性

E. 肿块大小

42. 关于乳腺癌的叙述，哪项欠妥

    A. 肿瘤侵犯 Cooper 韧带，则产生酒窝征

    B. 右乳房下半部癌，转移到肝脏的机会可能较多

    C. 乳腺癌多发部位是乳腺外上象限，因为此处乳腺组织占大部分

    D. 皮内皮下淋巴管被癌细胞阻塞，则产生橘皮样变

    E. 乳腺癌是外科常见的癌症，彻底根治，手术可治愈

43. 关于乳腺癌转移的叙述，哪项欠妥

    A. 右乳房下半部癌较乳房其他部位癌，转移到肝脏的机会较多

    B. 乳腺癌可不经腔静脉系统直接转移到骨骼

    C. 乳腺癌最常见的远处转移为肺、骨、肝

    D. 血行转移多发在乳腺癌晚期

    E. 乳腺癌的骨转移大多是多发性的

44. 下列不属于乳腺癌内分泌治疗的是

    A. 口服三苯氧胺

    B. 切除肾上腺

    C. 切除卵巢

    D. 口服大剂量甲羟孕酮

    E. 雌激素替代疗法

45. 不能获得乳腺肿瘤病理学诊断的检查方法为

    A. 钼靶下乳腺导管造影

    B. 钼靶下乳腺定位穿刺

    C. 乳腺肿物冷冻切片

    D. 乳腺肿物细针穿刺涂片

    E. 乳头溢液涂片

46. 临床诊断为 Ⅳ 期的乳腺癌患者，最佳治疗方案为

    A. 改良乳腺癌根治切除术

    B. 单纯乳房切除术

    C. 乳腺癌根治切除术

    D. 扩大乳腺癌根治切除术

    E. 姑息性手术＋化学治疗＋放射治疗

二、共用题干单选题：以下提供若干个案例，每个案例下设若干道试题，每道试题有五个备选答案，请选择一个最佳答案。

(47~48 题共用题干)

    女性，25 岁，产后 3 周，左乳房胀痛，伴发热。查左乳房内上象限压痛，有波动感。

47. 确诊应先做

    A. B 超　　　　　B. CT 检查

    C. 乳腺穿刺　　　D. 细胞学检查

    E. MRI

48. 乳腺脓肿确诊后，最重要的治疗是

    A. 全身应用抗生素

    B. 局部温热敷

    C. 沿乳管做放射状切开引流

    D. 吸尽乳汁，停止哺乳

    E. 局部应用抗生素

三、共用备选答案单选题：以下提供若干组试题，每组试题共用试题前列出的五个备选答案，请为每道试题选择一个最佳答案。每个备选答案可能被选择一次、多次或不被选择。

(49~51 题共用备选答案)

    A. 乳腺癌改良根治术＋他莫昔芬治疗

    B. 肿块切除＋放射治疗

    C. 乳腺单纯切除术

    D. 乳腺扩大根治术

    E. 术前放射治疗＋全身化疗后，行乳腺单纯切除术并继续化疗

49. 女性，59 岁，右乳腺癌直径 2.0cm，腋窝淋巴结无癌转移，雌、孕激素受体阳性。治疗方案宜选择

50. 女性，30 岁，哺乳期发现炎性乳腺癌，乳腺皮肤橘皮样变，肿块侵及整个乳房。治疗方案宜选择

51. 女性，85 岁，左乳腺癌直径 1cm，雌、孕激素受体阴性。治疗方案宜选择

（52～54 题共用备选答案）

  A. 乳腺内有多发胀痛、质韧之肿块

  B. 乳腺内有红肿触痛、伴波动感的包块

  C. 乳腺内有单发、光滑、活动度大的肿物

  D. 乳腺内有单发、质硬、活动度差的肿物

  E. 乳腺内有单发囊性结节

52. 最可能为乳腺癌的是

53. 最可能为乳腺脓肿的是

54. 最可能为乳腺纤维腺瘤的是

（55～57 题共用备选答案）

  A. 轮辐状切口

  B. "＋"字状切口

  C. 弧形切口

  D. "2"形切口

  E. 梭形切口

55. 外上象限的乳房脓肿，其切开引流的切口是

56. 乳房深部脓肿，其切开引流的切口是

57. 外上象限的乳腺癌，其手术切口是

（58～59 题共用备选答案）

  A. 乳头血性溢液

  B. 棕褐色溢液

  C. 黄色或黄绿色溢液

  D. 乳白色溢液

  E. 浆液性无色溢液

58. 乳房囊性增生病可出现

59. 有阻塞的乳管内乳头状瘤可出现

（60～61 题共用备选答案）

  A. 乳腺钼靶

  B. 乳腺 B 超

  C. 乳腺红外热图

  D. 乳腺针吸细胞学检查

  E. 乳头溢液涂片

60. 鉴别乳腺囊实性病变宜选择

61. 临床发现乳头溢液而未可触及肿物时应选择

**四、案例分析题：为不定项选择题，试题由一个病历和多个问题组成。每个问题有六个及以上备选答案，选对 1 个给 1 个得分点，选错 1 个扣 1 个得分点，直扣至得分为 0。**

（62～67 题共用题干）

  女性，65 岁，发现右侧乳房包块半年就诊，既往体健。查体：右侧乳腺外上象限近乳头处可触及约 3cm×1.5cm 质硬包块，无压痛，边界尚清，局部皮肤稍凹陷，腋窝未触及明显肿大淋巴结。

62. 明确乳腺包块性质，临床最有意义的检查是

  A. 红外线摄影图像

  B. 钼靶 X 线检查

  C. CT 检查

  D. 切除或穿刺活检病理检查

  E. 红外线摄影图像＋CT 检查

  F. 钼靶 X 线＋切除或穿刺活检病理检查

63. 最可能的诊断是（提示：钼靶 X 线检查发现右乳房内高密度影肿物，边缘呈毛刺状，可见小簇状、沙砾样钙化）

  A. 乳腺癌

  B. 乳腺纤维腺瘤

  C. 乳房脂肪瘤

D. 乳腺囊性增生病

E. 乳管内乳头状瘤

F. 浆细胞性乳腺炎

64. 根据患者情况，手术方式宜采取（提示：经检查，临床诊断乳腺浸润性导管癌）

A. 乳房单纯切除术

B. 肿瘤局部切除术

C. 乳腺癌根治术

D. 乳腺区段切除＋腋窝淋巴结清扫术

E. 乳腺癌改良根治术

F. 乳腺癌扩大根治术

65. 患者的 TNM 分期为（提示：手术后标本病理检查发现右腋下淋巴结癌转移 1/3）

A. $T_1N_1M_0$　　　　B. $T_1N_2M_0$

C. $T_2N_1M_0$　　　　D. $T_3N_1M_0$

E. $T_2N_2M_0$　　　　F. $T_3N_2M_0$

66. 患者的临床分期为

A. 0 期　　　　B. Ⅰ 期

C. Ⅱ A 期　　　　D. Ⅱ B 期

E. Ⅲ 期　　　　F. Ⅳ 期

67. 患者术后可考虑的后续治疗是（提示：组织免疫组化染色结果：雌激素、孕激素受体均为阳性，HER－2 表达强阳性）

A. 免疫治疗　　　　B. 化学治疗

C. 内分泌治疗　　　　D. 放射治疗

E. 中药治疗　　　　F. 分子靶向治疗

（68～72 题共用题干）

　　女性，44 岁，因发现左侧乳腺无痛性肿物 1 周入院。患者于 1 周前无意中发现左侧乳房肿物，质硬，可推动，无疼痛感，局部皮肤无红肿，无压痛，无胸闷、心悸，无咳嗽、发热，无腹痛。

68. 入院后初步应考虑哪些疾病

A. 乳腺癌

B. 乳腺囊肿

C. 急性乳腺炎

D. 慢性乳腺炎

E. 乳管内乳头状瘤

F. 乳房纤维腺瘤

69. 该患者入院后应予以哪些检查

A. 胸片　　　　B. 心电图

C. 腹部 CT　　　　D. 胸部 B 超

E. 红外线检查　　　　F. CEA

70. 下面哪些可作为该病诊断依据（提示：患者查体：左侧乳房可扪及一个大小约 5cm×6cm 肿物，质硬，边界清楚，活动度好，双侧腋窝未见异常，取肿物组织活检示乳腺癌）

A. 病史

B. 体格检查左侧乳房可扪及一个约 5cm×6cm 肿物，质硬，边界清楚

C. 组织活检

D. 钼钯检查

E. 胸部 CT

F. 腹部 CT

71. 下面哪些是乳腺癌与乳腺纤维腺瘤的区别

A. 乳腺纤维腺瘤常见于青年女性

B. 纤维腺瘤大多数为圆形或椭圆形

C. 纤维腺瘤一般边界清楚，活动度大

D. 纤维腺瘤病情发展缓慢

E. 纤维腺瘤多见有乳房肿胀

F. 纤维腺瘤与月经有关

72. 该患者应行的治疗是

A. 单纯肿物切除

B. 乳腺癌根治术＋术后化疗

C. 单纯肿物切除＋术后放疗

D. 乳腺大部分切除

E. 乳腺癌根治术

F. 中药治疗

（73～75 题共用题干）

女性，43 岁，右乳房胀痛已 3 年余，月经前显著，月经后胀痛缓解。近期症状加重，月经前后均感胀痛，且自感触及肿块。

73. 如果该患者在右乳房扪及肿块，下列哪项辅助检查对诊断最有价值
   A. 乳房钼靶 X 线摄片
   B. 红外线热图像检查
   C. 活组织切片检查
   D. B 超检查
   E. 乳头溢液涂片检查
   F. CT 检查

74. 右乳房内上象限扪及 3cm×3cm 肿块，质地偏硬，边界不太清楚，与皮肤胸肌无粘连；右腋下可扪及肿大淋巴结 3 个，质韧，约蚕豆大小，活动良好。病理证实乳腺癌淋巴结转移，则 TNM 分期应为
   A. $T_1N_1M_0$　　　　B. $T_1N_2M_0$
   C. $T_2N_1M_0$　　　　D. $T_{1～2}N_2M_0$
   E. $T_{1～2}N_3M_0$　　F. $T_{1～3}N_2M_0$

75. 确诊为乳腺癌后，优先采用下列何种治疗方法
   A. 局部切除术　　　B. 根治切除术
   C. 化学药物治疗　　D. 放射治疗
   E. 激素治疗　　　　F. 卵巢切除

## 参考答案与解析

1. E　　2. E　　3. B　　4. E　　5. C　　6. B
7. D　　8. C　　9. B　　10. A　　11. C　　12. B
13. D　　14. E　　15. B　　16. B　　17. E　　18. C
19. C　　20. E　　21. C　　22. E　　23. B　　24. A
25. D　　26. D　　27. A　　28. C　　29. A　　30. D
31. C　　32. A　　33. B　　34. B　　35. B　　36. E
37. C　　38. D　　39. A　　40. B　　41. D　　42. E
43. E　　44. E　　45. A　　46. E　　47. C　　48. C

49. A　　50. E　　51. B　　52. D　　53. B　　54. C
55. A　　56. C　　57. E　　58. C　　59. B　　60. B
61. E　　62. F　　63. A　　64. E　　65. C　　66. D
67. BCF　　68. AEF　　69. AB　　70. ABCDE
71. ABCD　　72. B　　73. C　　74. C　　75. B

4. E。**解析：** 乳腺囊性增生症常见单侧或双侧乳房胀痛或触痛。病程为 2 个月至数年不等，大多数患者具有周期性疼痛的特点，月经前期发生或加重，月经后减轻或消失。

7. D。**解析：** 乳头溢液通常由下列疾病引起：乳腺乳管内乳头状瘤、乳管扩张症、乳腺囊性增生症、乳腺癌、乳腺急慢性炎症、垂体肿瘤和药物等其他原因。

8. C。**解析：** 癌肿细胞中 ER 含量高者称激素依赖性肿瘤，内分泌治疗效果较好，首选三苯氧胺。三苯氧胺系非甾体激素的抗雌激素药物，其结构式与雌激素相似，可在靶器官内与雌二醇争夺 ER，三苯氧胺、ER 复合物能影响 DNA 基因转录，从而抑制肿瘤细胞生长。

9. B。**解析：** 75% 左右的乳腺癌位于乳腺的外上象限。

10. A。**解析：** 乳管内乳头状瘤因其瘤体很小，带蒂而有绒毛，且有很多壁薄的血管，故容易出血，所以常可以从乳头溢出血性液体。

11. C。**解析：** 癌肿累及 Cooper 韧带，可使其缩短而致肿瘤表面皮肤凹陷，此表现称为"酒窝征"。

12. B。**解析：** 目前多认为乳腺囊性增生病与内分泌失调及精神因素有关，女性激素代谢障碍，雌激素相对增多，雌、孕激素比例失调，使乳腺实质增生过度和复旧不全。

13. D。**解析：** 邻近乳头或乳晕的癌肿因侵入乳管使之缩短，可把乳头牵向癌肿一侧，进而使乳头扁平、回缩、凹陷。癌

块继续增大，如皮下淋巴管被癌细胞堵塞，引起淋巴回流障碍，出现真皮水肿，皮肤呈"橘皮样"改变。

14. E。**解析**：腋窝淋巴结群包括锁骨下淋巴结（腋顶部）、中央群、肩胛下群、胸肌群。锁骨上淋巴结不属于腋窝淋巴结群。

15. B。**解析**：乳管内乳头状瘤一般属良性，恶变率为6%～8%，尤其对起源于小乳管的乳头状瘤，应警惕其恶变的可能。

17. E。**解析**：根据患者表现，可诊断为乳腺囊性增生病，本病是妇女多发病，常见于中年妇女。临床表现为乳房胀痛和肿块，特点是部分患者具有周期性。往往是月经前加重，月经后缓解。治疗主要是对症治疗，可用中药或中成药调理。

18. C。**解析**：乳房脓肿切开引流切口常用和乳管走行相平行的轮辐方向呈放射状的切口。对少部分乳房深部大脓肿或乳房后脓肿则可做乳房下缘弧形切口。

19. C。**解析**：老年女性，发现乳腺质硬肿块，最可能为乳腺癌。

20. E。**解析**：乳腺囊性增生症的突出表现是乳房胀痛和肿块，特点是部分患者有周期性。疼痛与月经周期有关，往往在月经前疼痛加重，月经来潮后减轻或消失，有时整个月经周期都有疼痛。

22. E。**解析**：TNM 分期：T 原发肿瘤，Tis：原位癌，非浸润性导管癌及未查到乳腺肿块的乳头湿疹样癌；$T_0$：未查出原发癌瘤；$T_1$：癌瘤最大径 ≤2cm；$T_2$：肿瘤最大径 >2cm，≤5cm；$T_3$：癌瘤最大径 >5cm；$T_4$：癌瘤无论大小直接侵犯皮肤或胸壁。

23. B。**解析**：急性乳腺炎的患者主要症状是乳房疼痛、局部红肿、发热，常伴有患侧淋巴结肿大、压痛、白细胞升高等。

24. A。**解析**：胸长神经起自臂丛锁骨上部，$C_{5～7}$脊神经根，从腋顶穿出，经臂丛后方进入腋窝，沿胸侧壁下行分布于前锯肌，伴随胸外侧动脉下降。损伤此神经可引起前锯肌瘫痪，出现"翼状肩"体征。

25. D。**解析**：乳腺多间隔脓肿应尽量使其相互通畅，最好在脓腔最低处另做切口对口引流。

26. D。**解析**：浸润性非特殊癌是乳腺癌中最常见的类型，占80%。

27. A。**解析**：TNM 分期：T 原发肿瘤，5cm ≥ 肿瘤最大径 >2cm 为 $T_2$；N 区域淋巴结，乳腺癌同侧腋窝淋巴结转移证明是 $N_1$；M 远处转移，无远处转移故为 $M_0$。所以本例属于 $T_2N_1M_0$。

28. B。**解析**：肿瘤直径 2～5cm 为 $T_2$；同侧可及肿大淋巴结，活动，为 $N_1$；无远处转移为 $M_0$。因此，该患者的 TNM 分期为 $T_2N_1M_0$。

29. A。**解析**：乳腺癌在钼靶上的重要表现首先是乳房内高密度肿块，多表现为边缘有毛刺状浸润表现，可见小叉状、沙砾状、成簇的钙化点。腋窝淋巴结有肿大者也可以在钼靶的斜位片上显示。乳腺的良性肿物钼靶影像主要为质地均匀中等密度肿物，边缘光滑，如有钙化则主要为圆圈、小斑片的钙化。乳腺局部区域 3 个圆形钙化为良性表现。

30. D。**解析**：乳房及周围有广泛的皮肤水肿，说明乳腺癌与皮肤广泛粘连，皮肤呈"橘皮样"改变，为晚期乳腺癌的特征。患侧手臂水肿是由于癌细胞堵塞腋窝主要的淋巴管，引起该侧手臂淋巴回流障碍。锁骨上淋巴结肿大，是晚期乳腺癌的表现。炎性癌恶性程度高，出现症状即为晚期癌。

32. A。**解析**：Paget 病即乳头湿疹样乳腺癌。其表现有：乳头有瘙痒、烧灼感，以后出现乳头和乳晕的皮肤变粗糙、糜烂、湿疹样，进而形成溃疡，有时覆盖黄褐色鳞屑样痂皮。

33. B。解析：腋区淋巴结通常以胸小肌为标志分为腋下组、腋中组和腋上组。

34. B。解析：乳腺乳管内乳头状瘤可见于任何年龄的妇女，约75%的病例发生于大乳管近乳头的膨大部分。查体时部分患者可在乳头附近扪到较小的质软肿块，轻压乳头可流出血性液体。

35. B。解析：肿瘤直径 2~5cm 为 $T_2$；同侧可及肿大淋巴结，活动，为 $N_1$；无远处转移为 $M_0$。因此，该患者的 TNM 分期为 $T_2N_1M_0$。

36. E。解析：急性乳腺炎致病菌以金黄色葡萄球菌为主，链球菌次之。分娩后妇女全身抗病力一般均有不同程度的下降，初产妇女皮肤柔嫩、乳头易被婴儿吮伤，且缺乏哺乳经验易致乳汁淤积，继发感染。细菌主要经乳头破损皲裂处沿淋巴管入侵，亦可因乳头不洁或婴儿口腔炎直接侵入乳管，在淤积的乳汁中生长繁殖，引起化脓性感染。

47. C。解析：患者左乳房胀痛、发热，可扪及波动感，怀疑乳腺脓肿，穿刺抽到脓液后即可确诊。

48. C。解析：脓肿形成后，最重要的治疗是切开引流脓液。

55~57. A、C、E。解析：乳房脓肿引流时，为避免损伤乳管而形成乳瘘，应做轮辐状切口，乳晕下脓肿应沿乳晕边缘做弧形切口。深部脓肿或乳房后脓肿可沿乳房下缘做弧形切口，经乳房后间隙引流。外上象限的乳腺癌，应做梭形切口，可直接切除乳房，同时切除腋窝淋巴结。

67. BCF。解析：浸润性乳腺癌伴腋窝淋巴结转移是应用辅助化疗的指征。患者雌、孕激素受体均阳性，可选用内分泌治疗。患者 HER-2 表达强阳性，选用分子靶向治疗效果好。

69. AB。解析：入院后应完善胸片、心电图等术前常规检查，做好手术准备。

70. ABCDE。解析：病史、体格检查及乳腺超声、钼靶检查或 CT 是乳腺癌临床诊断的重要依据。确诊乳腺癌，要通过组织活检进行病理检查。腹部 CT 对诊断乳腺癌没有意义。

71. ABCD。解析：乳腺纤维腺瘤常见于青年妇女，肿瘤大多为圆形或椭圆形，边界清楚，活动度大，发展缓慢，一般易于诊断。

72. B。解析：患者 $T_3N_0M_0$，属于乳腺癌 Ⅱ 期，应行乳腺癌根治术＋术后化疗。

73. C。解析：中年妇女乳房内发现肿块，应考虑乳腺癌的可能。对于肿块性质，最准确的方法是将肿块完整切下行病理学检查。

74. C。解析：乳腺癌 TNM 分期：①T 代表原发肿瘤，患者肿块 3cm×3cm，为 $T_2$（2cm＜癌瘤长径≤5cm）；②N 代表区域淋巴结，患者右腋下 3 个肿大淋巴结，活动良好，为 $N_1$；③M 代表远处转移，患者无远处转移，为 $M_0$。故患者 TNM 分期为 $T_2N_1M_0$。

75. B。解析：对于乳腺癌，若有手术机会，应尽可能行根治手术切除癌肿。根据患者 TNM 分期，考虑为 Ⅱ 期，可行手术治疗。

# 第四章  周围血管疾病

**一、单选题：以下每道试题有五个备选答案，请选择一个最佳答案。**

1. 诊断原发性下肢深静脉瓣膜功能不全最可靠的检查方法是
   - A. Pratt 试验
   - B. Buerger 试验
   - C. 下肢深静脉造影
   - D. Perthes 试验
   - E. Trendelenburg 试验

2. 男性，50 岁，右腹股沟疝修补术后第 5 天，卧床，既往有脑血栓病史。体温 38℃，右下肢皮温升高，自股部以下较左下肢明显增粗肿胀，无明显触痛。最可能的诊断是
   - A. 切口感染
   - B. 右下肢深静脉血栓
   - C. 右下肢蜂窝织炎
   - D. 右下肢丹毒
   - E. 右股动脉栓塞

3. 血栓闭塞性脉管炎的保守治疗中，应排除
   - A. 防止患肢外伤
   - B. 局部保暖，但不宜过热
   - C. 中西医扩张血管的药物治疗
   - D. 步行锻炼，每日 3 次，每次 0.5km
   - E. 绝对禁烟

4. 男性，69 岁，因突发腹痛 3 小时，伴恶心、呕吐就诊。腹痛为持续性，剧烈，不能忍受。查体：BP 140/70mmHg，P 98 次/分，律不齐；腹平软，腹部散在压痛，无反跳痛及肌紧张，肠鸣音稍活跃，移动性浊音阴性。患者既往有冠心病、房颤史多年。予盐酸哌替啶 100mg 肌注后腹痛仍无缓解。以下哪项检查对诊断最有帮助
   - A. 腹部 B 超
   - B. 腹部 CT
   - C. 选择性腹部血管造影
   - D. 纤维胃镜
   - E. 纤维结肠镜

5. 由于各种原因，血栓闭塞性脉管炎的患者不同意手术，下列非手术治疗不恰当的是
   - A. 高压氧疗
   - B. 血管扩张药
   - C. 中药治疗
   - D. 足部热疗
   - E. Buerger 运动

6. 测定下肢动脉有无供血不全的方法是
   - A. Rovsing 征
   - B. Murphy 征
   - C. Buerger 试验
   - D. Perthes 试验
   - E. Trendelenburg 试验

7. 男性，35 岁，右下肢麻木、发凉、怕冷 2 年，每行走约 1km 需停下休息。查体：右下肢皮温较对侧低，色泽苍白，右足背动脉搏动弱。诊断考虑为
   - A. Buerger 病
   - B. 右下肢深静脉血栓形成
   - C. 右下肢动脉硬化性闭塞
   - D. Raynaud 综合征
   - E. 右下肢血栓性浅静脉炎

8. 下列哪项是血栓闭塞性脉管炎营养障碍期的主要表现
   - A. 游走性静脉炎
   - B. 间歇性跛行
   - C. 肢端发黑，干性坏疽
   - D. 持续性静息痛
   - E. 患肢末端经久不愈的溃疡

9. 血栓闭塞性脉管炎施行腰交感神经切除术时，应切除
   - A. 病侧第 2、3、4 腰交感神经节及神

经链

B. 病侧及对侧第 2 腰交感神经节及神经链

C. 病侧第 2 腰交感神经节及神经链

D. 病侧第 3、4 腰交感神经节及神经链

E. 病侧及对侧第 3、4 腰交感神经节及神经链

10. 女性，68 岁，因子宫内膜癌行盆腔廓清术后 3 天，诉左小腿轻度疼痛。查体：左足轻度可凹性水肿，左腓肠肌压痛且足背伸时疼痛加剧，足背动脉搏动好。最简捷的诊断方法是

A. 血生化检查

B. 下肢动脉造影

C. 下肢静脉造影

D. 下肢血管 Doppler 超声检查

E. 血清肿瘤标志物检查

11. 下列关于动脉瘤的描述中，哪项是恰当的

A. 在我国感染是最常见的病因

B. 手术是动脉瘤最有效的治疗方法

C. 最典型的临床表现是搏动性肿块和舒张期杂音

D. 穿刺对于动脉瘤的诊断没有帮助

E. 多发性动脉瘤，包括伴广泛性动脉粥样硬化的患者均可手术治疗

12. 急性肠系膜上动脉出口处栓塞，坏死的肠段包括

A. 远端小肠及右半结肠

B. 全部小肠

C. 屈氏韧带以下的小肠

D. 右半结肠

E. 屈氏韧带以下的小肠及右半结肠

13. 关于动脉硬化性闭塞，说法不恰当的是

A. 最常发生于冠状动脉

B. 血管壁内常有钙质沉积

C. 病变多为节段型

D. 与高血脂有密切关系

E. 保守治疗主要是降低血脂，促进侧支循环形成

14. 下列哪项是血栓闭塞性脉管炎最突出的症状

A. 患肢疼痛

B. 患肢溃疡

C. 游走性浅静脉炎

D. 患肢皮肤色泽改变

E. 患肢动脉搏动减弱

15. 有关海绵状血管瘤的叙述，错误的是

A. 一般由小静脉和脂肪组织构成

B. 主要生长在肌肉之间

C. 肿块软，界限不清

D. 手术前可通过血管造影确定手术范围

E. 可通过局部注射硬化剂来治疗

16. 有关血栓性静脉炎与静脉血栓形成的区别，错误的是

A. 前者一般位于浅静脉，后者位于深静脉

B. 前者局部炎症反应明显，后者局部症状明显

C. 前者一般无静脉回流障碍，后者常伴有回流障碍

D. 前者治疗以局部对症治疗为主，后者以抗凝、溶栓为主

E. 前者易并发肺栓塞，后者常后遗深静脉功能不全

17. 有关血栓闭塞性脉管炎，错误的是

A. 主要侵袭四肢

B. 早期主要是细菌感染引起

C. 病变一般自动脉开始

D. 受累血管发硬而缩窄

E. 间歇性跛行是早期症状之一

18. 下列关于急性肠系膜上动脉栓塞的临床表现，不恰当的是
    A. 既往史中常有冠心病或房颤史
    B. 剧烈腹部绞痛，药物难以缓解
    C. 早期即出现明显的腹膜刺激征
    D. 频繁呕吐
    E. 可于早期出现休克

19. 下列哪项是判断血栓闭塞性脉管炎闭塞部位的准确方法
    A. 仔细检查肢体各动脉搏动情况
    B. 静脉注射硫酸镁 10ml
    C. 肢体抬高试验
    D. 行交感神经阻滞
    E. 动脉造影

20. 肢体抬高试验（Buerger 试验）结果阳性主要用于确诊
    A. 原发性下肢深静脉瓣膜功能不全
    B. 单纯性大隐静脉曲张
    C. 深静脉血栓形成
    D. 动静脉瘘
    E. 血栓闭塞性脉管炎

21. 女性，32 岁，近两年来反复出现双手手指麻木和疼痛症状，顺序性发作，手部皮肤苍白、青紫、潮红。查体：P 88 次/分，BP 115/75mmHg，双侧桡动脉搏动正常。最可能的诊断是
    A. 雷诺综合征
    B. 血栓闭塞性脉管炎
    C. 血栓性浅静脉炎
    D. 损伤性动静脉瘘
    E. 深静脉血栓形成

22. 下列有关下肢静脉曲张并发血栓性静脉炎的叙述，不恰当的是
    A. 血栓性静脉炎局部表现为红、肿、热、痛
    B. 常由于外伤诱发曲张静脉产生血栓性静脉炎

    C. 日常活动时，可穿弹力袜
    D. 常规应用抗生素控制感染
    E. 待炎症反应消退后，可行手术治疗

23. 男性，50 岁，右侧下肢静脉曲张已 10 年，劳动后肢体肿胀、发炎及溃疡经久不愈。应行
    A. 局部药物治疗
    B. 抗感染治疗
    C. 手术治疗
    D. 弹性绷带包扎治疗
    E. 物理治疗

24. 下肢静脉曲张并发溃疡的常见部位是
    A. 足趾
    B. 小腿下 1/3 外侧
    C. 足背
    D. 小腿下 1/3 内侧
    E. 小腿中 1/3 内侧

25. 下肢静脉曲张，行 Perthes 试验是为了检查
    A. 大隐静脉瓣膜功能
    B. 小隐静脉瓣膜功能
    C. 交通支静脉瓣膜功能
    D. 大隐静脉瓣膜功能
    E. 深静脉有无阻塞

26. 下肢静脉曲张的主要并发症是
    A. 小腿丹毒
    B. 深静脉瓣膜功能不全
    C. 小腿溃疡
    D. 深静脉血栓形成
    E. 足部溃疡

27. 深静脉血栓形成最常见的类型是
    A. 周围型          B. 中央型
    C. 混合型          D. 继发型
    E. 原发型

28. 髂股静脉血栓形成后可发生的严重致命并发症为

A. 下腔静脉阻塞

B. 肺栓塞

C. 血栓性静脉炎

D. 下肢动脉闭塞，肢体缺血坏死

E. 下肢溃疡、感染致全身感染

29. 男性，78 岁，左下肢深静脉血栓，准备行非手术治疗。下列措施不恰当的是

  A. 使用右旋糖酐、双嘧达莫等进行祛聚治疗

  B. 抗凝治疗，使用肝素和华法林维持 2 个月左右

  C. 卧床休息 1 周后，可给予尿激酶溶栓治疗

  D. 卧床休息 10 天左右，抬高患肢

  E. 起床活动时，穿弹力袜或用弹力绷带

30. 下肢静脉的解剖特点应除外

  A. 下肢静脉瓣膜的作用是使血液由浅至深，由下至上流动

  B. 隐股静脉连接处均有隐股静脉瓣膜

  C. 静脉瓣膜和静脉壁离心越远，强度越差

  D. 在深浅静脉交通支中不存在静脉瓣膜

  E. 静脉瓣膜缺陷是静脉瓣膜功能不全的主要原因

31. 大隐静脉汇入深静脉前的属支，应除外

  A. 旋髂浅静脉　　B. 腹壁浅静脉

  C. 阴部外静脉　　D. 腹壁下静脉

  E. 股内侧静脉

32. 下肢静脉曲张晚期的临床表现中，最主要的是

  A. 小腿水肿

  B. 色素沉着

  C. 皮肤厚硬

D. 小腿下 1/3 内侧溃疡

E. 局部瘙痒

33. 下肢静脉曲张，根据哪项表现可判断深浅静脉交通支瓣膜功能障碍

  A. 胫前外侧出现皮肤营养性变化

  B. 胫前内侧出现皮肤营养性变化

  C. 胫前出现皮肤营养性变化

  D. 足靴区出现皮肤营养性变化

  E. 踝部出现皮肤营养性变化

34. 大隐静脉曲张患者，根据其解剖生理特点，下列哪项是判断是否手术的关键

  A. Pratt 试验

  B. Trendelenburg 试验

  C. Perthes 试验

  D. Buerger 试验

  E. 毛细血管充盈试验

35. 男性，32 岁，既往健康，有烟酒嗜好。1 年前发现左上肢"红线"，伴肿硬、压痛。5 个月前感觉右下肢凉、怕冷、麻木，行走 200 米出现小腿疼痛。近 1 个月症状加重，出现夜间疼痛。查体：右下肢发绀，皮温凉，右股动脉弹性好，足背及胫后动脉搏动未触及。诊断应考虑为

  A. 右下肢血栓性浅静脉炎

  B. 下肢静脉曲张

  C. 动脉硬化闭塞症

  D. 血栓闭塞性脉管炎

  E. 下肢深静脉血栓

36. 男性，68 岁，因心肌梗死住院治疗。早餐后突感脐周和上腹部绞痛，当时患者脸色苍白，大汗淋漓，1 小时后疼痛减轻。右下腹有压痛，不久出现全腹膨隆，肠鸣音消失，明显休克体征。最可能的诊断是

  A. 急性盲肠憩室炎

B. 横结肠癌

C. 急性胆囊炎

D. 肠系膜上动脉栓塞

E. 急性阑尾炎并穿孔

37. 下列关于假性动脉瘤的说法，恰当的是

    A. 属于动脉粥样硬化性动脉瘤

    B. 血管壁部分由纤维组织构成的局部扩张

    C. 血管壁全层局部扩张

    D. 检查时有震颤并可听到连续性杂音

    E. 压迫动脉瘤出口部出现血压升高，脉压缩小及脉缓的现象

38. 男性，39 岁，患下肢静脉曲张 2 年。平卧下肢曲张静脉消失后，在腹股沟下方扎橡胶带阻断大隐静脉，然后让患者站立，曲张静脉迅速充盈。考虑诊断为

    A. 原发性下肢深静脉瓣膜功能不全

    B. 隐股静脉瓣膜功能不全

    C. 交通支瓣膜功能不全

    D. 下肢深静脉血栓形成

    E. 单纯性大隐静脉曲张

**二、共用备选答案单选题：以下提供若干组试题，每组试题共用试题前列出的五个备选答案，请为每道试题选择一个最佳答案。每个备选答案可能被选择一次、多次或不被选择。**

(39 ~ 40 题共用备选答案)

    A. 肢体抬高试验（Buerger 试验）

    B. 硫酸镁静脉滴注试验

    C. 交感神经阻滞试验

    D. 下肢动脉搏动试验

    E. 动脉造影

39. 判断血管闭塞的程度应做

40. 判断血管有无痉挛应做

(41 ~ 42 题共用备选答案)

    A. 高位结扎术或瓣膜环缩术

    B. 高位结扎加静脉剥脱术

    C. 筋膜下交通支结扎术

    D. 局部注射硬化剂

    E. 非手术治疗

41. 对下肢静脉曲张较有效且常用的术式是

42. 小范围静脉曲张或术后残余病变可做

**三、案例分析题：为不定项选择题，试题由一个病历和多个问题组成。每个问题有六个及以上备选答案，选对 1 个给 1 个得分点，选错 1 个扣 1 个得分点，直扣至得分为 0。**

(43 ~ 45 题共用题干)

    男性，54 岁，左下肢浅静脉曲张 10 年，突发左小腿内侧肿痛 1 天。局部皮肤出现硬索条状物，红肿明显，不能碰触。查体：体温 37.2℃，左下肢可见曲张浅静脉，小腿内侧沿大隐静脉走行可触及硬索条，触痛（＋），局部皮温略高，皮色略红，左下肢可凹性水肿（±）。

43. 结合患者症状、体征，考虑其诊断为

    A. 丹毒

    B. 左下肢深静脉血栓形成

    C. 血栓性浅静脉炎

    D. 血栓闭塞性脉管炎

    E. 丝虫感染

    F. 动脉瘤

44. 为明确诊断，下一步需进行的检查是

    A. 左下肢静脉彩色多普勒超声检查

    B. 左下肢动脉无损伤周围血管检查

    C. 静脉造影

    D. 静脉核素显像

    E. 淋巴核素造影

    F. 左下肢 CT 检查

    G. 动脉造影

45. 患者目前最佳的治疗方案为
    A. 静脉滴注大剂量青霉素
    B. 适当卧床休息，抬高患肢
    C. 局部按摩、理疗
    D. 立即手术
    E. 溶栓治疗
    F. 局部应用肝素软膏

（46～48 题共用题干）

男性，56 岁，双下肢浅静脉迂曲扩张多年，近 1 年来足踝部皮肤颜色发黑，伴瘙痒。

46. 为明确诊断，应首先进行的检查是
    A. 下肢静脉彩色超声多普勒检查
    B. 静脉造影
    C. MRI 深静脉成像
    D. Pratt 试验
    E. 双下肢动脉无创血管检查
    F. 下肢静脉无创血管检查
    G. 超声心动图

47. 为进一步明确诊断并制定手术治疗方案，最可靠的检查方法为（提示：超声检查显示患者双下肢深静脉回流通畅，双股浅静脉重度反流，怀疑为原发性下肢深静脉瓣膜功能不全）
    A. 下肢静脉超声多普勒检查
    B. 静脉造影
    C. MRI 深静脉成像
    D. Perthes 试验
    E. 下肢静脉核素显像
    F. Pratt 试验

48. 可行的手术方式为（提示：静脉造影结果支持原发性下肢深静脉瓣膜功能不全的诊断）
    A. 单纯股浅静脉瓣手术
    B. 单纯大隐静脉剥脱术
    C. 单纯交通支静脉结扎术

D. 股浅静脉瓣手术 + 大隐静脉剥脱 + 交通支静脉结扎术
    E. 自体大隐静脉耻骨上转流术
    F. 股浅静脉瓣手术 + 大隐静脉剥脱术
    G. 股浅静脉瓣手术 + 交通支静脉结扎术

（49～51 题共用题干）

男性，46 岁，因行腰椎间盘手术卧床 5d，左下肢突发肿胀、疼痛 1d。体温 37.5℃，并感胸闷、气短，有咳血。否认糖尿病、冠心病史及肿瘤病史。一般状况良好，血压 135/80mmHg，心率 88 次/分。左下肢水肿明显，张力大，肢围增粗，腹股沟及腓肠肌压痛（+）。右下肢无肿胀，张力正常。双下肢无浅静脉曲张及色素沉着，双侧足背及胫后动脉搏动（+ + + +）。

49. 患者初步诊断为
    A. 丹毒
    B. 急性深静脉血栓
    C. 血肿
    D. 股青肿
    E. 静脉曲张
    F. 血栓闭塞性脉管炎
    G. 神经压迫症状

50. 需要进行的检查是
    A. 血培养
    B. 静脉彩超
    C. 肺动脉 CTA
    D. D – Dimer
    E. 胸部 CT 平扫 + 增强
    F. 双下肢 CT

51. 针对该患者，正确的治疗包括
    A. 急诊手术取栓
    B. 静脉造影
    C. 抗凝治疗
    D. 放置下腔静脉滤器
    E. 溶栓治疗

F. 动脉支架术

G. 抬高患肢

## 参考答案与解析

1. C　　2. B　　3. D　　4. C　　5. D　　6. C
7. A　　8. D　　9. A　　10. D　　11. B　　12. E
13. A　　14. A　　15. B　　16. E　　17. B　　18. C
19. E　　20. E　　21. A　　22. D　　23. C　　24. D
25. E　　26. D　　27. C　　28. B　　29. C　　30. D
31. D　　32. D　　33. D　　34. C　　35. D　　36. D
37. B　　38. C　　39. E　　40. C　　41. B　　42. D
43. C　　44. A　　45. BF　46. AF　47. B　　48. D
49. B　　50. BCD　51. CDE

1. C。**解析：** 下肢深静脉造影可明确下肢深静脉及其瓣膜功能情况。

3. D。**解析：** 患肢应适度锻炼，不要过度，以利于促进侧支循环建立。

4. C。**解析：** 患者突发急腹症，症状与体征不符，止痛剂不缓解。结合既往有冠心病，房颤史多年，高度怀疑肠系膜动脉栓塞，因而选择性腹部血管造影最具有诊断价值。

5. D。**解析：** 治疗血栓闭塞性脉管炎，不应使用热疗，以防组织需氧量增加而加重症状。

6. C。**解析：** Buerger 试验即肢体抬高试验，阳性者，提示患肢有严重的供血不足。

7. A。**解析：** 患肢有间歇性跛行，足背动脉搏动减弱，结合右下肢麻木、发凉、苍白等缺血表现，最可能为血栓闭塞性脉管炎，即 Buerger 病。

8. D。**解析：** 血栓闭塞性脉管炎营养障碍期的主要表现是持续性静息痛。此期症状加重，间歇性跛行明显，疼痛转为持续性静息痛，夜间剧烈。患肢皮温显著降低、色泽苍白，或出现紫斑、潮红，小腿肌萎缩，足背或胫后动脉搏动消失。

9. A。**解析：** 切除病侧 2、3、4 腰交感神经节及神经链，可解除血管痉挛和促进侧支循环形成。

10. D。**解析：** 下肢血管 Doppler 超声检查可简捷判断下肢静脉是否有血栓。

11. B。**解析：** 在我国损伤是动脉瘤最常见的病因；手术是动脉瘤最有效的治疗方法；最典型的临床表现是搏动性肿块和收缩期杂音；穿刺、X 线、超声显像及动脉造影术均有助于疑难病例的诊断。

12. E。**解析：** 肠系膜上动脉血液供应的范围包括屈氏韧带以下的小肠及右半结肠，因此根部出口处急性栓塞可引起相应肠管的坏死。

13. A。**解析：** 动脉硬化性闭塞常以腹主动脉远侧及髂 - 股 - 腘动脉最为多见，后期可累及腘动脉远侧的主干动脉。

14. A。**解析：** 血栓闭塞性脉管炎最突出的症状为患肢疼痛，开始是由于动脉痉挛引起，晚期因动脉内膜发炎和血栓形成而闭塞，形成缺血性疼痛。

15. B。**解析：** 海绵状血管瘤主要生长在皮下组织内，也可在肌肉之间但非主要。

16. E。**解析：** 血栓性静脉炎极少并发肺栓塞，而静脉血栓形成常并发肺栓塞，常后遗深静脉功能不全。

17. B。**解析：** 血栓闭塞性脉管炎的病因不甚明确，凡是能使周围血管持久地处于痉挛状态者，都可能是致病因素，但细菌感染不是血栓闭塞性脉管炎的主要病因。

18. C。**解析：** 肠系膜上动脉栓塞多发生于老年人。动脉栓塞多来自于风湿性心脏病、动脉粥样硬化栓子脱落等。因肠系膜血管栓塞的性质、部位、范围及发病的急缓不同，临床表现各不一致。肠系膜上动脉栓塞患者既往多有冠心病或房颤史。起病急骤、进展快、剧烈的腹部绞痛，一般药物难以缓解。较轻的腹部体征与患者严重的症状不相称，这是急性肠缺血特征性表现。一般病程进展至后期，肠绞窄继发腹腔内严重感染后才会出现较明显的腹膜炎体征。

19. E。**解析**：动脉造影可以明确患肢动脉阻塞的部位、程度、范围及侧支循环建立的情况。患肢中小动脉多节段性狭窄或闭塞是血栓闭塞性脉管炎的典型 X 线征象。

20. E。**解析**：肢体抬高试验（Buerger试验）阳性，提示患肢有严重供血不足，可帮助诊断血栓闭塞性脉管炎。

21. A。**解析**：雷诺综合征典型临床表现是顺序出现苍白、青紫和潮红。

22. D。**解析**：下肢静脉曲张并发血栓性静脉炎并非感染，不必常规应用抗生素。

24. D。**解析**：踝上足靴区是离心较远而承受压力较大的部位，又有恒定的交通静脉，是溃疡好发部位，多数位于内侧。

25. E。**解析**：Perthes 试验即深静脉通畅试验，是检查深静脉是否通畅，决定原发性下肢静脉曲张手术与否的关键检查。

26. C。**解析**：下肢静脉曲张的并发症包括血栓性浅静脉炎、溃疡形成及曲张静脉破裂出血。随病情进展，一旦瓣膜功能破坏，最易在小腿下部形成经久不愈的溃疡，并发感染。

27. C。**解析**：下肢深静脉血栓形成最常见。根据急性期血栓形成的解剖部位将深静脉血栓形成分为三型：①中央型，髂股静脉血栓形成。②周围型，包括股静脉血栓形成及小腿深静脉血栓形成。③混合型，即全下肢深静脉血栓形成，最常见。

28. B。**解析**：深静脉血栓如脱落进入肺动脉，可引起肺栓塞，大块肺栓塞可以致死。

29. C。**解析**：病程不超过 72 小时的深静脉血栓患者，可给予溶栓治疗。常用药物为尿激酶。

30. D。**解析**：深浅交通静脉穿过深筋膜连接深、浅静脉。下肢深、浅静脉和交通静脉内都有瓣膜存在，多为双瓣型。

31. D。**解析**：大隐静脉起自足背静脉网的内侧，沿下肢内侧上行进入股总静脉，是人体最长的静脉。进入深静脉之前有 5 个属支：旋髂浅静脉、腹壁浅静脉、阴部外静脉、股内侧静脉和股外侧静脉。

33. D。**解析**：下肢静脉曲张主要表现为下肢浅静脉扩张、伸长、迂曲。病程进展、交通静脉瓣膜破坏后可出现踝部轻度肿胀和足靴区皮肤营养性变化，包括皮肤萎缩、脱屑、瘙痒、色素沉着、皮肤和皮下组织硬结、湿疹和溃疡形成。

34. C。**解析**：判断大隐静脉曲张患者能否手术治疗的关键是看其深静脉是否通畅，当深静脉回流受阻时，浅静脉会代偿扩张迂曲。如将浅静脉剥脱，将加重下肢静脉血回流障碍。因此，深静脉是否通畅是判断是否手术的关键。Perthes 试验即深静脉通畅试验，可判断深静脉是否通畅。

35. D。**解析**：患者 1 年前发现左上肢"红线"，伴肿硬、压痛，是血栓性浅静脉炎的表现，而目前出现间歇性跛行，可诊断为血栓闭塞性脉管炎。

39～40. E、C。**解析**：动脉造影能准确显示病变的部位、范围、程度、侧支和闭塞远侧动脉主干的情况，是目前最有价值的检查。施行腰交感神经阻滞试验，如阻滞后皮肤测温升高超过 1～2℃，提示痉挛占主要因素。

41～42. B、D。**解析**：单纯性下肢静脉曲张如诊断明确，无手术禁忌证，一般采用大隐静脉高位结扎加静脉剥脱术，手术效果较好。硬化剂治疗的适应证为术后残留曲张静脉、小范围静脉曲张。

43. C。**解析**：患者左下肢浅静脉曲张，小腿内侧沿大隐静脉走行可触及硬条索，触痛（＋），局部皮温略高。考虑诊断为血栓性浅静脉炎。

44. A。**解析：**血栓性浅静脉炎，明确诊断首选左下肢静脉彩色多普勒超声检查，明确病变位置及范围。

45. BF。**解析：**已发生血栓性浅静脉炎者，需卧床，抬高肢体30°至疼痛及水肿消失。患者病变范围不大，局部给予抗凝治疗，应用肝素软膏。

46. AF。**解析：**患者双下肢浅静脉曲张，足踝部皮肤颜色发黑，伴瘙痒。应行下肢静脉无创血管检查，包括下肢静脉彩色超声多普勒检查等，明确病变的位置及病因。

47. B。**解析：**患者考虑原发性下肢深静脉瓣膜功能不全，应行静脉造影，明确病变位置及严重程度，有利于制定合理的手术方案。

48. D。**解析：**原发性下肢深静脉瓣膜功能不全诊断明确，考虑行深静脉瓣膜重建术，具体手术方式为股浅静脉瓣手术＋大隐静脉剥脱＋交通支静脉结扎术。

49. B。**解析：**患者卧床5天，左下肢突发肿胀、疼痛，并感胸闷、气短，有咳血，左下肢水肿明显，张力大，考虑深静脉血栓并发肺栓塞。

50. BCD。**解析：**患者考虑深静脉血栓，需要行 D－Dimer 检查、下肢静脉彩超。同时怀疑肺栓塞，行肺动脉 CTA 以明确诊断。

51. CDE。**解析：**患者考虑深静脉血栓并发肺栓塞，目前一般情况可，首先应行抗凝、溶栓治疗，同时放置下腔静脉滤器，防止肺栓塞进一步加重。

# 第五章　腹外疝

一、单选题：以下每道试题有五个备选答案，请选择一个最佳答案。

1. 男性，23 岁，剧烈咳嗽后，突感下腹坠痛，发现右腹股沟区一核桃大小团块，质硬，有触痛，不能推动。最可能的诊断为
   A. 腹股沟直疝嵌顿
   B. 精索鞘膜积液
   C. 滑疝嵌顿
   D. 腹股沟斜疝嵌顿
   E. 腹股沟淋巴结炎

2. 滑动疝最易发生的部位是
   A. 脐血管穿过脐环
   B. 愈合不良的手术切口
   C. 髂窝区后腹膜与后腹壁结合处
   D. 小网膜孔
   E. 外伤处

3. 下列哪种疝不属于嵌顿疝
   A. Littre 疝        B. 逆行性嵌顿疝
   C. 直疝            D. Richter 疝
   E. 滑疝

4. 疝内容物是指进入疝囊的腹腔内组织或脏器，除小肠外，最常见的是
   A. 大网膜          B. 盲肠
   C. 乙状结肠        D. 阑尾
   E. 膀胱

5. 腹股沟管的内环是
   A. 腹横筋膜的卵圆形裂隙
   B. 联合肌腱下方的薄弱部分
   C. 腹外斜肌腱膜的三角形裂隙
   D. 腹膜的卵圆形裂隙
   E. 腹内斜肌腱膜的三角形裂隙

6. 腹股沟管后壁主要由下列哪项构成
   A. 腹外斜肌腱膜        B. 腹横筋膜
   C. 腹内斜肌            D. 腹横肌
   E. 腹直肌

7. 有关滑动性疝的说法，下列哪项是错误的
   A. 滑动性疝是由腹腔后位脏器形成疝囊的一部分
   B. 属于难复性疝
   C. 右侧脏器最常见者为盲肠
   D. 大多见于女性
   E. 疝内容物不能完全回纳

8. 男婴，6 个月，右侧腹股沟区域出现可复性肿块 2 个月，1 周前肿块不能回纳 6 小时，医生予以手法复位。目前应采用的治疗方案是
   A. 继续观察
   B. 疝囊高位结扎术
   C. 经腹腔疝囊离断术（LaRaque 术）
   D. Ferguson 疝修补术
   E. Bassini 疝修补术

9. 男性，62 岁，发现左腹股沟可复性包块 2 年。查体：左腹股沟韧带上方可见半圆形包块，外环口不大。考虑为
   A. 左腹股沟股疝
   B. 左腹股沟直疝
   C. 左腹股沟斜疝
   D. 左腹股沟脂肪瘤
   E. 左腹股沟淋巴结肿大

10. 男性，57 岁，因右腹股沟斜疝行手术治疗。手术中发现疝囊壁的一部分由盲肠构成，此时的诊断是
    A. 滑疝            B. Littre 疝
    C. 嵌顿性疝        D. 逆行性疝
    E. Richter 疝

11. 男性，62 岁，左腹股沟区可回复性肿

块 3 年。体格检查时发现，左腹股沟区肿块在平卧时不能完全消失，以手按压亦难完全回纳，诊断为滑疝。估计手术时所见

A. 疝囊壁不可能是乙状结肠

B. 疝内容物一定有小肠

C. 疝内容物不可能有小肠

D. 疝囊壁一部分是乙状结肠

E. 疝不会嵌顿

12. 男性，53 岁，患者右腹股沟斜疝。在病史采集中可不必询问的是

A. 慢性咳嗽史　　　B. 慢性便秘史

C. 尿频、尿急史　　D. 工作种类

E. 慢性腹痛史

13. 男性，70 岁，腹股沟三角突出半球形包块，易还纳，未进入阴囊，不透光。主要考虑为

A. 隐睾　　　　　　B. 股疝

C. 斜疝　　　　　　D. 直疝

E. 鞘膜积液

14. 有关股疝，哪项是不恰当的

A. 股管后缘为耻骨梳韧带

B. 股管上口为股环，下口为卵圆窝

C. 股管内缘为陷窝韧带

D. 股管前缘为腹股沟韧带

E. 股管外缘为股动脉

15. 半岁以下婴幼儿腹股沟斜疝可暂不手术的最恰当的理由是

A. 不会发生嵌顿

B. 疝有自行消失的可能

C. 啼哭容易复发

D. 腹壁太薄无法修补

E. 手术会影响睾丸

16. 下述各术式中，属于无张力疝修补术的是

A. 利用人工合成材料进行的疝修补术

B. Ferguson 法

C. McVay 法

D. Halsted 法

E. Bassini 法

17. 对于老年复发性腹股沟斜疝，最好的手术方法是

A. Bassini 法　　　　B. 内环修补法

C. McVay 法　　　　D. Ferguson 法

E. 单纯疝囊高位结扎术

18. 腹股沟斜疝与直疝在解剖上的区别在于

A. 斜疝由腹壁下动脉内侧发生，直疝则由外侧发生

B. 斜疝自内环处发生，沿精索发展；直疝则由海氏三角处发生，不沿精索发展

C. 斜疝与腹横筋膜薄弱有关，直疝与腹内斜肌薄弱有关

D. 斜疝疝囊在精索后方，直疝在前方

E. 斜疝的内环在凹间韧带内侧，直疝在外侧

19. 腹股沟管的解剖结构中，哪项是不恰当的

A. 下壁为腹股沟韧带和陷窝韧带

B. 上壁为腹外斜肌弓状下缘

C. 内口为内环，外口为皮下环

D. 前壁为腹外斜肌腱膜

E. 后壁内侧为联合腱

20. 男孩，3 岁，右腹股沟部出现可复性包块 1 年余，此次因哭闹伴呕吐 6 小时就诊。查体：右侧阴囊内肿块，肿块呈蒂状延至腹股沟部，有触痛，不能回纳。此患儿诊断首先考虑

A. 腹股沟直疝

B. 腹股沟斜疝嵌顿

C. 股疝

D. 滑动性疝

E. 右侧睾丸扭转

21. 男性，24 岁，阵发性腹痛逐渐加重伴恶心、呕吐 3 天。查体：轻度腹胀，全腹压痛，左侧腹股沟区可见直径 5cm 的半球型包块，压痛显著。X 线腹平片显示：腹部多个液气平面。最可能的诊断是
    A. 寒性脓肿继发感染
    B. 嵌顿性直疝
    C. 急性淋巴结炎
    D. 嵌顿性股疝
    E. 粘连性肠梗阻

22. 鉴别腹股沟直疝与斜疝最有意义的检查是
    A. 发病年龄
    B. 疝内容物是否进入阴囊
    C. 是否易嵌顿
    D. 回纳疝内容物后，压住内环区，增加腹压，疝块是否脱出
    E. 疝块的形状

23. 有关腹外疝，哪项是不恰当的
    A. 婴、幼儿斜疝，只需行疝囊高位结扎术
    B. 腹股沟斜疝经腹股沟管入阴囊
    C. 股疝多见于中年妇女
    D. 常用手术有加强腹股沟管前壁、后壁和成形术三类
    E. 手术目的是消除腹腔内脏突出的空间，加强腹壁薄弱部分

24. 先天性腹股沟斜疝的主要发病因素是
    A. 腹壁缺损
    B. 腹壁强度降低
    C. 腹内压过高
    D. 腹膜鞘状突未闭
    E. 先天性腹横肌和腹内斜肌发育不全

25. 有关脐疝，不恰当的是

A. 多数是婴儿或中年经产妇女
B. 婴儿没闭的脐环，在 3 岁之后才能自行闭锁
C. 由脐环闭锁不全，脐瘢痕组织不坚强所致
D. 成人脐疝发生嵌顿或绞窄较多
E. 手术修补原则是切除疝囊

26. 男性，67 岁，发现右腹股沟部可复性球形肿物 2 年。查体：站立时腹股沟区内侧及耻骨结节外上方可见半球形肿物，直径 4cm，未进入阴囊，平卧时肿块自行消失，压迫内环口肿物仍可出现。应诊断
    A. 右侧腹股沟斜疝
    B. 右侧精索鞘膜积液
    C. 交通性鞘膜积液
    D. 右侧腹股沟直疝
    E. 右侧股疝

27. 绞窄性疝手术处理中，下列哪项不恰当
    A. 患者情况差，可行肠外置术
    B. 肠管坏死较广泛，应做肠切除、吻合术
    C. 肠管坏死为局限性、小面积，可做局部坏死组织切除，褥式缝合
    D. 局部有感染，应在切口内放置引流物，3 周以后行修补或切除术
    E. 坏死的疝内容物为大网膜、卵巢、输卵管时，均应切除

28. 关于滑动疝的概念，恰当的是
    A. 滑动疝是指乙状结肠滑入了疝囊内
    B. 滑动疝是指膀胱滑入了疝囊内
    C. 滑动疝是指肠管滑入了疝囊内
    D. 通常是难复性疝
    E. 滑动疝是指大网膜与疝囊粘连并成为疝囊壁的部分

29. 关于腹股沟直疝的说法正确的是

A. 是女性腹股沟疝患者最常见的类型

B. 经腹壁下动脉的内侧突出

C. 避免疝复发的关键之一是术中在内环处高位结扎疝囊

D. 在男性患者通常降至阴囊内

E. 嵌顿发生率明显高于斜疝

30. 诊断腹外疝绞窄时，下列最重要的是

 A. 有无休克

 B. 疝块是否压痛

 C. 疝块不能回纳的时间长短

 D. 疝内容物有无血液循环障碍

 E. 疝块局部是否发红

31. 有关腹股沟疝，哪项是不恰当的

 A. 腹股沟管下壁为腹股沟韧带

 B. 直疝疝囊在精索后内方

 C. 直疝疝囊颈在腹壁下动脉外侧

 D. 斜疝多见于儿童及青壮年

 E. 斜疝嵌顿机会较多

32. 下列哪项是术前鉴别斜疝与直疝最主要的依据

 A. 疝块的外形

 B. 疝门与腹壁动脉的关系

 C. 疝块的大小

 D. 压迫内环口疝块能否突出

 E. 疝块是否容易还纳

33. 股疝临床表现中，哪项不恰当

 A. 疝内容物可还纳，但包块不能完全消失

 B. 卵圆窝处有一半球形突出物

 C. 站久局部胀痛，有可复性肿块

 D. 咳嗽冲击感明显

 E. 容易嵌顿

34. 有关腹股沟斜疝的处理，下列哪项是错误的

 A. 1 周岁以下的婴儿可应用保守治疗

 B. 12 小时以内的嵌顿疝，可行手法复位

C. 婴幼儿斜疝需行疝囊高位结扎术

D. 疝修补术不适合绞窄性斜疝

E. 手术的目的是消除腹腔内脏突出的空间，加强腹壁薄弱区

35. 不可形成腹股沟滑动性疝的为

 A. 盲肠     B. 回肠

 C. 阑尾     D. 乙状结肠

 E. 膀胱

36. 嵌顿性疝与绞窄性疝的区别是

 A. 疝囊有无压痛

 B. 疝内容物能不能回纳

 C. 疝内容物有无血运障碍

 D. 是否有休克

 E. 是否有机械性肠梗阻的表现

37. 关于股疝的叙述，不正确的是

 A. 腹腔内脏经股环、股管，从卵圆窝突出

 B. 多见于中年以上的妇女

 C. 透光试验不透光

 D. 易发生嵌顿和绞窄

 E. 发生嵌顿则不宜立即手术

38. 关于腹股沟直疝的叙述，不正确的是

 A. 疝囊从腹壁下动脉内侧腹股沟三角区突出

 B. 多见于老年男性，常双侧

 C. 透光试验不透光

 D. 绝大多数为后天性

 E. 容易嵌顿

39. 腹股沟直疝的描述中，以下哪项最恰当

 A. 不易嵌顿

 B. 多见于青壮年，肥胖人

 C. 基底近耻骨，易入阴囊

 D. 疝环较小

 E. 约占腹股沟疝的 20%

40. 腹股沟管深环的体表投影位于
    A. 腹股沟中点上方 1cm
    B. 腹股沟中点上方 2cm
    C. 腹股沟中点
    D. 腹股沟中点下方 1cm
    E. 腹股沟中点下方 2cm

41. 男性，39 岁，右腹股沟区可回复性肿块 2 年，逐渐增大，诊断为右腹股沟斜疝。决定手术治疗，疝囊高位结扎，手术中必须解剖出
    A. 疝囊底　　　　　B. 疝囊体
    C. 疝囊颈　　　　　D. 全部疝囊
    E. 腹膜

42. 形成腹外疝的两个基本发病因素包括
    A. 婴幼儿腹肌发育不全和老年人腹肌萎缩
    B. 腹股沟管和股管宽大
    C. 妊娠和重体力劳动
    D. 腹壁肌肉强度降低和腹内压增高
    E. 腹壁外伤和感染导致腹壁缺损

二、共用题干单选题：以下提供若干个案例，每个案例下设若干道试题，每道试题有五个备选答案，请选择一个最佳答案。

（43~45 题共用题干）

　　男性，71 岁，左侧腹股沟部可复性肿物 20 年，肿物无法还纳 3 小时，初步诊断为左侧腹股沟嵌顿疝。

43. 出现以下哪一项情况时，不能尝试手法复位
    A. 嵌顿时间不超过 4 小时
    B. 局部皮肤红肿不明显
    C. 腹部压痛、反跳痛
    D. 合并脑血管疾病
    E. 左侧腹股沟肿物无明显压痛

44. 手法复位后 10 小时出现左下腹胀痛伴发热，体温最高至 38.8℃，停止排气、

排便。查体：左下腹压痛，伴反跳痛和肌紧张，未闻及肠鸣音。有助于明确诊断的辅助检查是
    A. X 线立位腹部平片
    B. 腹部 CT
    C. 血、尿淀粉酶检查
    D. 腹部 B 超
    E. 尿常规检查

45. 此时若行手术治疗，对腹股沟疝最适宜的处理方式是
    A. 无张力疝修补手术
    B. 单纯疝囊高位结扎手术
    C. Bassini 疝修补手术
    D. Shouldice 疝修补手术
    E. McVay 疝修补手术

三、共用备选答案单选题：以下提供若干组试题，每组试题共用试题前列出的五个备选答案，请为每道试题选择一个最佳答案。每个备选答案可能被选择一次、多次或不被选择。

（46~48 题共用备选答案）
    A. 疝内容物为部分肠壁
    B. 疝内容物为小肠憩室
    C. 疝内容物为单个小肠肠管
    D. 疝内容物为大网膜
    E. 疝内容物为多个小肠肠祥

46. Richter 疝

47. Littre 疝

48. 逆行性嵌顿疝

（49~51 题共用备选答案）
    A. 腹股沟斜疝
    B. 腹股沟直疝
    C. 股疝
    D. 睾丸鞘膜积液
    E. 交通性鞘膜积液

49. 青年男性，腹股沟区肿物，不突入阴囊，平卧后体积减小，透光试验阳性。

可能是

50. 中年女性，腹股沟内下肿物。可能是

51. 老年男性，腹股沟内侧半球形肿物，压住内环肿物仍可突出。可能是

**四、案例分析题：为不定项选择题，试题由一个病历和多个问题组成。每个问题有六个及以上备选答案，选对 1 个给 1 个得分点，选错 1 个扣 1 个得分点，直扣至得分为 0。**

(52～54 题共用题干)

男性，76 岁，右腹股沟可复性肿物 7 年，肿物已入阴囊。3h 来肿物不能回纳并伴有疼痛，下腹部疼痛，恶心，未吐，腹微胀，无发热。急诊就诊，确诊右腹股沟嵌顿疝。

52. 需紧急采取的措施是
   A. 急诊手术
   B. 手法疝复位
   C. 注射噻替哌
   D. 头低脚高位
   E. 检查有无腹膜刺激征
   F. 髋关节屈曲
   G. 髋关节外展

53. 手法复位成功，下一步处理措施是
   A. 即刻回家
   B. 留观
   C. 观察有无腹膜刺激征
   D. 观察有无肠梗阻
   E. 观察粪便是否带血
   F. 择期手术
   G. 疝带治疗

54. 嵌顿疝回纳成功，以后的治疗方案为
   A. 疝带治疗　　　B. 通便药治疗
   C. 观察　　　　　D. 中药治疗
   E. 加强腹肌锻炼　F. 局部热敷
   G. 择期手术

(55～57 题共用题干)

男性，36 岁，因右侧腹股沟区可复性肿物 1 周入院。患者 1 周前腹股沟出现一肿物，肿物多在站立时出现，咳嗽或步行时，可出现疼痛感。当时未予以重视，未行处理，1 周来患者症状无改善。

55. 根据所给信息，患者可能为哪些疾病
   A. 腹股沟直疝
   B. 腹股沟斜疝
   C. 睾丸鞘膜积液
   D. 睾丸肿物
   E. 精索鞘膜积液
   F. 股疝

56. 腹股沟斜疝与睾丸鞘膜积液的鉴别要点有（提示：患者进一步行透光试验及疝囊造影提示为腹股沟斜疝）
   A. 鞘膜积液所形成肿块完全局限在阴囊内
   B. 鞘膜积液做透光试验多为（＋）
   C. 鞘膜积液难以扪及实质性睾丸
   D. 鞘膜积液站立时肿物出现，平卧后消失
   E. 腹股沟斜疝多伴疼痛
   F. 鞘膜积液所形成肿块扪之坚硬

57. 行疝囊修补术的禁忌证是
   A. 长期咳嗽
   B. 大量腹水
   C. 心力衰竭
   D. 全身急性感染
   E. 急性肝炎
   F. 小于一岁的小孩
   G. 嵌顿疝

## 参考答案与解析

1. D　　2. C　　3. C　　4. A　　5. A　　6. B

7. D　　8. B　　9. B　　10. A　　11. D　　12. E

13. D　　14. E　　15. B　　16. A　　17. C　　18. B

19. B　　20. B　　21. D　　22. D　　23. D　　24. D

25. B　　26. D　　27. D　　28. D　　29. B　　30. D

31. C　32. D　33. D　34. B　35. B　36. C
37. E　38. E　39. A　40. B　41. C　42. D
43. C　44. A　45. B　46. A　47. B　48. E
49. E　50. C　51. B　52. BCDEF　53. BCDEF
54. G　55. ABCEF　56. ABC　57. ABCDE

6. B。**解析：**腹股沟管的前壁有皮肤、皮下组织和腹外斜肌腱膜，但外侧1/3部分尚有腹内斜肌覆盖；管的后壁为腹横筋膜和腹膜，其内侧1/3尚有腹股沟镰；上壁为腹内斜肌、腹横肌的弓状下缘；下壁为腹股沟韧带和腔隙韧带。

7. D。**解析：**滑动性疝患者绝大多数是男性，常见于50岁以上肥胖患者，多见于右侧腹股沟疝。

8. B。**解析：**右侧腹股沟区域出现可复性肿块2个月，1周前肿块不能回纳6小时，复位困难，为避免嵌顿绞窄应行手术治疗。婴幼儿的腹肌在发育中可逐渐强壮而使腹膜壁加强，单纯疝囊高位结扎术常能获得满意效果，无需进行修补术。

9. B。**解析：**根据判断考虑为腹股沟疝；腹股沟股疝常位于腹股沟韧带下方，而直疝位于腹股沟韧带上方；直疝多见于老年人，而斜疝多见于儿童及青少年。考虑为左侧腹股沟直疝。

14. E。**解析：**股管外缘为股静脉。

15. B。**解析：**半岁以下婴幼儿可暂不手术，因为婴幼儿腹肌可随躯体生长逐渐强壮，疝有自行消失的可能。可采用棉线束带或绷带压住腹股沟管深环，防止疝块突出并给发育中的腹肌以加强腹壁的机会。

16. A。**解析：**传统的疝修补术包括加强腹股沟管前壁的 Ferguson 法和加强腹股沟管后壁的 McVay 法、Halsted 法、Bassini 法，都是将不同解剖层次的组织缝合到一起，引起较大的张力，不利于愈合，有一定的复发率。近年来，外科医师利用人工合成材料修补腹壁缺损，真正达到了无张力修补。

17. C。**解析：**老年复发性腹股沟斜疝，应采用麦克凡（McVay）法将腹内斜肌下缘和腹横肌腱膜弓缝合于耻骨梳韧带上，以达到加强腹股沟管后壁的目的。

18. B。**解析：**疝囊经过腹壁下动脉外侧的腹股沟管深环突出，向内、向下、向前斜行经过腹股沟管，再穿出腹股沟管浅环，并可进入阴囊，称为腹股沟斜疝。疝囊经腹壁下动脉内侧的直疝三角区直接由后向前突出，不经过内环，也不进入阴囊，为腹股沟直疝。

19. B。**解析：**上壁为腹内斜肌、腹横肌的弓状下缘。

20. B。**解析：**患者为婴幼儿，阴囊内肿块，考虑为斜疝；后疝块突然肿大，明显触痛，不能回纳，说明为嵌顿性疝。

22. D。**解析：**根据腹股沟直疝与斜疝发生机制，直疝由腹股沟三角突出，而斜疝是从腹股沟内环突出，因此内环压迫试验可区别。回纳疝块后压住深环，斜疝的疝块不再突出，而直疝的疝块仍可突出。

23. D。**解析：**常用是疝手术方法主要归为两类：单纯疝囊高位结扎术和疝修补术。加强腹股沟管前壁、后壁和成形术均属修补术类。

24. D。**解析：**腹股沟斜疝的先天性解剖异常：胚胎早期，睾丸位于腹膜后第2~3腰椎旁，以后逐渐下降，同时在未来的腹股沟管深环处带动腹膜、腹横筋膜以及各肌经腹股沟管逐渐下降，并推动皮肤而形成阴囊。随之下移的腹膜形成一鞘突，睾丸则紧贴在其后壁。如鞘突不闭锁或闭锁不完全，就成为先天性斜疝的疝囊。

25. B。**解析：**临床上未闭锁的脐环迟至2岁时多能自行闭锁。

26. D。**解析：**腹股沟直疝多见于老年人，由直疝三角突出，呈半球形。还纳疝块后压住内环，疝块仍可突出。

27. D。**解析**：绞窄性斜疝因肠坏死而局部有严重感染，通常采取单纯疝囊高位结扎避免行修补术，因感染常使修补失败。

28. D。**解析**：腹股沟滑动性疝是指自腹股沟管突出的脏器和（或）其系膜构成部分疝囊的疝，也叫难复性疝。腹股沟滑动疝中最常见滑出的脏器依次为乙状结肠、盲肠、膀胱、子宫及附件等。滑出的脏器右侧常见为盲肠，左侧则为乙状结肠。盲肠或乙状结肠的浆膜层构成疝囊的后壁，并向两侧返折构成疝囊的两侧和前壁。有时膀胱进入疝囊，成为滑动性直疝，此时膀胱即成为疝囊的一部分。

29. B。**解析**：直疝和斜疝在解剖上的区别主要依据疝囊颈与腹壁下动脉的位置关系。

30. D。**解析**：绞窄性疝：嵌顿如不及时解除，肠管及其系膜受压情况不断加重可使动脉血流减少，最后导致完全阻断。此时肠系膜动脉搏动消失，肠壁逐渐失去其光泽、弹性和蠕动能力，最终坏死变黑，疝囊内渗液变为淡红色或暗红色。

31. C。**解析**：直疝疝囊颈在腹壁下动脉内侧，斜疝疝囊颈在腹壁下动脉外侧。

32. D。**解析**：回纳疝块后压住深环，斜疝的疝块不再突出，而直疝的疝块仍可突出。

33. D。**解析**：由于疝囊颈较狭小，咳嗽冲击感不明显。

34. B。**解析**：腹股沟斜疝一旦嵌顿，须立即施行紧急手术。如嵌顿时间较短（3～5小时内），估计尚未形成绞窄，可试行手法复位。

35. B。**解析**：上述5个脏器除回肠外，在疝的形成过程中，可随后腹膜壁层而被下牵，也滑经疝门，遂构成疝囊的一部分，形成滑动性疝。

36. C。**解析**：嵌顿性疝：当腹内压突然增高，疝内容物被强行挤过狭小的疝环而被卡住不能还纳腹腔时，称为嵌顿性疝。绞窄性疝：指嵌顿性疝又伴发血液循环障碍者。

37. E。**解析**：股疝是腹腔内脏经股环、股管，从卵圆窝突出者。多见于中年以上的妇女。最易发生嵌顿和绞窄。肠梗阻患者，尤其是中年女性患者，应注意检查有无股疝，应及早行疝修补术，发生嵌顿则应紧急手术。方法有经腹股沟部修补法和经股部修补法两种。

38. E。**解析**：疝囊从腹壁下动脉内侧腹股沟三角区突出者为直疝，多见于老年男性，常双侧。不经过内环，不进入阴囊，极少嵌顿。绝大多数为后天性，如老人腹壁肌肉萎缩退化、腹股沟三角区筋膜薄弱，当长期咳嗽、便秘或排尿困难等因素致腹内压增高时，腹内脏器可从该处突出。治疗原则为行疝修补术或疝成形术。

39. A。**解析**：疝囊经腹壁下动脉内侧的直疝三角区直接由后向前突出，不经过内环，也不进入阴囊，称为腹股沟直疝。B项，腹股沟直疝常见于年老体弱者；C项，直疝很少进入阴囊，极少发生嵌顿；D项，直疝疝块外形为半球形，基底较宽；E项，斜疝是最多见的腹外疝，发病率占腹股沟疝的85%～95%。

40. B。**解析**：腹股沟管深环在体表投影为腹股沟中点上方2cm处。

43. C。**解析**：嵌顿疝可先试行手法复位的适应证：①嵌顿时间在3～4小时以内，局部压痛不明显，也无腹部压痛或肌紧张等腹膜刺激征者；②年老体弱或伴有其他较严重疾病而估计肠袢尚未绞窄坏死者。

45. B。**解析**：由于手术切口感染发生率高，术后引流可能性大，因此任何修补都会在切口引流时被拆除，故腹股沟疝因肠坏死而行肠切除吻合术后不应加任何修补手术，而应仅行单纯疝囊高位结扎术。

46~48. A、B、E。**解析：**有时嵌顿内容物仅为部分肠壁，系膜侧肠壁及其系膜未进入疝囊，肠腔并未完全梗阻，这种疝称为肠管壁疝或 Richter 疝。如嵌顿的小肠是小肠憩室（通常为 Meckel 憩室），则称为 Littre 疝。有时可有几个肠袢嵌顿，状如 W 形，其中间的肠袢虽不在疝囊内，但却属被嵌顿的肠管，这种情况称为逆行性嵌顿疝或 Maydl 疝。

49~51. E、C、B。**解析：**交通性鞘膜积液于每日起床后出现肿块，逐渐增大，平卧后消失，透光试验阳性。股疝常见于中年女性，肿物位于腹股沟下。腹股沟内侧肿物，内环压迫试验阴性，可能是从直疝三角突出，为直疝。

55. ABCEF。**解析：**腹股沟肿物可能为腹股沟疝、鞘膜积液。

56. ABC。**解析：**鞘膜积液所形成肿块完全局限在阴囊内，做透光试验多为（＋），难以扪及实质性睾丸。

57. ABCDE。**解析：**AB 两项，长期咳嗽、大量腹水导致腹压升高，不宜行疝囊修补术；CDE 三项，心力衰竭、全身急性感染、急性肝炎患者全身情况较差不宜行手术。

# 第六章　外科急腹症

一、单选题：以下每道试题有五个备选答案，请选择一个最佳答案。

1. 急性阑尾炎最常见的原因为
   A. 阑尾血运差
   B. 异位阑尾
   C. 阑尾腔内梗阻
   D. 阑尾系膜过短
   E. 阑尾壁淋巴组织丰富

2. 有关腹腔穿刺及穿刺抽出液性状描述错误的是
   A. 只要腹穿能抽出血液，均考虑腹腔内出血
   B. 急性阑尾炎穿孔抽出液为稀薄脓性略有臭味
   C. 急性重症胰腺炎抽出液为血性，胰淀粉酶含量高
   D. 绞窄性肠梗阻抽出液为血性、臭味重
   E. 穿刺部位多为双侧髂前上棘内下方

3. 临床上最常见的肠套叠类型是
   A. 空肠套入回肠　　B. 回肠套入回肠
   C. 回肠套入结肠　　D. 盲肠套入回肠
   E. 回肠套入盲肠

4. 男性，25岁，突感上腹部剧痛。检查：血压130/80mmHg，脉搏110次/分，板样腹，肠鸣音消失。血红蛋白120g/L，血白细胞数 $8.0 \times 10^9$/L。提示病情危险的是
   A. 脉搏平稳，体温上升
   B. 脉搏加快，血压下降
   C. 腹痛加重，血压升高
   D. 体温持续升高伴有腹泻
   E. 恶心、呕吐

5. 男性，60岁，阑尾切除术后第6天起上腹隐痛，伴发热、寒战，体温高达39.5℃，无腹泻。右下胸叩痛，呼吸音减弱；腹稍胀，右上腹压痛，腹肌软，未及肿块，肠鸣音不亢进。最可能的诊断是
   A. 膈下脓肿　　　B. 小肠梗阻
   C. 胃穿孔　　　　D. 大叶性肺炎
   E. 左侧肺不张

二、共用备选答案单选题：以下提供若干组试题，每组试题共用试题前列出的五个备选答案，请为每道试题选择一个最佳答案。每个备选答案可能被选择一次、多次或不被选择。

(6~9题共用备选答案)
   A. 外伤性胆道出血
   B. 胃破裂
   C. 肝破裂
   D. 十二指肠损伤断裂
   E. 乙状结肠破裂

6. 早期症状轻，常只有局限性腹膜炎，属于

7. 后腰部疼痛，并向右肩部及右睾丸放射，腹部平片发现腹膜后花斑状改变，属于

8. 可有呕血、黑便的是

9. 容易引起失血性休克症状的是

## 🔍 参考答案与解析

1. C　2. A　3. E　4. B　5. A　6. E
7. D　8. A　9. C

　1. C。**解析**：大多数急性阑尾炎继发于阑尾梗阻，梗阻原因为阑尾腔内异物。

　3. E。**解析**：肠套叠由于套入部位不同而可分为：①回盲型：占总数的50%~60%。②回结型：约占30%。③回回型：

占 10% 左右。④小肠型：即小肠套入小肠，比较少见。⑤结肠型：结肠套入结肠，也很少见。⑥多发型肠套叠，较为少见。

6～9.E、D、A、C。**解析**：乙状结肠破裂由于肠内容物呈半流体或固体状态，流动性小，化学刺激性小，症状体征发展缓慢。腹膜后十二指肠损伤断裂，消化液刺激通过神经反射引起右肩部及右睾丸疼痛，并有腹膜后积气。胆道出血进入十二指肠，量大时可出现呕血，同时伴有黑便。肝破裂出血常伴有失血性休克症状。

# 第七章　腹部损伤

一、单选题：以下每道试题有五个备选答案，请选择一个最佳答案。

1. 腹部损伤为明确诊断最简便而最重要的检查方法是
   A. 左下腹腔穿刺
   B. 血常规＋血细胞比容
   C. 消化道钡剂造影
   D. 腹部 X 线透视
   E. 腹部 CT 检查

2. 腹部闭合性损伤的患者，下列哪项不是急诊手术探查的指征
   A. 呕血、便血或尿血
   B. 腹穿有阳性结果
   C. 腹膜刺激征
   D. 患者烦躁，查体不能合作
   E. 早期出现休克

3. 腹部损伤的关键问题首先是要明确
   A. 是什么性质的脏器受到损伤和是否为多发性损伤
   B. 后腹膜有无血肿
   C. 有无腹内脏器损伤
   D. 有无水电解质平衡失调
   E. 腹壁损伤的程度

4. 诊断外伤性脾破裂最重要的是
   A. 出现寒战高热及休克症状
   B. 左下腹有压痛
   C. 脾脏有慢性病理改变
   D. 诊断性腹腔穿刺，抽出不凝固的血
   E. 有腹部外伤史

5. 腹部损伤，X 线检查显示腹膜后积气，可能为
   A. 皮下气肿
   B. 肾脏损伤
   C. 十二指肠水平部损伤

D. 结肠损伤
E. 胃损伤

6. 男性，25 岁，与人打架时腹部受伤。出现下列哪种表现应及时剖腹探查
   A. 腹腔内有积液
   B. 肠鸣音减弱
   C. 第 7、8 肋骨骨折
   D. 左上腹皮下淤血且疼痛
   E. 腹穿抽出浑浊液体，考虑含消化液

7. 关于脾破裂，下列错误的是
   A. 可合并肋骨骨折
   B. 可有左肩部疼痛
   C. 可出现休克
   D. 并非所有破裂均应行脾切除
   E. 合并慢性粒细胞白血病的患者脾大、坚实，不易破裂

8. 外科手术中，常温下一次阻断入肝血流的时间一般不应超过
   A. 5～10 分钟　　　B. 10～20 分钟
   C. 20～25 分钟　　　D. 25～30 分钟
   E. 30～35 分钟

9. 男性，50 岁，左下腹挫伤 28 小时。查体：全腹压痛，反跳痛，肌紧张。急诊行剖腹探查术，发现腹腔大量游离气体及带粪臭味脓液，乙状结肠系膜缘有一破裂口，直径 2.5cm，肠壁呈暗红色，明显挫伤痕迹，但系膜血管搏动好。最恰当的处理方法是
   A. 穿孔修补
   B. 穿孔修补加腹腔引流
   C. 切除穿孔肠段加腹腔引流
   D. 横结肠造瘘加腹腔引流
   E. 破裂肠段外置加腹腔引流

10. 严重复合性损伤的处理首先是

A. 输血

B. 镇静止痛

C. 清创

D. 保持呼吸道通畅

E. 骨折固定

11. 男性，30 岁，腹部挤压伤后 6 小时。查体：体温 38.2℃，脉率 88 次/分，血压 110/80mmHg，腹部有压痛，无反跳痛，肠鸣音可闻及。以下处理措施中最不合理的是

A. 腹部 B 超检查

B. 腹部穿刺检查

C. 密切观察腹部体征及生命体征变化

D. 禁食及输液治疗

E. 尽快剖腹探查，以防延误治疗

12. 男性，38 岁，左下腹被拖拉机压伤后 3 天入院。入院时有弥漫性腹膜炎、感染性休克，经积极抗休克治疗后，行剖腹探查术。术中发现腹腔内有黄色脓液和粪便，降结肠下段有一直径 0.5cm 大小的穿孔，有粪便溢出。最妥当的处置是

A. 降结肠修补

B. 左半结肠切除

C. 降结肠穿孔处切除端端吻合

D. 降结肠外置

E. 穿孔处修补，横结肠造口

13. 男性，25 岁，突然上腹剧痛，不能直腰，于发病 30 分钟后来诊。查 BP 110/80mmHg，P 110 次/分，痛苦面容，全腹压痛、反跳痛和肌紧张，以剑突下为著，肝浊音界位于右锁骨中线第 6 肋间，肠鸣音消失。血 Hb 121g/L，WBC $7.0 \times 10^9$/L，尿淀粉酶 128U/L。首选的检查方法是

A. 腹部 CT

B. 腹部立位平片

C. 腹部 B 超

D. 腹腔灌洗

E. 生化检查

14. 男性，45 岁，上腹部撞击伤后 5 小时。右上腹及背部疼痛，伴恶心、呕吐，呕吐物为血性液，约 150ml。行立位腹部 X 线平片检查示：未见膈下游离气体，腹膜后少量积气。最可能的诊断是

A. 肝破裂合并胆管损伤

B. 右半结肠损伤

C. 右肾损伤

D. 胃损伤

E. 十二指肠损伤

15. 术中失血回输一般不超过

A. 500ml    B. 1500ml

C. 2500ml    D. 3500ml

E. 4000ml

16. 关于空腔脏器损伤，下列不正确的是

A. 临床表现主要为腹膜炎体征

B. 腹部 X 线透视常见膈下游离气体

C. 腹腔穿刺可抽出胃肠内容物或胆汁

D. 小肠损伤机会最多

E. 十二指肠球部损伤时，腹膜炎体征不明显

17. 腹部闭合性损伤，未明确诊断时，下述哪项是错误的

A. 注射吗啡止痛

B. 观察腹部体征变化

C. 禁饮食，输液

D. 定时监测血压、脉搏变化

E. 卧床休息，避免不必要搬动

18. 女性，36 岁，半小时前骑车摔倒，车把撞击左胸部及腹部，感胸痛、胸闷，腹部疼痛急诊入院。X 线胸片：左肋骨骨折。腹腔穿刺抽出不凝血。首先考虑的诊断是

A. 肠破裂

B. 脾破裂

C. 肝破裂

D. 肠系膜血管损伤

E. 肾破裂

19. 男性，52岁，5小时前右上腹部挤压伤。查体：中上腹及背部压痛。尿检查正常。X线检查：脊柱正常，膈下未见游离气体，腹膜后有少量积气。可能的诊断是

　　A. 小肠损伤、穿孔

　　B. 十二指肠穿孔

　　C. 胃挫伤

　　D. 胆道损伤

　　E. 横结肠损伤、穿孔

20. 对于肝破裂出血的肝外伤治疗中，哪项不恰当

　　A. 绝对卧床

　　B. 症状不明显、出血少的应观察

　　C. 出现出血征象时大量输血

　　D. 边输血，边手术

　　E. 控制出血后，立即处理肝损伤，尽快结束手术

21. 下列腹腔脏器损伤中，哪一种损伤造成的腹膜刺激症状最强烈

　　A. 肝破裂　　　B. 肾破裂

　　C. 胃破裂　　　D. 结肠破裂

　　E. 膀胱破裂

22. 腹部损伤的急救，下列不正确的是

　　A. 先抢救威胁生命的情况

　　B. 腹壁伤口宜及早妥善包扎

　　C. 肠管脱出要立即送回腹腔

　　D. 疑有腹内脏器损伤禁用吗啡类镇痛药

　　E. 对已休克的伤员不宜过多搬动

23. 腹部损伤来急诊的患者腹腔抽出不凝血，应诊为

A. 腹膜后血肿

B. 误穿入血管

C. 实质脏器破裂

D. 前腹壁血肿

E. 空腔脏器破裂

24. 脾破裂时可出现下列X线征象，但不应包括

　　A. 胃向右前方移位

　　B. 胃大弯有受压现象

　　C. 出现气液平面

　　D. 胃与横结肠间距离增宽

　　E. 左膈升高，结肠脾曲下移

25. 腹部闭合性损伤诊断的关键在于首先确定有无

　　A. 腹壁损伤　　　B. 内脏损伤

　　C. 腹痛　　　　　D. 恶心、呕吐

　　E. 腹膜后血肿

26. 关于肝外伤行诊断性腹腔穿刺的描述中，下列不恰当的是

　　A. 闭合性肝损伤出血少，腹腔穿刺灌洗法可提高阳性率

　　B. 阳性率只有50%

　　C. 是一种安全简单的方法

　　D. 灌洗液是澄清的说明腹腔内可能没有出血

　　E. 灌洗液红细胞 $>100\times10^9$/L，胆红素 $>0.16$mg/dl 说明肝脏有损伤

27. 男孩，10岁，1天前上腹部被车撞伤，右上腹及背部疼痛，伴呕吐少量咖啡样液体。X线检查：膈下未见游离气体，腹膜后少量积气。最可能的诊断为

　　A. 肠系膜损伤

　　B. 十二指肠损伤

　　C. 胃穿孔

　　D. 横结肠穿孔

　　E. 肝破裂或胆道损伤

28. 腹部闭合性损伤造成胃、空肠、回肠穿孔，修补顺序是
    A. 空肠、胃、回肠
    B. 回肠、空肠、胃
    C. 胃、空肠、回肠
    D. 回肠、胃、空肠
    E. 根据穿孔大小决定修补顺序

29. 小肠损伤与结肠损伤的不同点在于
    A. 小肠损伤早期出现腹膜炎症状
    B. 大肠损伤污染轻
    C. 大肠损伤症状比较明显
    D. 小肠损伤常产生膈下游离气体
    E. 大肠有回盲瓣存在阻止肠内容物反流，故闭合伤时损伤机会大

30. 下列哪项是空腔脏器破裂时最主要的症状或体征
    A. 腹部出现移动性浊音
    B. 腹膜刺激征
    C. 呕血或便血
    D. 肠鸣音消失
    E. 肝浊音界消失

31. 闭合性腹外伤患者观察期间不应
    A. 不随意搬动患者
    B. 注射止痛剂，减轻患者痛苦
    C. 禁食水
    D. 应用广谱抗生素
    E. 补充血容量，防止休克

32. 腹部闭合性损伤，下列哪项是实质脏器破裂和空腔脏器穿孔最好的鉴别方法
    A. 休克出现的早晚
    B. 腹膜刺激征的轻重
    C. 暴力作用的部位
    D. 腹腔诊断性穿刺
    E. 超声检查

33. 男性，35岁，司机，因车祸被方向盘挤压3小时就诊。自觉上腹部疼痛，向右肩及腰部放射。X线平片示：腹膜后花斑状改变。诊断考虑为
    A. 胰腺断裂
    B. 十二指肠破裂
    C. 肝破裂
    D. 右肾损伤
    E. 胆囊破裂

34. 关于空腔脏器的损伤，错误的是
    A. 临床表现主要为腹膜刺激征
    B. 腹部X线透视常有膈下游离气体
    C. 腹腔穿刺可得到胃肠内容物或胆汁
    D. 小肠损伤机会最少
    E. 结肠损伤时腹膜炎可不明显

35. 男性，30岁，右上腹撞伤致剧烈腹痛半小时。检查：BP 82/45mmHg，P 130次/分，R 25次/分。神志清，面色苍白，胸廓无畸形，呼吸音清，心律齐，无病理性杂音。腹膨隆，腹式呼吸减弱，全腹压痛，以右上腹为甚，伴肌紧张、反跳痛，肝区叩痛（＋），肝浊音界无缩小，肠鸣音减弱，腹穿见不凝固血。Hb 81g/L，WBC $105 \times 10^9$/L，中性粒细胞0.81。该患者最可能的诊断是
    A. 肾破裂
    B. 胃、十二指肠穿孔
    C. 肝破裂
    D. 脾破裂
    E. 小肠破裂

36. 下列不是肝脏闭合性损伤特点的是
    A. 多见于肝脏膈面
    B. 可致胆道出血
    C. 常合并其他脏器损伤
    D. 常无腹膜刺激征
    E. 较易引起低血容量性休克

37. 考虑为腹部实质脏器损伤伴内出血患者，下列检查最重要的是
    A. 季肋部外伤史
    B. 腹部压痛、反跳痛及肌紧张

C. 血压低于 70/50mmHg

D. 血红蛋白值逐渐减少

E. 腹腔穿刺抽出不凝固血液

38. 关于肝破裂的诊断，错误的是

　　A. 局部疼痛及压痛

　　B. 有右上腹外伤史

　　C. 必须等待腹腔穿刺抽出血液才能治疗

　　D. 失血较多时血红蛋白值逐渐下降

　　E. 随出血量增多，心率加快

39. 回肠小穿孔早期查无腹膜刺激症状，原因为

　　A. 未进饮食，肠腔无内容物

　　B. 肠管痉挛，黏膜外翻，血凝块堵塞

　　C. 小穿孔已自愈

　　D. 机体防御能力强，反应迟钝

　　E. 肠麻痹，肠蠕动消失，肠内容物不外漏

二、共用题干单选题：以下提供若干个案例，每个案例下设若干道试题，每道试题有五个备选答案，请选择一个最佳答案。

(40～42 题共用题干)

　　男性，20 岁。8 小时前腹部左侧被木棍击伤，腹痛渐加重，伴恶心、呕吐，伤后无大、小便。查体：体温 38.5℃，血压 110/70mmHg，心率 110 次/分，强迫体位，腹式呼吸减弱，全腹肌紧张，压痛，反跳痛以左脐旁为著；移动性浊音（＋），肠鸣音消失。WBC $15 \times 10^9$/L。

40. 最可能的诊断是

　　A. 脾破裂　　　　B. 肾破裂

　　C. 输尿管断裂　　D. 结肠破裂

　　E. 腹壁挫伤

41. 下列各项检查，可能为阴性结果的是

　　A. 腹部 B 超

　　B. 选择性血管造影

　　C. 腹部立位 X 线平片

D. 腹部 CT

E. 腹腔穿刺

42. 下列不属于必需处理措施的是

　　A. 胃肠减压

　　B. 留置尿管

　　C. 开放静脉通道

　　D. 密切观察病情变化

　　E. 尽快输全血

🔍 参考答案与解析

1. A　　2. D　　3. C　　4. D　　5. C　　6. E
7. E　　8. B　　9. D　　10. D　　11. E　　12. E
13. B　　14. E　　15. D　　16. E　　17. A　　18. B
19. B　　20. E　　21. C　　22. C　　23. C　　24. C
25. C　　26. B　　27. B　　28. E　　29. A　　30. B
31. B　　32. D　　33. B　　34. D　　35. C　　36. D
37. E　　38. C　　39. B　　40. D　　41. B　　42. E

13. B。解析：患者考虑消化道穿孔可能，腹部立位 X 线平片观察有无膈下气体及脏器情况，可明确诊断。

15. D。解析：无污染且无肿瘤血行转移的术中失血，可用自身输血装置，经抗凝和过滤后回输，但总量以不超过 3500ml 为宜。

16. E。解析：十二指肠损伤发生在腹腔内部分，破裂后可有胰液和胆汁流入腹腔而早期引起腹膜炎。

18. B。解析：腹腔穿刺抽出不凝血，说明腹部有损伤。患者左腹被撞，在左腹脏器中，以脾最脆弱，应首先考虑脾破裂。

19. B。解析：十二指肠为腹膜后空腔脏器，其穿孔可引起腹膜后积气，其余穿孔均引起腹腔内游离气体。

20. E。解析：控制出血后，要大量输血，纠正休克后再处理肝损伤，不能处理肝损伤后尽快结束手术。

21. C。解析：胃破裂后胃内容物进入腹腔，胃液等对腹膜强烈刺激，形成化学性腹膜炎。

22. C。**解析**：因胸腹部外伤造成肠管脱出体外时，不能将脱出的肠管送回腹腔，以免因出血过多或脏器严重感染而危及伤者生命。如自行将外脱的肠管送回腹腔，极易造成严重感染。应在脱出的肠管上覆盖消毒纱布或消毒布类保护，再用干净的碗或盆扣在伤口上，用绷带或布带固定，迅速送医院抢救。

23. C。**解析**：腹部损伤时，腹膜的间皮细胞释放的纤维蛋白溶酶原激活因子被激活，当实质性脏器破裂时，腹腔内积血不易凝固，故可抽出不凝血。前腹壁血肿多半表面可触及，不应作为穿刺首选部位来判定是否有腹腔内脏器受累，而前腹壁血肿短期内不应抽出不凝血。腹膜后血肿不应于腹腔内抽出不凝血，误穿入血管抽出的血应为可凝固血。空腔脏器破裂时抽出液应为消化液、粪样渗出液，或混合血性消化液或渗出液，而不应该为不凝血。

24. C。**解析**：胃右移、横结肠下移，胃大弯有锯齿形压迹是脾破裂的 X 线征象。出现气液平面说明有游离气体，是胃肠道破裂的证据。

25. B。**解析**：闭合性损伤诊断中需要考虑的是判断是否有内脏损伤，且绝大部分内脏损伤者需早期手术治疗；如不能及时诊断，可能贻误手术时机而导致严重后果。

26. B。**解析**：肝外伤中腹腔穿刺术是安全、简单、有效的方法，阳性率是 90%。

27. B。**解析**：腹膜后积气，提示十二指肠穿孔。

28. B。**解析**：空腔脏器破裂后修补顺序应从容易污染的（含细菌量大的远端肠管）到相对污染轻的肠管。

29. A。**解析**：小肠损伤后，小肠内容物容易溢出肠管，引起腹膜炎，而大肠内容物常呈固体状，不易溢出肠管。

30. B。**解析**：空腔脏器破裂后或多或少有肠内容物进入腹腔，因此有腹膜炎症状。其余症状及体征，当破裂口小，漏出量少时不一定出现。

31. B。**解析**：此时注射止痛药物易掩盖病情，不利于观察病情的进展情况。但发生创伤后，不宜随意搬动患者以免造成另外的损伤，如脊柱骨折时，随意搬动患者将可能因脊髓损伤导致患者截瘫。患者应禁食水以减轻胃肠道负担，防止胃肠道穿孔时加重腹腔污染的可能；应积极补充血容量，防止休克，并预防应用广谱抗生素。

32. D。**解析**：诊断性腹腔穿刺术对于判断腹腔内脏有无损伤和哪一类脏器损伤有很大帮助，阳性率可达 90% 以上。

33. B。**解析**：平片发现腹膜后花斑状改变，提示腹膜后积气，十二指肠破裂可引起腹膜后出现气体。

34. D。**解析**：空腔脏器损伤，小肠发生率较高。

35. C。**解析**：右侧腹痛，腹膜刺激征，肝区叩击痛阳性，无浊音界缩小，考虑为肝破裂。

36. D。**解析**：肝破裂后可能有胆汁溢入腹腔，而表现出较明显的腹膜刺激征。

37. E。**解析**：诊断性腹腔穿刺术和腹腔灌洗术对于判断腹腔内脏有无损伤和哪类脏器损伤有很大帮助。腹腔穿刺抽到不凝血，提示实质器官破裂致内出血。

# 第八章　腹膜、网膜和腹膜后间隙疾病

**一、单选题：以下每道试题有五个备选答案，请选择一个最佳答案。**

1. 男性，59 岁，急性弥漫性腹膜炎观察 2 小时后病情无缓解，腹胀加重，但病因仍难以肯定。适宜的处理措施应除外
   - A. 立即进行剖腹探查
   - B. 补液，纠正脱水、酸中毒
   - C. 禁食、胃肠减压
   - D. 应用大剂量有效抗生素
   - E. 补充能量、营养支持

2. 腹膜假性黏液瘤最常来源于
   - A. 子宫
   - B. 卵巢
   - C. 结肠
   - D. 胰腺
   - E. 胃

3. 女孩，4 岁，1 周来低热、咳嗽，突然全腹痛 15 小时，呕吐频繁，吐出物为胃内容物。查体：体温 39℃，烦躁不安，心肺未见异常；腹胀，无肠型，全腹压痛、反跳痛，腹肌紧张，肠鸣音消失。血常规 WBC $21.0 \times 10^9$/L，腹腔穿刺抽出无臭稀薄脓液。最可能的诊断是
   - A. 结核性腹膜炎
   - B. 急性胃肠炎
   - C. 原发性腹膜炎
   - D. 梅克尔憩室炎
   - E. 急性阑尾炎

4. 急性化脓性腹膜炎的非手术治疗指征不包括
   - A. 原发性腹膜炎
   - B. 已有局限趋势
   - C. 早期尚未扩散
   - D. 急性输卵管炎所致腹膜炎
   - E. 急性坏死性胰腺炎所致腹膜炎

5. 关于急性腹膜炎手术指征的叙述中错误的是
   - A. 无论原发性腹膜炎或继发性腹膜炎，一经确诊均应行手术治疗
   - B. 经非手术治疗 12 小时症状、体征加重
   - C. 中毒症状明显，伴有休克表现
   - D. 继发于急性出血坏死性胰腺炎的弥漫性腹膜炎
   - E. 弥漫性腹膜炎无局限趋势

6. 关于腹膜后血肿的临床特点，错误的是
   - A. 腹膜后血肿是腹部及盆腔损伤所致，以骨盆骨折最为多见
   - B. 腹膜后为疏松结缔组织，出血后血液可在腹膜后间隙广泛蔓延并形成血肿
   - C. 因血肿压迫腹膜后神经及胃肠蠕动功能受抑制，可出现明显腹胀
   - D. 肾、胰腺、十二指肠及横结肠损伤，均可发生腹膜后出血
   - E. 单纯腹膜后血肿，继发感染者多见

7. 男性，50 岁，十二指肠溃疡穿孔 20 小时。入院施行穿孔修补术后 6 天，体温 38℃，腹痛、腹胀，大便次数增多，有黏液，里急后重。最大的可能是
   - A. 急性肠梗阻
   - B. 假膜性脓肿
   - C. 盆腔脓肿
   - D. 细菌性痢疾
   - E. 并发门静脉炎

8. 继发性腹膜炎除外
   - A. 发生于腹腔内急性炎症
   - B. 发生于肝硬化腹水
   - C. 发生于腹腔内脏器穿孔
   - D. 发生于手术污染
   - E. 发生于腹腔开放性损伤

9. 关于腹膜炎，错误的是
   - A. 分为继发性和原发性腹膜炎
   - B. 继发性腹膜炎的致病菌绝大多数为

胃肠道内的常驻菌群

C. 临床所见大部分为继发性腹膜炎

D. 原发性腹膜炎的细菌多为溶血性链球菌

E. 原发性腹膜炎很常见，可发生于任何年龄

10. 有关急性弥漫性腹膜炎的手术治疗错误的是

A. 手术过程中应彻底清洁腹腔

B. 胃、十二指肠溃疡穿孔只需单纯行穿孔修补术即可

C. 充分引流

D. 病因不明时，多选用右旁正中切口

E. 腹腔内原发病严重，应及时行手术治疗

11. 关于急性腹膜炎，错误的是

A. 所有急性腹膜炎均伴有酸中毒和碱中毒

B. 继发性腹膜炎比原发性腹膜炎多

C. 多数病例可出现麻痹性肠梗阻

D. 急性腹膜炎严重者常并发中毒性休克

E. 急性腹膜炎不必一律手术

12. 下列不属于急性腹膜炎腹痛特点的是

A. 疼痛定位明确

B. 呈持续性锐痛

C. 肠鸣音亢进并伴有腹胀及便秘

D. 腹痛常因加压而加剧

E. 有压痛、反跳痛、肌紧张

13. 下列哪项不是急性弥漫性腹膜炎的病理生理特点

A. 腹膜充血、水肿、渗出，产生稀释毒液，低蛋白血症

B. 均会引起以代谢性碱中毒为主的水电解质平衡紊乱

C. 纤维蛋白沉积，利于损伤修复

D. 肠管浸泡，引起麻痹性肠梗阻，腹

内压增高

E. 毒素吸收引起中毒性休克

14. 下列选项中关于腹膜叙述错误的是

A. 所有腹内脏器表面均无腹膜覆盖

B. 壁腹膜贴附于腹壁、横膈脏面和盆壁的内面

C. 脏腹膜覆盖于内脏表面

D. 腹膜是一层光滑的浆膜，有许多皱襞

E. 腹膜分为壁腹膜和脏腹膜两部分

15. 引起原发性腹膜炎的原因不包括

A. 外伤引起的肠破裂

B. 儿童、婴儿感染的血行播散

C. 泌尿系感染的直接扩散

D. 女性生殖道的上行性感染

E. 肝硬化腹水的透壁感染

二、共用备选答案单选题：以下提供若干组试题，每组试题共用试题前列出的五个备选答案，请为每道试题选择一个最佳答案。每个备选答案可能被选择一次、多次或不被选择。

（16～19 题共用备选答案）

A. 原发性腹膜炎

B. 胃、十二指肠穿孔

C. 阑尾炎穿孔

D. 肝脾破裂

E. 出血坏死性胰腺炎

16. 腹腔穿刺液中有大量中性粒细胞，革兰染色阳性，属于

17. 腹腔穿刺液中有大量中性粒细胞，无细菌，属于

18. 腹腔穿刺液中有大量中性粒细胞，细菌很少，属于

19. 腹腔穿刺液中有大量中性粒细胞，革兰染色阴性杆菌，属于

（20～21 题共用备选答案）

A. 大肠杆菌

B. 溶血性链球菌或肺炎双球菌

C. 葡萄球菌

D. 铜绿假单胞菌

E. 变形杆菌

20. 原发性腹膜炎的病原菌感染多为

21. 继发性腹膜炎的病原菌感染多为

（22～23 题共用备选答案）

A. 结核性腹膜炎

B. 胃、十二指肠溃疡急性穿孔

C. 急性阑尾炎

D. 绞窄性肠梗阻

E. 实质脏器损伤

22. 腹穿液为黄色、污浊液体，含胆汁。应考虑为

23. 腹穿液为血性，臭味较重，为

## 参考答案与解析

1. A  2. B  3. C  4. E  5. A  6. D
7. C  8. B  9. E  10. B  11. A  12. C
13. B  14. A  15. A  16. A  17. E  18. B
19. C  20. B  21. A  22. B  23. D

4. E。**解析**：急性坏死性胰腺炎所致腹膜炎为手术适应证。

5. A。**解析**：原发性腹膜炎患者，如非手术治疗无效，腹膜炎加重或诊断上不能排除继发性腹膜炎，则考虑剖腹探查。

7. C。**解析**：患者术后体温升高，有明显的直肠膀胱刺激症状：里急后重，大便频，考虑盆腔脓肿。

16～19. A、E、B、C。**解析**：原发性腹膜炎，多为溶血性链球菌及肺炎链球菌，革兰染色阳性。胰腺炎引起的腹腔积液是炎性渗出液，内无细菌。上消化道内细菌少，主要为消化液，后期可引起化脓性腹膜炎。阑尾位于下消化道，内有大量大肠杆菌，属革兰染色阴性杆菌。

20～21. B、A。**解析**：原发性腹膜炎致病菌多为溶血性链球菌、肺炎双球菌或大肠杆菌。继发性腹膜炎的细菌主要是胃肠道内的常驻菌群，其中以大肠杆菌最为多见，其次为厌氧拟杆菌、链球菌、变形杆菌等。

22～23. B、D。**解析**：胃、十二指肠溃疡穿孔后，胃、十二指肠内容物流出，内含胆汁。绞窄性肠梗阻、肠坏死后为血性渗液，臭味重。

# 第九章  胃、十二指肠疾病

**一、单选题：以下每道试题有五个备选答案，请选择一个最佳答案。**

1. 胃癌根治术 D2 代表的意义是
   A. 胃大部切除术
   B. 全胃切除术
   C. 完全清除第一站淋巴结
   D. 完全清除第二站淋巴结
   E. 完全清除第三站淋巴结

2. 关于胃空肠吻合术后输出袢梗阻的叙述中，哪项不恰当
   A. 主要是机械因素造成
   B. 临床表现特点是呕吐物含大量胆汁
   C. 治疗以非手术为主
   D. 持续时间一般在 7～10 天
   E. 手术探查的目的是解除机械性梗阻的原因

3. 男性，30 岁，上腹疼痛伴反酸 3 年。昨日开始呕血，黑便总量约 400ml。最大可能出血的原因是
   A. 胆道出血
   B. 胃、十二指肠溃疡出血
   C. 食管胃底静脉曲张破裂出血
   D. 胃癌出血
   E. 应激性溃疡出血

4. 胃大部切除术后引起上消化道出血的常见原因不包括
   A. 术中止血不彻底
   B. 吻合口部分黏膜坏死脱落造成出血
   C. 术中旷置的溃疡再次出血
   D. 吻合口缝线处感染，侵蚀血管
   E. 术后未用止血药

5. 男性，47 岁，胃大部切除手术后第 3 天拔出胃引流管后进食流质饮食。饱食后出现溢出性呕吐，量逐渐加大。查体：腹膨隆，闻及振水音，肠鸣音减弱。最可能的诊断为
   A. 急性胃扩张
   B. 急性输入袢梗阻
   C. 吻合口梗阻
   D. 十二指肠残端破裂
   E. 吻合口瘘

6. 胰十二指肠切除术后最多见的并发症为
   A. 胃潴留          B. 术后出血
   C. 糖尿病          D. 胆、胰瘘
   E. 肝功能衰竭

7. 女性，40 岁，10 天前因胃溃疡穿孔、腹膜炎行胃大部切除术。术后有低热，近 3 天来感右上腹持续钝痛，伴顽固性呃逆和高热，急诊入院。体温 39.2℃，皮肤无黄染，腹胀，无明显压痛，右季肋有叩击痛，肝浊音界扩大。诊断应首先考虑
   A. 盆腔脓肿        B. 胃肠吻合口瘘
   C. 肝脓肿          D. 膈下脓肿
   E. 肠间隙脓肿

8. 男性，50 岁，上腹隐痛十余年。5 年前上消化道造影示胃溃疡，近 1 个月疼痛规律性发生改变。最有价值的检查是
   A. 生化和免疫学检查
   B. 胃液酸度测定
   C. 复查上消化道造影
   D. 四环素荧光试验
   E. 纤维胃镜及活检

9. 急性糜烂性出血性胃炎诊断应根据
   A. 上消化道出血的临床表现
   B. 胃液分析
   C. X 线胃肠钡餐造影
   D. 急诊胃镜检查

E. 胃黏膜脱落细胞学检查

10. 男性，35 岁，间断上腹部疼痛伴反酸、剑突下烧灼感半年余，夜间及空腹时明显，进食后可缓解。突发恶心、呕吐 12 小时，呕吐物为咖啡渣样物，伴黑便。查体：轻度贫血貌，上腹部轻压痛，余（－）；腹部平片未见异常。最可能的诊断为

A. 消化性溃疡出血

B. 胆道出血

C. 食管静脉曲张破裂出血

D. 胃癌出血

E. 应激性溃疡出血

11. 男性，20 岁，上腹不适 4 天。2 小时前突发上腹剧痛，服用"胃药"不缓解，腹痛迅速蔓延至全腹。查体：全腹肌紧张，叩痛阳性；立位腹部平片可见右膈下游离气体。最可能的诊断是

A. 消化性溃疡穿孔

B. 急性胰腺炎

C. 急性胃扩张

D. 急性阑尾炎

E. 急性胆囊炎

12. 恶性度较高的胃癌发生跳跃式转移，最常见的部位是

A. 脾门淋巴结

B. 腹主动脉旁淋巴结

C. 左侧锁骨上淋巴结

D. 腹腔淋巴结

E. 肝十二指肠韧带淋巴结

13. 男性，45 岁，呕血伴黑便 3 天。2 年前曾诊断为胃溃疡，一直接受药物治疗。胃镜检查结果提示胃窦部溃疡，直径约 2cm。此患者的最佳治疗方案为

A. 毕Ⅱ式胃大部切除术

B. 胃镜下硬化剂及止血药物注射治疗

C. 毕Ⅰ式胃大部切除术

D. 继续加强内科药物保守治疗，等待溃疡愈合

E. 全胃切除术

14. 下列胃大部切除术后并发症中，再次手术治疗的适应证不包括

A. 吻合口溃疡

B. 严重碱性反流性胃炎

C. 吻合口梗阻

D. 胃癌

E. 早期十二指肠残端破裂

15. 男性，38 岁，胃大部切除，毕Ⅱ式吻合术后 20 天，进食后 30 分钟上腹突然胀痛，喷射性呕吐，量大，不含食物的胆汁，吐后腹痛消失。最可能的原因是

A. 吻合口溃疡

B. 反流性食管炎

C. 吻合口梗阻

D. 倾倒综合征

E. 慢性不完全性输入段梗阻

16. 男性，39 岁，已诊断十二指肠球部溃疡并幽门梗阻，经内科禁食、胃肠减压、补液等治疗 3 天后缓解。其幽门梗阻的原因可能为

A. 因胃癌造成幽门梗阻

B. 因食物消化不良造成幽门梗阻

C. 因炎症水肿造成幽门梗阻

D. 因胃内良性肿瘤造成幽门梗阻

E. 因胃外肿块压迫造成幽门梗阻

17. 男性，64 岁，上腹胀痛 2 个月余。2 周前查体：发现上腹有包块，尚活动；钡餐检查示胃窦部肿物。患者肥胖，血糖 10mmol/L，血压 160/110mmHg，住院后经胃镜检查证实胃窦部腺癌。最适合的处理是

A. 立即急诊手术

B. 先化疗及中药

C. 控制血糖，血压接近正常后，及时手术

D. 先治疗糖尿病及高血压

E. 化疗，同时治疗糖尿病及高血压

18. 消化道穿孔的临床特点中不包括

A. 突然剧烈腹痛、呕吐

B. 必有胃、十二指肠溃疡病史

C. 板样腹，压痛，反跳痛，肌紧张

D. 肠鸣音减弱或消失

E. 多数患者立位 X 线检查可见膈下游离气体

19. 男性，23 岁，10 天前因胃溃疡出血行胃大部切除术。5 天前体温开始升高，呈弛张热，下腹坠胀，里急后重，排黏液样稀便。最可能的诊断是

A. 倾倒综合征

B. 消化不良

C. 迷走神经切断后腹泻

D. 盆腔脓肿

E. 并发肠炎

20. 男性，47 岁，胃大部切除术（毕 II 式吻合）后第 4 天，体温 39.4℃，呼吸急促，右上腹疼痛并向右肩部放射。查体：右上腹明显压痛伴肌紧张，肝上界位于右侧锁骨中线第 4 肋间。白细胞 $13.2 \times 10^9/L$。X 线显示：右膈抬高，活动减弱，右侧肋膈角消失，膈下未见游离气体。可能存在的并发症是

A. 右下肺炎

B. 急性化脓性胆囊炎

C. 肝脓肿

D. 急性胰腺炎

E. 十二指肠残端破裂

21. 男性，48 岁，既往无胃病史。半年来

自觉乏力，食欲减退，间断出现黑便，无呕血，体重下降约 10kg。查体：上腹部膨隆，轻压痛，肝、脾未触及，移动性浊音（－），大便潜血（＋）。此患者首先怀疑诊断为

A. 慢性萎缩性胃炎

B. 胃癌

C. 食管静脉曲张破裂出血

D. 应激性溃疡出血

E. 消化性溃疡出血

22. 女性，40 岁，反复发作性上腹疼痛 4 年，多次于夜间痛醒，进食后疼痛可暂时缓解。突发上腹剧痛 2 小时，入院查体：体温 37.9℃，全腹压痛，腹肌紧张，移动性浊音（±），肠鸣音消失。实验室检查：WBC $11 \times 10^9/L$，血清淀粉酶 160U/L（Somogyi 法）。该患者最可能的诊断是

A. 高位急性阑尾炎

B. 溃疡病穿孔

C. 急性胰腺炎

D. 急性胆囊炎

E. 绞窄性肠梗阻

23. 胃幽门部幽门括约肌的组成为

A. 由胃壁肌层内层的斜行肌增厚组成

B. 由胃壁肌层中层的环行肌增厚组成

C. 由胃壁肌层外层的斜行肌增厚组成

D. 由胃壁肌层内层的斜行肌及中层的环形肌增厚组成

E. 由胃壁肌层内层的斜行肌及外层的纵行肌增厚组成

24. 以下关于倾倒综合征的叙述，错误的是

A. 是胃大部切除术后并发症之一

B. 主要因高渗食物快速进入十二指肠或空肠内引起

C. 胃切除范围较大时容易发生

D. 饭后平卧可以减轻症状

E. 毕Ⅰ式手术后多见

25. 上消化道大出血最主要原因是

 A. 食管胃底静脉曲张破裂

 B. 胃、十二指肠溃疡

 C. 急性出血性胃炎

 D. 胃癌

 E. 胆道出血

26. 成人十二指肠乳头在十二指肠降部后内侧壁约距幽门

 A. 10cm   B. 9cm

 C. 8cm   D. 7cm

 E. 6cm

27. 男性，32岁，胃大部切除术（毕Ⅱ式、近端空肠对小弯）后10天。上腹部胀满，进食后加重，伴上腹部疼痛及恶心、呕吐，吐出物为胆汁样液体，不含食物，量较多。查体：上腹略饱满，轻压痛。最可能的原因是

 A. 吻合口梗阻  B. 输出段梗阻

 C. 胃排空延迟  D. 倾倒综合征

 E. 输入段梗阻

28. 女性，54岁，因胃癌行胃癌根治术，术后病理示癌肿为隆起型，深及黏膜下层，直径约5cm，淋巴结转移为 $N_2$ 。该患者属于

 A. 早期胃癌（Ⅰ型）

 B. 早期胃癌（Ⅱ型）

 C. 进展期胃癌（Ⅰ型）

 D. 进展期胃癌（Ⅱ型）

 E. 进展期胃癌（Ⅲ型）

29. 左锁骨上淋巴结转移癌的原发部位常见于

 A. 甲状腺   B. 食管

 C. 乳腺   D. 胃

 E. 肝

30. 女性，40岁，十二指肠球部溃疡多年。近两月来，进食后上腹胀满，呕吐，吐宿食。查体：消瘦，脱水征，上腹稍膨隆，偶见胃型，有振水音。治疗应首选

 A. 急诊胃大部切除术

 B. 胃肠减压，补液，温盐水洗胃后行胃大部切除术

 C. 使用抗酸，解痉药治疗

 D. 选择性迷走神经切除＋幽门成形术

 E. 补液，洗胃继续观察

31. 男性，40岁，上腹部隐痛伴反酸、嗳气4个月，进食后加重。查体：消瘦体型，剑突下偏右压痛；行纤维内镜检查证实十二指肠球部和上段空肠各有一直径1cm的溃疡，黏膜皱襞集中。除消化性溃疡外，还应考虑的诊断是

 A. 甲状旁腺功能亢进症

 B. 溃疡恶性变

 C. 胃泌素瘤

 D. 间质瘤

 E. 类癌综合征

32. 男性，39岁，行毕Ⅱ式胃大部切除术（输入段对小弯术式）后2周，出现上腹部胀痛的症状，多出现在进食后半小时左右，伴有恶心和呕吐，呕吐物为胆汁样液体，不含食物，吐后症状明显减轻。查体：消瘦，轻度脱水，上腹部轻压痛，未闻及振水音。引起上述症状最可能的原因是

 A. 吻合口梗阻  B. 输出段梗阻

 C. 输入段梗阻  D. 倾倒综合征

 E. 输入段综合征

33. 女性，50岁，胃溃疡病史5年，近期经常呕吐隔夜宿食。进一步的处理是

 A. 加大抗溃疡病药物用量

 B. 加服抗幽门螺杆菌药物

C. 输液

D. 行迷走神经切断术

E. 行胃大部切除术

34. 胃大部切除术后吻合口溃疡多见于

    A. 吻合口的胃侧

    B. 吻合口的空肠侧

    C. 空肠近端

    D. 空肠远端

    E. 胃近端

35. 高选择性迷走神经切断术中被称为"罪恶支"，易遗漏而造成术后溃疡复发的是

    A. 迷走神经后干

    B. 迷走神经前干

    C. 迷走神经终末"鸦爪"支

    D. 迷走神经腹腔支

    E. 迷走神经高位分布到胃底的分支

36. 男性，45 岁，经胃镜和病理活检确诊为胃癌。术中探查发现胃窦部直径 4cm 的肿块，肿物已侵出浆膜层，并与肝左外叶及横结肠形成局部浸润，胃大弯和胃小弯侧淋巴结肿大。此时最适合的手术方式是

    A. 立即关腹，术后应用联合化疗

    B. 行联合脏器切除术

    C. 行单纯胃大部切除术

    D. 行全胃切除术

    E. 行横结肠切除术

37. 十二指肠溃疡首选下列哪项手术方式

    A. 胃大部切除术（毕 I 式）

    B. 高选择性胃迷走神经切断术

    C. 选择性迷走神经切断术

    D. 胃大部切除术（毕 II 式）

    E. 迷走神经干切断术附加胃窦切除术

38. 胃泌素瘤的分泌细胞是

    A. 胰腺的 B 细胞

    B. 胰腺的非 B 细胞

    C. 胃窦的 G 细胞

    D. 胃的壁细胞

    E. 其他细胞

39. 有关十二指肠憩室的描述中，正确的是

    A. 原发性憩室是因邻近器官炎症粘连、牵拉所致

    B. 十二指肠憩室最多见的类型是继发性憩室

    C. 原发性憩室的憩室壁为肠壁全层

    D. 继发性憩室的憩室壁由黏膜、黏膜下层和纤维组织组成

    E. 无症状的十二指肠憩室无需治疗

40. 男性，46 岁，胃镜检查发现胃小弯侧 1.2cm×1.0cm 浅表溃疡，病理诊断为腺癌。手术切除标本病理示病变累及黏膜层及黏膜下层，小弯侧有 2 个淋巴结转移。应诊断为

    A. 中期胃癌　　　　B. 早期胃癌

    C. 小胃癌　　　　　D. 进展期胃癌

    E. 晚期胃癌

41. 男性，35 岁，因十二指肠球部溃疡行胃大部切除术后 6 年，出现上腹部不适、反酸。可除外下列哪项诊断

    A. 溃疡复发　　　　B. 反流性胃炎

    C. 应激性溃疡　　　D. 残胃慢性胃炎

    E. 残胃癌

42. 胃、十二指肠溃疡大出血的原因

    A. 胃酸作用使创面渗血不易凝固

    B. 胃窦部黏膜糜烂渗血

    C. 反复溃疡使创面微血管渗出

    D. 溃疡侵犯胰腺引起大出血

    E. 溃疡基底动脉被侵袭破裂

43. 下列有关胃肠道类癌的叙述中，哪一项是不恰当的

A. 胃肠道类癌的良恶性不取决于细胞的形态，而是以有无转移作为判断标准
B. 阑尾类癌很少发生转移，常无临床症状
C. 胃肠道类癌可转移至系膜淋巴结及肝脏
D. 类癌综合征的发生与原发肿瘤大小有关
E. 类癌是种 APUD 瘤

44. 胃、十二指肠溃疡穿孔最主要的临床表现包括
A. 腹式呼吸减弱
B. 突发的剧烈腹痛
C. 恶心、呕吐
D. 肠鸣音消失
E. 发热

45. 胃大部切除术后并发症中，哪项禁忌再次手术
A. 急性完全性输入段梗阻
B. 胃肠吻合口破裂
C. 胃吻合口排空障碍
D. 十二指肠残端破裂
E. 输出段梗阻

46. 十二指肠溃疡手术适应证中，哪项不恰当
A. 有穿孔史，溃疡呈活动性
B. 病史长，发作频繁
C. 反复多次大出血
D. 胰源性溃疡
E. 年龄在 45 岁以上，不能排除恶变

47. 男性，38 岁，因胃溃疡行毕Ⅱ式胃大部切除术后第 3 天，突感右上腹剧烈疼痛。查体：右上腹压痛（+），全腹肌紧张。最可能的诊断是
A. 急性胆囊炎
B. 急性胰腺炎

C. 胃肠吻合口破裂
D. 十二指肠残端破裂
E. 腹内疝形成

48. 胃肠钡餐检查发现回盲部有钡影跳跃征，应考虑的诊断是
A. 肠结核
B. 克罗恩病
C. 溃疡性结肠炎
D. 慢性阑尾炎
E. 回盲部肿瘤

49. 十二指肠球部前壁穿孔的临床表现除外
A. 上腹部阵发性绞痛
B. 发病短期内患者处于虚脱状态
C. 立即出现腹膜炎症状
D. 腹肌呈板样紧张
E. 立位 X 线摄片常有助于诊断

50. 男性，45 岁，1 个月前因胃溃疡行胃大部切除术。近 1 周内出现进食后头晕、出汗、面色苍白，同时伴腹泻。其最可能出现的情况是
A. 碱性反流性胃炎
B. 低血糖综合征
C. 倾倒综合征
D. 吻合口溃疡
E. 残胃癌

51. 胃、十二指肠溃疡病，不需外科手术治疗的情况是
A. 胃、十二指肠瘢痕性幽门梗阻
B. 胃、十二指肠溃疡急性穿孔，腹腔污染严重
C. 溃疡恶变
D. 36 岁的男性患者，因十二指肠溃疡引起严重腹痛
E. 复合溃疡，经正规内科治疗无效

52. 因溃疡行胃大部切除术，一般应切除的胃容积为
A. 30% ~ 40%
B. 40% ~ 50%

C. 50% ~60%　　　　D. 60% ~70%

E. 70% ~80%

53. 十二指肠溃疡手术的目的除外

A. 切除溃疡病灶

B. 防止溃疡复发

C. 促使溃疡愈合

D. 解除溃疡症状

E. 治疗溃疡的并发症

54. 男性，40 岁，胃大部切除术（毕Ⅱ式）后 2 年。上腹持续性烧灼痛 6 个月，服用抗酸药无效，偶有呕吐，呕吐物含胆汁，吐后疼痛不缓解。该患者最可能的诊断是

A. 吻合口不全梗阻

B. 倾倒综合征

C. 胃潴留

D. 碱性反流性胃炎

E. 吻合口溃疡

55. 胃癌患者出现以下哪一项临床表现，应考虑发生了远处转移

A. 上腹部触及肿块

B. 腹腔积液

C. 贫血

D. 消瘦

E. 直肠指诊触及盆腔肿块

56. 胃的区域淋巴结分为

A. 3 站 16 组　　　B. 2 站 16 组

C. 3 站 6 组　　　　D. 2 站 2 组

E. 3 站 8 组

57. 男性，45 岁，上腹部间断疼痛 5 年，胃镜检查诊断为慢性萎缩性胃炎，有重度不典型增生。最恰当的治疗为

A. 手术治疗

B. 甲硝唑 + 法莫替丁

C. 多潘立酮

D. 西咪替丁

E. 奥美拉唑

58. 女性，45 岁，有十二指肠球部溃疡病史 5 年。近半个月来上腹胀痛，间断呕吐。查上腹部膨隆，有振水音。宜选择的治疗是

A. 补液，洗胃

B. 补液，胃肠减压，留观

C. 急诊胃大部切除

D. 胃肠减压，补液，洗胃，择期行胃大部切除术

E. 胃肠减压，补液，洗胃，择期胃空肠吻合术

59. 胃肠道液体分泌量每天达

A. 5000 ~6000ml

B. 6000 ~7000ml

C. 7000 ~8000ml

D. 8000 ~10000ml

E. 大于 10000ml

60. 胃癌的好发部位是

A. 胃窦部　　　　B. 胃小弯侧

C. 胃底部　　　　D. 胃体部

E. 贲门区

61. 以下对于应激性溃疡的表述中，正确的是

A. 应激性溃疡往往穿透胃黏膜肌层

B. 典型的应激性溃疡多发生于胃窦

C. 胃酸分泌增加是应激性溃疡形成主要的原因

D. 应激性溃疡通常为多发溃疡

E. 应激性溃疡常继发于大面积烧伤后，又称为 Cushing 溃疡

62. 下列哪项是胃溃疡大出血最主要的治疗方式

A. 奥美拉唑静脉点滴

B. 胃大部切除

C. 三腔两囊管压迫

D. 肝叶切除术

E. 高选择性迷走神经切断

63. 男性，42 岁，上腹部不适 3 年。胃镜检查为胃窦癌。术中探查为胃窦癌，病灶约 4cm×4cm；左肝外叶有一转移结节，直径约 2cm。最恰当的手术方法

A. 胃、空肠吻合术

B. 不做任何处理，关腹

C. 姑息性胃大部切除，腹腔放置化疗药物

D. 姑息性胃大部切除，胃网膜动脉置管区域性化疗

E. 姑息性胃大部切除，左肝外叶局部切除

64. 对胃酸低，全身情况差的老年人，诊断为瘢痕性幽门梗阻，应采取

A. 迷走神经切断术加幽门成形术

B. 迷走神经切断术

C. 输血，输液，加强营养

D. 胃空肠吻合术加迷走神经切断术

E. 高选择性迷走神经切断术

65. 男性，30 岁，3 年前因十二指肠溃疡穿孔行胃大部切除术。术后仍间断上腹灼痛、反酸，诊断吻合口溃疡，1 年前再次行胃部分切除，术后症状无改善，并有严重腹泻。最应考虑

A. 吻合口溃疡

B. 胃泌素瘤

C. 碱性反流性胃炎

D. 倾倒综合征

E. 短肠综合征

66. 胃溃疡好发部位是

A. 胃底部      B. 胃小弯

C. 胃大弯      D. 胃后壁

E. 贲门部

67. 提高早期胃癌诊断的三项关键手段是

A. 纤维胃镜检查、胃液细胞学检查、X 线钡餐检查

B. 纤维胃镜检查、胃液酸碱度测定、X 线钡餐检查

C. X 线钡餐检查、大便潜血试验、纤维胃镜检查

D. 胃液细胞学检查、大便潜血试验、纤维胃镜检查

E. 胃液细胞学检查、四环素荧光试验、X 线钡餐检查

68. 溃疡病行胃大部切除的绝对手术适应证是

A. 单纯穿孔

B. 第一次出血

C. 瘢痕性幽门梗阻

D. 医源性溃疡

E. 反复门诊治疗无效的溃疡

69. 男性，32 岁，有十二指肠球部溃疡病史多年。近期疼痛加重，今晨突然晕倒急诊入院。查体：血压 72/48mmHg，脉搏 130 次/分，应首选

A. 胃镜检查

B. 静脉应用止血药

C. 冰盐水洗胃

D. 口服去甲肾上腺素

E. 补充血容量

70. 男性，51 岁，上腹部隐痛不适 1 年，近 2 个月来加剧。入院查体：腹平坦，上腹有轻压痛，未触及肿物，大便潜血试验（＋）。上消化道造影检查显示：胃窦部小弯侧黏膜纹理紊乱，胃壁僵硬，未见明显充盈缺损。该患者首先应考虑

A. 慢性胃窦炎      B. 胃溃疡

C. 胃癌      D. 胃黏膜脱垂

E. 萎缩性胃炎

71. 女性，32 岁，既往有溃疡病史，全麻下行胆囊切除术。术后当晚患者面色苍白、烦躁，呼吸急促，上腹饱胀，呕吐频繁，吐出棕褐色胃内容物，潜血（＋），检查上腹膨隆、压痛。最可能的诊断为

   A. 粘连性肠梗阻　　B. 膈下感染

   C. 急性胃扩张　　　D. 继发穿孔

   E. 溃疡所致幽门梗阻

二、共用题干单选题：以下提供若干个案例，每个案例下设若干道试题，每道试题有五个备选答案，请选择一个最佳答案。

（72~73 题共用题干）

男性，68 岁，突发腹痛，伴停止排气排便 1 日，未呕吐。查体：腹部膨隆且不对称，以左下腹为著，并可触及压痛，肠鸣音 7 次/分，移动性浊音（－），指诊直肠空虚，指套无血迹。既往有便秘史多年，无糖尿病、冠心病病史。

72. 最可能诊断是

   A. 直肠癌梗阻

   B. 肠系膜血管栓塞

   C. 乙状结肠扭转

   D. 麻痹性肠梗阻

   E. 乙状结肠癌梗阻

73. 为进一步明确诊断，应进行的检查为

   A. 血、尿淀粉酶检查

   B. 腹部 B 超

   C. X 线腹平片和钡剂灌肠

   D. 选择性动脉造影

   E. 血常规检查

（74~75 题共用题干）

男性，25 岁，平素体健，生活饮食有规则，进食冷热适当，定时定量，无烟酒嗜好，无胃痛、反酸等症状。近 2 年因工作关系，饮食不能按时和定量，冷热又失当，并开始嗜烟酒，患者出现饥饿或半夜痛醒，进食物或服用碱性药物可使症状缓解。昨晚突然出现上腹部剧烈疼痛，并迅速出现全腹部疼痛，伴恶心、呕吐，查体发现出现"板状腹"。

74. 根据病史首先考虑

   A. 十二指肠球部溃疡并穿孔

   B. 胃溃疡并穿孔

   C. 胃窦炎

   D. 胃癌

   E. 十二指肠球炎

75. 首选治疗方案为

   A. 解痉，止痛，氟尿嘧啶（5－Fu）滴注＋抗生素治疗

   B. 放置胃管胃肠减压，用西咪替丁（甲氰咪胍）静脉滴注观察

   C. 放置胃管胃肠减压，补液，观察

   D. 放置胃管胃肠减压，准备手术

   E. 解痉，止痛，静脉滴注西咪替丁（甲氰咪胍），观察

（76~78 题共用题干）

男性，45 岁，患十二指肠溃疡反复出血，行胃大部切除术，毕 II 式。术后第 3 天诉右上腹部剧痛不能忍受，右侧腹部压痛明显，伴肌紧张及反跳痛，右上腹较著，诊断为十二指肠残端瘘。

76. 此情况多见于

   A. 胃大弯溃疡行胃大部切除术后

   B. 胃小弯溃疡行胃大部切除术后

   C. 胃窦溃疡行胃大部切除术后

   D. 十二指肠巨大溃疡行胃大部切除术后

   E. 胃底贲门溃疡行胃大部切除术后

77. 产生这一并发症的原因主要是

   A. 未加做迷走神经切断术

   B. 十二指肠残端关闭不严

   C. 胃肠减压失效

D. 腹腔未放置引流

E. 胃切除过多

78. 最佳治疗方案是

A. 中药治疗　　　　B. 抗生素治疗

C. 补液观察　　　　D. 胃肠减压

E. 手术引流

**三、共用备选答案单选题：以下提供若干组试题，每组试题共用试题前列出的五个备选答案，请为每道试题选择一个最佳答案。每个备选答案可能被选择一次、多次或不被选择。**

(79~81 题共用备选答案)

A. X 线钡餐

B. B 超

C. 胃镜

D. 选择性血管造影

E. 十二指肠镜

79. 能对十二指肠憩室部位、大小、形态做出准确判断的是

80. 胃癌的主要确诊手段为

81. 十二指肠血管压迫综合征的首选诊断方法为

(82~85 题共用备选答案)

A. 易发生倾倒综合征

B. 损伤肝、胆、胰、肠等脏器的神经支配

C. 引起胃排空障碍

D. 胃溃疡的首选术式

E. 易发生胃小弯坏死穿孔

82. 高选择性迷走神经切断术

83. 选择性胃迷走神经切断术

84. 迷走神经干切断术

85. 毕 I 式手术

(86~87 题共用备选答案)

A. 纤维胃镜检查

B. 胃液脱落细胞学检查

C. 立位腹部 X 线平片

D. 腹腔穿刺涂片检查

E. 腹部 B 超

86. 男性，29 岁，上腹隐痛不适 4 个月。突发上腹剧痛 2 个小时，全腹压痛、肌紧张。首选的进一步检查是

87. 女性，48 岁，食欲减低伴体重减轻 3 个月。于上腹触及一肿物，大便隐血试验结果呈阳性。为明确诊断，首选的进一步检查是

(88~90 题共用备选答案)

A. 吻合口梗阻

B. 输出袢空肠梗阻

C. 输入袢慢性不完全梗阻

D. 输入袢急性完全梗阻

E. 碱性反流性胃炎

88. 一般餐后出现呕吐大量不含食物的胆汁，属于

89. 术后呕吐物含食物及大量胆汁的原因是

90. 右上腹剧烈疼痛，呕吐频繁、量少，不含胆汁的原因是

**四、案例分析题：为不定项选择题，试题由一个病历和多个问题组成。每个问题有六个及以上备选答案，选对 1 个给 1 个得分点，选错 1 个扣 1 个得分点，直扣至得分为 0。**

(91~97 题共用题干)

男性，34 岁，主因"呕吐咖啡样液、黑便 2h"入院。患者入院前 2h 无明显诱因呕吐咖啡渣样物，量约 300ml，同时排柏油样便 2 次，量约 200ml，伴有头晕、心悸，全身乏力。既往反复发作上腹痛伴反酸病史 3 年，春秋季发作频繁，自行口服"胃药"有缓解。查体：脉搏 120 次/分，血压 70/55mmHg，面色苍白，皮肤湿冷，腹部软，上腹部有轻压痛，无反跳痛及肌紧张，腹部叩诊鼓音，肠鸣音活跃，双下

肢略有水肿。

91. 患者的诊断最可能是

    A. 胃癌

    B. 门脉高压症，食管胃底静脉曲张

    C. 消化性溃疡伴出血

    D. 胃壁动脉瘤

    E. 应激性溃疡

    F. 胆道出血

    G. 失血性休克失代偿期

92. 为进一步明确诊断，首选的检查是

    A. 纤维胃镜

    B. 上消化道造影

    C. 选择性腹腔动脉造影

    D. 腹部 B 超检查

    E. 腹部 CT

    F. 放射性核素扫描

    G. 乙肝五项

93. 此患者目前主要治疗措施有

    A. 快速补液，必要时输血

    B. 监测血压、脉搏、尿量和周围循环状况

    C. 胃肠减压，去甲肾上腺素 + 0.9% 氯化钠溶液胃管冲洗

    D. 急诊纤维胃镜检查、止血

    E. 急诊腹腔血管造影

    F. 静脉应用止血、生长抑素等药物

    G. 输注 $H_2$ 受体拮抗剂或质子泵抑制剂

    H. 胃镜明确诊断后立即手术

94. 此时的治疗应选择 [提示：该患者接受剖腹探查、胃大部切除术（毕Ⅱ式吻合），术后第 2 天突发右上腹剧痛。查体：心率120 次/分，血压 130/70mmHg，腹肌紧张，全腹压痛，以右上腹为甚]

    A. 快速补液

    B. 输血、应用止血药

    C. 胃肠减压、胃管内注药、冰氯化钠溶液洗胃

    D. 准备急诊手术

    E. 抗休克治疗、观察病情变化

    F. 胃镜下局部止血治疗

    G. 全身应用抗生素治疗

95. 最可能的诊断是

    A. 绞窄性肠梗阻

    B. 胃肠吻合口排空障碍

    C. 十二指肠残端破裂

    D. 输入段肠袢梗阻

    E. 内疝

    F. 输出段肠袢梗阻

    G. 急性弥漫性腹膜炎

96. 合适的治疗方法是

    A. 输液、抗炎保守治疗，不考虑再次手术

    B. 急诊手术，再次缝合十二指肠残端

    C. 急诊手术，充分引流腹腔

    D. 急诊手术，行 Whipple 术

    E. 急诊手术，行十二指肠残端缝合加引流术

    F. 急诊手术，行残胃空肠 Roux - en - Y 吻合术

97. 如果该患者在术后 3 ~ 6d 出现上述临床表现，应采用的治疗方法是

    A. 输液、抗炎保守治疗，不考虑再次手术

    B. 急诊手术，再次缝合十二指肠残端

    C. 急诊手术，充分引流腹腔

    D. 急诊手术，行 Whipple 术

    E. 急诊手术，行全胃切除术

    F. 急诊手术，行残胃空肠 Roux - en - Y 吻合术

    G. 空肠造瘘

（98 ~ 101 题共用题干）

    男性，30 岁，因剑突下疼痛 5 小时入院。无明显恶心、呕吐，有肛门排气、排便，肠鸣音减弱，全腹压痛、反跳痛，肝

脾未扪及。

98. 患者考虑哪些疾病
    A. 肠梗阻        B. 胃穿孔
    C. 阑尾炎        D. 急性胰腺炎
    E. 急性肝炎       F. 慢性胰腺炎

99. 应予以哪些急查
    A. 血常规        B. 腹部 B 超
    C. 腹部立位平片    D. 血淀粉酶
    E. 便常规        F. 尿常规

100. 患者主要考虑哪种疾病（提示：患者行腹部立位平片可见膈下游离气体，血常规白细胞总数升高，血淀粉酶正常，腹部 B 超肝胆胰脾未见异常）
    A. 肠梗阻
    B. 胃穿孔
    C. 阑尾炎
    D. 急性胰腺炎
    E. 急性肝炎
    F. 急性梗阻性化脓性胆管炎

101. 如果患者坚持保守治疗，下列哪些治疗措施是正确的
    A. 予以插胃管禁食
    B. 予以抗生素对症治疗
    C. 予以止酸药治疗
    D. 可予以流食
    E. 补足液体
    F. 可予以半流食

（102～104 题共用题干）

女性，74 岁，间断上腹部不适 1 年，发现皮肤巩膜黄染 15d。粪便色浅，尿色深黄。无腹痛、恶心、呕吐，无呕血、黑便，既往无高血压、糖尿病、冠心病及肝炎病史。查体：皮肤巩膜明显黄染，全身浅表淋巴结未及肿大。腹平软，肝脾肋下未及，右上腹可及肿大胆囊，无压痛，移动性浊音阴性，双下肢无水肿。B 超：胰头区实性占位，肝内外胆管明显扩张，胆

囊肿大。肝功能：ALT 203U/L，AST 167U/L，GGT 559U/L，ALP 835U/L，Tbil 199.7mmol/L，Dbil 144.6mmol/L。

102. 为明确诊断，需要进一步完善的检查包括
    A. 胰腺 CT 薄扫 + 增强 + 三维重建
    B. 血肿瘤标志物检查
    C. 胸部 X 线片
    D. 颅脑 CT
    E. ERCP
    F. PTCD
    G. 肺功能
    H. 心脏彩超
    I. 血气分析

103. 肿瘤标志物中，对胰腺癌诊断有帮助的是
    A. CEA        B. AFP
    C. CA50      D. CA125
    E. CA15 – 3    F. CA19 – 9
    G. CA242     H. CA724

104. 若患者 UICC/AJCC 胰腺癌 TNM 分期为 I B 期，可行的进一步治疗方案是
    A. 肠内肠外营养支持治疗
    B. 术前 PTCD 减黄
    C. 术前 ERCP + 胆管内支架置入减黄
    D. 胆肠内引流术
    E. 姑息性胰十二指肠切除术
    F. 根治性胰十二指肠切除术
    G. 根治性胰十二指肠切除 + 肠系膜上 – 门静脉切除和重建术
    H. 已丧失根治性手术机会，行放疗和化疗

🔍**参考答案与解析**
...................................................................

| 1. D | 2. D | 3. B | 4. E | 5. A | 6. D |
| 7. D | 8. E | 9. D | 10. A | 11. A | 12. C |
| 13. C | 14. D | 15. E | 16. C | 17. C | 18. B |

19. D　20. E　21. B　22. B　23. B　24. E
25. B　26. C　27. E　28. A　29. D　30. B
31. C　32. E　33. E　34. B　35. E　36. B
37. B　38. C　39. E　40. F　41. C　42. E
43. D　44. E　45. C　46. E　47. D　48. B
49. A　50. C　51. D　52. D　53. A　54. D
55. E　56. A　57. A　58. D　59. C　60. A
61. D　62. E　63. C　64. D　65. B　66. B
67. A　68. C　69. E　70. C　71. C　72. C
73. C　74. A　75. D　76. C　77. B　78. E
79. A　80. C　81. A　82. C　83. C　84. B
85. D　86. C　87. A　88. C　89. B　90. D
91. CG　92. A　93. ABCDFG　94. ADG
95. CG　96. E　97. CG　98. BCD　99. ABCD
100. B　101. ABCE　102. ABCE
103. ACFGH　104. ACFG

2. D。**解析：**输出袢梗阻恢复时间不定，一般短则 2~3 周，长者 4~6 周，大部分可保守治疗恢复，手术治疗应慎重。

19. D。**解析：**腹坠胀，里急后重，排黏液样稀便，考虑为盆腔脓肿。

20. E。**解析：**胃癌术后出现右上腹疼痛，首先考虑十二指肠残端出现破裂，该患者高热、血象高、膈肌上抬等，均符合十二指肠残端破裂的特点。

22. B。**解析：**空腹疼痛及夜间疼痛多为十二指肠球部溃疡的症状，目前患者出现板状腹考虑弥漫性腹膜炎，查淀粉酶不高，结合既往病史，应为溃疡病穿孔。

23. B。**解析：**幽门部括约肌是由胃壁中层的环形肌在幽门部增厚形成。

24. E。**解析：**倾倒综合征多见于毕Ⅱ式手术后。

25. B。**解析：**在我国胃、十二指肠溃疡占上消化道大出血的 50% 以上。

26. C。**解析：**成人十二指肠乳头在十二指肠降部后内侧壁约距幽门 8cm。

27. E。**解析：**胃大部切除术后肠梗阻包括：①急性输入袢梗阻，呕吐物不含胆汁，含有食物。②慢性不完全性输入袢梗阻，呕吐物含大量胆汁，不含食物。③输出袢梗阻，呕吐物含胆汁和食物。④吻合口梗阻，呕吐物不含胆汁，含有食物。

28. A。**解析：**胃癌的早期与进展期区别在于是否侵破黏膜下层。早期胃癌根据病灶形态可分为三型：Ⅰ型为隆起型，癌灶突向胃腔；Ⅱ型浅表型，癌灶比较平坦没有明显的隆起与凹陷；Ⅲ型凹陷型，为较深的溃疡。故该患者为早期胃癌Ⅰ型。

29. D。**解析：**淋巴结转移是恶性肿瘤常见的转移方式，多数情况为区域淋巴结转移。但也可呈"跳跃式"转移，即第一站淋巴结没有发生转移而第二或第三站淋巴结出现转移。某些恶性程度较高或晚期的胃癌还可经由胸导管转移至左侧锁骨上淋巴结。临床上左锁骨上窝出现转移淋巴结时，最常见的原发部位就是消化道，特别是胃。

30. B。**解析：**患者诊断为十二指肠球部溃疡梗阻，处理原则是先调整水电解质紊乱，洗胃使胃壁水肿减轻，择期胃大部切除。

31. C。**解析：**胃泌素瘤由胃窦和十二指肠的 G 细胞增生或分泌胃泌素的肿瘤引起，病灶多位于十二指肠和胰腺。其特点是高胃泌素血症伴大量胃酸分泌而引起的上消化道多发性、难治性消化性溃疡。

32. E。**解析：**慢性不完全性输入段梗阻多发生于毕Ⅱ式胃大部切除术后，特别是输入段对小弯术式。常见的原因是输入段过长扭曲或过短而牵拉成角，造成输入段内的胆汁、胰液和十二指肠液不易排空，潴留到一定程度后一过性的克服了梗阻而呕吐大量胆汁。其典型的临床表现常出现在进食后 30 分钟左右，出现上腹部胀痛或绞痛，一阵恶心后呕吐大量胆汁样液体，不含食物，吐后症状立即消失或明显减轻。

33. E。**解析**：胃溃疡病史 5 年，近期经常呕吐隔夜宿食，考虑有幽门梗阻，应手术治疗，行胃大部切除术。

34. B。**解析**：胃大部切除术后吻合口溃疡多见于胃空肠吻合口输出端的后壁。

35. E。**解析**：高选择性迷走神经切断术后溃疡复发的重要原因就是遗漏了迷走神经高位分布到胃底部的分支，被称为"罪恶支"。

36. B。**解析**：胃癌侵犯周围脏器时，在肿瘤可切除的情况下，应行肿瘤扩大根治术。

37. B。**解析**：胃大部切除治疗十二指肠溃疡术后并发症多，患者术后营养差，近年来已逐渐被迷走神经切断术所取代。迷走神经切断术中以高选择性胃迷走神经切断术最符合治疗的要求，已逐渐成为治疗十二指肠溃疡的首选方式。

38. C。**解析**：胃泌素瘤是一种胃肠胰神经内分泌肿瘤，以难治性、反复发作或不典型部位的消化性溃疡、高胃酸分泌为特征，也称卓 – 艾综合征。胃泌素瘤的病因不明，可能来源于胃窦与十二指肠的 G 细胞。

39. E。**解析**：原发性憩室是由先天性肠壁局限性肌层发育不全或薄弱，在肠内突然高压，或长期持续或反复的压力增高时，肠壁薄弱处，肠壁黏膜及黏膜下层组织脱出而形成。继发性憩室是肠壁外炎症组织所形成的粘连瘢痕牵拉导致的。

40. B。**解析**：仅侵及黏膜层及黏膜下层的胃癌为早期胃癌，与有无淋巴结转移无关。

41. C。**解析**：应激性溃疡是患者在遭到重伤情况下，胃黏膜表现的急性病变，患者术后 6 年出现上述症状，不属应激性溃疡。

42. E。**解析**：溃疡大出血是溃疡基底血管被侵袭破裂所致，大多数为动脉出血。

43. D。**解析**：类癌未发生转移前，APUD 细胞分泌的活性物进入门静脉，经肝内代谢后，失去其活性。当类癌肝内转移时，转移灶分泌多肽及胺进入体循环，引起类癌综合征。

44. B。**解析**：胃、十二指肠溃疡穿孔突出表现为突发上腹剧烈疼痛，迅速扩散至全腹。此外，有时候消化液沿右结肠旁沟流向右下腹，引起右下腹疼痛，常伴有恶心、呕吐。查体：全腹压痛和反跳痛，以上腹为著，肌紧张十分明显，可呈木板样强直；肝浊音界缩小或消失；肠鸣音消失。

45. C。**解析**：胃吻合口排空障碍需要保守治疗，禁忌再次手术。

46. E。**解析**：十二指肠溃疡不同于胃溃疡，极少有恶变。

47. D。**解析**：毕Ⅱ式胃大部切除术后早期发生右上腹剧烈疼痛，迅速蔓延至全腹，最有可能的原因是十二指肠残端破裂。

48. B。**解析**：克罗恩病的多发病变常为跳跃式，病变之间往往间隔一段正常肠管。

49. A。**解析**：急性穿孔表现为骤发腹痛，十分剧烈，为持续性。

50. C。**解析**：倾倒综合征是指在胃切除和胃肠吻合术后，胃内食糜骤然倾倒至十二指肠或空肠而引起的一系列症状。早期倾倒综合征患者可出现心悸、心动过速、出汗、无力、面色苍白等一过性血容量不足表现，并有恶心、呕吐、腹部绞痛、腹泻等消化道症状。

51. D。**解析**：消化性溃疡的手术指征：①有多年的溃疡病史，症状有逐渐加重的趋势，发作频繁，持续时间较长，影响身体营养和正常生活；②内科治疗无效或愈合后复发或经 X 线钡剂检查，溃疡龛影较大，球部变形较严重，穿透到十二指肠壁外或球后溃疡；③过去有穿孔或反复多次大出血，而溃疡仍有活动性者；④胃溃疡手术适应证比十二指肠溃疡要宽些。

52. D。解析：胃大部切除术的范围是胃的远侧 2/3 ~ 3/4，包括胃体的远侧部分、胃窦部、幽门和十二指肠球部的近胃部分。

53. A。解析：十二指肠溃疡手术主要是促使溃疡愈合，预防溃疡复发，处理特殊并发症以及减少手术后的副作用。切除溃疡病灶不是手术目的。

54. D。解析：碱性反流性胃炎三联征，即剑突下持续烧灼痛、胆汁性呕吐、体重减轻。

55. E。解析：直肠前凹的转移癌，直肠指检可发现。

56. A。解析：根据淋巴结距胃的距离，可分为 3 站 16 组。第一站为胃旁淋巴结；第二站为胃左动脉旁、肝总动脉旁、腹腔动脉旁、脾门、脾动脉旁；第三站为肝十二指肠韧带内、胰后、肠系膜上动脉旁、结肠中动脉旁、腹主动脉旁。

57. A。解析：慢性萎缩性胃炎伴重度不典型增生是明确的癌前病变，宜手术治疗。

58. D。解析：患者诊断为十二指肠球部溃疡梗阻，处理原则是先调整水、电解质紊乱，洗胃使胃壁水肿减轻，择期胃大部切除。

59. C。解析：胃肠道每天分泌 7000 ~ 8000ml 液体，绝大部分通过小肠吸收回到全身循环。

60. A。解析：约半数左右胃癌发生于胃窦部。

61. D。解析：应激性溃疡是指患者在遭受到各类重伤（包括大手术）、重病和其他应激情况下，出现胃、十二指肠黏膜的急性病变，主要表现为胃、十二指肠黏膜的糜烂、溃疡、渗血等，少数溃疡可较深或穿孔。当溃疡发展侵蚀大血管时，可引起大出血。烧伤后应激性溃疡称为 Curling 溃疡，脑外伤后应激性溃疡称为 Cushing 溃疡。B 项，应激性溃疡好发于胃底、其次胃体，最后是胃窦。C 项，应激性溃疡的发生与胃黏膜缺血和胃黏膜损害有关。

62. B。解析：胃溃疡大出血主要采取手术治疗，选择胃大部切除术。原因：①切除了整个胃窦部黏膜，消除了由于胃泌素引起的胃酸分泌；②切除了大部分胃体，使分泌胃酸和胃蛋白酶原的腺体数大为减少；③切除了溃疡好发部位；④切除了溃疡本身。高选择性迷走神经切断主要使用于难治性十二指肠溃疡，不适用于胃溃疡出血。

63. E。解析：对于部分晚期胃癌，特别是肝脏局限在单叶的单个转移结节，应采取积极的手术方法，尽量切除肿瘤及转移灶。

64. D。解析：瘢痕性梗阻是外科手术治疗的绝对适应证。术式以胃大部切除术为主，如老年患者、全身情况极差或合并其他严重内科疾病的梗阻患者可行胃空肠吻合加迷走神经切断术治疗。

65. B。解析：胃溃疡穿孔，经两次胃切除手术，仍有溃疡病发作症状，并且严重腹泻，提示为顽固性溃疡，应首先考虑胃泌素瘤的诊断。

66. B。解析：胃溃疡好发于小弯侧胃黏膜与胃体黏膜交界处的胃窦一侧或近幽门处。

67. A。解析：①大便潜血试验：大便潜血试验多次反复检查为阳性，应怀疑胃癌；②X 线钡餐检查：目前发现胃癌的常用方法，若用气钡双重对比造影，检出率更高；③纤维胃镜检查：不但可直接观察病变的黏膜情况，同时还可借助胃镜进行冲洗、摄影及取材活检等，胃癌的发现率和诊断准确率均较高；④脱落细胞学检查。纤维胃镜检查是诊断早期胃癌的有效方法，与细胞学检查、病理检查联合应用，可大大提高诊断阳性率。

68. C。**解析**：绝大多数胃、十二指肠溃疡采用内科治疗有效，出现以下情况应为外科手术指征：①胃、十二指肠溃疡的严重并发症，如急性穿孔、溃疡大出血、瘢痕性幽门梗阻；②胃溃疡恶变；③顽固性溃疡，内科治疗无效者。

69. E。**解析**：患者为球部溃疡出血，就诊时处于休克状态，首先应抗休克补充血容量。

70. C。**解析**：胃癌的早期常无特异症状，可能出现的临床表现有上腹部疼痛、食欲不振、消瘦乏力及呕血、黑便等。上腹肿块、锁骨上淋巴结肿大是胃癌晚期的体征。胃癌的某些表现与胃炎或胃溃疡相类似，易被忽视，直到出现消化道出血（便潜血呈持续阳性）或梗阻时才引起重视。

72. C。**解析**：乙状结肠扭转常发生于老年人，表现为突发腹痛，伴停止排气排便，左下腹膨隆，压痛明显，早期无反跳痛。

73. C。**解析**：诊断肠梗阻首选 X 线腹部平片。

79～81. A、C、A。**解析**：十二指肠憩室的存在只有在 X 线钡剂检查才能发现，一些较小而隐蔽的憩室，尚需在低张十二指肠造影时才能发现。胃镜检查可通过活组织检查确诊胃癌，并明确病理类型，是诊断胃癌最有效的方法。肠系膜上动脉压迫综合征指十二指肠第三或第四段受肠系膜上动脉压迫所致的慢性肠梗阻，X 线钡

餐是主要诊断依据，可见十二指肠扩张，横段远侧可见外形整齐的斜行压迹和钡剂中断现象。

82～85. E、C、B、D。**解析**：高选择性迷走神经切断术要求靠近胃小弯，易造成胃壁损伤，引起小弯处穿孔坏死。选择性胃迷走神经切断术由于切断了胃窦部"鸦爪"支，影响胃的排空，易发生胃滞留。迷走神经干切断术损伤了迷走神经的肝支、腹腔支，影响肝、胆、胰、肠等脏器的功能。胃溃疡患者胃酸不一定升高，因此一般不采用迷走神经切除术作为治疗手段。毕Ⅰ式由于符合胃肠道正常生理，是胃溃疡手术的首选术式。

86～87. C、A。**解析**：考虑为溃疡穿孔，立位腹部 X 线平片见膈下游离气体即可确诊。考虑为胃癌，可通过纤维胃镜活组织检查确诊，并明确病理类型。

88～90. C、B、D。**解析**：输入襻慢性不完全性梗阻的诊断依据是餐后不久出现喷射性呕吐，呕吐物为不含食物的胆汁。主要原因是输入襻排空不畅，胆汁、胰液、十二指肠液等滞留在输入襻内，进食后这些分泌明显增加，使肠腔内压力明显增高，刺激肠壁强力收缩，克服梗阻，大量胆汁液体进入胃内，因胃容积小而又来不及从输出襻空肠口排出，所以出现大量喷射性呕吐胆汁。输出襻空肠梗阻，胆汁、胰液、十二指肠液等进入胃内而不能经输出襻排出，临床表现为呕吐物含大量胆汁。急性完全性输入襻梗阻由于输入襻完全梗阻，胆汁与消化液不能进入胃，完全堆积在输入襻，引起右上腹疼痛，并刺激引起频繁呕吐，因胃内容物少，呕出量不大。

91. CG。**解析**：患者呕咖啡样物，量约300ml，同时排柏油样便，上腹痛伴反酸病史 3 年，血压 70/55mmHg，面色苍白，皮肤湿冷。考虑消化性溃疡伴出血，

失血性休克失代偿期。

92. A。**解析**：消化性溃疡伴出血，改善休克同时首选进行纤维胃镜检查，能明确诊断及进行止血治疗。

93. ABCDFG。**解析**：E项，不考虑腹腔内血管出血，无需进行造影。H项，溃疡出血明确诊断后，可依据病情程度决定治疗方案，不一定要进行手术。其余选项均是消化性溃疡伴出血性休克的治疗措施。

94. ADG。**解析**：胃大部切除术（毕Ⅱ式吻合）术后突发右上腹剧痛，出现腹膜刺激征。考虑十二指肠残端破裂，应立即补液，同时准备急诊手术，全身应用抗生素治疗抗感染。

95. CG。**解析**：胃大部切除术（毕Ⅱ式吻合）术后突发右上腹剧痛，出现腹膜刺激征。考虑十二指肠残端破裂，故最可能诊断为十二指肠残端破裂，急性弥漫性腹膜炎。

96. E。**解析**：胃大部切除术（毕Ⅱ式吻合术）术后十二指肠残端破裂，急性弥漫性腹膜炎，应立即行急诊手术，十二指肠残端缝合加引流术，同时进行抗感染治疗。

97. CG。**解析**：出现临床表现较晚，考虑是胃大部切除术（毕Ⅱ式吻合）术后吻合口瘘，可能形成局灶脓肿。应给予急诊手术，充分引流腹腔，同时空肠造瘘，待吻合口愈合。

98. BCD。**解析**：剑突下疼痛，考虑可能为胃穿孔、阑尾炎、急性胰腺炎、胆管炎。

99. ABCD。**解析**：应立即行血常规了解一般情况，腹部B超、腹部立位平片有助于病变定位，血淀粉酶有助于诊断急性胰腺炎。

100. B。**解析**：腹部立位平片可见膈下游离气体为胃穿孔典型表现。

101. ABCE。**解析**：保守治疗应立即行胃管减压、禁食、抑酸，给予抗生素抗感染，补足液体。

102. ABCE。**解析**：间断上腹部不适1年，发现皮肤巩膜黄染15d，粪便色浅，考虑为梗阻性黄疸，常见原因有胆管结石、胰头癌压迫，壶腹癌等。应行胰腺CT薄扫＋增强＋三维重建、血肿瘤标志物检查、胸部X线片、ERCP检查等明确诊断。

103. ACFGH。**解析**：CEA、CA50、CA19－9、CA242、CA724升高，均提示可能存在胰腺癌。

104. ACFG。**解析**：患者考虑为ⅠB期，术前可进行肠内肠外营养支持治疗，术前ERCP＋胆管内支架置入减黄，做好充分术前准备。手术方式可选择行根治性胰十二指肠切除术，根治性胰十二指肠切除＋肠系膜上－门静脉切除和重建术。

# 第十章　阑尾疾病

**一、单选题：以下每道试题有五个备选答案，请选择一个最佳答案。**

1. 急性阑尾炎直肠指诊，直肠前壁有触痛并有波动感，提示
   A. 盲肠后位阑尾
   B. 盆腔位阑尾
   C. 合并内痔
   D. 并发盆腔脓肿
   E. 合并前列腺炎

2. 诊断慢性阑尾炎，下列哪一项最重要
   A. 慢性右下腹隐痛史
   B. 有过典型的急性发作病史
   C. 右下腹有轻度压痛
   D. X线钡餐检查阑尾显影不全
   E. 排除阑尾以外疾病的可能

3. 下述不是急性阑尾炎的手术治疗适应证的是
   A. 老年、小儿、妊娠患者的急性阑尾炎
   B. 阑尾穿孔并弥漫性腹膜炎
   C. 化脓性或坏疽性阑尾炎
   D. 慢性阑尾炎急性发作
   E. 阑尾炎性包块

4. 男性，13岁，脐周痛12小时，伴恶心，无呕吐，转移至右下腹4小时。查体：体温38℃，右下腹明显压痛、反跳痛；白细胞计数为$18 \times 10^9$/L。首选采取的治疗是
   A. 给予抗生素，继续观察
   B. 给予镇痛药
   C. 物理降温
   D. 急诊手术
   E. 口服肠道抗生素

5. 急性阑尾炎时腰大肌试验阳性提示

A. 化脓性阑尾炎　　B. 阑尾周围脓肿
C. 盆位阑尾　　　　D. 盲肠内阑尾
E. 盲肠后阑尾

6. 女性，13岁，全腹疼痛18小时。体温38℃，全腹压痛，轻度肌紧张和反跳痛，肠鸣音消失。1周前曾有上呼吸道感染病史，腹穿抽出5ml稀薄无臭味的脓液。首先应考虑
   A. 消化性溃疡穿孔　　B. 胆囊穿孔
   C. 原发性腹膜炎　　　D. 急性胰腺炎
   E. 阑尾炎穿孔

7. 盆腔位阑尾急性炎症时主要症状为
   A. 腹胀　　　　　　　B. 腹痛
   C. 肠麻痹　　　　　　D. 发热
   E. 里急后重

8. 下列哪项不符合妊娠合并阑尾炎特点及处理原则
   A. 疼痛位置不典型
   B. 以保守治疗为主
   C. 炎症易扩散
   D. 可导致流产
   E. 腹膜刺激征不明显

9. 下列肿瘤属于非真性肿瘤的是
   A. 阑尾黏液囊肿
   B. 阑尾假黏液瘤
   C. 阑尾类癌
   D. 阑尾腺癌
   E. 盲肠癌

10. 急性阑尾炎最常见的症状是
    A. 肠功能紊乱　　　　B. 发热
    C. 腹痛　　　　　　　D. 腰痛
    E. 呕吐

11. 女性，23岁，阑尾切除术后第4天，体温38℃，不伴腹痛。首先应做的检

查是
A. 检查伤口情况
B. 行血常规检查
C. 腹部 B 超检查
D. 拍摄胸片
E. 立即进行血培养

12. 下述有关阑尾假黏液瘤的说法中，哪一项是错误的
A. 阑尾假黏液瘤为真性肿瘤，可种植腹腔
B. 假黏液瘤可转移到肝脏
C. 切除阑尾假黏液瘤时，最主要的是要完整切除
D. 广泛腹膜假黏液瘤应尽量切除，减小肿瘤体积
E. 腹腔化疗对假黏液瘤疗效不确切

13. 急性阑尾炎的重要病因是阑尾管腔阻塞，造成阻塞的最常见原因是
A. 粪石阻塞
B. 淋巴滤泡显著增生
C. 异物或食物残渣阻塞
D. 蛔虫
E. 肿瘤

14. 女性，30 岁，近 20 天来一直在用皮质类固醇激素治疗，拟在近 3 ~ 5 天内做阑尾切除术。对于激素应采取
A. 逐渐减量
B. 减半给药
C. 立刻停药
D. 术前 3 天开始每日给 50mg，肌注，手术日给 100mg，肌注
E. 术前 3 天开始每日给 100mg，肌注，手术日给 200mg，肌注

15. 阑尾炎时，阑尾穿孔是因为
A. 管腔梗阻合并管壁坏死
B. 淋巴集结坏死
C. 血运障碍

D. 细菌入侵
E. 管壁肌肉收缩

16. 急性化脓性阑尾炎的主要病理变化是
A. 阑尾管壁坏死
B. 炎症侵及肌层和浆膜层
C. 阑尾管壁各层有小脓肿形成
D. 炎症侵及黏膜及黏膜下层
E. 腹腔内脓性液体

17. 女孩，8 岁，腹痛伴呕吐、发热 3 天，诊断为急性阑尾炎。实施阑尾切除术，术中发现阑尾暴露困难，与周围组织粘连紧密。应选择的手术方案是
A. 逆行阑尾切除术
B. 阑尾黏膜切除术
C. 阑尾内翻结扎术
D. 盲肠部分切除术
E. 腹腔引流术

18. 急性阑尾炎患者入院后腹痛加重，伴有寒战，体温 40℃，巩膜轻度黄染，剑突下压痛，右下腹肌紧张，右下腹明显压痛、反跳痛。最可能的诊断是
A. 急性阑尾炎穿孔
B. 腹膜炎引起溶血性黄疸
C. 阑尾炎合并胃穿孔
D. 门静脉炎
E. 阑尾与结肠形成内瘘

19. 男性，18 岁，间断性右下腹痛 8 小时。有发热，体温约 38.2℃，脉搏 90 次/分，右下腹压痛、反跳痛，并向会阴部放射，右肾区叩击痛可疑。如需鉴别诊断，不需要下列哪项检查
A. 尿液常规检查
B. 肝肾功能检测
C. 肾脏及膀胱造影检查
D. B 超检查
E. 肾、输尿管和膀胱 X 线检查

二、共用备选答案单选题：以下提供若干组试题，每组试题共用试题前列出的五个备选答案，请为每道试题选择一个最佳答案。每个备选答案可能被选择一次、多次或不被选择。

（20～22 题共用备选答案）

  A. 急性单纯性阑尾炎

  B. 急性化脓性阑尾炎

  C. 坏疽性及穿孔性阑尾炎

  D. 阑尾周围脓肿

  E. 慢性阑尾炎

20. 上述疾病最严重的是

21. 阑尾肿胀明显，镜下见阑尾黏膜溃疡面深达肌层及浆膜层，管壁有小脓肿形成的是

22. 通常不选择手术治疗的是

（23～24 题共用备选答案）

  A. 血、尿淀粉酶

  B. B 超

  C. 胃泌素水平测定

  D. CT

  E. 白细胞计数

23. 男性，28 岁，反复出现右季肋部胀痛并伴发热，高热时常有寒战。为明确诊断首选

24. 男性，23 岁，出现脐周疼痛，数小时后发生右下腹痛，局部有压痛。有意义的检查是

（25～28 题共用备选答案）

  A. 新生儿急性阑尾炎

  B. 小儿急性阑尾炎

  C. 妊娠期急性阑尾炎

  D. 老年急性阑尾炎

  E. AIDS/HIV 感染患者阑尾炎

25. 临床表现轻而病理改变很重的常是

26. 病情发展快且较重，右下腹体征不典型，但有局部压痛和肌紧张，穿孔发生早，发病率高。以上特点多见于

27. 体征不明显，腹膜炎不易局限多见于

28. 症状不典型，白细胞不升高多见于

三、案例分析题：为不定项选择题，试题由一个病历和多个问题组成。每个问题有六个及以上备选答案，选对 1 个给 1 个得分点，选错 1 个扣 1 个得分点，直扣至得分为 0。

（29～31 题共用题干）

  女性，32 岁，无明显诱因出现下腹部疼痛 14h，呈持续性、阵发性加重，伴恶心，无呕吐、腹泻、发热等。曾在门诊化验白细胞 $12.2 \times 10^9/L$，中性粒细胞 0.85。自发病以来，精神尚可，无血尿、有少量排气，排黄色稀便 2 次，量不多。6 个月前曾有类似发作史，经抗炎对症治疗后好转，末次月经为 10d 前。T 36.8℃，P 88 次/分，R 20 次/分，BP 130/70mmHg。腹部平坦，腹式呼吸存在，未见手术瘢痕，未见胃肠型、蠕动波，右下腹压痛，轻度肌紧张及反跳痛，未及明显肿物，肝脾肋缘下未触及，肝肾区无叩痛，移动性浊音（－），肠鸣音 4～5 次/分。结肠充气试验（＋），闭孔内肌试验（－），腰大肌试验（－）。血 WBC $15.2 \times 10^9/L$，中性粒细胞 0.83。

29. 初步临床诊断最可能是

  A. 急性胆囊炎

  B. 回盲部肿瘤

  C. 急性肠系膜淋巴结炎

  D. 胃、十二指肠溃疡穿孔

  E. 右侧输尿管结石

  F. 慢性阑尾炎急性发作

  G. 宫外孕破裂出血

30. 若手术，切口应选择

  A. 上腹正中切口

  B. 左下腹经腹直肌切口

  C. 右下腹经腹直肌探查切口

D. 下腹正中切口

E. 右下腹麦氏切口

F. 右侧肋缘下切口

31. 手术常见的并发症有

A. 吻合口瘘

B. 肠瘘

C. 肾衰竭

D. 腹腔脓肿

E. 阑尾残株炎

F. 呼吸衰竭

G. 应激性溃疡出血

H. 切口感染

## 参考答案与解析

1. D　2. D　3. E　4. D　5. E　6. C

7. E　8. B　9. A　10. C　11. A　12. B

13. B　14. D　15. A　16. C　17. E　18. D

19. B　20. C　21. B　22. D　23. B　24. E

25. D　26. B　27. C　28. E　29. F　30. CE

31. BDEH

2. D。**解析**：X 线钡餐检查如果见到阑尾显影不全或者充盈不全，阑尾腔不规则、狭窄、72 小时后仍有钡剂残留，充盈的阑尾走行僵直、位置不移动，压痛点相当于阑尾位置时，即可诊断为慢性阑尾炎。

3. E。**解析**：急性阑尾炎的手术适应证：①急性阑尾炎或急性穿孔性阑尾炎合并局限性或弥漫性腹膜炎。②化脓性或坏疽性阑尾炎。③小儿、老年人急性阑尾炎，因确诊较难，且患者抵抗力较差，易致阑尾穿孔形成弥漫性腹膜炎，应争取早做手术切除。④妊娠期急性阑尾炎，在妊娠早期（3 个月以内）宜早做手术。妊娠中、晚期一般均应手术切除阑尾。预产期或临产期急性阑尾炎症状较重者也应施行手术。⑤慢性阑尾炎急性发作者。⑥阑尾周围脓肿经切开引流术或经非手术治疗后 3 个月

仍有症状者，可行阑尾切除术。

4. D。**解析**：患者右下腹转移痛，明显压痛、反跳痛，考虑为急性阑尾炎。阑尾炎一旦确诊，不论阑尾腔有无梗阻，亦不论是单纯性、化脓性或坏疽性，只要诊断为急性阑尾炎，无周围脓肿或弥漫性腹膜炎等并发症，且患者无其他手术禁忌证，均应尽早做阑尾切除。

5. E。**解析**：盲肠后阑尾炎症时易刺激腰大肌，引起腰大肌试验阳性。

6. C。**解析**：原发性腹膜炎：①细菌通过血行播散，一般为呼吸道或泌尿道的感染灶（如：上呼吸道感染）；②腹膜炎感染范围很大，与脓液的性质和细菌的种类有关，常见的溶血性链球菌的脓液稀薄，无臭味。患儿全腹疼痛，一周前有上感史，腹穿抽出稀薄无臭味的脓液，均符合原发性腹膜炎的症状。

7. E。**解析**：盆腔位阑尾炎时，阑尾刺激直肠，出现里急后重，而腹痛症状不明显。

8. B。**解析**：妊娠合并阑尾炎的特点包括：盲肠和阑尾受到妊娠子宫的推挤，造成疼痛位置不典型；腹壁被抬高，发炎的阑尾刺激不到壁层腹膜，引起腹膜刺激征不明显；大网膜不易包裹发炎的阑尾，导致炎症易扩散，可以导致流产。妊娠合并急性阑尾炎患者，应积极手术治疗，小于 3 个月和大于 7 个月的妊娠合并急性阑尾炎患者尤其要慎重。因此时不论手术与否均易引起流产或早产，应与产科协商和向患者家属交待病情后积极手术治疗。

9. A。**解析**：阑尾假黏液瘤是真性肿瘤，具有恶性肿瘤特点，即使不破裂亦可种植转移至腹膜；阑尾类癌是阑尾肿瘤中最常见的恶性肿瘤，其生长慢，淋巴结转移率低；阑尾腺癌和盲肠癌都是肠道腺细胞发生的恶性肿瘤；以上四个肿瘤均为真

性肿瘤。而阑尾黏液囊肿是潴留性囊肿，而非真性肿瘤。

10. C。**解析：**典型的腹痛发作始于上腹，逐渐移向脐部，数小时后转移并局限在右下腹。约 70%～80% 的患者具有这种典型的转移性腹痛的特点。部分病例发病开始即出现右下腹痛。

11. A。**解析：**术后低热，无腹痛等症状，首先应检查切口情况，考虑切口感染。

12. B。**解析：**假黏液瘤有恶性倾向，主要是腹膜广泛种植，但不转移到淋巴结或肝，手术治疗的目的是减小肿瘤的体积，化疗及放疗效果不确定。预防措施是切除阑尾假黏液瘤时尽量避免破裂。

20～22. C、B、D。**解析：**坏疽性及穿孔性阑尾炎的腹痛范围广、剧烈，可出现弥漫性腹膜炎，发热，穿孔时可有气腹；大体病理上可见阑尾管壁坏死或部分坏死，呈紫黑色或黑色，可发生穿孔。是以上各项中最严重的疾病。急性化脓性阑尾炎腹痛剧烈、发热，此时炎症加重，阑尾肿胀明显，浆膜高度充血，有脓性渗出物附着。镜下，阑尾黏膜的溃疡面加大并深达肌层和浆膜层，管壁各层有小脓肿形成，腔内亦有积脓。阑尾周围的腹腔内有稀薄脓液，形成局限性腹膜炎。阑尾周围脓肿的处理原则：阑尾脓肿尚未破溃穿孔时应按急性化脓性阑尾炎处理。如阑尾穿孔已被包裹形成阑尾周围脓肿，病情较稳定，宜应用抗生素治疗或同时联合中药治疗促进脓肿吸收消退，也可在超声引导下穿刺抽脓或置管引流。如脓肿扩大，无局限趋势，宜先行 B 超检查，确定切口部位后行手术切开引流。手术目的以引流为主。如阑尾显露方便，也应切除阑尾，阑尾根部完整者施行单纯结扎。如阑尾根部坏疽穿孔，可行 U 字缝合关闭阑尾开口的盲肠壁。术后加强支持治疗，合理使用抗生素。

25～28. D、B、C、E。**解析：**因老年人对疼痛感觉迟钝，腹肌薄弱，防御机能减退，故主诉不强烈，体征不典型，临床表现轻而病理改变却很重，体温和白细胞升高均不明显，容易延误诊断和治疗。右下腹体征不明显，不典型，但有局部压痛和肌紧张，是小儿阑尾炎的重要体征。妊娠期间，随着子宫的增大，盲肠和阑尾向上向外移位，临床表现不典型，增大的子宫把大网膜向上推，不能包围感染病源，炎症不易局限而扩散。AIDS/HIV 感染患者的阑尾炎，其临床症状及体征与免疫功能正常者相似，但不典型，此类患者 WBC 不高，常被延误诊断和治疗，B 超和 CT 检查有助于诊断。

# 第十一章　小肠结肠疾病

一、单选题：以下每道试题有五个备选答案，请选择一个最佳答案。

1. 男性，30 岁，间歇腹痛，由左腹或脐周开始，并觉时隐时现的肿物在腹部窜动，同时可听及高调肠鸣音，在嗳气或肛门排气后腹痛可缓解，其妻曾因肺结核住院治疗。最可能的诊断是
   A. 小肠良性肿瘤　　　B. 溃疡性结肠炎
   C. 节段性肠炎　　　　D. 小肠结核
   E. Meckel 憩室炎

2. 女性，34 岁，阵发性腹痛 4 天，伴有恶心、呕吐，起病以来肛门未排便排气。3 年前因胆囊结石行胆囊切除术，正值月经中期。查体：P 120 次/分，BP 90/60mmHg，腹饱满，右侧腹部较对侧膨隆，有压痛、反跳痛及肌紧张。右下腹腔穿刺抽出少量暗红色液体，血红蛋白 110g/L。最可能的诊断是
   A. 急性阑尾炎穿孔，腹膜炎
   B. 宫外孕，输卵管妊娠破裂
   C. 卵巢囊肿蒂扭转
   D. 绞窄性肠梗阻
   E. 十二指肠溃疡穿孔

3. 男婴，8 个月，阵发性哭啼、呕吐样，烦躁不安 48 小时，36 小时前排鲜红色便 30ml 后未再解大便。查体：T 39℃，P 130 次/分，右中上腹部压痛、反跳痛、肌紧张，可扪及 4cm×2cm 大小肿物。其治疗方案应是
   A. 胃肠减压，氧气驱虫
   B. 胃肠减压，胃管注入植物油 60ml
   C. 空气灌肠复位
   D. 盐水灌肠，注射解痉药物
   E. 剖腹探查

4. 男性，60 岁，左侧腹部隐痛 2 个月，大

便次数增多，5～6 次/天，有黏液及脓血。查体：左腹部似可触及包块，有轻压痛。最有诊断意义的检查是
   A. 血 CEA（癌胚抗原）检查
   B. B 超检查
   C. 乙状结肠镜检查
   D. 全消化道造影
   E. 血常规＋便潜血

5. 降结肠癌并发急性肠梗阻患者，拟行急诊手术，其术式应首先考虑
   A. 胃肠减压解除梗阻后行左半结肠切除术
   B. 一期左半结肠切除术
   C. 局部肠段切除术
   D. 癌肿上、下肠道侧侧吻合术
   E. 先行横结肠或盲肠造口术，再限期行左半结肠切除术

6. 男孩，7 岁，发热 1 天余。开始体温达 39℃，随后出现右下腹痛，腹泻 3～4 次/天。查体：脐周压痛，腹软，反跳痛阴性。首先考虑
   A. 肠系膜淋巴结炎
   B. 急性痢疾
   C. 急性肠炎
   D. 节段性肠炎
   E. 急性阑尾炎

7. 女性，28 岁，急性阑尾炎并腹膜炎术后 6 天，腹部胀痛不适，呈持续性，伴恶心、呕吐，排便排气消失。腹部检查见全腹膨胀，未见蠕动波，肠鸣音消失，全腹均有压痛，轻度反跳痛。腹平片见小肠及结肠均有充气及液平面，据此拟诊为
   A. 急性不完全性结肠梗阻
   B. 急性机械性高位小肠梗阻

C. 急性机械性低位小肠梗阻

D. 急性完全性机械性小肠梗阻

E. 麻痹性肠梗阻

8. 下述哪项不是引起新生儿坏死性小肠炎的因素

A. 缺乏免疫抗体

B. 肠管先天性缺乏性损害

C. 过量液体输入

D. 脐静脉压力的改变影响肠系膜血流

E. 小肠发育不良

9. 男孩，1 岁半，阵发性哭闹 1 天。腹部检查因小儿不合作而不满意，肠鸣音亢进。X 线立位腹部平片见多个小肠气液平面，X 线检查后解果酱样大便 1 次，大便镜检蛔虫卵（＋）。首先考虑的诊断是

A. 肠重复畸形　　　B. 梅克尔憩室炎

C. 蛔虫性肠梗阻　　D. 肠套叠

E. 肠粘连

10. 男性，40 岁，近 2 年反复发作阵发性疼痛。发作时患者腹部可触及包块，伴恶心、呕吐，数小时后缓解。最可能的原因是

A. 肠扭转　　　　B. 肠道肿瘤

C. 肠套叠　　　　D. 肠粘连

E. 粪便堵塞

11. 男性，21 岁，阵发性腹部绞痛伴呕吐，肛门停止排便、排气 3 天，腹胀 2 天。腹痛加剧且间歇期仍感剧痛，2 年前曾行阑尾切除术。查体：右侧腹部较左侧膨隆，明显压痛、反跳痛、肌紧张，肠鸣音低、少。诊断为

A. 粘连性单纯性肠梗阻

B. 麻痹性肠梗阻

C. 绞窄性肠梗阻

D. 阑尾残株炎

E. 急性化脓性腹膜炎

12. 有关肠梗阻的全身病理生理变化，不恰当的是

A. 大量呕吐，丢失胃液易产生酸中毒

B. 失水后失盐，混合性缺水，代谢性酸中毒

C. 血容量减少

D. 血液浓缩

E. 毒素吸收致毒血症，全身中毒、休克

13. 下列关于肠扭转的叙述中，正确的是

A. 多见于老年人

B. 常无饱餐后剧烈活动的诱因

C. 起病急剧，但腹痛较轻

D. 腹部听诊可以没有高亢的肠鸣音

E. 呕吐出现早，频率低

14. 下述哪项不符合绞窄性肠梗阻的临床表现

A. 腹部绞痛为持续性

B. 腹部不对称

C. 早期出现休克

D. 肠鸣音亢进，气过水声

E. 腹部压痛明显伴肌紧张

15. 女性，40 岁，因阵发性腹痛 2 天入院。入院前因经常腹痛伴不规则腹部肿块，曾在当地医院行输液等非手术治疗 1 个月。入院后经非手术治疗，腹痛消失，肛门排气排便恢复正常，住院 5 天后出院。出院当天又发生腹痛，为阵发性发作，伴恶心、呕吐。查体：右下腹可扪及一肿物，似为扩张肠袢。大便 1 次，隐血试验（＋＋）。第 2 天检查发现肿物移至脐下正中腹，压痛，质软。第 3 天阵发性腹痛加重，下腹肿物移至左腹。应考虑

A. 肠结核　　　　B. 慢性肠套叠

C. 粘连性肠梗阻　D. 肠扭转

E. 乙状结肠癌

16. 关于绞窄性疝，哪项是不恰当的
    A. 伴有急性机械性肠梗阻
    B. 被卡住的肠管呈深红色
    C. 疝囊内渗液转为血水性
    D. 引起疝外被盖组织蜂窝织炎
    E. 自行穿破引起粪瘘

17. 下述哪项检查有助于小肠类癌的诊断
    A. 大便常规
    B. 腹部 B 超
    C. 腹部平片
    D. 尿 5 – 羟吲哚乙酸测定
    E. CEA 测定

18. 下列检查中，对鉴别单纯性肠梗阻与绞窄性肠梗阻最有帮助的是
    A. 血白细胞明显升高，分类中性超过 90%
    B. 腹部平片可见多个液气平面
    C. 腹腔穿刺抽出血性物
    D. 血气分析示血氧分压降低
    E. 血生化检查示电解质紊乱

19. 女性，28 岁，右下腹疼痛伴恶心、呕吐 24 小时。查体：T 38.4℃，右下腹有腹膜刺激征。剖腹探查发现一盲肠憩室，已经发生穿孔，炎症尚局限。下列说法正确的是
    A. 盲肠憩室是获得性疾病
    B. 盲肠憩室通常为多发性
    C. 盲肠憩室为盲肠黏膜层经固有肌层疝出所致
    D. 该患者应行憩室切除、盲肠缺损关闭和阑尾切除术
    E. 即使炎症局限也应行右半结肠切除术

20. 男孩，9 个月，体重 9kg，哭闹 15 小时，有规律性，伴呕吐，排果酱样便 2 次。查体：腹部触及包块，大便镜检蛔虫卵（+）。最可能的诊断是
    A. 细菌性痢疾
    B. 蛔虫性肠梗阻
    C. 肠道肿瘤
    D. 肠套叠
    E. 过敏性紫癜

21. 小儿肠套叠，可采用空气灌肠复位，但其时间限制在起病后不超过
    A. 8 小时          B. 12 小时
    C. 24 小时         D. 36 小时
    E. 48 小时

22. 低位肠梗阻与高位肠梗阻不同之处主要在
    A. 肛门无排气、排便
    B. 以呕吐为主
    C. 以腹胀为主
    D. 有无血便
    E. 有无腹膜炎

23. 下列除哪项外，均说明肠管已无生机
    A. 肠壁已失去张力和蠕动能力
    B. 肠管麻痹、扩大，对刺激无收缩反应
    C. 肠壁已呈黑色
    D. 局部系膜血管无搏动
    E. 用等渗盐水纱布热敷及 0.5% 普鲁卡因做肠系膜根部封闭后肠管恢复蠕动，由暗红转为淡红色

24. 麻痹性肠梗阻不常见的临床症状是
    A. 阵发性绞痛      B. 排便排气停止
    C. 腹胀            D. 呕吐
    E. 肠鸣音减弱

25. 下述导致肠梗阻的原因中，除了哪项外均应考虑立即手术治疗
    A. 小肠扭转
    B. 小肠粘连
    C. 成年人肠套叠
    D. 急性肠系膜上动脉血管闭塞

E. 回盲部肿瘤

26. 女性，34 岁，腹部胀痛、呕吐、停止排气排便 6 天。1 年前曾行阑尾切除术，腹部立位平片示右下腹可见 2 个气液平面。应诊断为
    A. 阑尾残株炎　　　B. 克罗恩病
    C. 粘连性肠梗阻　　D. 溃疡性结肠炎
    E. 胆囊炎

27. 结肠癌最早出现的症状是
    A. 贫血　　　　　　B. 腹部肿块
    C. 排便习惯改变　　D. 腹部隐痛
    E. 肠梗阻症状

28. 对 Meckel 憩室的描述，下列哪项正确
    A. Meckel 憩室出血多是由于异位胰腺而产生消化性溃疡
    B. Meckel 憩室大都有症状，如出血、梗阻等
    C. Meckel 憩室最常见的并发症为肠梗阻，其次为出血
    D. 其他疾病行剖腹探查时发现的无症状 Meckel 憩室，只要患者条件允许，应将憩室切除
    E. Meckel 憩室是后天获得性的真性憩室

29. 高位肠梗阻和低位肠梗阻鉴别中，正确的是
    A. 前者肠胀气较后者明显
    B. 后者 X 线检查可见"阶梯征"
    C. 前者呕吐较后者出现早
    D. 前者可出现粪便样呕吐物
    E. 前者在梗阻初期即停止排便排气

30. 盲肠癌手术切除范围是
    A. 盲肠及升结肠及其系膜和淋巴结
    B. 盲肠及回肠末端及其系膜和淋巴结
    C. 右半结肠及其系膜和淋巴结
    D. 右半结肠及末端回肠以及所属系膜

及淋巴结
    E. 右半结肠、横结肠以及所属系膜及淋巴结

31. 以下有关肠梗阻时腹胀的描述，不正确的是
    A. 高位肠梗阻腹胀可不明显
    B. 低位性小肠梗阻时，腹胀可遍及全腹
    C. 发生麻痹性肠梗阻时，腹胀通常不显著
    D. 腹部隆起不对称往往是闭袢性肠梗阻的特点
    E. 回盲瓣功能良好时，结肠梗阻可引起腹周显著膨胀

32. 男性，24 岁，反复排黏液稀便和血便 2 年。行纤维结肠镜检发现全结肠和直肠遍布不带蒂的小息肉，行诊断性息肉切除术，病理检查最可能发现的息肉类型是
    A. 绒毛性息肉　　　B. 增生性息肉
    C. 腺瘤性息肉　　　D. 退行性息肉
    E. 假性息肉

33. 女性，65 岁，上腹不适 2 个月，伴大便次数增多和排暗红色便。查体：腹平软，中上腹可触及一直径 3.5cm 的肿物，血红蛋白 60g/L，大便隐血（＋）。最可能的诊断是
    A. 胃癌　　　　　　B. 横结肠癌
    C. 胆囊癌　　　　　D. 壶腹周围癌
    E. 肝癌

34. 关于麻痹性肠梗阻，说法不正确的是
    A. 肠鸣音减弱或消失
    B. 腹胀显著
    C. 呕吐较重
    D. 腹痛为持续性胀痛
    E. X 线可见大肠和小肠均充气扩张

35. 绞窄性肠梗阻最易发生的酸碱失衡类型属于
    A. 代谢性酸中毒
    B. 代谢性碱中毒
    C. 呼吸性碱中毒
    D. 呼吸性酸中毒
    E. 呼吸性酸中毒和代谢性碱中毒

36. 儿童有便血症状，而大便次数及性状正常者，首先考虑
    A. 肛窦炎　　　　B. 肛裂
    C. 息肉　　　　　D. 内痔
    E. 直肠脱垂

37. 闭袢性肠梗阻的特点是
    A. 呕吐频繁
    B. 疼痛为阵发性剧痛
    C. 肠鸣音高亢时，有高调金属音
    D. 可排出黏液血样便
    E. 腹部有不对称隆起

38. 男性，45 岁，因肠梗阻行剖腹探查术，发现梗阻为结肠肝曲肿瘤所致，梗阻近侧肠管壁水肿不严重，肝脏未见异常。宜选取
    A. 盲肠造口术
    B. 回肠横结肠吻合术
    C. 回肠造口术
    D. 根治性右半结肠切除 + 回肠横结肠吻合术
    E. 根治性右半结肠切除 + 回肠造口术

39. 对考虑诊断为小肠类癌的患者，行以下哪一项检查有助于明确肿瘤的性质
    A. 测定血 AFP 水平
    B. 测定血 VCA – IgA 的水平
    C. 测定血 GGT – Ⅱ 的水平
    D. 测定尿中碱性磷酸酶水平
    E. 测定尿中 5 – HIAA 的水平

40. 关于溃疡性结肠炎，以下哪项是不恰当的
    A. 急性溃疡性结肠炎可合并中毒性巨结肠
    B. 90% 以上直肠均被累及
    C. 病变累及肠壁全层
    D. 病变呈连续性蔓延
    E. 病理上无肉芽肿形成

41. 关于结肠癌的描述中，下列哪项正确
    A. 结肠癌是胃肠道常见的恶性肿瘤
    B. 结肠癌大多数为鳞状上皮癌
    C. 结肠癌以血运转移为主
    D. 右半结肠癌在临床常出现梗阻症状
    E. 左半结肠癌在临床上常出现贫血

42. 以下关于血 CEA 水平测定意义的描述中，哪一项是正确的
    A. 血 CEA 水平升高表明存在原发性胃肠道恶性肿瘤
    B. 结肠癌术前 CEA 呈低水平基本可以除外肝转移
    C. 超过 90% 的结肠癌患者血 CEA 水平升高
    D. 结肠癌根治术后 CEA 水平再次升高应警惕出现转移或复发
    E. 血 CEA 水平是结直肠癌早期诊断的重要依据

43. 下述哪项不符合左半结肠癌的临床表现
    A. 腹部可扪及肿块
    B. 直肠刺激症状发生较早
    C. 常伴有明显贫血
    D. 常发生低位急性肠梗阻
    E. 常便血

44. 下列哪项是成人肠套叠的常见原因
    A. 畸形　　　　　B. 肠肿瘤
    C. 剧烈运动　　　D. 饮食习惯改变
    E. 肠道炎症

45. 下述属于机械性肠梗阻的是
    A. 肠道功能紊乱引起的肠梗阻
    B. 由于慢性铅中毒肠痉挛引起的肠梗阻
    C. 由于肠系膜血管栓塞引起的肠梗阻
    D. 先天性肠道闭锁引起的肠梗阻
    E. 由于急性弥漫性腹膜炎而引起的肠梗阻

46. 下述有关肠梗阻的叙述中，不恰当的是
    A. 机械性肠梗阻最常见的原因是粘连性肠梗阻
    B. 急性肠炎可引起痉挛性肠梗阻
    C. 结肠梗阻属于闭袢型梗阻
    D. 低位肠梗阻比高位肠梗阻更易引起电解质失衡
    E. 麻痹性肠梗阻时疼痛往往不明显

47. 女性，50 岁，右下腹隐痛 1 个月余。查体：右下腹可扪及一可移动性肿块，钡灌肠示盲肠肠腔内充盈缺损，Hb 85g/L，大便隐血试验（＋＋）。最可能的诊断为
    A. 结肠癌
    B. 结肠巨大息肉
    C. 克罗恩病
    D. 回盲部结核（增殖型）
    E. 阑尾囊肿

48. 肠梗阻诊断明确后，最重要的是确定
    A. 梗阻的原因
    B. 梗阻的部位
    C. 梗阻的程度
    D. 梗阻的发生速度
    E. 梗阻是否引起肠绞窄

49. 高位小肠梗阻的主要症状包括
    A. 腹胀　　　　　B. 肠型和蠕动波
    C. 呕吐　　　　　D. 血便
    E. 停止排便排气

50. 结肠憩室好发于
    A. 降结肠　　　　B. 横结肠
    C. 乙状结肠　　　D. 升结肠
    E. 直肠

51. 小肠肿瘤引起急性肠梗阻最常见的原因是
    A. 肿瘤体积巨大、填充整个肠腔
    B. 肿瘤缩窄造成肠腔狭窄
    C. 肿瘤压迫周围肠管
    D. 肿瘤细胞产生的 5－羟色胺造成肠管痉挛
    E. 肠套叠

52. 绞窄性肠梗阻的体征应除外
    A. 呕吐物为血性液
    B. 腹部有孤立胀大的肠袢
    C. 全腹膨胀
    D. 有腹膜刺激征或固定压痛
    E. 疼痛为持续性，阵发加重

53. 下列哪项是单纯性机械性肠梗阻腹痛的原因
    A. 炎症渗液刺激腹膜
    B. 梗阻部位以上肠管强烈蠕动
    C. 梗阻部位以下肠管痉挛
    D. 梗阻部位肠管坏死
    E. 腹腔内脏神经受到刺激

54. 不属于肠管活力差的指标是
    A. 肠管颜色变黑
    B. 肠管无弹性
    C. 肠系膜终末动脉无搏动
    D. 肠管可蠕动
    E. 肠管对刺激无反应，不能收缩

55. 下列结直肠息肉中，属于错构瘤性息肉的是
    A. 管状腺瘤
    B. 绒毛状腺瘤
    C. 良性淋巴样息肉

D. 家族性腺瘤性息肉

E. Peutz – Jeghers 息肉

56. Meckel 憩室位于
    A. 空肠下段　　　　B. 空肠上段
    C. 十二指肠　　　　D. 回肠上段
    E. 回肠末段

57. 关于家族性息肉病，以下哪项是不恰当的
    A. 是一种常染色体隐性遗传性疾病
    B. 腺瘤终将癌变，癌变率 100%
    C. 病理上腺瘤具有多发性、多形性的特点
    D. 表现为整个大肠布满大小不一的腺瘤
    E. 可同时伴肠道外表现如 Gardner 综合征

58. 根据病史和 X 线表现，下列除外哪项可诊断为肠梗阻
    A. 腹部 "阶梯状" 排列的扩张肠袢
    B. 腹平片显示多个气液平面及积气肠袢
    C. 空肠黏膜显示 "鱼肋骨刺" 状
    D. 孤立、胀大的肠袢不因时间而改变位置
    E. 3 岁以下幼儿的小肠内有气体

59. 回结型肠套叠的典型 X 线表现为
    A. 阶梯状排列的气液平面，常集中于腹中部
    B. 扩张的肠袢分布于腹部周围，可见结肠袋
    C. 钡灌肠有 "杯口状" 阴影
    D. 腹平片有 "鱼骨刺" 状影
    E. 肠袢里倒 "U" 字形排列

60. 下述腺瘤样息肉中，哪种最易发生癌变
    A. 幼年型息肉　　　　B. 绒毛状腺瘤

C. 管状腺癌　　　　D. 炎性息肉

E. 增生性息肉

61. 男性，45 岁，反复右下腹隐痛 5 年，大小便正常。查体：体温正常，腹部未及肿物，右下腹固定点轻压痛，无反跳痛、肌紧张。为明确诊断，进一步的检查是
    A. 上消化道造影　　　　B. 胃镜
    C. B 超　　　　D. 结肠镜
    E. 钡灌肠

62. 有关小儿肠套叠的描述中，哪项是不恰当的
    A. 多有果酱样大便
    B. 常发生于 2 岁以内小儿
    C. 小儿常表现为阵发性哭闹
    D. 绝大多数与肠管本身病变有关
    E. 腹部多可扪及腊肠型、光滑、压痛肿块

63. Meckel 憩室出血多是由于异位组织导致溃疡，最常见的异位组织是
    A. 异位胃黏膜
    B. 异位结肠黏膜
    C. 异位十二指肠黏膜
    D. 异位胰腺
    E. 异位甲状腺

64. Meckel 憩室的下列哪项并发症最多见
    A. 憩室炎　　　　B. 穿孔
    C. 出血　　　　D. 肠梗阻
    E. 憩室扭转

65. 女性，46 岁，近 2 个月来有不明原因的少量脓血黏液及稀软便，5～6 次/天，腹胀，有时可闻及亢进肠鸣音，左下腹可扪及一质硬、固定、椭圆形包块。应考虑诊断为
    A. 溃疡性结肠炎　　　　B. 慢性痢疾
    C. 过敏性结肠炎　　　　D. 结肠息肉

E. 乙状结肠癌

66. 男性，60 岁，因下腹部隐痛 1 个月余就诊。低热纳差，腹泻，既往有结核病史。查体：贫血貌，右下腹可触及包块，压痛明显。实验室检查：WBC $10 \times 10^9$/L，中性粒细胞 0.75，ESR 25mm/h。腹部 B 超示：右下腹肿块并显示出液性平段；钡灌肠示：盲肠充盈缺损，黏膜破坏，阑尾未充填。应诊断为
    A. 盲肠憩室炎　　B. 回盲部结核
    C. 盲肠癌　　　　D. 阑尾周围脓肿
    E. 克罗恩病

67. 不属于肠梗阻患者的病理生理变化的是
    A. 梗阻以上肠蠕动减弱
    B. 梗阻以下肠管塌陷
    C. 肠壁静脉回流受阻
    D. 腹膜炎
    E. 肠腔压力增高

68. 关于克罗恩病，以下不正确的是
    A. 常合并肠腔狭窄，肠梗阻
    B. 病变以回肠末端多见
    C. 病变呈跳跃性
    D. 很少合并肛周肛管感染
    E. X 线钡灌肠可见"鹅卵石"征

69. 下列有关家族性息肉病的叙述中，哪一项是不恰当的
    A. 本病只累及大肠不累及小肠
    B. 息肉大都从幼儿时期出现
    C. 是一种遗传性大肠息肉病
    D. 本病迟早会发展为大肠癌
    E. 癌变多见于直肠和乙状结肠

70. 女性，67 岁，腹部隐痛伴大便习惯改变 5 个月，腹胀，停止排气、排便 4 天。查体：腹膨隆，全腹压痛，无反跳痛和肌紧张，肠鸣音活跃。临床诊断为急性机械性肠梗阻，乙状结肠癌。目前最适宜的治疗措施是
    A. 胃肠减压，静脉补液，继续观察 72 小时
    B. 急诊行横结肠造口术
    C. 急诊行乙状结肠切除术、降结肠直肠端端吻合术
    D. 急诊行乙状结肠癌根治术
    E. 急诊行末段回肠造口术

71. 男性，12 岁，间歇性反复发作腹痛 3～4年，常伴有呕吐，呕吐物或含胆汁或为胃内容物，但可自行缓解，自幼营养情况欠佳。考虑最可能的诊断是
    A. 肠痉挛
    B. 肠蛔虫症
    C. 过敏性紫癜（腹型）
    D. 肠旋转不良
    E. 慢性肠套叠

72. 下述哪种原因引起的肠梗阻不属于机械性梗阻
    A. 炎症性狭窄　　B. 急性肠炎
    C. 肿瘤　　　　　D. 肠扭转
    E. 腹腔内脓肿

73. 有关结肠癌，下列不恰当的是
    A. 根据肿瘤大体形态可分为菜花型、缩窄型和溃疡型
    B. 结肠癌的血行转移，多转移到肝
    C. 左半结肠癌以全身中毒症状为主
    D. 结肠癌淋巴转移首先转移至结肠旁淋巴结
    E. 盲肠癌可伴有贫血及发热

74. 下述哪项不是结肠癌根治术的禁忌证
    A. 癌肿固定
    B. 腹膜多发转移结节
    C. 大量癌性腹腔积液
    D. 锁骨上淋巴结转移

E. 左肝外叶孤立转移结节

75. 女性，26 岁，3 年前曾行阑尾切除术。近 2 天腹痛、腹胀，肛门无排便排气，立位腹平片示：孤立胀大的肠袢，位置固定不随时间变化。最恰当的处理为
    A. 输液，补充血容量
    B. 胃肠减压，抗生素治疗
    C. 纠正水电解质紊乱
    D. 肛管排气
    E. 积极术前准备，剖腹探查

76. 结肠梗阻最常见的原因是
    A. 结肠肿瘤　　　　B. 肠穿孔
    C. 嵌顿疝　　　　　D. 肠蛔虫病
    E. 肠粘连

77. 婴儿肠套叠一般有三大典型表现，即
    A. 腹痛、呕吐、血便
    B. 腹痛、呕吐、肿物
    C. 腹痛、血便、肿物
    D. 腹痛、肿物、哭闹
    E. 腹痛、面色苍白、哭闹

78. 老年人发生肠梗阻的原因最常见的是
    A. 肠套叠　　　　　B. 肠粘连
    C. 肠管扭转　　　　D. 肠管血运障碍
    E. 肠道肿瘤

79. 男性，51 岁，因左半结肠癌伴不完全性肠梗阻接受手术治疗。术中探查见结肠环行狭窄，周围淋巴结肿大，肝左外叶可触及 2cm 的孤立结节，活检经快速病理检查证实为转移灶。此时适宜的手术方式为
    A. 左半结肠切除
    B. 左半结肠切除 + 肝动脉插管
    C. 左半结肠切除 + 左肝外叶切除
    D. 横结肠造瘘术
    E. 立即关腹

80. 结肠息肉中，癌变倾向最大的是
    A. 增生性息肉　　　B. 绒毛状腺瘤
    C. 炎性息肉　　　　D. 幼年性息肉
    E. 血吸虫卵性息肉

81. 男性，25 岁，腹痛伴频繁呕吐 4 天，以肠梗阻收入院。血 $Na^+$ 133mmol/L，血 $K^+$ 3.0mmol/L，$HCO_3^-$ 8mmol/L，BP 80/60mmHg。应首先采取的治疗措施为
    A. 纠正酸中毒
    B. 纠正低血钾
    C. 纠正低血钠
    D. 急诊手术，解除肠梗阻
    E. 纠正低血容量

82. 关于肠梗阻的全身变化，下列哪项是错误的
    A. 血容量减少
    B. 血液浓缩
    C. 毒素吸收，毒血症，全身中毒性休克
    D. 大量呕吐，出现神经症状
    E. 失水后失盐，混合性缺水，代谢性酸中毒

83. 肠梗阻的四大共同表现是
    A. 便闭、腹痛、肠鸣音减弱、腹胀
    B. 腹痛、呕吐、腹胀、便闭
    C. 腹痛、便闭、肠型、腹胀
    D. 便闭、腹痛、腹胀、肠鸣音亢进
    E. 腹痛、肠型、呕吐、便闭

84. 机械性肠梗阻出现阵发性绞痛的原因是
    A. 肠系膜血管栓塞
    B. 梗阻近端肠管的阵发性痉挛
    C. 梗阻肠段神经受压
    D. 肠腔渗出液刺激
    E. 梗阻近端肠管的膨胀

85. 关于肠梗阻，错误的是
   A. 绞窄性肠梗阻疼痛持续，阵发性加剧无缓解期
   B. 绞窄性肠梗阻原则应早期手术
   C. 绞窄性肠梗阻肠鸣音往往减弱
   D. 绞窄性肠梗阻发病突然，进展迅速
   E. 单纯性肠梗阻全身中毒症状比绞窄性明显

86. 机械性肠梗阻患者，当腹部 X 线检查示下列哪种变化时，应考虑绞窄性肠梗阻的可能
   A. 孤立性肠段扩张且较固定
   B. 近段肠管扩张，远端肠管未见气体
   C. 有气液平面
   D. 大小肠均胀气
   E. 扩张肠段呈阶梯形排列

87. 绞窄性肠梗阻的临床表现，错误的是
   A. 肠鸣音极微弱或消失
   B. 腹部症状轻，病情相对平稳
   C. 腹痛持续严重无缓解
   D. 呕吐血性或棕褐色的液体
   E. 有腹膜刺激征

88. 关于肠扭转的病因，错误的是
   A. 肠段内重量突然增加
   B. 与肠系膜过长过短均无关
   C. 肠系膜根部附着过窄
   D. 肠管动力异常
   E. 肠系膜过长

89. 下列哪项不是肠套叠的症状
   A. 腹部可触及腊肠样肿块
   B. 早期出现寒战、高热，全身中毒症状明显
   C. 果酱样血便
   D. 恶心、呕吐
   E. 阵发性腹痛

90. 判断肠管无生机的根据，错误的是

A. 肠管的颜色变黑
B. 肠管对刺激有反应，能收缩
C. 肠管无蠕动能力
D. 相应的肠系膜终末小动脉无搏动
E. 肠管无弹性及张力

91. 男性，25 岁，饭后劳动时突然上腹部持续性剧痛，频繁呕吐，起病后 12 小时急诊入院。查体：T 37.8℃，P 120 次/分，BP 83/60mmHg，脐左上方可扪及一局限性包块，局部肌肉稍紧张。实验室检查：WBC 18.2 × 10$^9$/L，N 0.86，L 0.14，血清淀粉酶 126U/L。腹部透视可见突出孤立肠袢，大的气液平面。最可能的诊断是
   A. 急性胰腺炎　　　B. 急性胆囊炎
   C. 急性小肠扭转　　D. 胆道蛔虫病
   E. 溃疡病穿孔

92. 男性，30 岁，饭后劳动时突感脐周剧痛，伴恶心、呕吐，呕吐物为胃内容物，无血，4 小时后入院。查体：急性病容，大汗淋漓，喜取胸膝位，T 37℃，BP 83/60mmHg，P 120 次/分，R 30 次/分。心肺无异常，腹稍胀，腹式呼吸减弱，脐左隐约可见一包块，腹肌较紧张并有压痛、反跳痛，可疑移动性浊音，肝浊音界存在，肠鸣音减弱，直肠指诊未发现异常。可诊断为
   A. 急性胆囊炎　　　B. 急性胰腺炎
   C. 肾绞痛　　　　　D. 急性阑尾炎
   E. 急性肠扭转

93. 男孩，12 岁，体胖，阵发性哭闹 1 天，伴呕吐 2 次。腹痛时，右上腹可触及一包块，轻压痛，右髂窝空虚，肠鸣音亢进。病后大便 2 次，为果酱样。考虑的诊断为
   A. 肠蛔虫病　　　　B. 小肠扭转

C. 肠道畸形　　　　D. 蛔虫性肠梗阻

E. 肠套叠

94. 男孩，8 岁，脐周阵发性腹痛伴呕吐 3
天，呕吐物中有蛔虫，起病后有排便
排气，无畏寒发热。查体：除脐左侧
可触及一可变形的无痛性肠袢样团块
外，无特殊发现，粪便蛔虫卵（＋）。
首先考虑的诊断是

A. 肠道先天性畸形并梗阻

B. 蛔虫性肠梗阻

C. 粘连性肠梗阻

D. 肠套叠

E. 急性胃肠炎

95. 女性，28 岁，持续性脐周痛，阵发性加
剧，伴肛门停止排便排气 5 天，病后呕
吐食物。查体：一般情况良好，T
37.5℃，P 60 次/分，BP 120/84mmHg。
腹部轻度膨隆，无明显压痛，未扪及肿
块，肠鸣音亢进，偶闻气过水声。3 年
前有过剖腹取胎史。首先考虑的诊断是

A. 粘连性肠梗阻　　B. 肠套叠

C. 小肠扭转　　　　D. 蛔虫性肠梗阻

E. 乙状结肠扭转

96. 高位肠梗阻呕吐的特点是

A. 出现迟、次数多、量多

B. 出现早、次数很少、量少

C. 出现早、次数多、量少

D. 出现迟、次数多、量少

E. 很少出现呕吐

97. 关于麻痹性肠梗阻的临床表现，下列
哪项是错误的

A. 肠蠕动往往亢进，并可见肠型及蠕
动波

B. X 线检查显示大、小肠全部充气
扩张

C. 腹痛为持续性钝痛

D. 腹胀往往显著

E. 无阵发性绞痛的肠蠕动亢进表现

98. 男性，60 岁，阵发性腹痛、腹胀、肛
门停止排便排气已 1 天。腹部检查：
腹部膨隆，见多个肠型，腹软无压痛，
肠鸣音亢进。对此患者进行钡灌肠检
查时发现，钡进入距肛门 20cm 处受
阻，钡影尖端呈"鸟嘴"形。该患者
的诊断应是

A. 乙状结肠扭转　　B. 肠套叠

C. 乙状结肠癌　　　D. 绞窄性肠梗阻

E. 直肠癌并梗阻

99. 对肠梗阻患者施行剖腹探查，术中发
现肠系膜终末小动脉尚有搏动，肠管
壁增厚，呈暗红色，患者血压、脉搏、
呼吸及血氧饱和度测定均稳定、正常。
对此患者病变肠管的处理原则是

A. 直接切除病变肠管，残端吻合

B. 肠管生机正常，不必处理

C. 可以肯定肠管已坏死，将肠管外置

D. 无需处理，观察 30 分钟，看肠管
变化

E. 用等渗盐水纱布热敷及普鲁卡因做
肠系膜根部封闭，观察 10 ~ 30
分钟

100. 不全性肠梗阻患者经保守治疗后症状
有所缓解，出现部分排气排便，但患
者于好转后第 5 天中午进软食后，突
感腹痛加重，为阵发性绞痛，呕吐剧
烈，呕吐物为咖啡色。查体：腹部不
胀，但右下腹明显压痛，似可扪及一
肠袢，且有压痛，腹腔穿刺抽出血性
液体少许。复查 X 线平片示：空肠、
回肠换位。对此病情变化应考虑

A. 原诊断有误，应是肠道肿瘤性肠
梗阻

B. 有肠绞窄或肠扭转发生

C. 粘连加重，与进食有关

D. 慢性肠套叠又重新套入所致

E. 肠蛔虫病，并发蛔虫团性急性梗阻

**二、共用备选答案单选题：以下提供若干组试题，每组试题共用试题前列出的五个备选答案，请为每道试题选择一个最佳答案。每个备选答案可能被选择一次、多次或不被选择。**

（101～103 题共用备选答案）

A. 右半结肠切除术

B. 左半结肠切除术

C. 全结肠切除术

D. 部分结肠切除

E. 经内镜切除术

101. 乙状结肠息肉，直径 1cm，短蒂，手术术式应选择

102. 盲肠癌，直径 3cm，手术术式应选择

103. 脾曲结肠癌，直径 1.5cm，手术术式应选择

（104～106 题共用备选答案）

A. 慢性肠梗阻

B. 急性完全性肠梗阻

C. 绞窄性肠梗阻

D. 动力性肠梗阻

E. 低位性肠梗阻

104. 肠管迅速膨胀，肠壁变薄可引起等渗性脱水常见于

105. 肠管代偿性肥厚可引起低渗性脱水常见于

106. 持续性腹痛、血便、肠鸣音减弱消失、有腹膜刺激征时常见于

（107～110 题共用备选答案）

A. 空肠或回肠

B. 回盲部

C. 直肠及乙状结肠

D. 左侧结肠

E. 末段回肠

107. 溃疡性结肠炎常见于

108. 克罗恩病好发于

109. 急性坏死性肠炎常发生于

110. 缺血性结肠炎好发于

（111～112 题共用备选答案）

A. 癌胚抗原（CEA）

B. 胰胚抗原（POA）

C. 胰腺癌特异抗原（PaA）

D. 胰腺癌相关抗原（PCAA）

E. 糖类抗原 19-9（CA19-9）

111. 在结直肠癌的辅助诊断和随访中最常应用的是

112. 在胰腺癌的辅助诊断和随访中最常应用的是

（113～114 题共用备选答案）

A. 肠类癌　　　　B. 溃疡性结肠炎

C. 血管瘤　　　　D. 肠梗阻

E. 肠结核

113. 反复发作腹泻、黏液脓血便，常有里急后重，常见于

114. 水样泻，常伴有皮肤潮红、哮喘等常见于

（115～117 题共用备选答案）

A. 克罗恩病

B. 肠外瘘

C. 假膜性肠炎

D. 急性出血性肠炎

E. 盲袢综合征

115. 慢性腹泻，脂肪泻，常伴有贫血，常见于

116. 腹泻，排出黄绿色海水样和蛋花样水便常见于

117. 阵发性绞痛，伴血水样或果酱样便常见于

（118～119 题共用备选答案）

A. 左半结肠癌　　B. 右半结肠癌

C. 小肠肿瘤　　　D. 胃癌

E. 壶腹癌

118. 腹部不适，无力，消瘦，发热伴贫血，粪便带脓血或黏液

119. 腹痛，腹胀，便秘或腹泻，不完全性低位肠梗阻

（120~122 题共用备选答案）

    A. 增生性息肉    B. 管状腺瘤

    C. 绒毛状腺瘤    D. 幼年性息肉

    E. 炎性息肉

120. 常在 10 岁之前就起病，好发于直肠，多为单发，直径一般在 1cm 以下，有自然消退倾向

121. 属于错构瘤性息肉的是

122. 最常见的直肠息肉，多为单发、有蒂，直径一般在 1cm 以下，很少癌变

（123~125 题共用备选答案）

    A. 呕吐血性液    B. 呕吐食物

    C. 呕吐粪性液    D. 溢出样呕吐

    E. 呕吐胆汁

123. 低位小肠梗阻呕吐的特点是

124. 肠绞窄呕吐的特点是

125. 肠麻痹呕吐的特点是

（126~127 题共用备选答案）

    A. 回肠末段和回盲部

    B. 空肠

    C. 回肠末段

    D. 盲肠及乙状结肠

    E. 乙状结肠及直肠

126. 溃疡性结肠炎最常累及

127. 阿米巴性肠炎好发于

（128~129 题共用备选答案）

    A. 麻痹性肠梗阻

    B. 急性胃扩张

    C. 上消化道穿孔

    D. 急性小肠扭转

    E. 幽门梗阻

128. 查体发现"板状腹"体征见于

129. X 线平片示大、小肠全部充气扩张，见于

（130~132 题共用备选答案）

    A. 蛔虫性肠梗阻

    B. 麻痹性肠梗阻

    C. 绞窄性肠梗阻

    D. 单纯性肠梗阻

    E. 血运性肠梗阻

130. 腹部可扪及条索状团块

131. 腹部可有痛性包块伴休克

132. 腹胀、肠鸣音减弱或消失，见于

（133~135 题共用备选答案）

    A. 机械性绞窄性肠梗阻

    B. 痉挛性肠梗阻

    C. 麻痹性肠梗阻

    D. 血运性肠梗阻

    E. 机械性单纯性肠梗阻

133. 右半结肠癌引起的梗阻，属于

134. 乙状结肠急性扭转属于

135. 腹膜炎可引起

（136~139 题共用备选答案）

    A. "杯口"征

    B. 充盈缺损

    C. "鸟嘴"征

    D. "鹅卵石"征

    E. "铅管"征

136. 乙状结肠扭转的典型 X 线征象是

137. 溃疡性结肠炎的典型 X 线征象是

138. 肠套叠的典型 X 线征象是

139. 结肠癌的典型 X 线征象是

（140~142 题共用备选答案）

    A. 化生性息肉    B. 错构瘤性息肉

    C. 炎性息肉    D. 增生性息肉

    E. 肿瘤性息肉

140. 溃疡性结肠炎的息肉属于

141. 黑斑息肉病的息肉属于

142. 家族性息肉病的息肉属于

## 三、案例分析题：为不定项选择题，试题由一个病历和多个问题组成。每个问题有六个及以上备选答案，选对 1 个给 1 个得分点，选错 1 个扣 1 个得分点，直扣至得分为 0。

（143～146 题共用题干）

男性，40 岁，持续性脐周痛，阵发加剧，停止排便和排气 2d，伴呕吐，呕吐物为胃内容物。20 年前行阑尾切除术，查体：一般状态良，生命体征平稳，腹稍膨隆，未见肠型，麦氏点切口瘢痕愈合良好，腹部无明显压痛，未触及包块，未及腹外疝，移动性浊音（－），肠鸣音亢进，偶闻及气过水声。腹部 X 线平片示：结肠内气体存在，小肠部分肠袢充气扩张，但不明显。

143. 对该患者疾病性质的诊断，必须明确的问题包括

A. 是否合并严重感染
B. 是机械性还是动力性梗阻
C. 是单纯性还是绞窄性梗阻
D. 是否合并水、电解质、酸碱平衡紊乱
E. 是完全性还是不完全性梗阻
F. 引起梗阻的原因
G. 是否存在肠梗阻
H. 是高位还是低位梗阻

144. 目前对该病的基本处理包括

A. 给予强效镇痛药物减少患者痛苦
B. 纠正水电解质紊乱和酸碱失衡
C. 防治感染和中毒
D. 应用解痉剂
E. 胃肠减压
F. 腹部理疗

145. 最可能的情况是（提示：经治疗后，病情缓解，排便 1 次，排气多次。2d 后，患者进食后突感腹痛加剧，阵发

绞痛，呕吐剧烈，呕吐物为咖啡色物。查体：腹不胀，右下腹压痛明显，可触及压痛肠袢，腹腔穿刺抽出少许血性液体。复查 X 线：空、回肠换位）

A. 出现动力性肠梗阻表现
B. 可能有脏器破裂出血
C. 可能有绞窄性肠梗阻发生
D. 可能有 DIC 发生
E. 可能有坏死性胰腺炎发生
F. 可能发生肠穿孔

146. 此时的处理原则包括（提示：患者血压有下降趋势，脉搏加快，一般情况加重）

A. 抗休克治疗
B. 密切观察，加强支持治疗
C. 立即急诊手术治疗
D. 应用氧气（或钡剂）灌肠复位
E. 应用大剂量生长抑素治疗
F. 继续保守治疗，待生命体征平稳后考虑手术治疗
G. 升级抗生素，继续观察

## 参考答案与解析

1. D  2. D  3. E  4. C  5. E  6. C
7. E  8. E  9. D  10. C  11. C  12. A
13. D  14. D  15. B  16. B  17. D  18. C
19. C  20. D  21. E  22. C  23. E  24. A
25. B  26. C  27. C  28. D  29. C  30. D
31. C  32. C  33. B  34. C  35. A  36. C
37. E  38. D  39. E  40. C  41. A  42. D
43. C  44. B  45. D  46. D  47. A  48. C
49. C  50. C  51. E  52. C  53. E  54. D
55. E  56. E  57. A  58. E  59. C  60. B
61. D  62. D  63. E  64. C  65. E  66. C
67. A  68. D  69. B  70. D  71. D  72. B
73. C  74. E  75. E  76. A  77. C  78. E

79. C　80. B　81. E　82. D　83. B　84. B
85. E　86. A　87. B　88. B　89. B　90. B
91. C　92. E　93. C　94. B　95. A　96. C
97. A　98. A　99. E　100. B　101. E　102. A
103. B　104. B　105. A　106. C　107. C　108. E
109. A　110. D　111. A　112. E　113. B　114. A
115. E　116. B　117. C　118. D　119. A　120. D
121. D　122. A　123. C　124. A　125. D　126. E
127. E　128. C　129. D　130. A　131. C　132. B
133. E　134. A　135. C　136. C　137. E　138. A
139. B　140. C　141. B　142. E　143. BCEFGH
144. BCDE　145. C　146. AC

14. D。解析：肠鸣音亢进，有气过水声或金属音为机械性肠梗阻的表现。

17. D。解析：24 小时尿 5 - 羟吲哚乙酸（5 - HIAA）测定：大于 50mg/日时，基本可予定性类癌诊断。

18. C。解析：无论单纯性肠梗阻还是绞窄性肠梗阻均有可能出现腹部平片上的液气平面、血白细胞明显升高、血氧分压降低或电解质紊乱，这些结果均不能作为鉴别的依据。当出现下列情况时则应考虑绞窄性肠梗阻可能：①发病急骤、进展快；腹痛剧烈，持续性或阵发性转为持续性，有时出现腰背痛，呕吐出现早、重、频。②早期出现休克或抗休克治疗后改善不明显。③有明显腹膜刺激征和全身炎性反应。④腹部不对称隆起或触及孤立、胀大肠袢。⑤血性呕吐物、血性胃肠减压液、血性黏液便、血性腹腔渗出物。⑥积极非手术治疗无效。⑦腹部 X 线片示孤立胀大肠袢不随时间而改变位置、有假肿瘤状影或肠间隙增宽。

19. C。解析：盲肠憩室多为单发，属自发性疾病，实质是由于肌层薄弱，黏膜层疝出所致，炎症局限时行憩室切除术，阑尾无明显炎症时，可不切除。

20. D。解析：肠套叠是小儿肠梗阻的常见病因，80% 发生于 2 岁以下的儿童。最多见的为回肠末端套入结肠。肠套叠的三大典型症状是腹痛、血便和腹部肿块，表现为突然发作剧烈的阵发性腹痛，病儿阵发哭闹不安、面色苍白、出汗，伴有呕吐和果酱样便。腹部检查常可在腹部扣及腊肠形、表面光滑、稍可活动、具有一定压痛的肿块，常位于脐右上方，而右下腹扣诊有空虚感。由上可知，该患儿的症状符合肠套叠的表现。

21. E。解析：若病期已超过 48 小时，应行手术治疗。

22. C。解析：低位肠梗阻的特点是腹胀明显，呕吐出现晚而次数少，并可吐粪样物。而高位肠梗阻的特点是呕吐发生早而频繁，腹胀不明显。

23. E。解析：如在解除梗阻原因后有下列表现，则说明肠管已无生机：①肠壁已成黑色并塌陷；②肠壁已失去张力和蠕动能力，肠管呈麻痹、扩大、对刺激无收缩反应；③相应的肠系膜终末小动脉无搏动。如有可疑，可用等渗盐水纱布热敷，或用 0.5% 普鲁卡因溶液做肠系膜根部封闭等。倘若观察 10～30 分钟，仍无好转，说明肠已坏死，应做肠切除术。若肠管恢复蠕动，由暗红转为淡红色则说明肠管仍有一线生机。

24. A。解析：麻痹性肠梗阻肠蠕动减弱或消失，腹痛不明显，很少见阵发性腹痛。

25. B。解析：小肠扭转和急性肠系膜上动脉血管闭塞均易在短时间内进展为绞窄性肠梗阻，因此应及时考虑采用手术治疗。成年人肠套叠多继发于肠道肿瘤，与回盲部肿瘤造成的肠梗阻一样属于不易缓解、易于复发且需要外科干预的疾病。而小肠粘连即使引起症状或造成梗阻，也并非均需手术治疗，其原因在于手术治疗有可能会造成新的粘连。

26. C。**解析：**粘连性肠梗阻的表现即是小肠机械性肠梗阻的症状：腹痛、呕吐、腹胀、停止排气排便。患者多有腹腔手术、创伤或感染的病史。腹部 X 平片立位检查可见到阶梯样长短不一的气液平面。

27. C。**解析：**排便习惯改变与粪便性状的改变常为结肠癌最早出现的症状。多表现为排便次数增加、腹泻、便秘、粪便中带血、脓或黏液。

28. D。**解析：**Meckel 憩室是先天性真性憩室中最常见的一种。其出血多是由于异位胃黏膜的存在而产生消化性溃疡，为最常见的并发症。大部分 Meckel 憩室患者无症状，出现并发症时产生相应症状。肠梗阻是 Meckel 憩室的第二大并发症，多由粘连扭转或套叠引起。在为其他疾病行剖腹探查时，如发现 Meckel 憩室，也应将憩室切除。

29. C。**解析：**高位小肠梗阻呕吐发生早而频繁且腹胀较轻，低位小肠梗阻则反之，腹胀明显，呕吐出现晚而次数少，并可吐粪样物。结肠梗阻与低位小肠梗阻的临床表现相似。

30. D。**解析：**盲肠癌的切除范围包括末端回肠、右半结肠及其系膜和所属淋巴结。

31. C。**解析：**麻痹性肠梗阻时，肠管扩张，肠蠕动减弱，腹胀明显。

32. C。**解析：**该患者可能为家族性息肉病，根据其表现考虑腺瘤性息肉可能性大。

33. B。**解析：**该患者以腹泻、血便为主要症状，目前贫血、上腹部可触及包块，应首先考虑肠道方面疾病。

34. C。**解析：**麻痹性肠梗阻的突出表现为全腹的明显腹胀，且常伴呕吐胃内容物，呕吐物中无粪味。患者不能坐起，感

觉呼吸困难。因体液大量丢失，感极度口渴、尿量减少。查体腹部膨隆，腹式呼吸消失，见不到肠型及肠蠕动波；腹部压痛多不显著；叩诊呈均匀鼓音，肝浊音界缩小或消失；听诊时肠鸣音明显减弱或完全消失。患者一般情况常较严重，但无特殊的痛苦。X 线检查胃、小肠和结肠有充气呈轻度至重度扩张。

35. A。**解析：**发生肠梗阻时，丧失的体液多为碱性或中性，钠、钾离子的丢失较氯离子为多，以及在低血容量和缺氧情况下酸性代谢物剧增，加之缺水、少尿可引起严重的代谢性酸中毒。

36. C。**解析：**儿童型息肉主要发生在 5～10 岁的儿童。从病理上来看，其内容不一，有的是良性肿瘤，有的是炎症增生的后果。大便周围带血和便后出血是主要症状，出鲜血，血量不多。直肠下端息肉可能在排便时脱出肛门外，似樱桃状，色鲜红，便后可自行回复。当炎症并发感染时可有黏液大便、大便频、便不尽等，长期可出现消瘦，贫血等。

37. E。**解析：**闭袢性肠梗阻可形成固定扩张的肠袢，在腹部表现为不对称隆起。

39. E。**解析：**小肠类癌中癌细胞常分泌较多的儿茶酚胺并引起类癌综合征，而 5－HIAA 是儿茶酚胺的代谢产物。

40. C。**解析：**溃疡性结肠炎主要累及直肠与结肠黏膜及黏膜下层，病变呈连续性上延，非跳跃式改变。

41. A。**解析：**结肠癌是胃肠道中常见的恶性肿瘤，以 41～51 岁发病率高。溃疡型结肠癌是结肠癌常见类型，腺癌占结肠癌组织分型的大多数。结肠癌主要为经淋巴转移，首先到结肠壁和结肠旁淋巴结，再到肠系膜血管周围和肠系膜血管根部淋巴结。一般右侧结肠癌以全身症状、贫血、腹部肿块为主要表现，左侧结肠癌是以肠

梗阻、便秘、腹泻、便血等症状为显著。

42. D。解析：CEA 是一个广谱性肿瘤标志物，它能向人们反映出多种肿瘤的存在，对大肠癌、乳腺癌和肺癌的疗效判断、病情发展、监测和预后估计较好，但其特异性不强，灵敏度不高，对肿瘤早期诊断作用不明显。原发性结肠癌患者 CEA 增高约占 60%。除原发性结肠癌以外，胰腺癌、胆管癌、胃癌、食道癌、肺癌、乳腺癌和泌尿系统的肿瘤阳性率也很高。良性肿瘤、炎症和退行性疾病，如结肠息肉、溃疡性结肠炎、胰腺炎和酒精性肝硬化患者 CEA 也有部分升高，但远远低于恶性肿瘤。所以测定 CEA 可以作为良性与恶性肿瘤的鉴别诊断依据。

43. C。解析：结肠癌的临床表现：①直肠刺激症状出现最早，表现为排便习惯与粪便性状的改变。②腹痛，也是早期症状之一，常为持续性隐痛、不适或腹胀感。③腹部肿块，肿块大多坚硬，呈结节状。④肠梗阻症状。⑤全身症状：贫血、消瘦、乏力、低热。不同病理类型和部位的结肠癌临床表现有所区别，右半结肠癌以全身症状、贫血、腹部肿块为主要表现。左半结肠癌则以肠梗阻、腹泻、便秘、黏液血便为主要表现。

44. B。解析：一段肠管套入其相连的肠管腔内称为肠套叠，其发生常与肠管解剖特点（如盲肠活动度过大）、病理因素（如肠息肉、肿瘤）以及肠功能失调、蠕动异常等有关。

45. D。解析：机械性肠梗阻是由于各种原因引起的肠腔变狭小，因而使肠内容物通过发生障碍。原因：①肠腔堵塞，如寄生虫、粪块、大胆石、异物等；②肠管受压，如粘连带压迫、肠管扭转、嵌顿疝或受肿瘤压迫等；③肠壁病变，如先天性肠道闭锁、炎症性狭窄、肿瘤等引起。

46. D。解析：高位肠梗阻频繁呕吐，丢失大量电解质，更易引起电解质失衡。

47. A。解析：患者右下腹痛，移动性肿块，盲肠充盈缺损，Hb 85g/L，大便隐血试验（＋＋），考虑结肠癌的可能性较大。

48. E。解析：判断是否引起肠绞窄极为重要，因为绞窄性肠梗阻病情严重，属于临床急危重症，必须及早进行手术治疗。

49. C。解析：高位肠梗阻的特点是呕吐发生早而频繁，腹胀不明显。

50. C。解析：结肠憩室为假性憩室，多发生于结肠带之间肠壁上，部位以左半结肠特别乙状结肠好发。

51. E。解析：小肠肿瘤引起急性肠梗阻最常见的原因是肠套叠，但极大多数为慢性复发性。肿瘤引起的肠腔狭窄和压迫邻近肠管也是发生肠梗阻的原因，亦可诱发肠扭转。

52. C。解析：绞窄性肠梗阻的临床表现：①发病急骤，进展快，腹痛剧烈，持续性或阵发性转为持续性，有时出现腰背痛，呕吐出现早、重、频。②早期出现休克或抗休克治疗后改善不明显。③有明显腹膜刺激征和全身炎性反应（体温上升、脉率增快、白细胞计数增高）。④腹部不对称隆起或触及孤立胀大肠袢。⑤血性呕吐物、血性胃肠减压液、血性黏液便、血性腹腔渗出物。⑥积极非手术治疗无效。⑦腹部 X 线片示孤立胀大肠袢不随时间而改变位置、有假肿瘤状影或肠间隙增宽。

53. B。解析：机械性肠梗阻发生时，由于梗阻部位以上强烈肠蠕动常表现为阵发性绞痛，疼痛多在腹中部，也可偏于梗阻所在部位。

54. D。解析：肠管坏死的指标有：①肠壁已呈黑色并塌陷；②肠壁已失去张力和蠕动能力，肠管呈麻痹、扩大、对刺激无收缩反应；③相应的肠系膜终末小动脉无搏动。

**55. E。解析：** Peutz – Jeghers 综合征又称家族性黏膜皮肤色素沉着胃肠道息肉病，简称黑斑息肉综合征。是常染色体显性遗传病，约50%患者有明显家族史。主要表现为面部、口唇周围和颊黏膜的色素沉着，以及胃肠道多发息肉，病理上为错构瘤。

**56. E。解析：** Meckel 憩室是先天性真性憩室中最为常见的一种，通常位于回肠末端200cm 以内，其基底开口于肠系膜缘对侧，且具有独自的血液供应。

**57. A。解析：** 家族性结肠息肉病属于腺瘤性息肉综合征，是一种常染色体显性遗传性疾病。

**58. E。解析：** 2 岁以内小儿小肠内有气体，则肠套叠多见。

**59. C。解析：** 回结型肠套叠的典型 X 线表现：套叠顶端致密的软组织肿块呈半圆形，向充气的结肠内突出，气柱前端形成杯口影、钳状阴影或球形阴影。当气体到达回盲部，则往往见到巨大的充盈缺损。

**60. B。解析：** 绒毛状腺瘤常有上皮不同程度的异型性增生，被认为是癌前病变，恶变率极高。

**61. D。解析：** 患者反复右下腹隐痛 5 年，腹部未及肿物，右下腹固定点轻压痛，无反跳痛、肌紧张，考虑肠道方面疾病，应行肠镜检查以明确诊断。

**62. D。解析：** 肠套叠是小儿肠梗阻的常见病因，80% 发生于 2 岁以下的儿童。最多见的为回肠末端套入结肠。肠套叠的三大典型症状是腹痛、血便和腹部肿块，表现为突然发作剧烈的阵发性腹痛，病儿阵发性哭闹不安、面色苍白、出汗，伴有呕吐和果酱样便。腹部检查常可在腹部扪及腊肠形、表面光滑、稍可活动、具有一定压痛的肿块，常位于脐右上方，而右下

腹扪诊有空虚感。其发生常与肠管解剖特点、病理因素以及肠功能失调、蠕动异常等有关，与肠管本身病变无关。

**63. A。解析：** Meckel 憩室由于异位胃黏膜的存在而发生消化性溃疡，表现为反复大量消化道出血。

**64. C。解析：** Meckel 憩室由于异位胃黏膜的存在而发生消化性溃疡，表现为反复大量下消化道出血，为憩室最常见并发症。其第二大并发症为肠梗阻，多由粘连、扭转或套叠引起。

**67. A。解析：** 肠梗阻主要病理生理变化：①局部变化：机械性肠梗阻一旦发生，梗阻以上肠蠕动增加，肠腔内因气体和液体的积聚而膨胀。肠梗阻部位愈低，时间愈长，肠膨胀愈明显。梗阻以下肠管则瘪陷、空虚或仅存积少量粪便。肠腔压力不断升高，可使肠壁静脉回流受阻，肠壁充血水肿，液体外渗。同时肠壁及毛细血管通透性增加，肠壁上有出血点，并有血性渗出液渗入肠腔和腹腔。在闭袢型肠梗阻，肠内压可增加至更高点。肠内容物和大量细菌渗入腹腔，引起腹膜炎。最后，肠管可因缺血坏死而溃破穿孔。②全身变化：水、电解质和酸碱失衡；血容量下降；休克；呼吸和心脏功能障碍。

**68. D。解析：** 肠道克罗恩病的发病部位明显影响肛周病变的发生，回肠克罗恩病伴有肛周病变的发生率为 6% ～27%，回结肠为 8% ～53%，结肠为46% ～68%。当直肠被侵犯时，发生率是 62.5% ～100%。多种病变同时表现是肛周克罗恩病的典型特征。克罗恩肛瘘可以同时伴有肛周皮赘、肛裂、肛门失禁或肛管直肠狭窄，局部疼痛轻微或无痛。剧烈的疼痛提示有潜在的感染。

**69. B。解析：** 家族性息肉病不是先天性疾病，大多是在12、13 岁出现息肉状腺

瘤，随年龄增长而增多，因肿瘤数量巨大，极易癌变。

71. D。**解析：**小儿肠扭转不良主要临床表现：新生儿突发胆汁性呕吐、腹壁潮红、腹膜炎、酸中毒、血小板减少、白细胞增多或减少，以及由肠黏膜局部缺血所致肠道出血和黑便。肠扭转也可出现间歇性的症状，主要见于年长患儿。包括慢性腹痛、间歇性呕吐（有时为非胆汁性）、厌食、体重下降、生长发育不良、肠道吸收障碍、腹泻等。动脉供血不足致黏膜缺血，出现黑便。

72. B。**解析：**急性肠炎引起肠壁肌肉过度收缩，导致痉挛性梗阻，属于动力性肠梗阻。

73. C。**解析：**一般右侧结肠癌以全身症状、贫血、腹部肿块为主要表现，左侧结肠癌是以肠梗阻、便秘、腹泻、便血等症状为显著。

74. E。**解析：**结肠癌常见肝转移，肝外叶孤立转移结节，可手术切除，不是结肠癌根治术的禁忌证。

75. E。**解析：**根据患者有阑尾炎手术史及症状，考虑为粘连性肠梗阻，腹平片发现固定，不随时间变化的孤立肠袢，可能有绞窄性梗阻存在，应早期剖腹探查。

77. C。**解析：**肠套叠的三大典型症状是腹痛、血便和腹部肿块，表现为突然发作剧烈的阵发性腹痛，病儿哭闹不安、面色苍白、出汗，伴有呕吐和果酱样便。腹部检查常可在腹部扪及腊肠形、表面光滑、稍可活动、具有一定压痛的肿块，常位于脐右上方，而右下腹扪诊有空虚感。

101～103. E、A、B。**解析：**有蒂或直径<2cm的广基腺瘤性结直肠息肉可内镜下切除。右半结肠切除术适用于盲肠、升结肠、结肠肝曲的癌肿。对于盲肠，切除范围包括右半横结肠、升结肠、盲肠，包括长约15～20cm的回肠末段，做回肠与横结肠端端或端侧吻合。左半结肠切除术适用于结肠脾曲和降结肠癌。切除范围包括左半横结肠、降结肠，并根据降结肠癌位置的高低切除部分或全部乙状结肠，然后做结肠间或结肠与直肠端端吻合术。

107～110. C、E、A、D。**解析：**溃疡性结肠炎主要累及直肠与结肠黏膜及黏膜下层，病变呈连续性上延，非跳跃式改变。克罗恩病可见于整个胃肠道，但最常见于末段回肠。急性坏死性肠炎最常发生于小肠。缺血性结肠炎可发生在结肠任何部位，以左侧结肠，特别是脾曲最常见。

111～112. A、E。**解析：**血清癌胚抗原（CEA）和糖类抗原19－9（CA19－9）分别在约45%和30%的结肠癌患者中升高，对结肠癌的特异性诊断意义不大，用于术后判断预后和复发更有价值。胰腺癌患者可见某些血清学标记物升高，包括CA19－9、CEA、CA12－5、CA24－2等，其中CA19－9的临床意义较大，常用于胰腺癌的辅助诊断和术后随访。

113～114. B、A。**解析：**溃疡性结肠炎主要症状是腹泻，急性期可达10～20次/日，有黏液或脓血便，合并左下腹痛、低热、乏力、贫血、消瘦等，常有里急后重感。胃肠道类癌典型表现为皮肤潮红、腹泻、腹痛、哮喘、右心瓣膜病变和肝肿大等。最常见和最早出现的体征是皮肤潮红，肠痉挛伴有再发性腹泻为患者的主诉，一些患者有肠吸收不良综合征，少数患者会出现哮喘样喘息。

115～117. E、C、D。**解析：**盲袢综合征是指小肠内容物在肠腔内停滞和细菌过度繁殖引起的腹泻、贫血、吸收不良和体重减轻的综合征。假膜性肠炎患者主要表现为腹泻，一般为水样大便，呈黄色蛋花样或浅绿色海水样便，内含有黏液和脱落的假膜，可伴腹痛、恶心、呕吐、发热、腹胀和白细胞升高。急性出血性肠炎表现：病初常表现为逐渐加剧的脐周或中上腹阵发性绞痛，其后逐渐转为全腹持续性痛，并有阵发性加剧。腹痛发生后即可有腹泻。粪便初为糊状而带粪质，其后渐为黄水样，继之即呈白水状或呈赤豆汤和果酱样，甚至可呈鲜血状或暗红色血块，粪便少而且恶臭，无里急后重。恶心、呕吐常与腹痛、腹泻同时发生。呕吐物可为黄水样、咖啡样或血水样，亦可呕吐胆汁。起病后即可出现全身不适、虚弱和发热等全身症状。

118~119. B、A。**解析**：一般右半结肠癌以全身症状、贫血、腹部肿块为主。左半结肠癌则以肠梗阻、腹泻、便秘、黏液血便为主要表现。

120~122. D、D、A。**解析**：幼年性息肉多发生于5~10岁小儿，其他直肠管状腺瘤息肉多发生在40岁以上的成人。管状腺瘤及绒毛状腺瘤有恶变倾向。幼年性息肉以错构瘤性息肉多见。增生性息肉，又称化生性息肉，多发生在直肠，多数40岁以后发病。随年龄增长，发病率增高。息肉的数目虽多，但无明显的症状，偶有大便带鲜血。镜下可见息肉体积小、均等、表面光滑、蒂短。本病无癌变倾向。

123~125. C、A、D。**解析**：低位小肠梗阻的特点是腹胀明显，呕吐出现晚而次数少，并可吐粪样物。绞窄性肠梗阻呕吐物为血性。麻痹性肠梗阻时，呕吐多呈溢出性。

128~129. C、A。**解析**：上消化道穿孔容易形成急腹症，出现"板状腹"体征。麻痹性肠梗阻仅有持续性腹胀，肠鸣音消失，多继发于腹腔内严重感染、腹膜后出血和腹部大手术后等。X线检查示大、小肠全部充气扩张。

130~132. A、C、B。**解析**：蛔虫性肠梗阻早期多为部分性。表现为阵发性腹痛、腹胀、恶心、呕吐，有时吐出或便出蛔虫等症状。腹痛多呈绞痛性质。查体时，腹肌紧张不明显，多数患者在脐周或右下腹摸到条索状或香肠样肿块，指压有高低不平感或有窜动感，肿块可有轻度移动，晚期可出现完全性梗阻。梗阻的部位多位于回肠末端。绞窄性肠梗阻的临床表现：①发病急骤，进展快，腹痛剧烈，持续性或阵发性转为持续性，有时出现腰背痛，呕吐出现早、重、频。②早期出现休克或抗休克治疗后改善不明显。③有明显腹膜刺激征和全身炎性反应（体温上升、脉率增快、白细胞计数增高）。④腹部不对称隆起或触及孤立胀大肠袢。⑤血性呕吐物、血性胃肠减压液、血性黏液便、血性腹腔渗出物。⑥积极非手术治疗无效。⑦腹部X线片示孤立胀大肠袢不随时间而改变位置、有假肿瘤状影或肠间隙增宽。麻痹性肠梗阻的突出表现为全腹的明显腹胀，且常伴有呕吐胃内容物无粪味，呕吐多呈溢出性。患者不能坐起，感觉呼吸困难。因体液大量丢失，感极度口渴、尿量减少。查体：腹部膨隆，腹式呼吸消失，见不到肠型及肠蠕动波；腹部压痛多不显著；叩诊呈均匀鼓音，肝浊音界缩小或消失；听诊时肠鸣音明显减弱或完全消失。患者一般情况常较严重，但无特殊的痛苦。

133~135. E、A、C。**解析**：机械性梗阻被分为小肠梗阻（包括十二指肠）和大肠梗阻。大肠梗阻是自回盲部到肛门部的梗阻，产生梗阻的原因甚多：结肠癌、结肠扭转、结肠憩室炎及结肠外盆腔肿瘤4种病因占结肠梗阻的95%，前两者为完全性结肠梗阻最常见的原因。肠扭转是一段肠袢沿其系膜长轴旋转而造成的闭袢性肠梗阻，同时肠系膜血管受压，也是一种较严重的机械性绞窄性肠梗阻。动力性肠梗阻时由于神经反射或毒素刺激引起肠壁肌功能紊乱,使肠蠕动丧失或肠管痉挛,以致肠内容物不能正常运行,但无器质性的肠腔狭窄。常见的如急性弥漫性腹膜炎、腹部大手术、腹膜后血肿或感染引起的麻痹性肠梗阻。

136～139. C、E、A、B。解析:乙状结肠扭转行腹部 X 线平片显示马蹄状巨大的双腔充气肠袢,圆顶向上,两肢向下;钡剂灌肠 X 线检查见扭转部位钡剂受阻,背影尖端呈"鸟嘴"形。溃疡性结肠炎典型 X 线表现:①黏膜粗乱或有颗粒样改变。②肠管边缘呈锯齿状或毛刺样,肠壁有多发性浅龛影或小的充盈缺损。③肠管短缩,结肠袋消失呈铅管样。肠套叠的空气或钡剂灌肠 X 线检查,可见空气或钡剂在结肠受阻,阻端钡影呈"杯口"状,甚至呈"弹簧状"阴影。结肠癌的 X 线表现:早期典型的表现为扁平、无蒂的类圆形隆起病灶,其基底部可见皱缩和结肠腔壁线状缺损或不规则影。进展期:黏膜皱襞中断,充盈缺损,环形狭窄,恶性龛影。

140～142. C、B、E。解析:溃疡性结肠炎的息肉并发率为 9.7%～39%,常称这种息肉为假性息肉。息肉好发部位在直肠,也有人认为降结肠及乙状结肠最多,向上依次减少。其结局可随炎症的痊愈而消失,随溃疡的形成而破坏,长期存留或癌变。黑斑息肉综合征又称色素沉着息肉综合征,是常染色体显性遗传病,约 50% 患者有明显家族史。主要表现为面部、口唇周围和颊黏膜的色素沉着,以及胃肠道多发息肉,病理上为错构瘤。家族性结肠息肉病归属于腺瘤性息肉综合征,是一种常染色体显性遗传性疾病,偶见于无家族史者,全结肠与直肠均可有多发性腺瘤。

# 第十二章　肛管、直肠疾病

**一、单选题：以下每道试题有五个备选答案，请选择一个最佳答案。**

1. 关于直肠肛管的解剖，下列哪项是不正确的

   A. 齿线以上是黏膜，齿线以下是皮肤

   B. 齿线以上的直肠黏膜受阴部内神经支配

   C. 齿线以上主要是直肠上、下动脉供应

   D. 齿线以下的静脉从属直肠下静脉丛

   E. 齿线以下的淋巴液主要回流到腹股沟淋巴结

2. 直肠癌切除术能否保留肛门，主要取决于

   A. 肿瘤距肛门的距离

   B. 肿瘤的病理类型

   C. 肿瘤是否已侵犯肠管周围

   D. 肿瘤有无远处转移

   E. 左半结肠的长度

3. 痔核一般多发生在

   A. 截石位 12，6，9 点处

   B. 截石位 3，7，11 点处

   C. 胸膝位 12，6，9 点处

   D. 胸膝位 3，6，9 点处

   E. 胸膝位 3，7，11 点处

4. 肛管括约功能的完成主要靠

   A. 腹直肌　　　　　B. 臀大肌

   C. 肛管直肠环　　　D. 腰大肌

   E. 外括约肌的皮下部

5. 直肠、乙状结肠镜，纤维结肠镜检查最易发生的危险是

   A. 内痔出血

   B. 肿瘤细胞种植性转移

   C. 肛门撕裂引起大便失禁

   D. 直肠、乙状结肠破裂穿孔

   E. 直肠大出血

6. 早期坐骨直肠窝脓肿切开引流的指征包括

   A. 体温升高

   B. 伴有排尿困难

   C. 局部发红，触痛明显

   D. 局部有波动

   E. 白细胞总数及中性粒细胞增高

7. 男性，28 岁，肛周疼痛 3 天入院，排便时加重。查体：肛周局部压痛，有波动感，WBC $10.9 \times 10^9$/L。首选的治疗方法为

   A. 无需治疗，观察随访

   B. 对症止痛、镇静

   C. 大剂量抗生素静脉滴注

   D. 高锰酸钾坐浴

   E. 于压痛明显处穿刺抽取脓液证实后行手术切开引流

8. 下述关于肛瘘的描述，哪项正确

   A. 肛瘘不与肛周皮肤相通

   B. 肛瘘多为结核菌感染所致

   C. 肛瘘主要侵犯直肠

   D. 肛瘘最常见的类型是肛管括约肌间型

   E. 肛瘘只能自愈

9. 男性，60 岁，排便习惯改变，大便变细、混有黏液脓血 1 个月。便常规检查可见多数红细胞。首选应做

   A. 下消化道造影　　　B. 钡灌肠

   C. B 超　　　　　　　D. 肛门指检

   E. 纤维结肠镜

10. 男性，45 岁，近 3 天来便后肛门外脱出一肿物，疼痛剧烈，排便、坐、走、

咳嗽等均感疼痛而致坐卧不安。最可能的诊断是

A. 肛管癌脱出　　B. 血栓性外痔

C. 直肠脱垂　　　D. 混合痔

E. 直肠息肉脱出

11. 肛裂"三联症"是指

A. 疼痛、出血、前哨痔

B. 肛裂、出血、前哨痔

C. 疼痛、便秘、出血

D. 便秘、出血、前哨痔

E. 肛裂、前哨痔、肛乳头肥大

12. 有关直肠癌的扩散与转移，下列哪项说法不恰当

A. 直肠癌很少直接种植在腹膜上

B. 血行转移的概率与癌肿的恶性程度有关

C. 直肠癌主要的扩散途径是淋巴转移

D. 癌肿绕肠管1周约需6个月

E. 直肠癌向上可沿腹主动脉周围淋巴结转移

13. 男性，70岁，乙状结肠癌根治术后2天，剧烈咳嗽后切口全层裂开。最佳处理为

A. 立即回纳内脏，以后择期修复

B. 麻醉下逐层缝合切口

C. 麻醉下用不锈钢丝全层缝合切口

D. 用干净治疗巾覆盖内脏，伤口情况稳定后再择期修复

E. 用抗生素覆盖创面

14. 直肠肛管手术时常用下列哪项体位

A. 右侧卧位　　B. 胸膝位

C. 左侧卧位　　D. 截石位

E. 半俯卧位

15. 男性，35岁，肛门右侧胀痛，排便时疼痛加剧伴发热4天。查体：肛门右侧红肿，指压痕（+）。应采取的处理是

A. 静脉滴注抗生素

B. 减少活动，卧床休息

C. 坐浴热敷

D. 镇痛

E. 穿刺有脓后切开引流

16. 男性，32岁，肛门胀痛，逐渐加重伴畏寒、发热3天。查体：左侧肛周皮肤稍红，指诊发现距肛门4cm左侧偏后有明显压痛、肿胀。首先应考虑的直肠肛管周围脓肿类型是

A. 骨盆间隙直肠脓肿

B. 直肠壁内脓肿

C. 肛门周围脓肿

D. 坐骨直肠间隙脓肿

E. 括约肌间脓肿

17. 下述哪项不是痔形成的因素

A. 无静脉瓣

B. 直肠上、下静脉丛畸形

C. 静脉壁薄弱，结缔组织萎缩缺乏支持

D. 腹压增高

E. 直肠肛管慢性感染

18. 无痛性便血，排便时无肿块脱出，直肠指诊的主要目的是

A. 除外肛裂

B. 了解直肠内有无出血

C. 了解内痔的程度

D. 除外直肠癌及息肉

E. 了解直肠内有无合并炎症

19. 混合痔是指

A. 环形内痔

B. 痔与肛瘘同时存在

C. 痔与肛旁脓肿同时存在

D. 内痔、外痔在不同位置同时存在

E. 齿线附近由痔内静脉与痔外静脉丛之间彼此吻合相通形成

20. 排便时，间歇性带血，并有肿物脱出肛门外，排便完自行还纳。诊断为
    A. Ⅱ度内痔
    B. 外瘘
    C. 直肠息肉
    D. Ⅲ度内痔
    E. 直肠黏膜部分脱垂

21. 女性，34 岁，门诊诊断为肛裂。查体发现肛门外前哨痔，肛乳头肥大水肿。之前未行任何治疗，则其治疗方法不包括
    A. 坐浴
    B. 扩肛
    C. 口服液体石蜡
    D. 局部理疗
    E. 肛裂切除术

22. 下述有关齿状线的解剖结构叙述中，哪一项是不恰当的
    A. 齿线上静脉曲张形成内痔
    B. 齿线是由肛瓣及肛柱下端组成
    C. 齿线上黏膜受自主神经支配
    D. 齿线上下淋巴回流主要至腹股沟淋巴结
    E. 齿线以下至肛缘为解剖性肛管，长 3~4cm

23. 直肠癌最主要的转移途径是
    A. 直接蔓延
    B. 肠腔内种植转移
    C. 腹腔内播散
    D. 淋巴转移
    E. 血行转移

24. 下列有关直肠、肛管静脉叙述中，哪一项是错误的
    A. 痔内静脉通过直肠上静脉回流入门静脉
    B. 肛门静脉经阴部内静脉回流
    C. 直肠下静脉回流入门静脉
    D. 痔内静脉扩张形成内痔
    E. 痔外静脉回流形成肛门静脉和直肠下静脉

25. 直肠息肉中，不会癌变的息肉为
    A. 直肠腺瘤
    B. 儿童型息肉
    C. 息肉病
    D. 炎症性息肉
    E. 绒毛状腺瘤

26. 临床上区分高位肛瘘与低位肛瘘的标志为
    A. 肛提肌
    B. 内括约肌
    C. 外括约肌
    D. 联合状肌
    E. 肛管直肠环

27. 男性，38 岁，出现会阴部持续性疼痛，伴发热，疼痛逐渐加重，并出现排尿困难、里急后重。直肠指诊因剧烈疼痛不满意，WBC $16.0 \times 10^9$/L。最可能的诊断是
    A. 肛门周围脓肿
    B. 坐骨直肠窝脓肿
    C. 肛裂
    D. 血栓性外痔
    E. 肛瘘

28. 男性，60 岁，乏力、消瘦伴大便习惯改变半年，肝区隐痛 3 个月。B 超示：肝右叶多发实性占位病变。应首先建议患者做哪项检查
    A. 肝脏核素扫描
    B. 胃镜
    C. 纤维结肠镜
    D. 上消化道造影
    E. 肝动脉造影

29. 内痔的主要症状是
    A. 肛周瘙痒
    B. 疼痛
    C. 肛周肿块
    D. 无痛性便血
    E. 肛周感染

30. 直肠肛管周围脓肿中最常见的类型是
    A. 肛门周围皮下脓肿
    B. 骨盆直肠间隙脓肿
    C. 坐骨肛管间隙脓肿
    D. 直肠后间隙脓肿
    E. 高位肌间脓肿

31. 患者排便后肛门处剧烈疼痛，并出现一个圆形肿块，较硬，压痛明显。应诊断为
    A. 内痔脱出嵌顿
    B. 直肠息肉脱出
    C. 肛裂并前哨痔
    D. 血栓性外痔
    E. 肛周脓肿

32. 直肠下 1/3 锐器插入伤的处理原则是
    A. 冲洗创口，清创缝合
    B. 清创缝合创口，直肠周围间隙引流
    C. 不缝合创口，只行直肠周围间隙引流
    D. 剖腹行乙状结肠造口，冲洗下端肠腔，修补损伤
    E. 剖腹行乙状结肠造口，冲洗下端肠腔，修补损伤，引流直肠周围间隙

33. 男性，70 岁，便秘半年，后逐渐大便变细，近 4 个月来反复脓血样便，3 ~ 4 次/天，经治疗稍缓解。5 天前开始未排便，伴呕吐，不能进食。查体：全腹胀，对称，肠鸣音亢进，肛查未扪及肿块。结肠镜检：距肛门 10cm 可见环形狭窄，呈菜花样外观，肠镜不能通过。最可能的诊断是
    A. 直肠癌
    B. 直肠多发性息肉
    C. 血吸虫病肉芽肿
    D. 溃疡性结肠炎
    E. 直肠炎性瘢痕狭窄

34. 青年男性，近 1 周因便秘出现便血，为鲜红色血，伴便时剧烈疼痛。最有可能的诊断为
    A. 内痔　　　　　B. 混合痔
    C. 肛裂　　　　　D. 直肠息肉
    E. 早期直肠癌

35. 有关肛管直肠周围脓肿手术治疗的描述中，下列哪项是正确的
    A. 切口不应选在有红、肿、压痛或波动的位置
    B. 坐骨肛管间隙脓肿可行放射状切口
    C. 为避免损伤括约肌，手术切口要尽量小
    D. 切口边缘的皮肤与皮下组织不能切除
    E. 排便后用 1∶5000 高锰酸钾溶液坐浴并更换敷料

36. 男性，40 岁，因寒战、发热 1 周余入院。近 2 天来自觉下腹坠胀，排便时感不适，便意不尽，伴有排尿困难。入院查体：T 38.2℃，神智清，精神差，直肠指诊于直肠前壁触及压痛肿块，有波动感。患者最可能的诊断为
    A. 肛门周围脓肿
    B. 骨盆直肠间隙脓肿
    C. 坐骨肛管间隙脓肿
    D. 直肠壁内脓肿
    E. 肛管括约肌间隙脓肿

37. 肛管及肛门周围恶性肿瘤中，最常见的是
    A. 鳞癌　　　　　B. 原位癌
    C. 恶性黑色素瘤　D. 基底细胞癌
    E. 肛周 Paget 病

38. 肛裂典型的临床特点为
    A. 无痛性鲜血便
    B. 肛门脱出物
    C. 肛门疼痛、便秘、出血
    D. 间断排脓血便
    E. 肛门瘙痒

39. 有关直肠淋巴引流的描述中，正确的是
    A. 沿直肠上动脉到肠系膜上动脉旁淋巴结
    B. 经直肠上动脉旁淋巴结入髂内淋巴结

C. 直肠上、下两组淋巴网之间无相互吻合支

D. 经坐骨肛管间隙淋巴结入髂内淋巴结

E. 经会阴部入腹股沟淋巴结，然后到髂内淋巴结

40. 怀疑肛管、直肠肿瘤，最简单而重要的检查是

    A. 直肠指诊

    B. 乙状结肠镜检查

    C. 直肠镜检查

    D. X 线气钡灌肠

    E. B 型超声检查

41. 一般认为直肠癌向远端肠管浸润距离不超过距肿瘤边缘

    A. 1cm         B. 2cm

    C. 4~5cm     D. 5~6cm

    E. 6cm 以上

42. 有关直肠癌静脉淋巴回流的叙述中，错误的是

    A. 淋巴转移是直肠癌最主要的扩散途径

    B. 淋巴转移只有当肿瘤侵犯到黏膜下层时才可能发生

    C. 沿肠系膜下静脉周围淋巴结转移是淋巴转移的主要方向

    D. 癌栓通过肠系膜下静脉、门静脉转移到肝及肺

    E. 癌可通过神经鞘扩展

二、共用备选答案单选题：以下提供若干组试题，每组试题共用试题前列出的五个备选答案，请为每道试题选择一个最佳答案。每个备选答案可能被选择一次、多次或不被选择。

(43~45 题共用备选答案)

    A. 肛瘘切开术

    B. 肛瘘挂线疗法

    C. 肛瘘外口扩大术

    D. 药物保留灌肠治疗

    E. 肛瘘部分切开 + 肛瘘挂线术

43. 低位肛瘘宜采用

44. 高位单纯性肛瘘宜采用

45. 蹄铁型肛瘘的治疗宜采用

(46~49 题共用备选答案)

    A. 大便隐血检查     B. 血清 CEA

    C. 直肠指诊         D. 钡剂灌肠

    E. 肠镜活检

46. 结、直肠癌监测术后复发常用检查手段为

47. 结、直肠癌高危人群初筛手段为

48. 诊断直肠癌最重要的手段为

49. 对结肠癌诊断意义最小的是

(50~53 题共用备选答案)

    A. 内痔          B. 外痔

    C. 肛裂          D. 直肠息肉

    E. 直肠癌

50. 无痛性便血，直肠指诊基本正常，为

51. 无痛性便血，便后肛门部脱出樱桃状肿物，为

52. 直肠指诊时肛门部剧烈疼痛者，为

53. 便后肛门部肿物，疼痛明显者，为

(54~56 题共用备选答案)

    A. Dixon 手术

    B. Miles 手术

    C. Duhamel 手术

    D. 拉下式直肠癌切除术

    E. 局部切除术

54. 成人巨结肠症应行

55. 直肠癌下缘距齿状线 7cm 以上应行

56. 腺瘤性息肉恶变应行

(57~58 题共用备选答案)

    A. 肛裂          B. 内痔

    C. 外痔          D. 直肠癌

    E. 直肠息肉

57. 男性，56 岁，2 年来常有便血，近 6 个月来伴有肿块脱出肛门，有长蒂，可自行或经手帮助回纳。属于

58. 女性，60 岁，有血吸虫病史。近半年来大便出血，鲜红色，肛门指诊：距齿状线 6cm 处可扪及 2.5cm 大小高低不平肿块，指套染血。属于

（59 ~62 题共用备选答案）

    A. 冷冻疗法　　　　B. 痔切除术

    C. 外痔剥离术　　　D. 注射疗法

    E. 痔环形切除术

59. 较大的孤立的出血性痔应行

60. 疼痛严重的血栓性外痔应行

61. 严重的环形痔应行

62. 小的出血性痔应行

（63 ~64 题共用备选答案）

    A. 经腹会阴联合直肠癌根治术（Miles 手术）

    B. 经腹腔直肠癌根治性切除术（Dixon 手术）

    C. 放射治疗

    D. 拉下式直肠癌切除术

    E. 肿瘤局部切除

63. 男性，38 岁，反复鲜血便伴排便不畅 2 个月。乙状结肠镜见距肛门 12cm 处一菜花状肿物，病理报告为"腺癌"。治疗宜采用

64. 男性，70 岁，下腹痛，里急后重，脓血便 1 个月。直肠镜见距肛门 3cm 有一环形肿物，质硬，易出血，病理报告为低分化腺癌。治疗宜采用

（65 ~67 题共用备选答案）

    A. 左侧卧位　　　　B. 胸膝位

    C. 截石位　　　　　D. 蹲位

    E. 弯腰前俯位

65. 肛门视诊时最常用的体位是

66. 便于观察内痔和直肠黏膜脱垂严重程度的体位是

67. 前列腺按摩的常规体位是

三、案例分析题：为不定项选择题，试题由一个病历和多个问题组成。每个问题有六个及以上备选答案，选对 1 个给 1 个得分点，选错 1 个扣 1 个得分点，直扣至得分为 0。

（68 ~70 题共用题干）

    男性，59 岁，半年来便鲜血伴肛门坠胀。曾接受注射疗法未愈，近 1 个月来排脓血样便，经抗"痢疾"治疗 2 周稍好转。

68. 首选的检查是

    A. 肛镜检查　　　　B. 直肠指检

    C. 乙状结肠镜检　　D. X 线钡剂造影

    E. 腹部 B 超　　　　F. 腹部 CT

    G. 腹部 X 线片

69. 最可能诊断为（提示：纤维结肠镜示：进镜 7cm 见肠前壁 3cm × 4cm 菜花状肿物，表面有破溃）

    A. 直肠息肉　　　　B. 内痔

    C. 直肠癌　　　　　D. 乙状结肠癌

    E. 肛瘘　　　　　　F. 肛周脓肿

70. 手术方式应选择

    A. 局部切除术

    B. Miles 术

    C. Dixon 术

    D. Hartmann 术

    E. 全盆腔清扫术

    F. 乙状结肠造瘘术

（71 ~73 题共用题干）

    男性，56 岁，消瘦乏力 2 个月，腹部持续隐痛及排便次数增加 1 周，便中带血 2 次。查体：贫血貌，腹稍胀，全腹软，右上腹轻压痛，无肌紧张，未及肿块，肠鸣音正常。

71. 为明确诊断，首选的检查是

A. 肛门指诊

B. 血清 CEA

C. 纤维结肠镜

D. 立位腹部 X 线平片

E. 腹部 CT

F. 腹部超声

72. 最可能的诊断是

A. 慢性肠套叠    B. 肠结核

C. 结肠癌    D. 慢性肠炎

E. 直肠梗阻    F. 慢性阑尾炎

73. 手术切除范围为（提示剖腹探查发现结肠肝曲肿胀）

A. 左半横结肠、升结肠、盲肠和 15 ~ 30cm 回肠末段

B. 包括肝曲和脾曲的整个横结肠，包括胃肠韧带的淋巴结组

C. 横结肠、升结肠、盲肠和 15 ~ 20cm 回肠末段和胃网膜右 A 组淋巴结

D. 横结肠、升结肠和盲肠

E. 仅切除病变部位即可

F. 横结肠和升结肠

## 参考答案与解析

1. B   2. A   3. B   4. C   5. D   6. D
7. E   8. D   9. D   10. B   11. E   12. D
13. C   14. D   15. E   16. D   17. B   18. D
19. E   20. A   21. E   22. D   23. D   24. C
25. B   26. E   27. B   28. C   29. D   30. A
31. D   32. E   33. A   34. C   35. E   36. B
37. A   38. C   39. D   40. A   41. E   42. D
43. A   44. B   45. E   46. E   47. A   48. C
49. C   50. A   51. D   52. C   53. E   54. C
55. A   56. E   57. E   58. E   59. B   60. C
61. E   62. D   63. B   64. A   65. E   66. D
67. B   68. B   69. C   70. C   71. C   72. C
73. C

**17. B。解析：** 痔的传统概念是指直肠黏膜下和肛管皮肤下直肠静脉丛淤血、扩张和屈曲而形成的柔软静脉团，包括因此而引起出血、栓塞或团块脱出等症状。直肠静脉无静脉瓣、直肠上下静脉丛管壁薄弱、周围结缔组织松弛缺乏支持等均被认为是造成血液淤积和静脉扩张的因素。此外各种因素造成的腹压增高、直肠肛管周围慢性感染以及营养不良使周围组织萎缩无力都可以诱发痔的发生。

**18. D。解析：** 根据题干的提示，诊断为Ⅰ度内痔，直肠指诊一般不易扪及，指诊的目的是除外直肠内有无其他病变，特别是直肠癌及息肉。

**19. E。解析：** 混合痔指彼此相通的内外痔。

**20. A。解析：** 排便时有肿物脱出肛门外，排便完自行还纳，可诊断为Ⅱ度内痔。

**21. E。解析：** 急性或初发的肛裂可用坐浴和润便的方法治疗；慢性肛裂可用坐浴、润便加以扩肛的方法；经久不愈、非手术治疗无效、且症状较重者可采用手术治疗。

**22. D。解析：** 齿线以上的淋巴结主要回流至腹主动脉周围的淋巴结，齿线以下的淋巴结主要回流至腹股沟淋巴结。

**23. D。解析：** 与多数恶性肿瘤相类似，直肠癌的扩散与转移方式有：①直接蔓延；②淋巴转移；③血行转移；④种植转移。其中淋巴转移是直肠癌主要的扩散途径。

**24. C。解析：** 直肠下静脉通过髂内静脉回流入下腔静脉。

**25. B。解析：** 儿童型息肉系炎症和腺体阻塞滞留所致，常会自行脱落，不会癌变。

**26. E。解析：** 临床上将瘘管位于肛管直肠环以上者称高位肛瘘，瘘管位于肛管直肠环以下者称低位肛瘘。

**27. B。解析：** 坐骨直肠窝脓肿会出现阴部持续性疼痛，伴发热，疼痛逐渐加重，

并出现排尿困难、里急后重。根据患者的症状考虑坐骨直肠窝脓肿的可能性较大。

29. D。**解析**：无痛性便鲜血是内痔的特点。

30. A。**解析**：肛周脓肿最常见，主要症状是肛周持续性跳动性疼痛，排便、受压及咳嗽时加重，而全身感染症状不明显。

31. D。**解析**：血栓性外痔常因便秘排便等原因，肛缘静脉破裂引起肛门处血块，疼痛明显。

32. E。**解析**：直肠下 1/3 损伤，主要引流直肠周围感染，因直肠周围间隙大，加之厌氧菌混合感染和肠内粪便不断污染，可引起广泛坏死及严重的毒血症和败血症。因此应行肠管改道，直肠周围引流。

34. C。**解析**：便时疼痛伴便血是肛裂的典型临床表现。

35. E。**解析**：肛管直肠周围脓肿的治疗：非手术治疗包括联合应用抗生素；温水坐浴；局部理疗；口服缓泻药或液体石蜡以减轻患者排便时疼痛等措施。肛管直肠周围脓肿切开引流是主要的治疗方法，诊断一旦明确，即应切开引流。手术治疗的切口应选择在波动最为明显的位置，行"十"字形切口，剪去周围皮肤使切口呈椭圆形，保障引流通畅。避免损伤括约肌的关键在于切口应远离肛缘 3～5cm，而不是手术切口尽量小。

36. B。**解析**：骨盆直肠间隙脓肿常表现出盆腔刺激症状。

37. A。**解析**：鳞癌占肛管及肛周癌的 50%～75%。

38. C。**解析**：肛裂的典型临床表现为疼痛、便秘和出血；局部检查发现肛裂三联征，即肛裂、前哨痔和齿状线上相应的乳头肥大，即可确诊。

39. D。**解析**：直肠肛管的淋巴引流以齿状线为界分为上下两组，上组有三个方向，包括沿直肠上动脉到肠系膜下动脉旁淋巴结、经直肠下动脉旁淋巴结入髂内淋巴结以及经坐骨肛管间隙淋巴结入髂内淋巴结。下组有两个方向，包括经会阴部入腹股沟浅淋巴结，然后到髂外淋巴结和穿过坐骨直肠间隙入髂内淋巴结。直肠上、下两组淋巴网之间有吻合支。

40. A。**解析**：直肠指诊是简单而重要的临床检查方法，对及早发现肛管、直肠癌意义重大。通过直肠指诊可以发现一些常见的病变如痔、肛瘘、息肉等，也可使不少早期直肠癌得到确诊。

42. D。**解析**：癌栓通过门静脉系统转移到肝，通过髂静脉等转移到肺。

43～45. A、B、E。**解析**：低位肛瘘瘘管位于肛管直肠环以下，切开瘘管不易引起肛门失禁。高位肛瘘瘘管位于肛管直肠环以上，宜采用挂线疗法，较慢切开瘘管，肛门括约肌不会因收缩过多而移位，不易引起肛门失禁。蹄铁型肛瘘指肛管左右侧均有外口，宜切开外口至两侧管道相通处，再用挂线疗法治疗余下瘘道。

46～49. B、A、C、C。**解析**：血清癌胚抗原（CEA）常用于结肠癌术后判断预后和复发。凡 40 岁以上有以下任一表现者应列为结肠癌高危人群：①1 级亲属有结直肠癌史者；②有癌症史或肠道腺瘤或息肉史；③大便隐血试验阳性者。直肠指检是诊断直肠癌最重要的方法，多数直肠癌可在直肠指检时被发现。直肠指检对诊断结肠癌意义较小。

50～53. A、D、C、B。**解析**：内痔症状为无痛性便血，直肠指诊可基本正常。直肠息肉表现为无痛性便血，息肉可脱出肛门外，成樱桃状。肛裂一般不能行直肠指诊，因为指诊时疼痛剧烈。便后肛门部肿物疼痛明显，一般为外痔引起。

# 第十三章　肝脏疾病

**一、单选题：以下每道试题有五个备选答案，请选择一个最佳答案。**

1. 关于肝囊肿的叙述，哪项不恰当
   A. 分为寄生虫性和非寄生虫性肝囊肿
   B. 临床上多见的是先天性肝囊肿
   C. B超是诊断肝囊肿的首选方法
   D. 小的肝囊肿又无症状，不需特殊处理
   E. 多发性肝囊肿一般主张手术治疗

2. 阿米巴肝脓肿的并发症没有
   A. 继发细菌感染　　B. 脓肿破溃
   C. 肝脏出血　　　　D. 脓胸
   E. 心包积液

3. 阿米巴肝脓肿手术引流指征不包括
   A. 脓腔直径超过10cm
   B. 肝穿刺抽脓2～3次而未缩小
   C. 脓肿继发感染或出血者
   D. 脓肿位于右叶
   E. 经抗阿米巴治疗和穿刺引流后仍有高热不退

4. 阿米巴肝脓肿诊断的临床证据不包括
   A. 发热、肝大，肝区有压痛
   B. 甲硝唑治疗有效
   C. 超声检查肝区有液平面
   D. 肝穿刺抽出棕褐色脓液
   E. 脓液稀薄

5. 下述有关肝外伤处理方法中，哪项不恰当
   A. 肝包膜下血肿应打开探查，缝合裂口
   B. 边缘整齐的裂伤可作间断缝合，缝合满意者不放置引流
   C. 肝脏表浅裂伤，已停止出血可不缝合，适当引流

D. 严重肝裂伤做部分肝切除时，一般施行的是不规则切除
E. 对于急危重的肝损伤，可用纱布填塞止血，择期再行决定性手术

6. 男性，50岁，大便带血1周。肠镜确诊乙状结肠癌，CT发现肝右后叶4cm大小孤立转移灶。治疗选择
   A. 全身化疗
   B. 乙状结肠癌切除＋肝动脉灌注化疗栓塞
   C. 乙状结肠癌切除＋肝脏瘤内注射无水酒精
   D. 乙状结肠癌切除＋肝肿瘤射频消融术
   E. 乙状结肠癌切除＋肝转移癌切除

7. 肝脓肿自行穿破后，后果最严重的是
   A. 穿入心包腔，心脏压塞
   B. 穿入腹腔，腹膜炎
   C. 穿入胆管，胆道感染
   D. 穿入胸腔，脓胸
   E. 穿入膈下，膈下脓肿

8. 细菌性肝脓肿，细菌侵入肝的主要途径有
   A. 胆道　　　　　B. 淋巴系统
   C. 门静脉　　　　D. 肝动脉
   E. 经伤口直接侵入

9. 原发性肝癌的筛查，最简单有效的方法包括
   A. 选择性肝动脉造影
   B. AFP
   C. CT
   D. MRI
   E. 放射性核素扫描

10. 下列哪种肿瘤与HBV病毒感染密切

相关

A. 肾癌　　　　　　B. 结肠癌

C. 肺癌　　　　　　D. 原发性肝癌

E. 胰腺癌

11. Couinaud 分段法是以肝裂及肝静脉在肝内的分布为基础的，依据这一分段方法肝右前叶由哪几段组成

A. Ⅰ段和Ⅲ段　　　B. Ⅱ段和Ⅲ段

C. Ⅲ段和Ⅳ段　　　D. Ⅵ段和Ⅶ段

E. Ⅴ段和Ⅷ段

12. 有关原发性肝癌，哪项是不恰当的

A. 肝细胞癌多在肝硬化的基础之上发生

B. 绝大多数是肝细胞癌

C. 胆管细胞癌多见于女性

D. 混合型癌最少见

E. 原发性肝癌主要通过淋巴转移

13. 有关细菌性肝脓肿的叙述，下列哪项是不恰当的

A. 多发脓肿居多

B. 右肝发病率高

C. 主要经胆道感染

D. 大肠杆菌常见

E. 一般起病急骤

14. 原发性肝癌最主要的播散途径包括

A. 肝内门静脉系统

B. 直接转移

C. 淋巴系统

D. 血液系统

E. 种植转移

15. 有关肝脏的生理功能，以下不正确的是

A. 代谢作用　　　　B. 分泌胆汁

C. 凝血功能　　　　D. 解毒功能

E. 氧合功能

16. 下列有关小肝癌定义的描述中正确

的是

A. 肝脏单个癌结节直径≤1cm，或2个癌结节直径之和≤1cm

B. 肝脏单个癌结节直径≤2cm，或2个癌结节直径之和≤2cm

C. 肝脏单个癌结节直径≤3cm，或2个癌结节直径之和≤3cm

D. 肝脏单个癌结节直径≤4cm，或2个癌结节直径之和≤4cm

E. 肝脏单个癌结节直径≤5cm，或2个癌结节直径之和≤5cm

17. 有关原发性肝癌的叙述，哪项不恰当

A. 在我国肝癌伴肝硬化者占大多数

B. 肝癌分为巨块型、结节型和弥散型

C. 黄曲霉素与肝癌发病有关

D. 乙型和丙型肝炎抗原阳性率明显增高

E. 所有肝癌患者 AFP 均增高

18. 下列哪项方法治疗肝海绵状血管瘤最有效

A. 介入治疗　　　　B. 放疗

C. 化疗　　　　　　D. 药物治疗

E. 手术切除治疗

19. 有关肝癌，下列哪项叙述不恰当

A. 多以肝区疼痛为首发症状

B. 早期施行手术仍是最有效的疗法

C. 肝大是中晚期肝癌最常见的体征

D. AFP 阴性可以除外原发性肝癌的诊断

E. AFP 定量≥400μg/L，并有影像学证据可以确诊

20. 男性，43 岁，右上腹疼痛不适，无畏寒、发热、黄疸。B 超检查时右肝有一直径 3.5cm 占位病变，AFP 1000μg/L。哪项治疗方法最有效

A. 手术切除　　　　B. 化疗

C. 放疗　　　　　　D. 免疫治疗

E. 肝移植

21. 下述疾病不是肝脏移植的适应证的是
    A. Budd – Chiari 综合征
    B. 终末期肝硬化
    C. 肝豆状核变性
    D. 低分化胆管细胞癌
    E. 原发灶已切除但已有多发肝转移的
       恶性胰岛素瘤

22. 下述一般不会发展为肝硬化、门脉高
    压症的是
    A. 甲型肝炎
    B. 自身免疫型肝炎
    C. 丙型肝炎
    D. 乙型肝炎
    E. 长期酗酒

23. 包在肝脏格利森（Glisson）纤维鞘内
    的管道包括
    A. 门静脉、肝静脉、肝胆管
    B. 肝动脉、门静脉、胆总管
    C. 肝动脉、肝静脉、门静脉
    D. 肝动脉、肝胆管、门静脉
    E. 肝动脉、肝胆管、肝静脉

24. B 超可检出的最小肝癌直径是
    A. 1mm 左右　　　　B. 1cm 左右
    C. 5cm 左右　　　　D. 10cm 左右
    E. 任何大小的病灶

25. 在我国门脉高压症最常见的原因是
    A. 病毒性肝炎导致肝硬化
    B. 自身免疫性肝硬化
    C. 酒精性肝硬化
    D. 慢性胆道炎症导致肝硬化
    E. 血吸虫性肝硬化

26. 最常见的肝囊肿是
    A. 先天性　　　　B. 创伤性
    C. 炎症性　　　　D. 肿瘤性
    E. 感染性

27. 肝癌出血不能切除者可采用
    A. 胃大部切除
    B. 肝固有动脉结扎及胆总管引流
    C. 三腔管压迫
    D. 静脉应用奥美拉唑
    E. 肝固有动脉结扎

28. 甲胎蛋白在下列哪种情况时是阴性
    A. 睾丸癌　　　　B. 卵巢癌
    C. 原发性肝癌　　D. 新生儿
    E. 肝血管瘤

29. 有关细菌性肝脓肿的叙述，哪项不
    恰当
    A. 较小，常为多发性
    B. 大多为棕褐色脓液
    C. 主要经胆道感染
    D. 大肠杆菌常见
    E. 一般起病急骤

30. 有关 Budd – Chiari 综合征，下列说法
    不恰当的是
    A. 表现为右上腹疼痛、肝脾大和腹腔
       积液
    B. 肝静脉或肝段下腔静脉阻塞
    C. 肝上下腔静脉阻塞属肝后型门脉高
       压症
    D. 彩色多普勒超声是首选检查方法
    E. 外科治疗包括断流术和肝移植

31. 肝癌破裂出血的治疗方法不恰当的是
    A. 肝动脉介入栓塞
    B. 肝动脉结扎
    C. 肝叶切除术
    D. 局部压迫填塞
    E. 门静脉结扎

32. 目前用于小肝癌定位诊断的各种检查
    方法中，哪项最优
    A. CT 检查
    B. 放射性核素肝扫描

C. B 型超声检查

D. 选择性腹腔动脉造影或肝动脉造影

E. CT + 肝动脉造影

33. 下列哪项是 B 超检查正常成人肝脏组织的回声表现

　　A. 均匀　　　　　B. 粗糙

　　C. 低回声　　　　D. 不均匀

　　E. 强回声

34. 下述哪一静脉不属门静脉

　　A. 肝静脉　　　　B. 胃冠状静脉

　　C. 脾静脉　　　　D. 肠系膜上静脉

　　E. 肠系膜下静脉

35. 下列哪项是原发性肝癌最主要的转移部位

　　A. 肝内

　　B. 肺

　　C. 左锁骨上淋巴结

　　D. 骨

　　E. 腹腔内种植

36. 下述对严重肝破裂的处理原则中，不恰当的是

　　A. 清除坏死组织

　　B. 完全止血

　　C. 充分引流

　　D. T 管引流胆总管

　　E. 尽量采用规则性肝叶切除

37. 有关肝外科疾病的治疗，下列不恰当的是

　　A. 小肝细胞癌的切除率高

　　B. 肝棘球蚴病应行囊肿内引流或囊肿切除

　　C. 对于肝脓肿要充分引流

　　D. 单个的转移性肝癌不是外科治疗的禁忌证

　　E. 小的肝血管瘤没有必要切除

38. 下述临床表现哪点应怀疑原发性肝癌

的可能

　　A. 上腹隐痛

　　B. 食欲不振，消瘦乏力

　　C. 腹腔积液

　　D. 黄疸

　　E. 肝区胀痛伴消化道出血

39. 有关继发性肝癌的叙述，下列不正确的是

　　A. 血清 AFP 多为阴性

　　B. 胃癌、结肠癌、胰腺癌为常见原发灶

　　C. 可能为多发结节，但多数为单个结节

　　D. 常以肝外原发癌肿所引起的症状为主要表现

　　E. 诊断的关键在于查清原发癌灶

40. 男性，45 岁，原发性肝癌手术治疗后出院。门诊复查中，下列哪项检查不是必需的

　　A. 胸部 X 线片

　　B. 肝脏 B 超

　　C. 癌胚抗原（CEA）

　　D. 甲胎蛋白

　　E. 肝功能

41. 关于原发性肝癌的叙述，下列不恰当的是

　　A. 大体病理形态可分为结节型、巨块型和弥漫型

　　B. 有半数患者以肝区疼痛为首发症状

　　C. 约 30% 的患者 AFP 为阴性

　　D. 主要并发症有肝昏迷、上消化道出血等

　　E. 肝移植是目前首选的、最有效的治疗方法

42. 细菌性肝脓肿最常见下列哪种致病菌

　　A. 粪链球菌、金黄色葡萄球菌和厌氧菌

B. 大肠杆菌、粪链球菌和厌氧菌

C. 大肠杆菌、金黄色葡萄球菌和厌氧菌

D. 大肠杆菌、铜绿假单胞菌和厌氧菌

E. 溶血性链球菌、金黄色葡萄球菌和厌氧菌

43. 经皮肝穿刺的禁忌证包括

A. 原发性肝癌

B. 阿米巴性肝脓肿

C. 肝包虫病

D. 细菌性肝脓肿

E. 肝炎后肝硬化

44. 有关细菌性肝脓肿的治疗，哪项不恰当

A. 合并胆道感染者应引流胆道

B. 脓肿穿破入胸腔应做胸腔引流

C. 血源性肝脓肿应治疗原发病灶

D. 脓肿壁较厚、不易治愈者，可行肝叶或肝段切除

E. 肝脓肿一旦确诊就应行手术治疗

45. 肝棘球蚴病的并发症中下列哪一项不正确

A. 囊肿继发感染

B. 囊肿破裂

C. 囊肿支气管瘘

D. 过敏性休克

E. 脑部转移

46. 男性，55岁，B超发现右肝有直径2cm实性占位病变，甲胎蛋白1000μg/L，肝功能基本正常，无腹水。15年前曾患乙型肝炎，最佳处理是

A. 化学药物治疗

B. 放射治疗

C. 肝动脉栓塞及介入治疗

D. 手术切除

E. 中医中药治疗

47. 肝圆韧带中的脐静脉可以经器械扩张后用于造影和治疗，该血管直接通向哪一血管

A. 门静脉右支　　　B. 肝静脉

C. 腔静脉　　　　　D. 门静脉左支

E. 脾静脉

48. 有关肝棘球蚴病的特点，不恰当的是

A. 绝大多数由细粒棘球绦虫的蚴所致

B. 细粒棘球绦虫终宿主为人

C. 主要流行于牧区，与饮食不洁有关

D. 囊肿破裂可引起过敏性休克

E. 可触及上腹肿块

49. 原发性肝癌的淋巴转移最常见下列哪种情况

A. 腹膜后淋巴结

B. 主动脉旁淋巴结

C. 锁骨上淋巴结

D. 肝门淋巴结

E. 胰周淋巴结

50. 细菌性肝脓肿出现下列哪一体征提示预后不良

A. 胸腔积液吸收缓慢

B. 黄疸逐渐加深

C. 体温持续不降

D. 肝大触痛明显

E. 局部皮肤水肿

51. 下述不是原发性肝癌的临床表现的是

A. 低血糖症　　　　B. 肝性脑病

C. 上消化道出血　　D. 红细胞增多症

E. 嗜酸性粒细胞增多症

52. 肝囊肿诊断首选的检查方法是

A. 腹部X线检查　　B. CT

C. MRI　　　　　　D. 核素扫描

E. B超

53. 下列阿米巴肝脓肿的临床表现中不包括

A. 继发于阿米巴痢疾后

B. 病情急骤，中毒症状严重

C. 部分患者粪中查有阿米巴滋养体

D. 脓肿较大，多为单发，多见于肝右叶

E. 外周血白细胞计数增高不明显

54. 对于成人肝血管瘤表述正确的是

A. 大多数患者有临床症状

B. 存在恶性变的可能

C. 激素刺激可使肝血管瘤增大

D. 为避免自发破裂导致出血，肝血管瘤均应手术切除

E. 核素扫描是最敏感和特异的诊断方法

55. 下列哪项是划分左右半肝的标志

A. 门静脉

B. 镰状韧带

C. 胆总管

D. 下腔静脉右缘至胆囊中部

E. 下腔静脉左缘至胆囊中部

56. 对于肝癌伴有肝硬化患者手术的适应证，哪项正确

A. 肝功能失代偿

B. 严重的肝硬化

C. 切除量超过肝脏50%

D. 小肝癌行局部切除

E. 有明显的门静脉癌栓

57. 下列哪项是细菌性肝脓肿与阿米巴性肝脓肿最主要的鉴别依据

A. B超　　　　　B. 大便常规

C. 脓肿穿刺　　　D. 血液学检查

E. CT

58. 肝脏每天分泌胆汁量为

A. 100～300ml　　B. 300～600ml

C. 600～1000ml　　D. 1000～1500ml

E. 1500～2000ml

59. 肝囊肿囊内继发感染和出血时的处理中，哪项不恰当

A. 囊肿开窗引流术

B. 囊肿穿刺抽液

C. 大量的抗生素

D. 肝叶切除术

E. 囊肿内放置双套管术后冲洗引流

60. 男性，50岁，3小时前起床突感头晕、心悸，右上腹部剧痛入院。贫血貌，右侧腹有压痛、反跳痛，血压70/50mmHg，体温36.9℃，血红蛋白40g/L，白细胞10.2×10⁹/L。诊断可能是

A. 胃、十二指肠溃疡穿孔

B. 伤寒肠穿孔

C. 胆囊炎穿孔

D. 肝癌破裂出血

E. 慢性胰腺炎急性发作

61. 阿米巴性肝脓肿，首先考虑的治疗方法是

A. 抗阿米巴药物　　B. 穿刺引流

C. 切开引流　　　　D. 手术切除

E. 手术内引流

62. 肝脏的正中裂将肝分为左右两部分，左右之比约

A. 5∶5　　　　　B. 4∶6

C. 3∶7　　　　　D. 2∶8

E. 6∶4

63. 男性，46岁，慢性肝病多年，普查发现 AFP 800μg/L。首先应进行哪项检查

A. 选择性肝动脉造影

B. 肝脏核素扫描

C. 腹部平片

D. 腹腔镜探查术

E. 腹部（肝脏）B超或CT

64. 肝癌与肝脓肿鉴别最容易混淆的征象是

A. 右上腹部肿块　　B. 发热

C. 肝区疼痛　　　　D. 肝癌坏死液化

E. 贫血

65. 肝的正中裂内有下列哪条静脉经过

   A. 肝中静脉　　　　B. 肝右静脉

   C. 肝右门静脉　　　D. 腔静脉

   E. 右肝管

66. 肝棘球蚴病（原称包虫病）在术中发现囊内有淡黄色的液体，下列哪一项处理是错误的

   A. 注入适量高渗盐水

   B. 注入大量 10% 甲醛

   C. 先注入少量的 10% 甲醛，5～10 分钟后连同囊液吸出

   D. 吸净囊液和内囊后，用 10% 甲醛擦拭外囊壁

   E. 注入适量 3% 过氧化氢

67. 肝脓肿严重时考虑行肝叶切除术，以下哪项是不正确的

   A. 慢性厚壁肝脓肿

   B. 切开引流后脓壁不塌陷

   C. 有明显的无效腔

   D. 脓肿腔内脓液特别黏稠

   E. 有肝内胆管结石，肝组织已破坏，失去功能

68. 有关肝脏实性肿块的鉴别诊断检查中，下列哪项最有价值

   A. B 超下穿刺活检

   B. CT

   C. 肝脏的 X 线检查

   D. 肝动脉碘油造影

   E. 肝脏的放射性核素扫描

69. 不属于肝棘球蚴病的临床特征的是

   A. 男性、青壮年较多见

   B. 有牧区工作或牛羊接触史

   C. 常为多发性，侵及两肝

D. 超声探查包块为囊性

E. 皮内过敏试验常为阳性

70. 细菌性肝脓肿的病原菌侵入肝脏的途径不包括

   A. 胆道系统　　　　B. 门静脉系统

   C. 肝动脉系统　　　D. 呼吸系统

   E. 淋巴系统

71. 对小肝癌的最优定位诊断方法是

   A. 选择性肝动脉造影检查

   B. 超声检查

   C. 放射性核素肝扫描

   D. ERCP 检查

   E. AFP

二、共用备选答案单选题：以下提供若干组试题，每组试题共用试题前列出的五个备选答案，请为每道试题选择一个最佳答案。每个备选答案可能被选择一次、多次或不被选择。

（72～73 题共用备选答案）

   A. Casoni 试验（＋）

   B. 进行性加重的无痛黄疸

   C. 寒战、高热、黄疸和肝大

   D. 肝区疼痛伴 AFP 超过 500μg/L

   E. 血氨增高

72. 肝包虫病的临床表现特点是

73. 肝性脑病的临床表现特点是

（74～76 题共用备选答案）

   A. 肝动脉结扎术

   B. 切开引流

   C. 根治性肝切除

   D. 经皮肝穿引流术

   E. B 超引导下射频消融术

74. 较大的肝脓肿宜行的治疗是

75. 单发的小肝癌宜行的治疗是

76. 不能切除、瘤体较小的肝癌宜行的治疗是

（77～79 题共用备选答案）

    A. 肝硬化

    B. 肝静脉阻塞综合征

    C. 门静脉海绵窦样变性

    D. 肝癌伴门静脉癌栓

    E. 肾上腺肿瘤压迫肝静脉

77. 女孩，2 岁，因呕血就诊，经急诊胃镜检查证实为食管静脉曲张破裂出血。应考虑为

78. 女性，37 岁，患红细胞增多症，突然出现大量腹水，肝脾肿大，胸腹壁、腰背部静脉曲张明显，血流方向向上。经胃肠钡剂检查证实为食管胃底静脉曲张。应考虑为

79. 男性，40 岁，突然呕血伴出冷汗 2 小时急诊入院。既往无溃疡病及肝炎病史，查体：BP 82.5/60mmHg，P 110 次/分，一般情况可，贫血貌，巩膜可疑黄染，有肝掌、蜘蛛痣，肝肋下未及，脾肋下 3cm，有移动性浊音，下肢轻度可凹性水肿。应考虑为

（80～82 题共用备选答案）

    A. 血清胆红素＜34.2μmol/L，白蛋白＞35g/L，无腹腔积液，无肝性脑病，营养情况优

    B. 血清胆红素 34.2～51.3μmol/L，白蛋白 30～35g/L，腹腔积液易控制，无肝性脑病，营养情况良

    C. 血清胆红素＞51.3μmol/L，白蛋白＜30g/L，腹腔积液难控制，肝性脑病，营养情况差

    D. 血清胆红素＞17.1μmol/L，白蛋白＞35g/L，无腹腔积液，无肝性脑病，营养情况优

    E. 血清胆红素＜17.1μmol/L，白蛋白＞35g/L，无腹腔积液，无肝性脑病，营养情况优

80. Child 肝功能 A 级

81. Child 肝功能 B 级

82. Child 肝功能 C 级

### 三、案例分析题：为不定项选择题，试题由一个病历和多个问题组成。每个问题有六个及以上备选答案，选对 1 个给 1 个得分点，选错 1 个扣 1 个得分点，直扣至得分为 0。

（83～86 题共用题干）

    男性，48 岁，右上腹疼痛半年，加重伴上腹部包块 1 个月。半年前无明显诱因出现右上腹钝痛，为持续性，有时向右肩背部放射。近 1 个月来，右上腹痛加重，腹胀，食欲减退，阵阵恶心，偶有发热，体温最高38.1℃。发病以来，睡眠差，腹泻，小便正常，体重下降约 5kg。既往有乙型肝炎病史 15 年，否认疫区接触史，无烟酒嗜好，无药物过敏史。家族史中无遗传性疾病及类似疾病史。查体：T 36.7℃，P 78 次/分，R 12 次/分，BP 110/70mmHg。发育正常，营养一般，神志清楚可合作，全身皮肤无黄染，巩膜轻度黄染，双锁骨上窝未扪及肿大淋巴结。心肺（－）。右上腹显饱满，无腹壁静脉曲张。腹软，右上腹压痛，无反跳痛和肌紧张，右肋缘下 3cm 触及肝脏，边缘钝，质韧，有触痛，脾于左肋缘下未及，腹叩呈鼓音，无移动性浊音，肝上界于右锁骨中线第 5 肋间叩出，肝区叩痛，肠鸣音 8 次/分。肛门指诊未及异常。

83. 根据患者病史、体征，首先要考虑的诊断是

    A. 肝硬化

    B. 肝脏恶性肿瘤

    C. 胆囊结石伴慢性胆囊炎

    D. 肝血管瘤

    E. 肝脓肿

    F. 胆管结石

84. 为明确诊断，应进行的辅助检查是

A. 腹部 B 超

B. ERCP

C. 肝功能、乙肝两对半

D. AFP

E. 腹部 CT

F. 纤维胃镜

85. 根据检查结果，可明确诊断为［提示：检查结果发现 RBC $4.5\times10^{12}$/L, Hb 120g/L, WBC $5.6\times10^9$/L；AFP 1000ng/ml；HBsAg（＋），抗－HBs（－），HBeAg（－），抗－HBe（＋），抗－HBc（＋）；ALB 35.5g/L, ALT 84IU/L, AST 78IU/L, Tbil 30μmol/L, Dbil 10μmol/L, ALP 188IU/L, GGT 64IU/L。B 超：肝右叶实质性占位性病变，直径约 8cm，肝内外胆管不扩张；CT：肝右叶 8cm×7cm 边缘较模糊的低密度占位性病变，脾脏不大］

A. 肝硬化　　　　B. 原发性肝癌

C. 继发性肝癌　　D. 肝血管瘤

E. 肝脓肿　　　　F. 肝囊肿

86. 根据患者情况，治疗方案宜采取（提示：凝血功能示 PT 12.65 秒，FIB 3.91s/L, TT 15.18 秒，APTT 32.40 秒。血钾 4.1mmol/L，血钠 137.9mmol/L，血糖 5.3mmol/L，肌酐 100μmol/L，尿素氮 2.9mmol/L。胸部 X 线片无异常发现；心电图无异常发现）

A. 右半肝切除术

B. 门静脉置泵化疗

C. 瘤体无水酒精注射

D. 选择性肝动脉栓塞化疗

E. 肝移植

F. B 超引导下经皮穿刺肿瘤射频消融

## 参考答案与解析

1. E　2. C　3. D　4. E　5. B　6. E
7. A　8. A　9. B　10. D　11. E　12. E

13. B　14. A　15. E　16. E　17. E　18. E
19. D　20. A　21. D　22. A　23. D　24. B
25. A　26. A　27. E　28. C　29. E　30. D
31. E　32. E　33. A　34. A　35. A　36. E
37. E　38. E　39. C　40. C　41. E　42. C
43. C　44. E　45. E　46. D　47. E　48. B
49. E　50. B　51. E　52. E　53. E　54. C
55. E　56. D　57. C　58. C　59. B　60. D
61. A　62. E　63. C　64. E　65. C　66. B
67. D　68. A　69. C　70. D　71. A　72. A
73. E　74. D　75. E　76. E　77. D　78. D
79. C　80. A　81. B　82. C　83. ABDE
84. ACDEF　85. B　86. AB

2. C。**解析**：阿米巴肝脓肿的主要并发症为脓肿向周围组织穿破及继发细菌感染。右叶脓肿向上可穿过膈肌形成脓胸或肺脓肿；左叶脓肿可穿破至心包或腹腔、胸腔引起心包积液或腹膜炎、胸膜炎。

3. D。**解析**：阿米巴肝脓肿的手术引流方式：①经皮肝穿刺置管引流术，适用于病情较重，脓肿较大，有穿破危险者，或经抗阿米巴治疗及多次穿刺吸脓，而脓腔未见缩小者。②手术切开引流，适用于经抗阿米巴治疗及穿刺引流后仍高热不退者；或脓肿伴继发细菌感染，经穿刺引流及药物治疗不能控制者；或脓肿已穿破入胸腹腔并发脓胸和腹膜炎。

4. E。**解析**：除脓液稀薄外，以上皆为阿米巴肝脓肿的临床证据。

5. B。**解析**：肝脏外伤缝合后，应常规放置引流以防胆汁渗漏和感染。

7. A。**解析**：心脏压塞直接威胁患者生命。

8. A。**解析**：细菌可经下列途径侵入肝：①胆道：是引起细菌性肝脓肿的主要原因；②肝动脉；③门静脉：较少见。

9. B。**解析**：AFP 的测定对诊断肝细胞癌有相对的专一性。放射免疫法测定持续血清 AFP ≥400μg/L，并能排除妊娠、活动性肝病、生殖腺胚胎源性肿瘤等，即可考虑肝癌的诊断。

10. D。**解析**：当前在我国的肝细胞癌患者中多数可检出 HBsAg，HBsAg（－）的肝细胞癌也多能在肝内检出乙型肝炎病毒 DNA。在我国，肝细胞癌是乙型肝炎病毒感染的常见并发症。

11. E。**解析**：Couinaud 分段法根据门脉系统分布特点，按顺时针方向将肝脏分为 8 个肝段，每个肝段分别用罗马数字 Ⅰ～Ⅷ标记，Ⅰ段：尾状叶；Ⅱ段：左外叶上段；Ⅲ段：左外叶下段；Ⅳ段：左内叶；Ⅴ段：右前叶下段；Ⅵ段：右后叶下段；Ⅶ段：右后叶上段；Ⅷ段：右前叶上段。

12. E。**解析**：肝癌的转移主要是通过肝内门静脉转移。

13. B。**解析**：细菌性肝脓肿并非一定在右肝发病率高。

14. A。**解析**：原发性肝癌极易侵犯门静脉分支，癌栓经门静脉系统形成肝内播散，甚至阻塞门静脉主干引起门静脉高压的临床表现。

15. E。**解析**：肝脏以肝小叶为基本功能单位，分泌胆汁，具有代谢功能、凝血功能、解毒功能、吞噬或免疫作用、造血及调节血液循环。肝脏的作用不含氧合功能。

16. E。**解析**：肝癌传统分为小肝癌直径 <5cm，大肝癌直径 >5cm。新的分类：微小肝癌直径≤2cm；小肝癌直径 >2cm，≤5cm；大肝癌直径 >5cm，≤10cm；巨大肝癌直径 >10cm。

17. E。**解析**：临床上约有 30% 的肝癌患者 AFP 为阴性。

18. E。**解析**：手术切除是治疗肝海绵状血管瘤最有效的方法。但小的、无症状的肝海绵状血管瘤不需治疗，可每隔 3～6

个月做 B 超检查，以动态观察其变化。

19. D。**解析**：临床上约 30% 的肝癌患者 AFP 为阴性。

20. A。**解析**：患者腹痛，右肝有一占位性病变，AFP 升高，考虑原发性肝癌诊断。对于原发性肝癌首选的最有效的治疗方法是手术切除。

21. D。**解析**：据不完全统计肝移植已被成功用于 60 多种肝脏疾病的治疗，依据疾病的性质，可概括分为：终末期肝硬化疾病、肝脏恶性疾病、先天性代谢疾病和急性或亚急性肝功能衰竭。

22. A。**解析**：甲型肝炎为自限性疾病，不会发展为肝硬化。

23. D。**解析**：门静脉、肝动脉和肝胆管的管道分布大体上相一致，且被共同包裹于结缔组织髓鞘内，称为 Glisson 纤维鞘。

24. B。**解析**：超声可检出的最小肝癌直径为 1cm 左右。

25. A。**解析**：乙肝病毒感染导致肝炎后肝硬化是引起肝窦和窦后阻塞性门静脉高压症的最常见原因。

26. A。**解析**：由于形成的原因不同，肝囊肿可以分成：①先天性肝囊肿；②创伤性肝囊肿；③炎症性肝囊肿；④肿瘤性肝囊肿；⑤寄生虫性肝囊肿。平常我们见得最多的 90% 以上的囊肿就是先天性肝囊肿（也叫真性囊肿）。

27. E。**解析**：肝癌破裂出血的患者，可行肝动脉结扎或动脉栓塞术，也可做射频或冷冻治疗，情况差者或仅做填塞止血。

28. E。**解析**：AFP 在生殖系肿瘤，新生儿，肝硬化和肝细胞癌中常常是阳性。

29. B。**解析**：细菌性肝脓肿的脓液多为黄白色脓液。

30. E。**解析**：Budd – Chiari 综合征治疗包括介入支架治疗、分流术和肝移植。

31. E。**解析**：肝的血液供应 25% ~ 30% 来自肝动脉，70% ~75% 来自门静脉。但由于肝动脉压力大，血氧含量高，肝癌破裂出血时，结扎门静脉效果差。

32. E。**解析**：应用 CT 动态扫描与动脉造影相结合的 CT 血管造影（CTA），可提高小肝癌的检出率。

33. A。**解析**：正常肝实质回声较密、均匀、细小，其回声强度多高于肾皮质回声，低于胰腺或与胰腺回声相似。

34. A。**解析**：门静脉主干是由肠系膜上、下静脉和脾静脉汇合而成的。其主要属支有：①肠系膜上静脉；②脾静脉；③肠系膜下静脉；④胃左静脉即胃冠状静脉；⑤胃右静脉；⑥胆囊静脉；⑦附脐静脉。肝静脉不属门静脉系统。

35. A。**解析**：原发性肝癌极易侵犯门静脉分支，癌栓经门静脉系统形成肝内播散，甚至阻塞门静脉主干引起门静脉高压的临床表现。所以原发性肝癌最主要的转移方式是肝内转移。

36. E。**解析**：对于有大块肝组织破损，特别是粉碎性肝破裂，或肝组织挫伤严重的患者应施行肝切除术。不宜采用创伤大的规则性肝切除术，应在充分考虑肝解剖特点的基础上，做清创式肝切除术，即将损伤和失活的肝组织整块切除，尽量多保留健康肝组织，创面的血管和胆管均应予结扎。

37. B。**解析**：肝棘球蚴病应行单纯内囊摘除术，袋形缝合术或肝部分切除术。

38. E。**解析**：肝区疼痛是原发性肝癌最常见的症状。部分肝癌患者的首发症状是消化道出血。

39. C。**解析**：继发性肝癌可能为单个结节，但多数为多发结节。

40. C。**解析**：癌胚抗原是一个广谱性肿瘤标志物，它能向人们反映出多种肿瘤的存在，对大肠癌、乳腺癌和肺癌的疗效判断、病情发展、监测和预后估计是一个较好的肿瘤标志物，但其特异性不强，灵敏度不高，对肿瘤早期诊断作用不明显。

41. E。**解析**：早期施行手术切除是目前首选的、最有效的肝癌治疗方法。

42. C。**解析**：细菌性肝脓肿的致病菌大多为大肠杆菌、金黄色葡萄球菌、厌氧链球菌、类杆菌属等。

43. C。**解析**：肝包虫病患者，严禁诊断性穿刺，以免囊液外漏。

44. E。**解析**：肝脓肿的主要治疗方法是穿刺引流。

45. E。**解析**：肝棘球蚴病的临床表现和并发症：①包虫囊破裂，经横膈可破裂入胸腔，引起囊肿支气管瘘；②包虫囊肿压迫；③感染；④过敏反应，可造成过敏性休克；⑤膜性肾小球肾炎等。

46. D。**解析**：该患者诊断考虑原发性微小肝癌，治疗首选手术切除。

47. D。**解析**：肝圆韧带中的脐静脉可以经器械扩张后直接和门静脉左支相通，用于造影和治疗。

48. B。**解析**：细粒棘球绦虫的终宿主为狗，人是中间宿主。

49. D。**解析**：原发性肝癌淋巴转移以局部转移至肝门淋巴结最为常见，也可转移至胰、脾、主动脉旁及锁骨上淋巴结。

50. B。**解析**：黄疸逐渐加深说明肝功能有明显的损伤。

51. E。**解析**：原发性肝癌早期缺乏典型症状，常见的临床表现有肝区疼痛、全身和消化道症状、腹部包块、出血倾向及肝脾肿大、腹水等。少数原发性肝癌患者可有低血糖症、红细胞增多症、高血钙和高胆固醇血症等特殊表现，但无嗜酸性粒细胞增多症。

52. E。**解析**：B 型超声检查能显示囊肿的大小和所在部位。

53. B。**解析**：阿米巴肝脓肿大多数为慢性发病。

54. C。**解析**：肝血管瘤是一种较为常见的肝脏良性肿瘤，临床上以海绵状血管瘤最多见，多数肝血管瘤无明显不适症状，多在健康查体常规行 B 超检查或行腹部手术时被发现，尚无证据说明它们有恶变可能。发病原因之一为激素刺激学说：女性青春期、怀孕、口服避孕药等可使血管瘤的生长速度加快，雌激素水平的增高可引起肝血管瘤增大。肝血管瘤缺乏特异性临床表现，影像学检查（如 B 超、CT、MRI）是目前诊断肝血管瘤的主要方法。

56. D。**解析**：小肝癌行局部切除，预后好，患者术后肝功能衰竭的发生率低。

57. C。**解析**：细菌性肝脓肿多为黄白色脓液，细菌培养常为阳性；阿米巴性肝脓肿大多为棕褐色脓液，有时可找到阿米巴滋养体，若无混合感染，细菌培养为阴性。

58. C。**解析**：肝脏每日持续不断地分泌胆汁约 600 ~ 1000ml，经胆管流入十二指肠，帮助脂肪消化以及脂溶性维生素 A、D、E、K 的吸收。胆汁排入肠道，参与肝肠循环。

59. B。**解析**：肝囊肿囊内继发感染和出血时要在用大量抗生素的同时行囊肿开窗引流术，放置引流管，待囊肿缩小拔除，局限在一叶可行肝叶切除术。囊肿穿刺抽液不能及时解决问题。

60. D。**解析**：中年男性，右上腹胀痛，呈恶病质，考虑为肝癌，突发右上腹剧痛并休克体征，考虑为癌肿破裂出血。

61. A。**解析**：阿米巴性肝脓肿首先应考虑非手术治疗，以抗阿米巴药物（甲硝唑、氯喹、依米丁）治疗和必要时反复穿刺吸脓以及支持疗法为主。

62. B。**解析**：左右之比约为 4：6。

64. D。**解析**：肝癌出现液化在体征和影像上和肝脓肿相似，故易混淆。

65. A。**解析**：正中裂内有肝中静脉通过。

66. B。**解析**：囊内发现有胆瘘时注入大量 10% 甲醛会严重损伤胆管。

67. D。**解析**：脓肿腔内脓液特别黏稠不是要行肝叶切除术的指征。

68. A。**解析**：B 超引导下穿刺活检可以定性诊断。

69. C。**解析**：肝棘球蚴病通常是单发的多见。

70. D。**解析**：细菌性肝脓肿的病原菌不是直接由呼吸系统侵入。

71. A。**解析**：选择性腹腔动脉或肝动脉造影检查：能查出直径 1cm 富于血管的肿瘤，对小肝癌的定位诊断最有价值。

72 ~ 73. A、E。**解析**：肝包虫病，包虫囊液皮内试验（Casoni 试验）：其阳性率可达 90% ~ 95%。正常人空腹静脉血氨为 6 ~ 35μg/L（血清）或 47 ~ 65μg/L（全血）。在 B 型、C 型肝性脑病时血氨升高，而 A 型肝性脑病时常正常。

84. ACDEF。**解析**：上腹部 B 超、CT 可显示肿瘤大小、形态、部位等；CT 有助于鉴别肝血管瘤；胃镜观察食管静脉曲张情况是提示肝硬化及严重程度的重要依据。AFP 可提示有无肝癌存在的可能。肝功能、乙肝两对半可提示是否存在肝炎等。

85. B。**解析**：AFP 明显升高，结合 B 超、CT 检查结果，可诊断为原发性肝癌。虽然存在慢性肝炎，但肝硬化、门静脉高压症不明显。

86. AB。**解析**：患者一般情况尚可，肝功能仅轻度受损，无明显手术禁忌。应尽可能行右半肝切除术，术中门静脉置泵有利于减轻全身化疗的不良反应。

# 第十四章　门静脉高压症

**一、单选题：以下每道试题有五个备选答案，请选择一个最佳答案。**

1. 脐周静脉曲张表明有
   - A. 心功能不全
   - B. 肝门静脉梗阻
   - C. 髂血管栓塞
   - D. 肾脏疾病
   - E. 下肢静脉曲张

2. 应用三腔两囊管治疗食管胃底静脉破裂出血，正确的是
   - A. 患者取侧卧位，三腔两囊管由口插入
   - B. 置管后首先向食管气囊内充气150ml
   - C. 如果仍有出血，向胃气囊内充气200ml
   - D. 为避免再次出血，三腔管可以持续放置
   - E. 放置三腔两囊管期间应注意避免因误吸引起的吸入性肺炎

3. 门静脉高压症的治疗，不正确的是
   - A. 下腔静脉与门静脉吻合易造成肝性脑病
   - B. 食管胃底静脉曲张破裂出血非手术治疗首选三腔管压迫止血
   - C. 内镜下食管静脉呈蓝色曲张需紧急手术
   - D. 食管胃底静脉曲张时可行食管内镜注入硬化剂治疗
   - E. 静滴垂体后叶素可以降低门静脉压力

4. 门静脉高压症施行门奇断流术的主要优点不包括
   - A. 既能控制出血又能保持肝脏血液供应
   - B. 手术相对较简单，易于推广
   - C. 手术后肝性脑病的发生率较门腔分流术少

   - D. 手术创伤较小，患者恢复快
   - E. 明显降低门静脉压力，减少再出血机会

5. 分流术的主要缺点包括
   - A. 容易发生血栓
   - B. 肝性脑病发生率高
   - C. 手术复杂，不易推广
   - D. 不能迅速纠正脾亢
   - E. 肝功能易受损

6. 下列哪项是我国门静脉高压症主要发病原因
   - A. 门静脉血栓形成
   - B. 门静脉主干先天性畸形
   - C. Budd – Chiari 综合征
   - D. 肝硬化
   - E. Banti 综合征

7. 有关门静脉系统的解剖特点，下列哪项不恰当
   - A. 一端是肝小叶内的肝窦
   - B. 门静脉是由肠系膜上静脉和肠系膜下静脉汇合而成
   - C. 无静脉瓣
   - D. 门静脉和腔静脉之间有四个交通支
   - E. 门静脉主干分左、右两支进入肝脏

8. 下列哪项是断流术（贲门周围血管离断术）成败的关键
   - A. 冠状静脉食管支的离断
   - B. 冠状静脉胃支的离断
   - C. 胃后静脉和左膈下静脉的离断
   - D. 冠状静脉高位食管支的离断
   - E. 胃短静脉的离断

9. 降低门静脉压力效果最佳的方式是
   - A. 肠腔静脉分流术
   - B. 脾切除术

C. 门腔分流术

D. TIPS 手术

E. 胃底周围血管离断术

10. 门脉高压症的主要临床表现是

A. 肝大、腹腔积液、消瘦

B. 腹痛、乏力、贫血

C. 疼痛、黄疸、乏力

D. 脾亢、呕血、腹水

E. 肝大、脾大、发热

11. 贲门周围血管离断术需离断的血管不包括

A. 胃冠状静脉     B. 胃短静脉

C. 胃网膜右静脉     D. 胃后静脉

E. 左膈下静脉

12. 门静脉高压症患者并发门静脉高压性胃病的比例为

A. 约80%     B. 约70%

C. 约50%     D. 约40%

E. 约20%

13. 肝硬化门静脉高压症患者出现上消化道出血，除了食管胃底静脉曲张破裂出血以外，另一种常见的病因是

A. 贲门黏膜撕裂性出血

B. 十二指肠溃疡出血

C. 胃溃疡出血

D. 门静脉高压性胃病

E. 异位静脉曲张破裂出血

14. 肝硬化门静脉高压症食管曲张静脉发生破裂大出血时处理应

A. 立即行 TIPS 术

B. 立即急诊行门奇静脉断流手术

C. 立即急诊行门腔静脉分流术

D. 当先行积极的非手术治疗

E. 立即急诊行脾切除术

15. 成年人门静脉高压症继发食管、胃底静脉破裂大出血，最常见下列哪种严

重并发症

A. 急性弥漫性腹膜炎

B. 急性重型肝炎

C. 失血性贫血

D. 血氨增高、肝性脑病

E. 应激性溃疡

16. 测定自由门静脉压（FPP）是最可靠的诊断方法，如压力增加至多少时可诊断门静脉高压症

A. $20cmH_2O$     B. $25cmH_2O$

C. $35cmH_2O$     D. $40cmH_2O$

E. $50cmH_2O$

17. 贲门周围血管离断术，结扎、切断高位食管支至贲门上方

A. 1～2cm     B. 2～3cm

C. 3～4cm     D. 4～6cm

E. 6～8cm

18. Child - Pugh 肝功能分级的依据不包括

A. 食管静脉曲张程度

B. 血浆白蛋白值

C. 血清胆红素值

D. 是否存在腹水及其程度

E. 凝血酶原延长时间

19. 下述不是肝硬化的超声表现的是

A. 肝静脉变细

B. 肝表面凸凹不平

C. 门静脉增宽

D. 肝内回声低、均匀

E. 肝内回声增强、不均匀

20. 在未加阻断的情况下测得门静脉的正常压力是

A. 10～20cmH₂O     B. 13～24cmH₂O

C. 16～28cmH₂O     D. 18～32cmH₂O

E. 20～36cmH₂O

21. 有关门静脉高压症的手术分类，错误的是

A. 一般分为断流术和分流术两类

B. 其中分流术包括非选择性分流术和选择性分流术

C. 非选择性分流术患者肝性脑病发生率高达 30% ~ 50%

D. 选择性分流术患者肝性脑病发生率低

E. 断流术患者肝功能要求高

22. 下述部位不存在门静脉系与腔静脉系之间的交通支的是

A. 腹膜后

B. 直肠下部、肛管

C. 胃底、食管下段

D. 前腹壁

E. 脾门和胰体尾周围

23. 门静脉高压患者并发肝性脑病的诱发因素不包括

A. 胃肠道出血　　B. 感染

C. 镇静药　　　　D. 利尿剂

E. 低蛋白饮食

24. 有关内镜治疗食管静脉曲张，下列哪项不恰当

A. 经内镜将曲张的静脉吸入结扎器中，套扎曲张的静脉

B. 将硬化剂直接注射曲张的静脉，使静脉闭塞

C. 硬化剂注射并发症为食管溃疡、狭窄和穿孔

D. 对于肝功能 C 级的患者尽可能采用包括内镜治疗在内的非手术治疗

E. 内镜治疗的效果优于手术治疗

25. 肝功能欠佳的门静脉高压症患者，脾切除术后再出血时最适宜下列哪种手术

A. 门腔分流术

B. 脾切除术

C. TIPS 手术

D. 肠腔静脉分流术

E. 胃底周围血管离断术

26. 有关区域性门静脉高压症，下列错误的是

A. 胃底静脉较食管下段静脉曲张显著

B. 肠系膜上静脉和门静脉压力明显升高

C. 常继发于胰腺炎或肿瘤

D. 患者肝功能正常或轻度损害

E. 根据临床不同情况行脾切除术及断流术等

27. 有关特发性门脉高压症，以下哪种说法不恰当

A. 临床表现为脾大、全血细胞减少和出血

B. 肝细胞再生形成假小叶压迫肝窦所致

C. 肝内窦前性门静脉压力增高

D. 与门静脉纤维变性有关

E. 治疗应首选分流术

28. 有关门静脉的叙述，下列错误的是

A. 门静脉压的正常值在 $13 ~ 24cmH_2O$

B. 门静脉压力升高时，首先出现的是交通支扩张

C. 门静脉主干是肠系膜上静脉和脾静脉汇合而成

D. 门静脉与腔静脉之间的交通支最主要的是胃底、食管下段交通支

E. 门静脉无瓣膜

29. 下列哪项表现最能说明肝硬化患者已存在门静脉高压

A. 腹水　　　　　B. 黄疸

C. 痔核形成　　　D. 门静脉增宽

E. 食管静脉曲张

30. 放置三腔两囊管时为防止食管下段或胃底黏膜因受压时间太长而发生溃疡

坏死，甚至穿孔，应定时放松气囊，一般间隔时间应为

A. 每隔 4 小时　　B. 每隔 8 小时
C. 每隔 9 小时　　D. 每隔 12 小时
E. 每隔 24 小时

31. 门静脉高压临床表现的描述中，错误的是

A. 肝脏体积缩小
B. 呕血或黑便
C. 不会出现黄疸
D. 脾大，脾功能亢进
E. 腹腔积液

32. 门静脉高压症的病理变化中，下列哪一项是错误的

A. 脾肿大、脾功能亢进
B. 门静脉交通支扩张
C. 腹腔积液与低蛋白血症、醛固酮增多和门脉高压有关
D. 肝功能不良，白蛋白合成障碍
E. 肝掌和蜘蛛痣为雄激素灭活障碍

33. 有关门静脉高压症的病理变化中，下列哪一项是错误的

A. 门静脉无静脉瓣，压力通过血流量和流出阻力形成并维持
B. 门静脉血流阻力增加是门静脉高压症的常见始动因素
C. 门静脉高压症分为肝前、肝内和肝后型
D. 肝内型门静脉高压症可分为窦前、窦后和窦型
E. 再生的肝细胞和增生的纤维压迫肝窦，是导致门静脉压力升高的唯一因素

34. 有关门脉高压性胃病，下列哪一项是错误的

A. 发病率占门脉高压症患者的 20%
B. 胃黏膜微循环发生障碍

C. 胃壁淤血、水肿、糜烂，甚至溃疡形成
D. 胃黏膜下层动静脉交通支形成
E. 门脉高压性胃病不会导致上消化道出血

35. 门静脉高压症时 B 超检查门静脉内径应为

A. <1.0cm　　B. >1.0cm
C. ≥0.5cm　　D. ≤1.3cm
E. ≥1.3cm

二、共用备选答案单选题：以下提供若干组试题，每组试题共用试题前列出的五个备选答案，请为每道试题选择一个最佳答案。每个备选答案可能被选择一次、多次或不被选择。

（36～37 题共用备选答案）

A. 羟乙基淀粉　　B. 右旋糖酐
C. 林格液　　　　D. 白蛋白
E. 纤维蛋白原

36. 大量输入时易引起凝血障碍的是

37. 治疗门脉高压症腹腔积液的是

（38～42 题共用备选答案）

A. 男性，32 岁，间断剑突下疼痛伴反酸半年。不规律服用抑酸药物，突发恶心、呕吐，呕吐物最初为咖啡渣样物，后为暗红色血液，伴黑便，经禁食、抑酸药物治疗后好转
B. 男性，57 岁，间断上腹痛伴乏力、食欲缺乏半年，体重下降 8kg。查体：轻度贫血貌，左锁骨上窝可触及肿大淋巴结，上腹部压痛
C. 男性，23 岁，1 周前腹部受重物撞击，当时自觉右上腹疼痛，静卧休息后疼痛缓解。6 小时前突发右上腹阵发性剧痛，向右肩背部放射，伴呕血黑便，B 超提示肝实质内血肿

D. 男性，43 岁，突发呕血、黑便伴头晕 6 小时，呕血量约 2000ml，有血块。查体：脾肋下可及。B 超提示：肝脏形态不规则，门静脉直径 15mm，腹腔内少量游离液性暗区

E. 男性，37 岁，车祸后颅内出血，经开颅血肿清除手术后昏迷伴高热，6 小时前突然自胃管内流出暗红色血性液体，量约 200ml

38. 符合胃、十二指肠溃疡出血临床特点的是

39. 符合食管胃底静脉曲张破裂出血临床特点的是

40. 符合胆道出血临床特点的是

41. 符合应激性溃疡出血临床特点的是

42. 符合胃癌导致上消化道出血临床特点的是

（43～45 题共用备选答案）

A. 门静脉高压症的主要阻塞部位在窦前

B. 门静脉高压症的主要阻塞部位在窦后

C. 门静脉高压症的主要阻塞部位在窦后和肝窦

D. 门静脉高压症的主要阻塞部位在肝前

E. 门静脉高压症的主要阻塞部位在肝后

43. 肝炎后肝硬化引起

44. 血吸虫性肝硬化引起

45. 巴德－吉利亚综合征引起

**三、案例分析题：为不定项选择题，试题由一个病历和多个问题组成。每个问题有六个及以上备选答案，选对 1 个给 1 个得分点，选错 1 个扣 1 个得分点，直扣至得分为 0。**

（46～48 题共用题干）

男性，44 岁，患乙型病毒性肝炎 10 年。2 个月前偶然发现左上腹有包块而就诊。

46. 为进一步诊断，最有意义的检查是

A. 胸部 X 线片
B. 腹部 B 超
C. 血常规、血小板
D. 肝功能
E. 甲胎蛋白
F. 腹部穿刺

47. 手术治疗前，必须检查的项目是（提示：初诊为乙型肝炎后肝硬化，收入内科住院以进一步诊治。住院后 3d，因吃鱼引发大量呕血。经内科积极保守治疗后止血，因患者希望手术治疗而转入外科）

A. 腹部 CT     B. 食管钡剂造影
C. 心电图      D. 出、凝血时间
E. 血糖
F. 血脂
G. 肾功能

48. 下列检查结果，不能手术的是

A. 白细胞 $< 3.0 \times 10^9/L$
B. 血小板 $< 70 \times 10^9/L$
C. 凝血酶原时间延长，为正常的 60%
D. 碱性磷酸酶和 $\gamma$－谷氨酸转肽酶显著增高
E. Child C 级
F. 血红蛋白 110g/L

（49～52 题共用题干）

男性，53 岁，解黑便伴头晕 6 小时，突然呕血 1 小时入院。黑便量约 300g，呕鲜红色血液量约 300ml，无血凝块。乙肝病史 19 年，无呕血、黑便病史。曾在某医院诊断为肝硬化失代偿期。查体：T 36.9℃，P 100 次/分，R 22 次/分，BP

95/75mmHg。慢性病容，颈部皮肤见多个蜘蛛痣，巩膜无黄染。腹膨胀、软，肝于右肋缘下未及，脾左肋缘下3cm，移动性浊音阳性。

49. 根据患者情况，初步诊断应考虑
    A. 肝炎后肝硬化失代偿期
    B. 门静脉高压症
    C. 食管静脉曲张破裂出血
    D. 胃、十二指肠溃疡出血
    E. 门静脉高压性胃病出血
    F. 出血性胃炎

50. 为明确上消化道出血的原因，下列检查首选［提示：血常规：RBC $3.0 \times 10^{12}$/L，Hb 89g/L，HCT 29%。总蛋白48.1g/L，白蛋白31.6g/L，球蛋白20.5g/L，A/G 1.3，总胆红素27.9μmol/L，结合胆红素8.5μmol/L，谷丙转氨酶120U/L；尿素氮6.5mmol/L，肌酐90μmol/L；葡萄糖5.60mmol/L。乙肝标志物测定（ELISA法）：HBsAg阳性、HBcAg阳性、抗－HBc阳性］
    A. B超
    B. CT
    C. MRI
    D. 血管造影
    E. 纤维胃镜
    F. 食管吞钡X线检查

51. 目前应采取的紧急处理措施是（提示：检查发现食管中下段静脉重度曲张，伴破裂出血，患者入院15小时后又呕鲜血约400ml。查体：P 110次/分，R 22次/分，BP 80/50mmHg）
    A. 输血、输液、抗休克治疗
    B. 放置三腔两囊管压迫止血
    C. 静脉滴注垂体后叶素
    D. 静脉滴注生长抑素
    E. 急诊门体分流术

F. 急诊TIPS

52. 根据患者目前情况，治疗宜采取（提示：经三腔两囊管压迫止血2天后，再次出血。查体：T 36.7℃，P 125次/分，R 24次/分，BP 85/55mmHg。神志清楚，皮肤巩膜无黄染。实验室检查：白蛋白30.5g/L，总胆红素34.9μmol/L，谷丙转氨酶80U/L。尿素氮7.20mmol/L，肌酐120μmol/L。床旁B超检查：肝硬化，门静脉高压，脾大，小量腹水）
    A. 继续抗休克治疗
    B. 继续三腔两囊管压迫止血
    C. 急诊断流术
    D. 急诊门体分流术
    E. 急诊断流术＋远端脾肾静脉分流术
    F. 急诊肝移植

（53～55题共用题干）

患者8年前行胃部检查时发现肝硬化，药物治疗。3个月前因腹胀就诊，经胃镜检查提示食管胃底重度静脉曲张，"红色征"阳性，未予内镜下治疗。1个月前无明显诱因出现黑便和呕血，呕吐物为鲜血，总量约1000ml，无心悸、头晕等不适。为进一步诊治而来我院就诊，初诊为"肝硬化门静脉高压症；食管胃底静脉曲张破裂出血；脾大、脾功能亢进"收入外科。患者自发病以来诉乏力，无腹痛、腹胀，无肝性脑病表现，无脂肪泻，无骨痛。患者精神尚可，睡眠、食欲尚可，尿色深但量不少，粪便颜色性状无明显异常，体重无显著改变。查体：T 36.0℃，P 80次/分，R 18次/分，BP 90/60mmHg。皮肤巩膜可疑黄染，全身浅表淋巴结未触及肿大，四肢无抓痕，未见紫癜或瘀斑，肝掌（＋），无蜘蛛痣。无明显腹壁静脉曲张，腹部平坦、软，无压痛、无肌紧张，也未及包块，肝脏肋下未及，脾脏肿大肋下3指，质韧，触痛（－），胆囊（－），肝肾区叩击痛阴性，移动性浊音（－），听诊肠鸣音4次/分。

53. 为进一步明确诊断，应进行的检查是
    A. 肝功能
    B. 腹部B超
    C. 食管钡剂造影
    D. 肝炎病原免疫学
    E. CT
    F. 肾功能
    G. 腹部X线平片

54. 当患者肝功能分级为A或B级时，为选择手术治疗方式，还应进行的检查包括
    A. 腹部B超　　　　B. 尿常规
    C. 甲胎蛋白　　　　D. 腹部CT
    E. 血糖　　　　　　F. 心电图

55. 检查结果提示不适合行分流术，而需行断流术，应切断的静脉包括
    A. 左膈下静脉　　　B. 胃左静脉
    C. 胃后静脉　　　　D. 胃右静脉
    E. 胃短静脉　　　　F. 胃底静脉

## 参考答案与解析

1. B　2. E　3. C　4. E　5. B　6. D
7. B　8. D　9. C　10. D　11. C　12. E
13. D　14. D　15. D　16. B　17. D　18. A
19. D　20. B　21. E　22. E　23. E　24. E
25. E　26. B　27. B　28. E　29. B　30. D
31. C　32. E　33. E　34. E　35. E　36. B
37. D　38. A　39. D　40. C　41. E　42. B
43. C　44. A　45. E　46. B　47. ABD
48. CDE　49. ABCDE　50. E　51. ABCD
52. AC　53. D　54. ACD　55. ABCE

2. E。**解析：**经鼻孔缓慢地将管插入胃内，先向胃囊充气至一定的充气量，将管向外拉提至不能再被拉出，用0.5kg力

量持续牵拉。如仍有活动出血，可再向食管囊内充气。

4. E。**解析：**明显降低门静脉压力，减少再出血机会为分流手术的优点。

5. B。**解析：**分流术能有效地降低门静脉压力，使胃底、食管曲张静脉得到有效引流，预防和治疗上消化道大出血。但它部分剥夺了门静脉向肝的供血，使术后肝功能衰竭和肝性脑病的发生率上升。

6. D。**解析：**门静脉高压症是一组由门静脉压力持久增高引起的综合征。绝大多数患者由肝硬化引起，少数患者继发于门静脉主干或肝静脉梗阻以及一些原因不明的因素。

7. B。**解析：**门静脉是由肠系膜上静脉和脾静脉在胰腺颈后部汇合而成。

8. D。**解析：**只有彻底切断包括高位食管支或同时存在的异位高位食管支的各静脉，同时结扎、切断与静脉伴行的同名动脉，才能彻底阻断门奇静脉间的反常血流。

10. D。**解析：**主要临床表现为脾肿大和脾功能亢进、食管胃底静脉曲张和呕血、腹水等。

11. C。**解析：**贲门周围血管可分为四组：冠状静脉、胃短静脉、胃后静脉和左膈下静脉。贲门周围血管离断术即彻底切断上述静脉，包括高位食管支或同时存在的异位高位食管支，同时结扎切断与静脉伴行的同名动脉，才能彻底阻断门奇静脉之间的反常血流。

12. E。**解析：**约20%的门静脉高压症患者并发门静脉高压性胃病，并且占门静脉高压症上消化道出血的5%～20%。

13. D。**解析：**约20%的门静脉高压症患者并发门静脉高压性胃病，并且占门静脉高压症上消化道出血的5%～20%。在门静脉高压时，胃壁淤血、水肿，胃黏膜

下层的动静脉交通支广泛开放，胃黏膜微循环发生障碍，导致胃黏膜防御屏障的破坏，形成门静脉高压性胃病。

14. D。解析：食管胃底静脉曲张破裂出血，尤其是对肝功能储备 Child C 级的患者，尽可能采用非手术治疗，重点是输血、注射垂体加压素以及应用三腔管压迫止血。

15. D。解析：门静脉高压症患者常因胃肠道大出血而诱发肝性脑病。

16. B。解析：门静脉正常压力 13～24cmH$_2$O，当压力大于 25cmH$_2$O 时即定义为门静脉高压，多数门静脉高压症病例的门静脉压力可上升至 30～50cmH$_2$O。

17. D。解析：贲门周围血管离断术，结扎、切断高位食管支至贲门上方 4～6cm。

18. A。解析：Child－Pugh 肝功能分级的依据包括血清胆红素值、血浆白蛋白值、凝血酶原延长时间、是否有腹水及其程度、是否有肝性脑病及其程度。

19. D。解析：肝硬化的超声表现为表面凸凹不平、肝静脉变细、门静脉增宽、肝内回声增强、不均匀。

20. B。解析：门静脉正常压力为 13～24cmH$_2$O，平均值为 18cmH$_2$O，比肝静脉压高 5～9cmH$_2$O。

21. E。解析：断流术患者肝功能要求低于分流术。

22. E。解析：门静脉系与腔静脉系之间存在四个交通支分别是：①直肠下段、肛管交通支；②胃底、食管下段交通支；③前腹壁交通支；④腹膜后交通支。

23. E。解析：门静脉高压症时，由于自身门体血流短路或手术分流，造成大量门静脉血流绕过肝细胞或因肝实质细胞功能严重受损，致使有毒物质进入体循环，从而导致肝性脑病。常因胃肠道出血、感染、过量摄入蛋白质、镇静药、利尿剂而诱发。

24. E。解析：内镜注射治疗近期效果虽较满意，但再出血率高达 45%，且多发生于治疗后 2 个月内。

25. E。解析：断流手术中以脾切除加贲门周围血管离断术止血最为有效，不仅离断了食管胃底的静脉侧支，还保存了门静脉入肝血流。

26. B。解析：区域性门静脉高压症的肠系膜上静脉和门静脉压力一般正常或轻度升高。

27. B。解析：特发性门静脉高压症病因不明，无肝硬化等原发病，不会出现假小叶等病理改变。

28. B。解析：门静脉压的正常值为 13～24cmH$_2$O，主干由肠系膜上静脉和脾静脉汇合而成。门静脉系与腔静脉系之间存在 4 个交通支，最主要的是胃底、食管下段交通支。因门静脉无瓣膜，其压力通过流入的血量和流出阻力形成并维持。当门静脉血流受阻压力增高时，首先出现充血性脾大，继而出现交通支扩张、腹腔积液等症状。

29. E。解析：门静脉高压时，由于正常的肝内门静脉通路受阻，门静脉又无静脉瓣，其四个交通支大量开放，并扩张、扭曲形成静脉曲张。在扩张的交通支中最有临床意义的是在食管下段、胃底形成的曲张静脉。它离门静脉主干和腔静脉最近，压力差最大，因而经受门静脉高压的影响也最早、最显著。

30. D。解析：三腔两囊管放置时间不宜超过 3～5 天，否则可使食管或胃底黏膜因受压时间太久而发生溃疡坏死、食管破裂。每隔 12 小时，应将气囊放空 10～20 分钟，如再出血即再充气压迫。

31. C。解析：门静脉高压时由于有肝功能损害，可以有黄疸表现，此时表示门静脉高压严重。

32. E。**解析：**肝掌和蜘蛛痣与雌激素灭活障碍有关。

33. E。**解析：**肝内动静脉短路也是导致门脉高压症的原因之一。

34. E。**解析：**门静脉高压症时，胃壁淤血、水肿，胃黏膜下层的动静脉交通支广泛开放，胃黏膜微循环发生障碍，导致胃黏膜防御屏障的破坏，形成门静脉高压性胃病，发生率约 20%，占门静脉高压症上消化道出血病例的 5%～20%。

52. AC。**解析：**急诊手术应以贲门周围血管断流术为首选。患者尚有休克表现，应继续抗休克治疗。

53. D。**解析：**患者肝硬化门静脉高压症，食管胃底静脉曲张破裂出血，脾大、脾功能亢进。并无病因相关检查诊断，应明确肝炎病原，有利于进行病因治疗。

54. ACD。**解析：**患者肝功能尚可，腹部 B 超、腹部 CT 有助于明确病变位置及范围，甲胎蛋白有助于明确是否存在肝癌及程度。依据结果决定是否手术，影响手术治疗效果的主要因素是肿瘤数目、血管侵犯、肿瘤分化程度和 AFP 水平等。

55. ABCE。**解析：**断流术是指通过阻断门奇静脉间的反常血流，达到止血目的。断流术切断的静脉有左膈下静脉、胃左静脉、胃后静脉、胃短静脉。

# 第十五章　胆系疾病

一、单选题：以下每道试题有五个备选答案，请选择一个最佳答案。

1. 男性，60 岁，慢性胆囊炎，胆囊结石，拟行手术治疗。曾患心肌梗死，手术治疗至少应在心肌梗死后多长时间施行
   A. 1 周以后 　　　　 B. 2 周以后
   C. 4 周以后 　　　　 D. 12 周以后
   E. 24 周以后

2. 肝内、外胆管结石形成的主要基础包括
   A. 磷脂增加 　　　　 B. 胆盐增加
   C. 血胆固醇增加 　　 D. 胆盐下降
   E. 胆汁中大肠杆菌产生葡萄糖醛酸酶的水解作用

3. 男性，50 岁，反复发作右上腹疼痛半年，多为餐后发生，并向右肩部放射。查体：肥胖，心率 85 次/分，血压 115/80mmHg，右上腹轻压痛，无肌紧张。为明确诊断应首选
   A. CT 　　　　　　 B. MRCP
   C. ERCP 　　　　　 D. 纤维胃镜
   E. B 超

4. 原发性胆管结石形成的主要因素包括
   A. 胆盐含量增加
   B. 胆固醇含量增加
   C. 磷脂增加
   D. 胆盐下降
   E. 胆道有感染

5. 胆汁能保持胶团溶液主要依赖于
   A. 胆汁中正负电荷平衡
   B. 有适量的电解质
   C. 胆道分泌黏液
   D. 胆盐与磷脂的比例
   E. 胆汁持续流出胆道

6. 肝内胆管结石的特点包括

A. 左肝管多于右肝管
B. 完全在左肝管
C. 左、右肝管相等
D. 右肝管多于左肝管
E. 完全在右肝管

7. 下列与口服法胆囊造影不显影无关的是
   A. 胆囊管阻塞
   B. 肝功能不良
   C. 胃肠吸收不全
   D. 胆囊无收缩功能
   E. 肾功能不良

8. 胆总管探查指征中，下列错误的是
   A. 胆总管摸到异物或块状物者
   B. 胆总管扩张
   C. 有梗阻性黄疸病史者
   D. 胆囊萎缩者
   E. 术中胆囊管造影发现胆管结石

9. 下列哪项是临床诊断胆道蛔虫病的主要依据
   A. 阵发性剑突下钻顶样绞痛而体征轻微
   B. 静脉胆道造影术胆总管内显示虫体影
   C. 钡餐检查十二指肠内有条索状虫影
   D. 十二指肠引流液镜检有虫卵
   E. 胃液引流查到蛔虫卵

10. 急性胆囊炎的致病菌主要来源于
    A. 由肠道至胆道
    B. 经门静脉而来
    C. 邻近脏器
    D. 淋巴管道
    E. 经动脉系统而来

11. 有关肝外胆道的解剖特点，以下哪项是错误的

A. 胆囊管常有变异

B. Oddi 括约肌由胰胆管部括约肌构成

C. 胆囊分底、体、颈三部

D. 多数胆总管下段与主胰管汇合

E. 胆囊动脉为终末动脉

12. 胆总管结石合并急性梗阻性化脓性胆管炎时发生的并发症中，错误的是

    A. 肝脓肿

    B. 感染性休克

    C. 急性胰腺炎

    D. 结石压迫门静脉引起肝外型门静脉高压症

    E. 胆道出血

13. 胆囊积脓穿孔合并感染性休克宜采用

    A. Oddi 括约肌切开成形术

    B. 胆囊造口术

    C. 胆囊切除术

    D. 胆囊切除加胆管空肠吻合

    E. 胆囊切除加胆总管探查引流术

14. 无结石性胆囊炎发生的主要原因是

    A. 胆道蛔虫引起感染

    B. 致病菌随血行扩散至胆囊

    C. 迷走神经功能亢进

    D. 胆汁淤滞

    E. 胆汁中胆固醇过多

15. 对于胆石症患者，首选下列哪项影像学检查

    A. 腹部 CT　　　　B. B 型超声

    C. 腹部平片　　　　D. 口服胆囊造影

    E. 腹部 MRI

16. 下述疾病一般不引起梗阻性黄疸的是

    A. 胰头癌

    B. 胆总管结石

    C. 壶腹癌

    D. 原发性硬化性胆管炎

    E. 左肝内胆管结石

17. 有关胆总管的解剖，下列错误的是

    A. 长约 7~9cm

    B. 直径 0.6~0.8cm

    C. 十二指肠上段位于肝动脉右侧

    D. 十二指肠后段后方为门静脉

    E. 胰腺段位于胰头的实质中

18. 有关原发性硬化性胆管炎的叙述，不恰当的是

    A. 约 50%~70% 患者合并有溃疡性结肠炎

    B. 病变可累及整个胆道系统，以肝外胆管病变明显

    C. 患者常死于肝衰竭

    D. 胆囊多受侵犯

    E. ERCP 或 MRCP 具有一定诊断价值

19. 急性梗阻性化脓性胆管炎最常见的病因是

    A. 胆总管结石

    B. 肿大的胆囊压迫胆总管

    C. 胆总管狭窄

    D. 肝脓肿并出血，阻塞胆管

    E. 胆总管肿瘤并梗阻

20. 胆固醇结石好发于

    A. 右肝管　　　　　B. 左肝管

    C. 胆总管　　　　　D. 肝内胆管

    E. 胆囊

21. 女性，38 岁，胃溃疡、胆囊炎病史 6 年。晚饭后，突发上腹绞痛，并迅速蔓延至全腹，查体：强迫半坐位，全腹压痛、反跳痛，板状腹。最可能的诊断是

    A. 急性化脓性胆囊炎

    B. 胆囊穿孔

    C. 急性胆管炎

    D. 胃穿孔

    E. 急性重症胰腺炎

22. 女性，34 岁，具有典型的 Charcot 三联征，最有可能的诊断是
    A. 急性胰腺炎　　　B. 急性胆囊炎
    C. 胆总管结石　　　D. 肝脓肿
    E. 急性胃炎

23. 急性胆囊炎，下述情况不宜行腹腔镜胆囊切除术的是
    A. 发病时间 >72 小时
    B. 高龄患者伴有糖尿病，发病48 小时
    C. 右上腹压痛、肌紧张，Murphy 征阳性
    D. 发病时间 <72 小时
    E. 肥胖患者

24. 口服胆囊造影时，胆囊显影最佳时间为口服造影剂后
    A. 6 小时　　　　　B. 6 ~ 8 小时
    C. 8 ~ 10 小时　　　D. 12 ~ 14 小时
    E. 24 小时

25. 下列结果不符合肝门部胆管癌的是
    A. CT 见肝外胆管不扩张、肝门部有肿块
    B. ERCP 仅能显示部分肝外胆管
    C. B 超见肝内胆管扩张，肝外胆管不扩张
    D. PTC 单侧肝内胆管扩张
    E. 右上腹可触及肿大的胆囊

26. 上腹部绞痛，寒战高热、黄疸，最常见于
    A. 胆道蛔虫病
    B. 胆总管囊肿
    C. 先天性胆道闭锁
    D. 急性胆囊炎
    E. 胆总管结石合并感染

27. 腹腔镜胆囊切除术的禁忌证，哪项是不正确的
    A. 胆囊无功能

B. 高度怀疑胆囊癌
C. 伴严重腹腔内感染
D. 重度肝硬化门静脉高压症
E. 6 个月以上妊娠

28. 男孩，8 岁，上腹阵发性钻顶样痛 6 小时。查体：腹软，无明显压痛和反跳痛。最可能的诊断是
    A. 胆管结石　　　　B. 急性胆囊炎
    C. 胆囊结石　　　　D. 胆道蛔虫病
    E. 化脓性胆管炎

29. 有关腹腔镜胆囊切除术的胆管损伤，哪项不恰当
    A. 在肝右动脉周围进行电切、电凝、分离，可致胆管损伤
    B. 典型损伤是将胆总管误认为胆囊管
    C. 胆管撕裂伤，即可进行单纯修补
    D. 胆管电热损伤后多出现胆瘘，可及早发现
    E. 肝外胆管解剖变异也是导致肝外胆管损伤的原因

30. 肝内胆管出血应采取下列哪项措施
    A. 奥美拉唑静脉点滴
    B. 胃大部切除
    C. 三腔两囊管压迫
    D. 肝叶切除术
    E. 高选择性迷走神经切断

31. 导致胆囊收缩素分泌的主要因素为
    A. 酸性胃液刺激
    B. 蛋白质食物刺激
    C. 脂肪食物刺激
    D. 迷走神经兴奋
    E. 食物头相刺激

32. 关于医源性胆管损伤，下列叙述错误的是
    A. 可为胆管横断性损伤或部分损伤
    B. 胆管被横断结扎后，均合并胆管感

染症状

C. 90%以上的胆管损伤发生于胆囊切除术

D. 常见于胆囊管、肝总管、胆总管汇合部受损

E. 如为损伤性胆管狭窄，术后早期可无临床表现

33. 急性梗阻性化脓性胆管炎最为关键的治疗是

A. 输液，补充血容量

B. 静滴大量抗生素

C. 纠正酸中毒

D. 营养支持

E. 胆道减压手术

34. 关于胆道出血，下列哪项是不正确的

A. 大多为肝静脉支的破裂

B. 可有胆道蛔虫病史

C. 可呕血或黑便

D. 伴有右上腹痛

E. 并非都必须行手术治疗

35. 急性梗阻性化脓性胆管炎患者不适合做哪项检查

A. B超　　　　　B. PTC

C. ERCP　　　　D. 胆道造影

E. CT

36. 女性，38岁，因右上腹痛、寒战、高热，呕血约200ml来院急诊。查体：皮肤巩膜黄染，肝肋下1cm，触痛明显，Murphy征（＋）。最可能是

A. 胃息肉出血

B. 胃癌出血

C. 胆道出血

D. 食管静脉曲张破裂大出血

E. 十二指肠溃疡出血

37. 典型的Charcot三联征对以下疾病有诊断意义的是

A. 急性十二指肠憩室炎

B. 急性胰腺炎

C. 急性胃炎

D. 急性胆管炎

E. 急性胆囊炎

38. 行胆囊切除术时，最重要的解剖部位是

A. Vater壶腹　　　B. Oddi括约肌

C. Hartmann袋　　D. Heister瓣

E. Calot三角

39. 男性，49岁，上腹痛8小时，伴恶心、呕吐。查体：T 38.4℃，轻度黄染，上腹压痛、反跳痛和轻度肌紧张，移动性浊音（－），肠鸣音正常。血清淀粉酶128U/L。B超：胰腺肿大，边缘不清，胆总管轻度扩张，下段有结石。适宜的治疗是

A. 中药治疗

B. 对症处理

C. 急诊行单纯胆囊切除

D. 急诊行胆囊切除＋胆总管探查取石

E. 急诊行胰腺及周围坏死组织清除引流

40. 胆石形成的原因不包括

A. 胆汁中胆固醇过多

B. 胆汁中游离胆红素过多

C. 胆汁中胆汁酸过多

D. 胆道有感染因素

E. 胆汁排出不畅

41. 急性胆囊炎，术中发现胆囊内有多发绿豆大小结石，宜采用哪种手术

A. 胆囊切除术

B. 胆囊造瘘术

C. 胆总管切开T管引流术

D. 括约肌切开术

E. 胆囊切除、胆总管探查、T管引流术

42. 与胆管癌发生有关的因素除外
    A. 肝胆管结石
    B. 原发性硬化性胆管炎
    C. 先天性胆管囊肿
    D. 肝吸虫感染
    E. 慢性胰腺炎

43. 肝内胆道引起的上消化道大出血，可致胆囊
    A. 穿孔
    B. 胆囊壁充血水肿
    C. 无变化
    D. 肿大
    E. 缩小

44. 胆囊结石并发急性胆石性胰腺炎的病理解剖条件中，错误的是
    A. 胆囊多发小结石
    B. 胆囊管内径较宽
    C. 共同通道较长
    D. 出口梗阻
    E. 有副胰管存在

45. 下述胆囊息肉的征象支持良性息肉的诊断的是
    A. 不规则状            B. 多发
    C. 单发                D. >1cm
    E. 生长迅速

46. 有关胆道系统的生理功能，下列哪项正确
    A. 胆囊每日分泌胆汁200ml
    B. 肝细胞每日分泌胆汁400ml
    C. 胆囊的排空收缩主要受缩胆囊素的影响
    D. 胆盐和磷脂相对增多可形成胆固醇结石
    E. 肝脏分泌胆汁后，在胆囊内被浓缩2倍

47. 男性，34岁，阵发性上腹痛7天，B超示胆囊结石。首选的治疗是
    A. 胆囊切开取石术
    B. 胆囊切除术
    C. 口服鹅脱氧胆酸
    D. 体外震波碎石
    E. 观察

48. 男性，36岁，右上腹疼痛、发热1天。查体：患者神情淡漠，T 39.5℃，P 108次/分，BP 95/55mmHg，巩膜黄染，右上腹压痛和肌紧张，肝区叩痛。B超见：胆囊多发结石，胆总管直径1.6cm，胆总管下端见强回声光团伴声影。此时最适宜的治疗方案是
    A. 尽快行单纯胆囊切除术
    B. 采用非手术治疗并密切监护
    C. 积极抗休克治疗，待休克好转后安排手术
    D. 尽快行腹腔镜胆囊切除术
    E. 急诊行胆总管探查引流手术

49. 下列哪项与胆道蛔虫病的转归无关
    A. 并发胆道出血
    B. 诱发阻塞性胆管炎
    C. 急性胰腺炎
    D. 并发肝脓肿
    E. 诱发胆管癌

50. 明显梗阻性黄疸，B超检查胆总管及肝内胆管均不扩张，进一步诊断选择的检查最适宜的是
    A. 十二指肠低张造影
    B. 放射性核素胰腺扫描
    C. 经皮肝穿刺胆管造影术
    D. 逆行胰胆管造影
    E. 腹腔镜检查

51. 男性，67岁，以急性胆囊炎收入院。患者寒战，体温39.6℃，WBC $21 \times 10^9/L$，心肺功能基本正常。目前首选的治疗是

A. 解痉止痛

B. 应用抗生素控制感染

C. 禁饮食

D. 补充营养

E. 急症手术

52. 有关肝内胆管结石的描述，哪项正确

　　A. 右侧肝较左侧肝多见

　　B. 一般不合并肝外胆管结石

　　C. 一侧肝管阻塞可不出现黄疸

　　D. 属继发性胆管结石

　　E. 多有肝区疼痛和右上腹肿物出现

53. 有关胆石症，正确的是

　　A. 胆色素结石的剖面呈放射性条纹状排列

　　B. 胆囊结石多为胆固醇结石或混合性结石

　　C. 肝内胆管结石，右肝管多于左肝管

　　D. 胆道蛔虫所致的结石多为混合性结石

　　E. 肝外胆管结石占全部胆石的10%，多位于肝总管或胆总管上段

54. 如胆囊收缩功能良好，在服脂肪餐后多少时间内胆囊收缩至原大小的1/3

　　A. 半小时　　　　B. 1 小时

　　C. 2 小时　　　　D. 3 小时

　　E. 4 小时

55. 胆囊息肉样病变的手术治疗指征不包括

　　A. 息肉样病变直径 >1cm

　　B. 伴有胆囊结石

　　C. 短期内迅速增大者

　　D. 多发的息肉样病变

　　E. 引起明显临床症状的

56. 男性，30 岁，因寒战、高热，右上腹胀痛20 天入院。查体：体温39℃，消耗病容，右季肋区叩痛，右肋缘下3cm 可触及肝下缘，触痛。化验检查Hb 80g/L，WBC $10.6 \times 10^9$/L，中性粒细胞92%。B超检查：肝右叶液性暗区 $10cm \times 8cm$。这种严重感染的致病菌最可能来自何种病灶

　　A. 破伤风之伤口　　　B. 疖病

　　C. 细菌性痢疾　　　　D. 化脓性胆管炎

　　E. 血栓性外痔

57. 男性，38 岁，右上腹疼痛、寒战、高热、黄疸1 天。查体：T 39.6℃，BP 83/60mmHg，皮肤巩膜黄染，右上腹及剑突下压痛，可及肿大胆囊，血白细胞 $26 \times 10^9$/L。诊断为

　　A. 急性化脓性胆囊炎

　　B. 胆囊穿孔

　　C. 急性坏死性胰腺炎

　　D. 急性梗阻性化脓性胆管炎

　　E. 肝内胆管结石并发胆道感染

58. 有关急性化脓性梗阻性胆管炎的临床特点，哪项是恰当的

　　A. 发热，腹胀，腹痛

　　B. 发热，黄疸，腹胀

　　C. 发热，腹痛，腹泻

　　D. 发热，腹痛，呕吐

　　E. 发热，腹痛，黄疸

59. 静脉胆道造影术可

　　A. 明确梗阻性黄疸的原因和部位

　　B. 了解胆囊切除术后胆道情况

　　C. 了解胆囊浓缩和收缩功能

　　D. 明确肝内病变的范围和性质

　　E. 胆道显影同时也可显示胰管

60. 急性化脓性梗阻性胆管炎最常见下列哪种梗阻原因

　　A. 胰头癌　　　　B. 胆管炎性狭窄

　　C. 胆道先天畸形　　D. 结石

　　E. 胆管癌

61. 男孩，6 岁，诊断为胆道蛔虫病。其病史、体征不支持诊断的依据有
    A. 发病 12~24 小时常有明显黄疸
    B. 粪便中可有排虫史
    C. 疼痛间歇性发作
    D. 严重时可出现急性胆管炎征象
    E. 恶心、呕吐

62. 胆总管分四段，但除外
    A. 十二指肠后段
    B. 十二指肠下段
    C. 十二指肠上段
    D. 十二指肠壁内段
    E. 胰腺段

63. 男性，30 岁，突发右上腹痛 12 小时，间歇性绞痛。查体：T 37.5℃，P 78 次/分，BP 110/70mmHg，皮肤巩膜未见黄染，腹软，剑突下轻压痛，未触及反跳痛及肌紧张，肠鸣音正常，白细胞 $11 \times 10^9$/L。最可能的诊断是
    A. 急性胆囊炎
    B. 胆道蛔虫病
    C. 急性胃、十二指肠溃疡穿孔
    D. 急性梗阻性化脓性胆管炎
    E. 急性水肿型胰腺炎

64. 女性，53 岁，右上腹阵发性绞痛伴恶心呕吐 3 小时，胆囊泥沙样结石病史 1 年。查体：体温 37℃，右上腹深在轻度压痛，无腹肌紧张，Murphy 征阴性。为确诊进一步检查应首选
    A. 腹部 X 线平片
    B. 经皮肝穿刺胆管造影（PTC）
    C. ERCP
    D. B 超和腹部 CT
    E. 白细胞计数和分类

65. 胆道梗阻患者，胆红素 152μmol/L，转氨酶正常，为明确梗阻部位，可采用
    A. 口服胆囊造影
    B. 静脉胆道造影
    C. PTC
    D. 十二指肠低张造影
    E. 腹部 X 线平片

66. 胆道蛔虫病的典型临床表现中，下列哪项是错误的
    A. 右上腹钻顶样剧烈疼痛
    B. 突然发病，突然缓解
    C. 常有上腹部肌紧张和反跳痛
    D. 可伴轻度黄疸
    E. 常有蛔虫呕出

67. 胆总管胰腺段位于胰头的
    A. 前方          B. 后方
    C. 外侧          D. 内侧
    E. 实质内

68. Oddi 括约肌末端通常开口于
    A. 胰头处
    B. 十二指肠大乳头
    C. 十二指肠球部
    D. 十二指肠与空肠交界处
    E. 空肠起始端

69. 胆囊三角（Calot 三角）的结构组成是
    A. 胆囊底、胆总管、肝上缘
    B. 胆囊管、脾静脉、肝下缘
    C. 胆囊管、肝总管、肝上缘
    D. 胆囊管、肝总管、肝下缘
    E. 主胰管、肝总管、肝下缘

二、共用题干单选题：以下提供若干个案例，每个案例下设若干道试题，每道试题有五个备选答案，请选择一个最佳答案。

（70~71 题共用题干）

　　女性，45 岁，黄疸，食欲不振，体重减轻 3 个月。皮肤黄染，肝大，胆囊可触及，外院血检：Tbil 180μmol/L，ALP（碱

性磷酸酶）45U/L，ALT 26U/L。

70. 该患者在门诊首选检查为

    A. B 超         B. CT

    C. DSA         D. 核素扫描

    E. 血 CEA

71. 外科梗阻性黄疸的主要诊断依据是

    A. 血胆红素升高

    B. 黄疸、肝大伴有肝区叩痛

    C. B 超显示肝内或肝内外胆管扩张

    D. 血 ALT、ALP 升高

    E. 黄疸持续不消失

（72~73 题共用题干）

    男性，45 岁，黄疸 3 周，有波动，伴有消化道症状，右上腹胀痛。查体：明显黄疸，腹水征（－）。血糖正常。

72. 为了解黄疸性质，先做下列哪项检查有意义

    A. HBsAg        B. 肝功能测定

    C. 大便找脂肪滴     D. 大便隐血试验

    E. 血清淀粉酶

73. 明确梗阻部位首选

    A. CT         B. MRI

    C. PTC        D. ERCP

    E. B 超

（74~75 题共用题干）

    女性，66 岁，反复右上腹部隐痛并反射至右背部 5 年，疼痛急性发作并加重 2 天。口服胆囊造影示胆囊胆固醇沉积症，手术行胆囊切除。

74. 手术中胆囊肉眼所见可能为

    A. 胆囊壁增厚     B. 胆囊外观正常

    C. 胆囊增大       D. 胆囊萎缩

    E. 慢性炎症性改变

75. 胆囊胆固醇沉积症的病变主要在

    A. 黏膜层        B. 浆膜层

    C. 肌层         D. 浆膜层及肌层

    E. 肌层及黏膜层

（76~77 题共用题干）

    女性，72 岁，因急性胆囊炎急诊行胆囊切除术，采用经右上腹腹直肌切口。术后出现不明原因的咳嗽和腹胀，第 2 天晚 8 点剧烈咳嗽后，突然出现切口处有崩裂感，随后有淡血性液体及肠管从切口处涌出。

76. 该患者出现的问题是

    A. 切口内癌细胞种植

    B. 切口感染

    C. 切口裂开

    D. 切口血肿

    E. 切口脂肪液化

77. 对该患者的处理措施不正确的是

    A. 立即用消毒敷料覆盖伤口及腹内容物；或用消毒碗、盆扣住伤口，急送手术室

    B. 麻醉后，剪除切口缝线，防缝线割裂肠管

    C. 冲洗伤口，检查肠管有否损伤

    D. 切口全层缝合后，再逐一打结，必要时加减张缝合

    E. 先不予处理，观察后再说

（78~79 题共用题干）

    女性，49 岁，近半年数次发生右上腹疼痛，恶心、呕吐，多为夜间睡眠后发作，并向右肩部放射。查体：肥胖，BP 110/80mmHg，P 90 次/分，右上腹轻度压痛，无腹肌紧张。

78. 该患者最有可能的诊断是

    A. 胆囊腺瘤性息肉

    B. 高位急性阑尾炎

    C. 急性胰腺炎

    D. 十二指肠溃疡穿孔

    E. 胆囊结石

79. 经治疗疼痛未缓解，反而持续性加重，

右上腹压痛、反跳痛，腹肌紧张，体温38.5℃。此时可能的诊断为

A. 胆囊结石进入胆总管并堵塞远端

B. 结石性坏疽性胆囊炎

C. 十二指肠溃疡穿孔并弥漫性腹膜炎

D. 急性坏死性胰腺炎

E. 胆总管结石

**三、共用备选答案单选题：以下提供若干组试题，每组试题共用试题前列出的五个备选答案，请为每道试题选择一个最佳答案。每个备选答案可能被选择一次、多次或不被选择。**

（80～81题共用备选答案）

A. 肝固有动脉

B. 胰十二指肠上动脉

C. 胃、十二指肠动脉

D. 肝右动脉

E. 肝左动脉

80. 胆总管的血液供应主要来自

81. 胆囊动脉多源于

（82～86题共用备选答案）

A. 肝内胆管扩张

B. 憩室样扩张

C. 肝内外胆管扩张

D. 胆总管十二指肠开口部囊性突出

E. 囊性扩张

82. 先天性胆管扩张症Ⅰ型为

83. 先天性胆管扩张症Ⅱ型为

84. 先天性胆管扩张症Ⅲ型为

85. 先天性胆管扩张症Ⅳ型为

86. 先天性胆管扩张症Ⅴ型为

（87～89题共用备选答案）

A. 急性单纯性胆囊炎

B. 胆囊结石反复发作

C. 胆总管结石感染并休克

D. 肝内结石局限于左叶

E. 胆总管扩张不明显，但并发胰腺炎

87. Oddi括约肌成形术适合于

88. 非手术治疗适合于

89. 胆囊切除术适合于

（90～92题共用备选答案）

A. 急诊手术解除梗阻、引流胆道

B. 急诊手术、引流腹腔

C. 胆囊单纯造口

D. 肝叶切除

E. 胆总管、空肠吻合

90. 胆囊坏疽、穿孔应采取措施为

91. 急性梗阻性化脓性胆管炎应采取措施为

92. 老年人、坏疽性胆囊炎、胆囊颈部结石嵌顿应采取措施为

**四、案例分析题：为不定项选择题，试题由一个病历和多个问题组成。每个问题有六个及以上备选答案，选对1个给1个得分点，选错1个扣1个得分点，直扣至得分为0。**

（93～97题共用题干）

男性，62岁，1个月前无明显诱因出现眼黄、逐渐加深，尿液颜色加深，且变为浓茶样；不伴有腹痛，无寒战、发热。粪便颜色开始时为黄色，颜色逐日变为接近白色的浅黄色，无恶心、呕吐。附近医院按"肝炎"给予中药治疗，服药后粪便有时为黑色，自述可能与服中药有关。经过治疗后自觉眼黄有所消退，尿液颜色也变浅黄，故继续中药治疗。但服药2周后眼黄又加深，比发病时更黄，粪便逐渐变为白色，且晚上常有皮肤瘙痒，无好转。查体：T 36.2℃，P 67次/分，R 20次/分。发育正常，营养稍差，意识清醒，自动体位。全身皮肤无出血点和皮疹，但腹部皮肤有抓痒划痕，浅表淋巴结无肿大，巩膜重度黄染。腹部外科情况：腹平，未见肠型蠕动波，腹壁静脉无显露；腹软，右上

腹轻压痛，其余腹部无压痛，肝肋下未及，可触及右上腹梨状肿物，边界清楚、质软，约6cm×4cm，Murphy征阴性，脾未触及；腹部叩诊鼓音，未叩出移动性浊音；肠鸣音5次/分，未闻及高调肠鸣音及气过水音。

93. 对黄疸病因的诊断，检查项目应选择
    A. B超
    B. CT
    C. MRCP
    D. 肝核素扫描
    E. 选择性腹腔动脉造影
    F. PTC

94. 可鉴别此患者黄疸性质的实验室检查是
    A. 血清总胆红素
    B. 总胆固醇
    C. 血白细胞计数
    D. γ-谷氨酸转移酶
    E. 碱性磷酸酶
    F. 血清淀粉酶
    G. 三酰甘油
    H. 血清直接胆红素/总胆红素比值
    I. 粪便隐血试验

95. 为选择手术方案，应行的检查是（提示：检查发现患者Tbil 326μmol/L，Dbil 235μmol/L；B超提示：肝内外胆管扩张明显，胆囊增大，胆囊内可见强回声1.2cm，其后有声影）
    A. 腹腔动脉造影　　B. 腹部X线平片
    C. 静脉肾盂造影　　D. PTC
    E. ERCP　　　　　F. EUS
    G. 检测血清CA19-9

96. 术前治疗应选择（提示：患者CA19-9为9kU/L，粪便隐血试验阳性，十二指肠镜检查发现十二指肠乳头溃烂成菜花状）

A. 口服VitK4
B. 给予肠内营养
C. 给予谷氨酰胺
D. 行内镜下放置胆管内支架引流
E. 口服泼尼松40mg/d
F. 静脉注射广谱抗生素
G. 静脉注射支链氨基酸

97. 此时应行（提示：积极准备后行剖腹探查手术，术前Hb 95g/L，血浆白蛋白30g/L。术中发现胆囊增大，胆囊内胆汁绿色，肿瘤位于胰头不能切除，肿瘤已侵犯肝门、门静脉及肠系膜上动脉，且已侵及十二指肠致十二指肠梗阻，周围淋巴结及腹膜后淋巴结广泛转移，不能切除病灶）
    A. 淋巴结活检后关腹
    B. 胆囊空肠吻合
    C. 胃大部切除
    D. 圆韧带入路左肝管空肠吻合
    E. 放置U形管胆管外引流
    F. 胃空肠吻合
    G. 胰十二指肠切除
    H. 扩大的胰十二指肠切除

（98~100题共用题干）
男性，55岁，主因上腹部持续剧烈疼痛1d入院。

98. 为明确诊断应检查的项目包括［提示：T 38.5℃，P 126次/分，R 28次/分，BP 80/45mmHg。患者烦躁，皮肤、巩膜轻度黄染，上腹部压痛（＋）］
    A. 血常规
    B. 胆红素等生化检查
    C. 血清淀粉酶
    D. B超检查
    E. 腹部X线平片
    F. 心电图

99. 最可能的诊断是（提示：患者皮肤、

巩膜黄染逐渐加深，Tbil 130μmol/L，Dbil 112μmol/L，WBC $16.5 \times 10^9$/L，血淀粉酶及腹部 X 线片正常。B 超检查见：胆总管直径 1.5cm，内有多枚强回声的光团，肝内胆管无明显扩张，胆囊壁饱满，胆囊内可见多发强回声的光团伴声影）

A. 急性胆囊炎、Mirizzi 综合征
B. 急性胰腺炎
C. 上消化道穿孔
D. 急性梗阻性化脓性胆管炎
E. 感染中毒性休克
F. 急性胃炎

100. 应采取的进一步治疗包括（提示：经补液、抗休克、广谱抗生素治疗后，患者一般情况改善，无多器官功能衰竭表现，T 38.3℃，P 116 次/分，R 22 次/分，BP 105/65mmHg）

A. PTCD
B. 超声引导下经皮胆囊穿刺造瘘术
C. 胆囊造瘘术
D. 胆总管切开探查取石、T 管引流术
E. 胆囊切除术
F. 胆总管十二指肠吻合术

（101～103 题共用题干）

男性，35 岁，皮肤、巩膜黄染 3 年。黄疸进行性加深，但存在波动，反复发作高热、寒战、上腹痛等症状，合并溃疡性结肠炎，无胆管结石病史。腹部查体无明显阳性体征。

101. 最可能的诊断是［提示：Tbil 175μmol/L，Dbil 152μmol/L，抗线粒体抗体（－），CA19－9（－）、CEA（－）。MRCP 示：左右肝管汇合处及肝内胆管管腔多发狭窄，但表面平滑；肝内胆管的分支减少、僵直］

A. Caroli 病
B. 原发性胆汁性肝硬化
C. 原发性硬化性胆管炎
D. 胆管癌
E. 胆管结石
F. 自身免疫性肝病

102. 该疾病可能出现的并发症包括

A. 胆管感染
B. 胆管结石
C. 胆汁淤积性肝硬化
D. 门脉高压症
E. 胆管癌
F. 非结石性急性胆囊炎

103. 对该疾病可采用的治疗方法包括

A. 泼尼松等药物治疗
B. 内镜下狭窄段胆管扩张、内置支架
C. PTCD
D. 胆管切开减压、胆管扩张后留置引流管外引流
E. 肝移植术
F. 部分肝切除术

（104～106 题共用题干）

女性，16 岁，主因上腹部突发剧烈钻顶样疼痛 2h，疼痛向肩背部放射，伴恶心呕吐，无发热或黄疸。既往无消化性溃疡病史。

104. 为明确诊断应紧急检查的项目包括（提示：腹部无明显压痛，Muphy 征阴性，未触及肿物，肠鸣音 4 次/分）

A. 血常规
B. 血清淀粉酶
C. 总胆红素、直接胆红素等生化检查
D. B 超检查
E. 腹部 X 线平片
F. 心电图

105. 急诊应尽快做的处理包括（提示：患者白细胞计数正常，嗜酸性粒细胞计数升高，血淀粉酶正常，B超检查发现胆总管内平行双边形条状影）
    A. 胃肠减压
    B. 解痉治疗
    C. 广谱抗生素治疗
    D. 药物驱蛔治疗
    E. 纤维十二指肠镜
    F. 急诊手术

106. 进一步治疗是（提示：纤维十二指肠镜提示胆道蛔虫病，试行纤维十二指肠镜取虫，但未成功。患者腹痛持续不缓解，并逐渐出现高热、上腹部压痛和肌紧张，WBC升至 $14.8 \times 10^9/L$）
    A. 保守治疗
    B. 药物驱蛔治疗
    C. PTCD
    D. 胆总管切开取虫、T管引流术
    E. 结合生长抑素治疗
    F. 手术治疗后定期驱蛔治疗

（107～109题共用题干）

男性，28岁，主因上腹痛伴皮肤巩膜黄染1天入院，伴皮肤瘙痒、尿色深染及陶土样便。年少时有呕吐蛔虫及反复上腹痛病史。

107. 为明确诊断应重点紧急检查的项目包括（提示：T 38.1℃，P 106次/分，R 20次/分，BP 120/80mmHg。皮肤巩膜明显黄染，腹部平坦，上腹部轻压痛，无肌紧张或反跳痛）
    A. 血常规
    B. 尿常规
    C. 血清淀粉酶
    D. B超
    E. 腹部X线片
    F. 纤维十二指肠镜

108. 考虑的疾病是（提示：WBC $13.2 \times 10^9/L$，B超检查示胆总管直径约1.8cm，肝内胆管轻度扩张，胆总管中段可见直径0.8cm强回声团伴声影，胆囊内未见异常回声）
    A. 胆道蛔虫病
    B. 结石性急性胆囊炎
    C. 胆管结石、急性胆管炎
    D. 急性梗阻性化脓性胆管炎
    E. 胆管癌
    F. 胰腺癌

109. 最好的治疗方法是（提示：予抗生素、胃肠减压、禁食水、解痉等治疗后，患者体温升至38.9℃，P 122次/分，R 26次/分，BP 120/80mmHg，意识清醒，右上腹出现肌紧张，WBC $16.5 \times 10^9/L$）
    A. 更换其他抗生素
    B. 生长抑素
    C. PTCD
    D. ERCP
    E. 急诊手术治疗
    F. 急诊碎石治疗

（110～112题共用题干）

女性，32岁，主因胆囊切除术后3个月，皮肤、巩膜黄染2周入院，伴尿色深染、陶土便及皮肤瘙痒，无发热，无腹痛。查体巩膜明显黄染，腹部无明显压痛。

110. 为明确诊断，需要进行的检查包括
    A. 胆红素等生化检查
    B. CA19-9、CEA等肿瘤标志物
    C. B超检查
    D. MRCP
    E. PTC
    F. 放射性核素检查

111. 最可能的诊断是（提示：Tbil 175μmol/L，Dbil 159μmol/L，CA19-9

（－）、CEA（－）。MRCP 提示左右
肝管汇合处远端 1.5cm 处胆总管狭
窄，狭窄近端肝内外胆管扩张，未
见明显结石或占位病变，但胆总管
末端受肠气干扰观察欠清）

A. 原发性胆管结石

B. 继发性胆管结石

C. 医源性晚期胆管损伤Ⅰ型

D. 医源性晚期胆管损伤Ⅱ型

E. 医源性晚期胆管损伤Ⅳ型

F. 胆管癌

112. 最好的治疗方法是

A. EST

B. 胆管镜下球囊扩张术

C. 胆管端端吻合术

D. 胆管十二指肠端侧吻合术

E. 胆管十二指肠侧侧吻合术

F. 胆管空肠 Roux－en－Y 吻合术

## 参考答案与解析

1. E　2. E　3. E　4. E　5. D　6. A
7. E　8. D　9. A　10. A　11. B　12. D
13. B　14. B　15. B　16. E　17. D　18. D
19. A　20. E　21. D　22. C　23. A　24. D
25. E　26. E　27. A　28. D　29. D　30. D
31. C　32. B　33. E　34. A　35. D　36. C
37. D　38. E　39. D　40. C　41. E　42. E
43. D　44. E　45. B　46. C　47. B　48. E
49. E　50. D　51. E　52. C　53. B　54. A
55. D　56. D　57. D　58. E　59. B　60. D
61. A　62. B　63. B　64. D　65. C　66. C
67. E　68. B　69. D　70. A　71. C　72. B
73. E　74. A　75. A　76. C　77. E　78. E
79. B　80. C　81. D　82. E　83. B　84. D
85. C　86. A　87. E　88. A　89. B　90. B
91. A　92. C　93. ABCF　94. DEHI　95. DEFG
96. BCFG　97. BF　98. ABCDEF　99. D

100. D　101. C　102. ABCDE　103. ABDE
104. ABCDE　105. BE　106. DF　107. AD
108. C　109. E　110. ABCD　111. C　112. F

3. E。解析：初步考虑患者为慢性胆囊炎，行 B 超检查显示胆囊缩小，胆囊壁增厚，排空机能减退或消失即可明确诊断。如显示出结石影更能肯定诊断。

4. E。解析：胆固醇结石与胆色素石的形成原因不同。胆囊结石多为胆固醇结石，与胆汁中胆汁酸减少或胆固醇和磷脂增加有关；肝内胆管结石多为胆色素结石。胆道系统发生感染时，大肠杆菌产生的 β－葡萄糖醛酸酶，可水解结合性胆红素成为非结合性胆红素，后者与钙结合形成胆红素钙，进而积聚沉淀，形成胆色素结石。

5. D。解析：胆固醇不溶于水而溶于胆汁。因为胆汁中的胆盐和磷脂形成的微胶粒将胆固醇包裹于其中，而使其溶解。当胆盐与磷脂的比例为 2~3：1 时，胆固醇的溶解度最大。

6. A。解析：肝内胆管结石可弥漫存在于肝内胆管系统，也可局限发生在某肝叶或肝段胆管内，左叶明显多于右叶，与左叶肝胆管较长呈水平方向行走，与肝总管成角为锐角，胆汁易潴留有关。

7. E。解析：口服法胆囊造影是在服用碘番酸吸收后，药物经肝排出进入胆囊浓缩后拍腹部 X 线片，可显示胆囊结石、息肉或肿瘤等病变。此法容易受到胃肠道、肝脏、胆道等部位病变的影响，正确诊断率低，与肾功能不良无关。

8. D。解析：胆总管探查的指征：①有梗阻性黄疸病史。②典型胆绞痛伴畏寒、高热者。③胆总管结石或扩张者。④术中扣及胆总管内有结石、蛔虫或肿瘤。⑤术中造影显示胆管有结石者。⑥术中见胆管直径大于 1.5cm，管壁炎性增厚。⑦术中

胆总管穿刺抽出脓性胆汁，血性胆汁或泥沙样胆色素颗粒。⑧胰腺呈慢性炎症而无法排除胆管内有病变者。

9. A。**解析**：临床诊断胆道蛔虫病的主要依据是阵发性剑突下钻顶样绞痛而体征轻微，即症状与体征相分离。但需要注意的是，通常发病早期表现为阵发性剑突下钻顶样绞痛而体征轻微，如若合并胆道感染则可出现上腹肌紧张、压痛等体征。

10. A。**解析**：胆道感染的细菌几乎都是来自肠道，常为需氧菌和厌氧菌的混合感染。需氧菌中，大肠杆菌是主要致病菌，细菌培养阳性率80%以上；其次为产气杆菌、克雷伯菌、变形杆菌等。厌氧菌包括脆弱类杆菌和梭状芽孢杆菌等。

11. B。**解析**：胆总管十二指肠壁内段和Vater壶腹部外均有Oddi括约肌包绕，共同控制着胆总管开口和防止十二指肠液的反流。

12. D。**解析**：化脓性胆管炎时胆道压力增高，含细菌的胆汁逆行进入肝脏，可引起肝脓肿；脓肿腐蚀或结石压迫肝内血管可引起胆道出血；感染严重时可引起感染性休克；胆汁及胰液逆流入胰管可引起胰腺炎；但结石不会压迫门静脉引起肝外型门静脉高压症。

13. B。**解析**：胆囊造口术的适应证：①对胆囊切除术有相对或绝对禁忌证的患者，如有严重的心、肝、肾、肺功能不全者。②病程超过72h，全身中毒症状严重或情况很差不能耐受胆囊切除。或因急性化脓性胆囊炎、胆囊坏疽、穿孔造成胆囊周围炎性粘连严重，局部解剖关系不清，行胆囊切除术有可能损伤胆管等脏器者。③部分胆总管远端恶性梗阻造成重度黄疸，在行根治性手术前需先行减黄手术的患者，可选择胆囊造口术。但由于胆囊造口术胆汁引流的疗效常不如胆总管切开T管引流

术，所以，这种手术方式仅适用于全身情况差无法接受长时间手术和麻醉的患者。胆囊积脓穿孔合并感染性休克，患者病情危重，多不能耐受时间较长的大手术，故最适合采用胆囊造口术。

14. B。**解析**：无结石性胆囊炎则因胆囊功能异常，排空障碍，或致病菌自血液循环传播而引起。

15. B。**解析**：B超检查胆囊结石表现为强回声光团伴声影，并随体位改变而在胆囊内移动，能检测出2mm以上大小的结石，诊断准确率达95%以上。

16. E。**解析**：肝内胆管结石一般不引起梗阻性黄疸。

17. D。**解析**：十二指肠后段后方为下腔静脉，左侧有门静脉和胃十二指肠动脉。

18. D。**解析**：原发性硬化性胆管炎是一种特发性淤胆性疾病，其胆囊一般不受侵犯。

19. A。**解析**：急性梗阻性化脓性胆管炎最常见的病因是胆总管结石引起的梗阻。其他的因素还有肿大的胆囊或胆囊颈部、胆囊管结石压迫胆总管（Mirizzi综合征）、胆总管狭窄、肝脓肿并出血阻塞胆管以及胆总管肿瘤并梗阻等。

20. E。**解析**：胆固醇结石组成成分以胆固醇为主，含量占80%以上。且80%胆固醇结石位于胆囊内。

21. D。**解析**：胃穿孔最多见于胃溃疡，是溃疡病最严重的并发症，是普通外科最常见的急腹症之一。溃疡穿孔初期表现有骤发性剧烈腹痛，如刀割样，呈持续性或阵发性加重。疼痛初始位于上腹部或剑突下，很快波及全腹，仍以上腹部为重，有时伴有肩背部放射。查体可见患者急性痛苦面容，仰卧拒动，腹式呼吸减弱，全腹有压痛、反跳痛，腹肌紧张可呈"木板样"强直，肝浊音界减小或消失提示气腹

存在。胆囊穿孔一般于胆囊炎症发作一段时间后才会发生。

22. C。**解析：**胆总管结石是指位于胆总管内的结石，根据其来源可分为原发性胆总管结石和来自胆囊的继发性胆总管结石。胆总管结石的临床表现及病情的轻，重，危，完全取决于结石阻塞时的程度和有无胆道感染。发作时阵发性上腹部绞痛，寒战发热和黄疸三者并存（夏科氏三联征），是结石阻塞继发胆道感染的典型表现。

23. A。**解析：**急性胆囊炎急诊手术适用于：①发病在48～72小时以内者；②经非手术治疗无效且病情恶化者；③有胆囊穿孔、弥漫性腹膜炎、急性化脓性胆管炎、急性坏死性胰腺炎等并发症者。其他患者，特别是年老体弱的高危患者，应争取在患者情况处于最佳状态时行择期手术。

24. D。**解析：**口服胆囊造影，常用的造影剂为碘番酸。口服碘番酸3.0g后12～14小时，药物经肝排出进入胆囊，浓缩后行X线摄影检查，可显示胆囊结石、肿瘤或息肉等病变情况。

25. E。**解析：**根据肿瘤生长的部位，胆管癌分为上段、中段、下段胆管癌，上段胆管癌又称为肝门部胆管癌。病变在中、下段的可触及肿大的胆囊，Murphy征可能阴性，而上段胆管癌胆囊不可触及。

26. E。**解析：**肝外胆管结石典型的临床表现为Charcot三联征，即腹痛，寒战高热和黄疸。

27. A。**解析：**禁忌证：①疑有胆囊癌者；②合并原发性胆管结石及胆道狭窄者；③肝硬化并门静脉高压者；④有凝血机制障碍及出血倾向者；⑤腹腔内严重感染及腹膜炎者；⑥妊娠合并胆石症者；⑦Mirizzi综合征；⑧合并胆肠瘘；⑨严重心肺功能障碍及不能耐受气管插管全身麻醉者；⑩腹腔内广泛而严重粘连者；⑪不宜建立人工气腹者。

28. D。**解析：**胆道蛔虫病的典型特点是突发性剑突下阵发性钻顶样剧烈绞痛，可向右肩背部放射。

29. D。**解析：**胆管电热损伤早期范围不明确，直接缝合或对端吻合易发生胆汁瘘或瘢痕狭窄。

31. C。**解析：**胆囊收缩素是由Ⅰ细胞分泌，脂肪食物是导致其分泌的主要因素。

32. B。**解析：**胆管被完全横断结扎后，术中如未及时发现，术后早期即可发生梗阻性黄疸、胆汁瘘（未置放腹腔引流管者可发生局限性或弥漫性腹膜炎），可合并或不合并胆管感染症状。

33. E。**解析：**急性梗阻性化脓性胆管炎最为关键的治疗是急诊手术解除胆道梗阻并减压引流。输液、补充血容量、静滴大量抗生素、纠正酸中毒、营养支持这些治疗很重要，是急诊手术前的常规治疗，不能替代解除胆道梗阻并行胆道减压引流的手术治疗。

34. A。**解析：**胆道出血最常见的原因为肝脏外伤，可有胆道结石或蛔虫病史，典型的表现为胆系出血三联征：胆绞痛（右上腹痛）、消化道出血（呕血或黑便）以及梗阻性黄疸。胆系出血并非都必须行手术治疗。

35. D。**解析：**急性梗阻性化脓性胆管炎时禁忌行胆道造影检查。胆道造影是静脉注射胆影葡胺，经肝脏代谢后，再经胆道排泄，而后行X线摄片。胆道梗阻时，胆汁分泌和排泄障碍，影响胆影葡胺经肝脏代谢及胆道排泄，此种情况下胆道造影往往失败。

36. C。**解析：**胆道大出血的典型临床表现：①剧烈的上腹部绞痛；②畏寒发热、黄疸；③呕血、便血。

37. D。**解析**：典型的急性胆管炎表现为 Charcot 三联征，即腹痛、发热、黄疸。

38. E。**解析**：行胆囊切除时最重要的解剖结构为胆囊三角，即 Calot 三角，胆囊动脉由该三角内穿过。

39. D。**解析**：胆石症首选胆囊切除治疗，胆总管下段结石需探查取石。

40. C。**解析**：胆石形成的原因包括：胆汁中胆固醇相对过多或胆汁中胆汁酸相对过少会导致胆固醇呈过饱和状态而沉淀析出结晶，促使胆石形成；胆道系统有感染时，大肠杆菌产生的 β - 葡萄糖醛酸酶可水解结合性胆红素为非结合性胆红素，后者与钙结合形成胆红素钙而沉淀，形成胆红素结石；胆汁中游离胆红素过多，超过二葡萄糖醛酸酯的结合力，则形成的非结合性胆红素增多，形成胆红素结石；胆道存在梗阻因素时，胆汁排出不畅，胆汁成分沉淀形成结石。

41. E。**解析**：急性胆囊炎、胆囊结石的手术术式是胆囊切除术。但由于较小的胆囊结石，可排入胆总管，若嵌顿于胆总管下端壶腹部，会导致急性梗阻性化脓性胆管炎和全身感染。因此，如术中发现胆囊内有多发绿豆大小结石，需同时行胆总管探查 T 管引流术。

42. E。**解析**：胆管癌的发生可能与下列因素有关：肝胆管结石；原发性硬化性胆管炎；先天性胆管囊性扩张症，胆管囊肿空肠吻合术后；肝吸虫感染，慢性伤寒带菌者，溃疡性结肠炎等。

43. D。**解析**：胆道出血量大，有血液进入胆囊，可致胆囊肿大。

44. E。**解析**：胆囊结石引起急性胰腺炎即胆石性胰腺炎系胆道结石嵌顿于 Vater 壶腹引起的急性胰腺炎症。胆石大小与胆囊管直径是决定胆石性胰腺炎发生与否的重要因素，共同通道较长者更易发生出口梗阻，也是胆石性胰腺炎发病的因素之一。

45. B。**解析**：胆囊息肉良性和恶性的鉴别点：①大小：>1cm 的息肉，恶性可能性大；②形状：不规则状多为恶性，良性多为乳头状；③生长速度：良性息肉如胆固醇性息肉等通常生长缓慢，息肉短期内迅速增大者应警惕恶变；④数目：多发者多为良性肿瘤，单发常为腺瘤或癌。

46. C。**解析**：成人每日由肝细胞和胆管细胞分泌胆汁约 800 ~ 1200ml。胆汁主要由肝细胞分泌，约占胆汁分泌量的 3/4，胆管细胞分泌的胆汁，约占 1/4。当胆盐的肝肠循环被破坏，胆汁中胆盐减少，或胆固醇增加，则胆固醇易于析出形成结石。进入胆囊的胆汁，90% 的水分被胆囊黏膜吸收，可使胆汁浓缩 5 ~ 10 倍而储存于胆囊内。

47. B。**解析**：胆囊结石首选胆囊切除术。

48. E。**解析**：患者有 Charcot 三联征并休克和神情淡漠，考虑为急性梗阻性化脓性胆管炎，治疗原则是紧急手术解除胆道梗阻并引流，及早而有效地降低胆管内压力。

49. E。**解析**：蛔虫寄生于人体中下段小肠内，喜碱厌酸。有钻孔习性的蛔虫可钻入胆道。蛔虫钻入的机械性刺激可引起 Oddi 括约肌痉挛诱发胆绞痛，并可诱发急性胰腺炎；虫体带入的肠道细菌可导致胆道感染，严重者可引起急性重症型胆管炎、肝脓肿等。蛔虫在胆道内死亡后，其残骸和虫卵可在胆道内沉积，成为结石形成的核心。蛔虫还可经胆囊管钻入胆囊，可引起胆囊穿孔。

50. D。**解析**：对于胆总管及肝内胆管均不扩张者，经皮肝穿刺胆管造影术的成功率低，应首选逆行胰胆管造影检查。

51. E。**解析**：患者为急性胆囊炎伴结石症，其最终治疗为手术治疗。

52. C。**解析**：肝内胆管结石可弥漫存在于肝内胆管系统，也可局限发生在某肝叶或肝段胆管内，左叶明显多于右叶。肝内胆管结石常合并肝外胆管结石，此时临床表现与肝外胆管结石相似。未合并肝外胆管结石者，可多年无症状或仅有肝区和胸背部胀痛不适。除非双侧胆管均有梗阻或胆汁性肝硬化晚期，肝内胆管结石一般不会发生黄疸。

53. B。**解析**：胆石按化学成分可分为：胆固醇结石、胆色素结石和混合性结石，在我国各种胆石症中多为胆固醇结石。胆道蛔虫所致的结石多为胆色素结石。胆色素结石的剖面，呈层状而无核心；混合性结石剖面，中心是放射状而外周呈层状。肝内胆管结石的好发部位是左肝管多于右肝管。肝外胆管结石占全部胆石的20%～30%，多位于胆总管下段。

54. A。**解析**：胆囊收缩功能良好者，在服脂肪餐后半小时内胆囊收缩至原大小的1/3。

55. D。**解析**：对于有明显症状的患者，在排除胃、十二指肠和其他胆道疾病后，宜行手术治疗。对无症状患者，有以下情况仍考虑手术：直径超过1cm的单个病变，年龄超过60岁；连续B超检查发现增大；腺瘤样息肉或基底宽大；合并胆囊结石或胆囊壁增厚。

57. D。**解析**：Charcot三联征并伴有血压下降，胆囊肿大，白细胞升高，为典型的急性梗阻性化脓性胆管炎的表现；肝内胆管结石并发胆道感染一般无胆囊肿大；急性化脓性胆囊炎和胆囊穿孔一般无黄疸。

58. E。**解析**：急性化脓性胆管炎的临床表现为：患者以往多有胆道疾病发作史和胆道手术史。本病发病急骤，病情进展快。本病除具有一般胆道感染的Charcot三联征（腹痛、寒战高热、黄疸）外，还可出现休克、神经中枢系统受抑制表现，即Reynolds五联征。

59. B。**解析**：造影剂经肝分泌入胆汁进入胆道系统。可观察胆管有无狭窄、扩张、充盈缺损等病理改变。

60. D。**解析**：在我国引起急性化脓性梗阻性胆管炎的最常见原因是胆管结石，其次为胆道蛔虫和胆管狭窄。胆管、壶腹部肿瘤，原发性硬化性胆管炎，胆肠吻合术后，经T管造影或PTC术后亦可引起。

61. A。**解析**：由于蛔虫所致胆管梗阻多不完全，所以黄疸少见或较轻。

62. B。**解析**：根据其行程和毗邻关系，胆总管分四段：十二指肠上段、十二指肠后段、胰腺段和十二指肠壁内段。

63. B。**解析**：胆道蛔虫病早期临床表现有：突发性剑突下阵发性钻顶样剧烈绞痛，可向右肩背部放射。疼痛发作时患者辗转不安，呻吟不止，大汗淋漓，可伴有恶心、呕吐或呕吐蛔虫。疼痛可突然缓解，间歇期宛如常人。疼痛可反复发作，持续时间不一。合并胆道感染时，出现胆管炎症状，严重者表现为重症型胆管炎。因蛔虫所致胆管梗阻多不完全，故黄疸少见或较轻。

65. C。**解析**：胆红素152$\mu$mol/L，口服胆囊造影和静脉胆道造影是禁忌的。PTC即经皮肝穿刺胆道造影术，为在X线引导下，穿刺肝内胆管，注入造影剂，可清晰显示肝内外胆管，了解病变部位、程度和范围，有助于黄疸的鉴别。该方法不受肝功能减退或黄疸的限制，还可在PTC基础上进行引流（PTCD），暂时缓解胆道梗阻。但PTC是一种有创检查，主要并发症有出血、胆瘘及感染。

66. C。**解析**：胆道蛔虫病的典型临床表现是阵发性剑突下钻顶样绞痛，突发而忽止。发作时患者辗转不安、呻吟不已、缓解时平息如常。体征轻微，剑突偏右有深压痛，很少有反跳痛及肌紧张。症状与体征相分离是本病的特点。如若合并胆道感染则可出现腹痛、畏寒发热、轻度黄疸等。

67. E。**解析**：胆总管下段位于胰头的实质内，胰头的占位性病变常压迫胆总管下段引起梗阻性黄疸。

70. A。**解析**：B 型超声因为无创易行，可作为检查首选，可确定梗阻部位及性质，尤其适用于肝脏及上段胆管疾病的诊断。

71. C。**解析**：确定是梗阻性黄疸的主要依据为黄疸＋胆管扩张，可引发梗阻性黄疸的病变器官有肝脏、胆囊、胆管、十二指肠及胰腺。引起梗阻性黄疸的疾病有炎症、结石、良恶性肿瘤、寄生虫及先天性疾病等。

72. B。**解析**：皮肤黄染 3 周伴右上腹胀痛考虑为胆道梗阻，化验肝功能，明确黄疸性质。

73. E。**解析**：了解胆道病变首选 B 超检查。

74. A。**解析**：术中肉眼观察可见胆囊急性炎症改变，表现为胆囊壁充血、水肿，胆囊壁增厚。

75. A。**解析**：胆囊胆固醇沉着症是慢性胆囊炎的一种特殊类型。因大量的胆固醇酯颗粒沉积在胆囊黏膜上皮细胞的基底膜内，形成黄色小结节，外形似草莓，又称草莓胆囊。

76. C。**解析**：年老体弱、营养不佳、儿童、切口感染的患者，因术后咳嗽、腹胀、便秘等诱因而造成切口裂开。其表现为切口有淡红色液体流出，或听到缝线崩裂声，随后可见大网膜及肠管脱出。

77. E。**解析**：裂口较小无肠管脱出或仅为皮肤及皮下裂开，可用胶布拉紧对合

切口。较长全层切口裂开应立即用无菌盐水纱布覆盖，送手术室缝合。术后以腹带加压包扎，给予支持疗法，必要时输血及补蛋白，防止切口感染，拆线时间延迟至第 12 ~ 14 日。

80 ~ 81. C、D。**解析**：胆总管的血液供应主要来自于胃、十二指肠动脉、肝总动脉和肝右动脉，以胃、十二指肠动脉为主。胆囊动脉74.4% ~ 87% 起源于肝右动脉，7% ~ 20.5% 起源于肝总或肝左动脉，2.5% ~ 3% 起源于胃、十二指肠动脉。

82 ~ 86. E、B、D、C、A。**解析**：先天性胆管扩张症 I 型：囊性扩张。临床上最常见，约占90%。可累及肝总管、胆总管的全部或部分肝管。胆囊管一般汇入囊肿内，其左右肝管及肝内胆管正常。先天性胆管扩张症 II 型：憩室样扩张。为胆总管壁侧方局限性扩张呈憩室样膨出，临床少见。先天性胆管扩张症 III 型：胆总管十二指肠开口部囊性突出。胆总管末端十二指肠开口附近囊性扩张，囊状扩张进入十二指肠腔内致胆管部分梗阻。先天性胆管扩张症 IV 型：肝内外胆管扩张。肝内胆管有大小不一的多发性囊性扩张，肝外胆管亦呈囊性扩张。先天性胆管扩张症 V 型：肝内胆管扩张（Caroli 病）。肝内胆管多发性囊性扩张伴肝纤维化，肝外胆管无扩张。

87 ~ 89. E、A、B。**解析**：Oddi 括约肌成形术适合于治疗胆总管末端狭窄，如合并胆囊及胆管结石的 Oddi 括约肌狭窄、壶腹部结石嵌顿、原发性狭窄性乳头炎等。也用于治疗 Oddi 括约肌狭窄胆总管扩张不明显者。乳头部括约肌狭窄常引起慢性胰腺炎及胰管阻塞。急性单纯性胆囊炎多可采用非手术疗法如纠正水、电解质和酸碱平衡失调，使用广谱有效的抗生素、维生素 K 和止血药物，解痉止痛，胃肠减压，以及全身支持治疗等。待感染控制，病情

缓解，应有计划地择期手术。胆囊结石的治疗原则是手术切除病变的胆囊，因胆石可刺激黏膜导致炎症，如嵌顿在颈部或胆囊管后可引起继发性感染；慢性炎症刺激还可导致胆囊癌。胆囊结石经常发作应选择在急性发作后的缓解期进行胆囊切除术。

91. A。**解析：** AOSC 的治疗原则是紧急手术解除胆道梗阻并引流，及早而有效地降低胆管内压力。

92. C。**解析：** 老年高危患者，手术耐受力差，手术应简单、有效，故应选择胆囊单纯造口。

# 第十六章 胰腺疾病

**一、单选题：以下每道试题有五个备选答案，请选择一个最佳答案。**

1. 男性，70 岁，有胆结石 3 年，突发上腹部疼痛 24 小时。查体：神志淡漠，R 30 次/分，P 116 次/分，BP 90/60mmHg。腹胀，两侧腹部皮下淤血，全腹压痛、反跳痛和肌紧张，移动性浊音阳性。血清淀粉酶升高。诊断为出血坏死性胰腺炎，决定行手术治疗。手术中下列哪项措施是不恰当的
   - A. 尽量切除病变的坏死组织
   - B. 胰腺包膜切开减压
   - C. 胆总管切开，T 管引流
   - D. 胃造瘘
   - E. 开放伤口引流

2. 男性，31 岁，两年前因胃溃疡穿孔行修补术，1 年后溃疡复发并穿孔行毕 I 式胃大部切除术。术后半年又因胃溃疡穿孔行残胃部分切除并改行毕 II 式胃大部切除术，术后上腹仍烧灼样痛，服用 H$_2$ 受体阻滞剂，疼痛仍不缓解。此时应考虑
   - A. 溃疡恶变
   - B. 十二指肠后壁穿透性溃疡
   - C. 吻合口溃疡
   - D. 空肠溃疡
   - E. 胃泌素瘤

3. 胰岛素瘤的典型症状是
   - A. 全身皮肤巩膜黄染
   - B. 寒战高热
   - C. 清晨自发性低血糖
   - D. 上腹部巨大包块
   - E. 恶病质，消瘦，乏力

4. 以下关于胰腺假性囊肿的叙述，不正确的是

   - A. 继发感染则形成脓肿
   - B. 形成的纤维包裹内无上皮细胞
   - C. 是急慢性胰腺炎的并发症
   - D. 所有囊肿均可以自行吸收，不需要手术
   - E. 大的假性囊肿可产生压迫症状

5. 女性，50 岁，半年前因急性上腹痛住院，诊断为急性胰腺炎，经治疗后痊愈。近 2 个月上腹部逐渐隆起，无腹痛和发热，进食后有腹胀。查体：上腹部可摸到拳头大小肿物，表面光滑，活动度差。初步考虑为
   - A. 胰腺囊腺瘤
   - B. 胰腺寄生虫性囊肿
   - C. 胰腺假性囊肿
   - D. 肝包虫病
   - E. 胰腺潴留性囊肿

6. 伴梗阻性黄疸的胰头肿瘤术中探查，发现肿瘤切除困难，为消除黄疸最好采取的手术方式是
   - A. 胆囊十二指肠吻合术
   - B. 胆总管十二指肠吻合术
   - C. 胆总管空肠吻合术
   - D. 胆总管 T 管引流术
   - E. 胆囊造瘘术

7. 在胰腺炎的发病过程中起主要作用的酶是
   - A. 糜蛋白酶　　　　B. 胰蛋白酶
   - C. 磷脂酶 A　　　　D. 弹力纤维酶
   - E. 胰血管舒缓素酶

8. 为减少胰液分泌，常应用的药物是
   - A. 抗生素　　　　　B. 甲硝唑
   - C. 垂体后叶激素　　D. 生长激素
   - E. 生长抑素

9. 男性，64 岁，主因进行性黄疸 1 个月入院，伴食欲减退，无腹痛、发热。查体：肝肋下 2cm，胆囊未及，直接胆红素 109μmol/L，尿胆红素（＋＋＋）。首选的辅助检查为
   A. 腹部 B 超
   B. 腹部 CT
   C. ERCP
   D. PTC
   E. 内镜超声

10. 佐林格 - 埃利森综合征的患者，下列化验值增高的是
    A. 胰酶
    B. 胰岛素
    C. 胃泌素
    D. 胰高血糖素
    E. 生长抑素

11. 急性胰腺炎时血钙降低主要与以下哪种酶有关
    A. 血淀粉酶
    B. 磷脂酶
    C. 胰酶
    D. 脂肪酶
    E. 弹性蛋白酶

12. 女性，55 岁，因进食油腻食物后 3 小时出现上腹部疼痛，向两侧腰部放射，12 小时后就诊。查体：T 37.6℃，BP 150/90mmHg，腹平软，中上腹部偏左压痛，无反跳痛。血淀粉酶 600U/L，腹腔穿刺阴性，诊断为急性胰腺炎。此时最适宜的治疗是
    A. 禁食、胃肠减压、抗炎补液
    B. 禁食、抗炎补液、中药
    C. 抗炎补液、中药、抑肽酶
    D. 低脂半流食、胃肠减压、抑肽酶
    E. 手术治疗

13. 有关急性胰腺炎腹痛的描述，错误的是
    A. 病变极严重时，腹痛可能不重
    B. 经多次呕吐排空胃内容物后，腹痛可有一定程度缓解
    C. 疼痛常很剧烈，与病变部位有关
    D. 呈腰带状疼痛时，说明病变累及全胰
    E. 为持续性疼痛，伴阵发加重

14. 下列关于环状胰腺说法恰当的是
    A. 环状胰腺的常见临床症状是黄疸
    B. 环状胰腺组织内一般不含正常的腺泡和胰岛
    C. 环状胰腺可以不引起临床症状
    D. 环状胰腺是最常见的胰腺先天性疾病
    E. 手术治疗常采用切断环状胰腺组织的方法以解除十二指肠的梗阻

15. 急性胰腺炎时，有关淀粉酶的改变，下列不正确的是
    A. 尿淀粉酶增高迟于血淀粉酶
    B. 尿淀粉酶下降较血淀粉酶晚
    C. 临床以尿淀粉酶变化为主要诊断依据
    D. 坏死性胰腺炎，尿淀粉酶不一定增高
    E. 淀粉酶的高低与病变轻重不一定成正比

16. 诊断急性胰腺炎，哪项检查具有重要临床意义
    A. 心率加快或低血压
    B. 腹胀
    C. 血和尿淀粉酶明显升高
    D. 左侧上腹部压痛
    E. 腹部移动性浊音阳性

17. 下列关于胰腺癌的表述哪项是正确的
    A. 黄疸是绝大多数病例的主要临床表现
    B. CT、血管造影和腹腔镜探查对判断肿瘤是否能够切除没有帮助
    C. 如果患者已经出现黄疸，则手术切除率小于 5%
    D. 大多数胰腺癌在确诊时已经发生转移

E. 行 Whipple 手术后胰腺癌的 5 年生存率为 30% ~40%

18. 有关急性胰腺炎，下列说法错误的是
    A. 约 50% 继发于胆道疾病
    B. 细菌感染不是发病的主要原因
    C. 血、尿淀粉酶不高，可以除外诊断
    D. 某些类型可以突然死亡
    E. 可继发胰腺假性囊肿

19. 慢性胰腺炎的临床表现除外
    A. 黄疸
    B. 食欲缺乏、腹泻
    C. 反复发作腹痛
    D. 恶心、呕吐
    E. 腹胀

20. 男性，42 岁，饱餐后上腹部剧痛 6 小时，伴恶心呕吐，呕吐物为胃内容物，吐后腹痛加剧，如刀割样。查体：T 37.8℃，P 124 次/分，BP 80/50mmHg，痛苦面容，腹胀，全腹肌紧张，压痛及反跳痛，上腹部为重，肠鸣音消失，肝浊音区存在，右下腹穿刺得淡红色血性液体。白细胞 $12 \times 10^9$/L，血淀粉酶 320U/L，血钙 1.5mmol/L。诊断应考虑
    A. 溃疡病穿孔，弥漫性腹膜炎
    B. 胆囊穿孔，弥漫性腹膜炎
    C. 急性胃炎
    D. 急性出血性坏死性胰腺炎
    E. 急性绞窄性肠梗阻

21. 急性胰腺炎出现下列哪种情况时，应考虑出血坏死
    A. 血清淀粉酶明显升高
    B. 低血钙
    C. 高血糖
    D. 低血磷
    E. 白细胞明显升高

22. 治疗急性胰腺炎，禁用
    A. 补充血容量
    B. 吗啡止痛
    C. 抗胆碱能药物
    D. 给予钙盐
    E. 胃肠减压

23. 下述哪支动脉不起源于肠系膜上动脉
    A. 结肠中动脉
    B. 胰十二指肠上动脉
    C. 胰十二指肠下动脉
    D. 结肠右动脉
    E. 回结肠动脉

24. 急性胰腺炎炎症波及整个胰腺，主要表现为
    A. 腹部压痛
    B. 呕吐
    C. 一般情况差
    D. 剧烈全上腹痛并呈束带状向两侧腰背部放射
    E. 腹胀和肠鸣音稍减弱

25. 胰岛素瘤来源于胰腺的
    A. A 细胞
    B. B 细胞
    C. D 细胞
    D. G 细胞
    E. D1 细胞

26. 预防急性胰腺炎发生，主要措施包括
    A. 积极治疗十二指肠疾病
    B. 经常服用磺胺类药或抗生素
    C. 积极预防和治疗胆道疾病
    D. 经常服用消化酶类药物
    E. 注意饮食卫生

27. 下列急性胰腺炎，哪项不需要进行外科手术干预
    A. 急性胰腺炎合并胰腺脓肿
    B. 急性胰腺炎合并 ARDS
    C. 暴发型急性胰腺炎
    D. 急性胰腺炎腹穿穿刺液为血性或浑浊脓性
    E. 急性胰腺炎腹痛剧烈，恶心、呕吐

频繁

28. 胰腺癌时较少出现的临床表现是
    A. 黄疸
    B. 腹腔积液
    C. 慢性胰腺炎症状
    D. 上消化道出血
    E. 静脉血栓形成

29. 有关胰源性溃疡，下列哪项是错误的
    A. 是胰腺非 B 细胞瘤
    B. 部分是由胰岛和胃窦部 G 细胞增生引起
    C. 胰岛细胞瘤大部分是良性的
    D. 大多数患者 BAO > 15mmol/h，BAO 和 MAO 差别缩小
    E. 夜间胃液量超过 1L，酸量超过 100mmol 有诊断意义

30. 有关急性水肿性胰腺炎，下列哪项是错误的
    A. 部分患者可见轻度黄疸
    B. 持续性疼痛，阵发性加重
    C. 常继发于胆道疾病
    D. 多数患者可能发生休克
    E. 少数患者可发生假性囊肿

31. 胰头癌与壶腹周围癌的比较中，下列哪项是不正确的
    A. 壶腹周围癌的黄疸较胰头癌黄疸出现早
    B. 壶腹周围癌较胰头癌易引起消化道出血
    C. 壶腹周围癌切除率较胰头癌高，预后也较好
    D. 两者手术方式相同，均需做胰十二指肠切除术
    E. 两者均很少发生寒战、高热

32. 壶腹周围癌的预后较胰头癌好是因为
    A. 肿瘤位于肠腔易发生消化道出血，

促使患者及早就医
    B. 肿瘤位于十二指肠肠腔内，不易向周围侵犯
    C. 黄疸出现较早可促使患者及早就医
    D. 肿瘤的恶性程度较低
    E. 由于切除十二指肠较单纯切除胰头容易，术后并发症少

33. 胰腺组织细胞与内、外分泌的关系中，下列哪项是不正确的
    A. 碱性液 – 腺泡细胞
    B. 胃泌素 – 胰岛 $D_1$ 细胞
    C. 胰岛素 – 胰岛 β 细胞
    D. 淀粉酶 – 腺泡细胞
    E. 胰高血糖素 – 胰岛 α 细胞

34. 慢性胰腺炎最主要的病因是
    A. 胰腺组织坏死
    B. 胰液引流不畅
    C. 胰腺血供障碍
    D. 胰液外分泌异常
    E. 胰液内分泌异常

35. 胰蛋白酶不能激活下述哪种酶原
    A. 弹性蛋白酶原
    B. 胃蛋白酶原
    C. 糜蛋白酶原
    D. 胰血管舒缓素酶原
    E. 胰蛋白酶原

36. 男性，47 岁，急性发作腹痛 5 天。高热，上腹部可扪及压痛的肿块。B 超检查示液性肿物，尿淀粉酶 2048U/L。首先应考虑
    A. 腹腔脓肿
    B. 胰腺囊肿并发感染
    C. 溃疡病穿孔膈下脓肿
    D. 肝脓肿
    E. 胆囊积脓

37. 异位胰腺最常见位于

A. 十二指肠　　　B. 胃

C. 空肠　　　　　D. 回肠

E. 食管

38. 胰腺的解剖位置是

A. 位于腹膜后，相当于第 3~4 腰椎水平

B. 位于小网膜囊内，相当于第 1 腰椎水平

C. 位于腹膜后，相当于第 1~2 腰椎水平

D. 位于十二指肠横部的上方，平第 3 腰椎水平

E. 位于胃后方，后腹膜前方，相当于第 2 腰椎水平

39. 胰腺癌最好发于

A. 胰头部

B. 胰腺体部

C. 胰腺尾部

D. 各部分发生率基本相同

E. 异位胰腺

40. 行全胰切除术的患者术后最可能并发

A. 糖尿病　　　　B. 高钙血症

C. 高磷血症　　　D. 便秘

E. 体重增加

41. 胰岛素瘤的临床特点中，错误的是

A. 葡萄糖耐量呈低平曲线

B. 饥饿试验能诱发症状

C. 血胰岛素增高 50% 以上

D. 低血糖症状

E. 一经确诊应行手术切除肿瘤

42. 下述关于壶腹部癌，哪项叙述不恰当

A. 壶腹部癌可表现为间断性黄疸

B. 壶腹部癌的症状出现较早，恶性程度低，因而治疗效果比胰头癌好

C. 患者可出现消化道症状

D. 患者血、尿淀粉酶正常，可与胰腺炎鉴别

E. 患者可有贫血、消瘦

43. 男性，42 岁，6 小时前于饱餐后上腹剧痛，伴恶心、呕吐，呕吐物为胃内容物，呕吐后腹痛更剧烈，如刀割样，注射阿托品止痛无效。查体：P 124 次/分，BP 80/50mmHg，痛苦容貌，腹胀，全腹肌紧张、压痛、反跳痛，上腹部为重，肠鸣音消失，肝浊音界存在。右下腹穿刺抽出淡红色血性液。白细胞 $12 \times 10^9/L$，血清淀粉酶 4000U/L，血钙 1.5mmol/L。经 3 小时治疗观察，病情无好转。诊断应考虑为

A. 急性胃炎

B. 胆囊穿孔，弥漫性腹膜炎

C. 溃疡病穿孔，弥漫性腹膜炎

D. 急性出血坏死性胰腺炎

E. 急性绞窄性肠梗阻

44. 急性水肿性胰腺炎患者血清淀粉酶升高达高峰的时间是发病后

A. 12 小时　　　　B. 24 小时

C. 32 小时　　　　D. 36 小时

E. 48 小时

45. 胰头癌区别于其他壶腹周围癌的常见特点是

A. PTCD 显示胆管下端梗阻

B. 血管造影提示门静脉受浸润

C. 大便潜血（＋），黄疸进行性加重

D. 血淀粉酶高于正常

E. 大便苏丹染色阳性，显示脂肪颗粒

46. 胰腺疾病和胆道疾病互相关联的解剖基础是

A. 胰管与胆总管两者解剖位置靠近

B. 胰腺导管和胆总管下端有共同通道、共同开口

C. 胰腺有副胰管和胆总管相通

D. 胆总管和胰腺导管开口于十二指肠内侧壁

E. 胰腺导管开口于胆总管开口之下

47. 胰源性胰腺炎发展为休克的主要病理生理环节为

A. 胰酶外溢-脂肪酶-脂肪坏死

B. 大量胰消化酶被激活

C. 胰蛋白酶-胰舒血管素-激肽原-激肽

D. 胰蛋白酶-磷脂酶A-组织坏死

E. 胰酶-弹力纤维酶-血管损害出血

48. 经内镜逆行性胰胆管造影（ERCP）的适应证除外

A. 胆管癌　　　　B. 急性胰腺炎

C. 胰腺癌　　　　D. 胆管结石

E. 乳头炎性狭窄

49. 女性，40岁，黄疸、食欲缺乏2个月。查体：全身黄染，肝大，胆囊可扪及肿大。实验室检查：血胆红素171μmol/L，碱性磷酸酶30U/L，其他肝功能正常。诊断首先考虑

A. 胆道蛔虫病

B. 急性病毒性肝炎

C. 先天性溶血性黄疸

D. 胆总管囊肿

E. 壶腹周围肿瘤

50. 有关急性出血坏死性胰腺炎出血征象的叙述恰当的是

A. 氧自由基激活弹力蛋白酶损害血管壁

B. Grey - Turner 征时见到脐周蓝色改变

C. 为胰蛋白酶激活纤维蛋白溶解系统所致

D. 腹部腰部蓝-棕色斑称为Cullen征

E. 可以出现呕血和便血

二、共用题干单选题：以下提供若干个案例，每个案例下设若干道试题，每道试题有五个备选答案，请选择一个最佳答案。

（51~52题共用题干）

女性，55岁，6周前出现皮肤巩膜黄染，4周前黄疸消退后又逐渐加重，间断排灰白色和黑色粪便，无腹痛、发热和消瘦。查体：右侧肋下可触及一肿物的边缘，表面光滑，呈囊性，肝剑突下3cm可及。大便隐血（+）。

51. 最可能的诊断是

A. 胰头癌　　　　B. 壶腹部癌

C. 胆总管下段癌　D. 胆囊癌

E. 原发性肝癌

52. 最适宜的治疗方案是

A. 肝脏楔形切除术

B. 胆囊空肠吻合术

C. 胰十二指肠切除术

D. 肝动脉栓塞+导管化疗

E. 氟尿嘧啶类药物为主的全身化疗

（53~54题共用题干）

男性，31岁，2年前因胃溃疡穿孔行毕I式胃大部切除术。术后半年胃溃疡复发并出血，遂行残胃部分切除、胃空肠吻合术。术后上腹仍感烧灼样痛伴腹泻，服用H₂受体拮抗剂不缓解。胃液分析夜间12小时胃液总量>1000ml，BAO/MAO>600。

53. 此时应首先考虑

A. 胰岛素瘤　　　B. 胃泌素瘤

C. 肠肽瘤　　　　D. 胰高血糖素瘤

E. 复发性胃溃疡

54. 为明确病变部位，下列检查最有诊断意义的是

A. 选择性腹腔动脉造影

B. CT检查

C. 超声胃镜检查

D. MRI 检查

E. 经皮经肝穿刺门静脉分段取血测胃泌素值

**(55~57 题共用题干)**

女性，50 岁，上腹逐渐饱满，腹胀 1 个月。2 个月前曾患有急性胰腺炎。查体：T 37.0℃，R 22 次/分，P 90 次/分，BP 110/80mmHg，上腹膨隆，可扪及半球形、光滑的肿物，无明显压痛。

55. 最可能的诊断是

A. 右肝巨大血管瘤

B. 胰腺假性囊肿

C. 胰腺体尾部肿瘤

D. 胃平滑肌瘤

E. 先天性胰腺囊肿

56. 下列哪项检查最有助于诊断

A. CT　　　　　B. MRCP

C. ERCP　　　　D. 纤维胃镜

E. B 超

57. 宜采用哪种手术治疗

A. 肿瘤切除术

B. 囊肿空肠吻合术

C. 囊肿切除术

D. 肿瘤射频消融术

E. 胰体尾加脾脏切除术

**(58~62 题共用题干)**

男性，30 岁，暴饮暴食 2 小时后发生上腹部剧烈疼痛，并向腰背部放射，伴恶心呕吐，呕吐物为胃内容物，吐后腹痛不缓解。8 小时后急诊。

58. 最有助于诊断的检查是

A. 血淀粉酶　　　B. 血常规

C. 尿淀粉酶　　　D. 心电图

E. 腹平片

59. 如病情进展，出现上腹部压痛、反跳痛、肌紧张，移动性浊音（＋）。此时

最有价值的检查是

A. 血淀粉酶

B. 尿淀粉酶

C. 腹穿液性状及淀粉酶测定

D. 白细胞计数和分类

E. 血红蛋白和血细胞比容测定

60. 如患者血钙低于 1.75mmol/L，提示

A. 病情严重

B. 甲状旁腺功能亢进

C. 腹部体征缓解

D. 呕吐加重

E. 胃肠无改变

61. 该患者最可能并发

A. 胰腺假性囊肿　　B. 肠梗阻

C. 肠出血　　　　　D. 肠瘘

E. 腹腔脓肿

62. 若患者出现上述并发症，哪项不是手术指征

A. 持续腹痛不能缓解

B. 出现压迫症状

C. 合并感染

D. 合并出血

E. 发生该并发症后及早手术

**(63~65 题共用题干)**

男性，70 岁，反复上腹痛 3 个月，无寒战、发热，体重下降，食欲缺乏。查体：无黄疸，左上腹部扪及肿块，无明显触痛，无腹腔积液，胃镜（－），B 超检查胆系（－），血糖正常，大便隐血（－）。

63. 应考虑诊断为

A. 胰头癌　　　　　B. 胰体尾癌

C. 壶腹癌　　　　　D. 胰腺囊肿

E. 慢性胰腺炎

64. 首选的辅助检查是

A. B 超

B. CT

C. ERCP

D. 选择性动脉造影

E. X线胃肠造影

65. 为取细胞学依据，宜采用

    A. 十二指肠引流液分析

    B. ERCP取胰管引流液

    C. 在B超或CT引导下行细针穿刺

    D. PTCD引流液分析

    E. 剖腹探查手术

(66~67题共用题干)

男性，38岁，饱餐饮酒后中上腹持续疼痛9小时，伴恶心、呕吐。查体：T 37.0℃，BP 16/10kPa（120/75mmHg），腹平软，中上腹压痛，无反跳痛及肌紧张，肠鸣音不亢进。

66. 此时患者最重要的辅助检查是

    A. 尿淀粉酶    B. 血清脂肪酶

    C. 血清淀粉酶    D. 血常规

    E. 腹部B超

67. 急性胰腺炎被证实，下列哪项治疗措施是错误的

    A. 阿托品或654-2止痛

    B. 严密观察生命体征变化

    C. 大剂量广谱抗生素

    D. 禁食及胃肠减压

    E. 补液，维持水、电解质平衡

(68~70题共用题干)

男性，78岁，呕吐，腹胀21小时，无明显腹痛，既往有消化道溃疡病史。上腹部压痛，腹肌紧张，BP 80/50mmHg，P 108次/分，血淀粉酶250U/L，血钙1.7mmol/L。

68. 下列最可能的诊断是

    A. 急性肠梗阻

    B. 急性心肌梗死

    C. 急性胰腺炎出血坏死型

    D. 急性胰腺炎水肿型

    E. 消化性溃疡急性穿孔

69. 下列治疗不合适的是

    A. 禁食

    B. 胃肠减压

    C. 及早使用奥曲肽

    D. 静脉补钙

    E. 应用肾上腺皮质激素

70. 影响预后的因素有

    A. 无明显腹痛，血淀粉酶<500U/L

    B. 休克，血淀粉酶<500U/L

    C. 年龄大，血淀粉酶非典型增高

    D. 低钙血症，血淀粉酶<500U/L

    E. 年龄大，低钙血症，休克

三、共用备选答案单选题：以下提供若干组试题，每组试题共用试题前列出的五个备选答案，请为每道试题选择一个最佳答案。每个备选答案可能被选择一次、多次或不被选择。

(71~73题共用备选答案)

    A. 胆总管下端结石

    B. 急性胰腺炎

    C. 胰腺假性囊肿

    D. 壶腹部癌

    E. 慢性胰腺炎

71. 最常见的症状是腹痛反复发作，见于

72. 血清脂肪酶在发病后24小时升高的是

73. 早期出现无痛性黄疸的疾病是

(74~75题共用备选答案)

    A. 胰头癌    B. 胰体癌

    C. 胰腺囊肿    D. 胆囊癌

    E. 十二指肠壶腹癌

74. 女性，57岁，3个月来上腹疼痛，多于餐后出现，食欲下降，体重减轻。1个月来，尿色加深，巩膜黄染逐渐加重，大便白陶土色。此期间曾有数日黄疸减轻、大便变黄。查体胆囊增大，无压痛。大便潜血阳性。应考虑为

75. 男性，54岁，4个月前开始发现上腹

部隐痛，消瘦，体重减轻5公斤。1周
以来腰背痛明显，持续性，夜间加重。
应考虑为

（76～77题共用备选答案）

   A. 胰头癌        B. 胰体癌

   C. 胰腺囊肿     D. 胆囊癌

   E. 壶腹部癌

76. 女性，50岁，上腹疼痛伴体重减轻3
个月，尿色深，巩膜黄染，发冷、发
热半个月，经治疗黄疸发热消退。3天
前又出现黄疸低热，查体胆囊增大，
无压痛。应考虑为

77. 男性，54岁，上腹隐痛，消瘦，体重
减轻4个月。1周以来背痛明显，呈持
续性，夜间加重。应考虑为

（78～80题共用备选答案）

   A. 胃泌素       B. 胰高血糖素

   C. 生长抑素     D. 胰岛素

   E. 血管活性肠肽

78. 胰腺A细胞分泌

79. 胰腺G细胞分泌

80. 胰腺D细胞产生

**四、案例分析题：为不定项选择题，试题
由一个病历和多个问题组成。每个问
题有六个及以上备选答案，选对1个
给1个得分点，选错1个扣1个得分
点，直扣至得分为0。**

（81～85题共用题干）

男性，35岁，左上腹痛2天，向左肩
背部放射，伴恶心、呕吐胃内容物，呕吐
后疼痛不缓解。既往有胆囊结石病史。查
体：T 39℃，P 120次/分，R 20次/分，
BP 100/60mmHg，巩膜黄染，上腹胀，腹
膜炎体征（+），移动性浊音（-），肠鸣
音减弱。

81. 最可能的诊断是

   A. 胆管结石并胆管炎

   B. 急性胆源性胰腺炎

   C. 胃穿孔

   D. 急性胆囊炎

   E. 肠系膜上动脉血栓

   F. 幽门梗阻

82. 进一步检查首选

   A. 血清钾、钠、氯、钙

   B. 腰穿脑脊液检查

   C. 血气分析

   D. 血、尿淀粉酶

   E. B超

   F. 尿常规

83. 此时应考虑为（提示：血常规 WBC
$20 \times 10^9$/L，N 0.87，B超示胰腺呈不
规则的强回声，血钙 1.8mmol/L，血
糖 13mmol/L，患者神志淡漠，血压逐
渐下降至 80/50mmHg）

   A. AOSC

   B. 肠坏死穿孔

   C. 急性重症胰腺炎

   D. 胰腺脓肿

   E. 胆囊炎穿孔

   F. 酮症酸中毒

84. 应采取的治疗措施包括

   A. 补液，纠正休克

   B. 应用抗生素和激素

   C. 立即手术

   D. 胃肠减压，纠正休克，维持水、电
解质平衡

   E. 胃肠减压，抗胰酶，镇痛

   F. 予以镇静、解痉药

85. 目前最有可能的诊断是（提示：患者
拒绝手术治疗，经保守治疗，疼痛逐
渐减轻。术后7天出现上腹逐渐膨隆，
腹胀，恶心、呕吐，影响进食。查体：
上腹部可触及半球形、光滑、不移动、
有囊性感肿物，触痛不明显）

A. 胰腺脓肿

B. 胰腺假性囊肿

C. 先天性胰腺囊肿

D. 胰腺癌

E. 胆囊癌

F. 肠扭转

## 参考答案与解析

1. A　　2. E　　3. C　　4. D　　5. C　　6. C

7. B　　8. E　　9. A　　10. C　　11. D　　12. A

13. B　　14. C　　15. B　　16. C　　17. D　　18. C

19. D　　20. D　　21. B　　22. B　　23. B　　24. D

25. B　　26. B　　27. B　　28. D　　29. C　　30. B

31. E　　32. D　　33. B　　34. B　　35. B　　36. B

37. A　　38. C　　39. B　　40. A　　41. C　　42. D

43. D　　44. B　　45. B　　46. B　　47. C　　48. B

49. E　　50. B　　51. B　　52. C　　53. B　　54. E

55. B　　56. A　　57. B　　58. B　　59. B　　60. A

61. A　　62. B　　63. B　　64. B　　65. B　　66. C

67. C　　68. C　　69. D　　70. E　　71. E　　72. B

73. D　　74. E　　75. B　　76. B　　77. B　　78. B

79. A　　80. E　　81. B　　82. DE　83. C

84. ABCDEF　85. B

**2. E。解析：**胃溃疡两次穿孔，经三次手术，其中两次胃切除（毕Ⅰ和毕Ⅱ式）手术，仍有溃疡病痛发作症状，并且服用抑酸药无效，提示为顽固性溃疡，应首先考虑胃泌素瘤。

**5. C。解析：**胰腺假性囊肿的临床表现：多继发于胰腺炎或上腹部外伤后，上腹逐渐膨隆，腹胀，压迫胃、十二指肠引起恶心、呕吐，影响进食。在上腹部触及半球形、光滑、不移动、有囊性感的肿物，合并感染时有发热和触痛。

**8. E。解析：**为减少胰液分泌，常应用的药物是生长抑素、西咪替丁、抗胆碱能药等。

**9. A。解析：**患者进行性黄疸一个月，

考虑胰腺癌，首选 B 超检查明确诊断。

**10. C。解析：**佐林格－埃利森综合征即胃泌素瘤（促胃液素瘤），是一种胃肠胰神经内分泌肿瘤，以难治性、反复发作或不典型部位的消化性溃疡、高胃酸分泌为特征。胃泌素瘤患者空腹血清胃泌素水平常 > 150pg/ml，平均水平接近 1000pg/ml。临床上有消化性溃疡症状和高胃酸分泌的患者，空腹血清胃泌素浓度明显增高时（> 1000pg/ml），胃泌素瘤的诊断即可成立。

**11. D。解析：**血钙降低系进入腹腔的脂肪酶作用，使大网膜、腹膜上的脂肪组织被消化，分解为甘油和脂肪酸，后者与钙结合为不溶性的脂肪酸钙，因而血清钙下降，如血清钙 < 1.5mmol/L，则提示病情严重，预后差。

**12. A。解析：**急性胰腺炎以非手术治疗为主，治疗措施包括：控制饮食、胃肠减压减轻胰腺负担从而降低胰腺分泌，控制细菌感染，抑制胰腺分泌、补液及营养支持等。

**13. B。解析：**腹痛是急性胰腺炎最常见的症状，表现为突发的上腹部剧痛，但也有腹痛由轻到重进行性加重者。疼痛部位通常和病变的部位有关，根据病变部位的不同，放射痛的部位也有相应的变化。伴有恶性、呕吐，呕吐后腹痛不缓解是急性胰腺炎的特点。严重的急性胰腺炎伴有休克时，腹痛可能不明显。

**14. C。解析：**环状胰腺是非常罕见的疾病，环状胰腺往往是真正的胰腺组织，含有正常的腺泡和胰岛组织，但是也有一部分患者仅为纤维组织。环状胰腺可以不引起临床症状，临床上黄疸少见。手术治疗首选十二指肠与十二指肠侧侧吻合术。因本术式操作较容易，能完全解除十二指肠梗阻，又能保持胃的功能，而且没有损

伤胰管、发生胰瘘的危险，因此比较符合生理结构，可作为首选的术式。因环状胰腺的胰腺管可以进入主胰管后开口于十二指肠，或单独开口于十二指肠腔，环状胰腺常常伴发胰腺胆管开口异常，并与十二指肠闭锁或狭窄同时存在。所以，手术贸然采用环状胰腺分离切断术或部分切除，不仅不能解除梗阻，还导致胰腺组织出血，胰腺、胆管或十二指肠损伤，胰瘘，胆肠瘘等。

15. C。**解析**：发生急性胰腺炎时多数病例有血、尿淀粉酶的改变，临床上以血液淀粉酶变化为主要诊断依据，尿淀粉酶变化仅为参考；尿淀粉酶增高迟于血清淀粉酶。血、尿淀粉酶的高低与病变轻重不一定成正比，发生急性坏死性胰腺炎时，由于腺泡破坏严重，血、尿淀粉酶不一定增高。

16. C。**解析**：血清、尿淀粉酶测定是急性胰腺炎最常用的临床化验检查方法。发病时，血清淀粉酶、尿淀粉酶常明显升高。淀粉酶值越高，诊断正确率也越大。

17. D。**解析**：黄疸是胰腺癌的特征性表现；CT、血管造影和腹腔镜探查对判断肿瘤的可切除性有重要意义；胰头癌早期临床表现无特异性，不易诊断，在确诊时已经发生转移，手术切除率低，预后很差；行 Whipple 手术后胰腺癌的 5 年生存率不到 10%。

18. C。**解析**：血尿淀粉酶值的高低与病变严重程度不成正比。淀粉酶不高不能除外胰腺炎，淀粉酶高于正常参考值 5 倍以上就有诊断价值，另外，还要依据发病有多长时间。血淀粉酶在发病后 24 小时其值达到顶峰，之后则下降，尿淀粉酶升高缓慢，但持续时间较长。若胰腺坏死严重，淀粉酶也可以不高。

19. D。**解析**：慢性胰腺炎的主要症状

为腹痛反复发作。疼痛位于上腹部剑突下或偏左，常放射到腰背部，呈束腰带状。疼痛持续时间较长。患者可有食欲缺乏、饱胀、嗳气、腹泻和体重下降。约 1/3 患者有胰岛素依赖性糖尿病，1/4 有脂肪泻。通常将腹痛、体重下降、糖尿病和脂肪泻称之为慢性胰腺炎的四联征。少数患者可因胰头纤维增生压迫胆总管而出现黄疸。

20. D。**解析**：急性胃炎往往与饮食有关，可表现为上腹痛，伴恶心、呕吐，但不会引起弥漫性腹膜炎，因此可排除该诊断。急性胆囊炎也可以与饮食有关，伴发热，白细胞升高，穿孔时可引起弥漫性腹膜炎，但腹腔穿刺液为胆汁而非血性，故可排除胆囊穿孔。溃疡病穿孔可表现为全腹弥漫性腹膜炎，但一般肝浊音界缩小，腹腔穿刺液非血性，因此可排除溃疡病穿孔；急性绞窄性肠梗阻可有血性腹水，但无血钙降低；急性出血性坏死性胰腺炎发作可与暴饮暴食有关，表现为急性上腹剧痛，呕吐后症状不缓解，弥漫性腹膜炎，血性腹水，血清钙可降低。

21. B。**解析**：暂时性低血钙（< 2mmol/L）常见于重症胰腺炎，低血钙程度与临床严重程度平行，若血钙低于 1.5mmol/L 则提示预后不良。血钙降低是病情严重的表现，提示预后不好，此时应考虑出血坏死。

22. B。**解析**：急性胰腺炎患者可给予阿托品或山莨菪碱肌注，疼痛剧烈者可加用哌替啶。避免使用吗啡，因吗啡可引起 Oddi 括约肌痉挛，导致胆、胰液排泄不畅，加重病情。

23. B。**解析**：肠系膜上动脉的主干呈向左侧稍凸的弓状，从弓的凸侧依次发出胰十二指肠下动脉和十余支空、回肠动脉，从弓的凹侧依次发出结肠中动脉、右结肠动脉和回结肠动脉。胰十二指肠上动脉源

于胃、十二指肠动脉，有前、后两支，在胰头与十二指肠降部之间的前、后面下行，分布到胰头和十二指肠。

24. D。**解析**：急性胰腺炎腹痛是最常见症状。常于饱餐和饮酒后突然发作，表现为突发上腹部剧痛，向左肩及左腰背部放射。根据病变部位的不同，放射痛的部位也有相应的变化。病变累及全胰时，疼痛范围较宽并呈束带状向腰背部放射，伴恶心、呕吐，呕吐后腹痛不缓解是急性胰腺炎的特点。

25. B。**解析**：胰岛素瘤是来源于胰岛 B 细胞的一种罕见肿瘤，但在胰腺内分泌瘤中却最常见。

26. C。**解析**：胆道疾病是急性胰腺炎的主要致病危险因素，占 50% 以上。积极预防和治疗胆道疾病能较好的预防急性胰腺炎的发生。

27. E。**解析**：具有以下情况时需考虑外科手术干预治疗：①暴发型胰腺炎，起病凶猛，进展快，或开始即出现休克。②出现 ARDS。③严重感染征象：腹膜炎明显，高热，T 38.5℃以上，WBC > 20 × 10⁹/L，腹腔穿刺液可见大量白细胞或呈血性，胰腺脓肿形成。④合并胆道疾患，如胆管炎、胆管结石、严重黄疸。

28. D。**解析**：胰腺癌时很少出现上消化道出血。

29. C。**解析**：60% ～ 70% 的胰腺胃泌素瘤是恶性的，可引起淋巴结或肝转移。

30. D。**解析**：坏死性胰腺炎常可出现血压下降及休克表现，而水肿性胰腺炎很少发生休克。

31. E。**解析**：胰腺癌伴发热者不多见，而壶腹部癌患者常有发热、寒战史，为胆道继发性感染所致。

32. D。**解析**：壶腹周围癌与胰头癌肿在生物学特性和转归上有明显不同，壶腹周围癌的恶性程度明显低于胰头癌，手术切除率和 5 年生存率都明显高于胰头癌。

33. B。**解析**：胃泌素是由 G 细胞分泌的，而 D1 细胞分泌血管活性肠肽（VIP）。

34. B。**解析**：慢性胰腺炎的病因主要是胆道疾病和慢性酒精中毒。胆道疾病如胆石症、胆管炎、胆道蛔虫等，可使胆汁向胰管逆流并激活胰酶，引起胰液引流不畅；大量饮酒导致 Oddi 括约肌痉挛和胰管梗阻，胰液引流不畅、逆流而损害胰腺组织。

35. B。**解析**：胃蛋白酶原是胃蛋白酶的前体，由泌酸腺的主细胞合成，在胃腔内经盐酸或已有活性的胃蛋白酶作用变成具有活性的胃蛋白酶。胰蛋白酶原能自发转变为胰蛋白酶，磷脂酶原 A、弹性蛋白酶原、胰血管舒缓素酶原和糜蛋白酶原都可以在胰蛋白酶的作用下转变为有活性的酶。

37. A。**解析**：异位胰腺又称迷路胰腺或副胰，它是存在于正常胰腺位置以外的孤立胰腺组织，与正常胰腺之间无解剖学联系。异位胰腺可见于腹腔的任何部位，约 90% 的异位胰腺位于上消化道，以十二指肠最多见，约占 27.7%；胃次之，约占 25.5%；空肠约占 15%；回肠与 Meckel 憩室约占 3%；偶尔也可见于胆囊、胆管、肝脏、脾脏、肠系膜、大网膜、横结肠、阑尾、脐孔等处。

38. C。**解析**：胰腺是人体的第二大腺体。横卧于第 1 ～ 2 腰椎前方，为后腹膜所覆盖，固定于腹膜后不能移动。

39. A。**解析**：胰头癌约占胰腺癌的 70% ～ 80%。

40. A。**解析**：约 1/4 患者行全胰切除术后发生胰性糖尿病。

41. C。**解析**：血清胰岛素的正常值为 35.8 ～ 143.5pmol/L，升高 70% 以上提示患者有胰岛素瘤。

42. D。**解析：** 胰腺癌与壶腹部癌患者导致胰管梗阻时可有血、尿淀粉酶一过性升高，与胰腺炎易混淆。

43. D。**解析：** 患者饱餐后出现上腹痛，腹痛剧烈如刀割样，腹胀、恶心呕吐，有腹膜炎体征，血清淀粉酶显著增高，考虑为急性胰腺炎；血钙浓度 1.5mmol/L（正常值为 2.25～2.75mmol/L），低血钙提示病情严重，预后差，有出血坏死的可能。

44. B。**解析：** 血清淀粉酶在发病数小时开始升高，24 小时达高峰，4～5 天逐渐降至正常。

45. B。**解析：** 胰头癌与其他壶腹周围癌的区别特点为血管造影提示门静脉受浸润。

46. B。**解析：** 胆道疾病如胆总管结石梗阻，胆总管末端可引起急性胰腺炎即胆石性胰腺炎，胰腺疾病如慢性胰腺炎胰头肿大或胰头部肿瘤压迫胆总管导致胆道梗阻、扩张、胆道感染等。胆道疾病和胰腺疾病可相互影响，其解剖基础是胰腺导管和胆总管下端有共同通道，共同开口于十二指肠。

47. C。**解析：** 急性出血坏死性胰腺炎时，胰蛋白酶、血小板破坏、组织坏死或感染毒素等使大量血管活性物质（如缓激肽、组胺等）释放，加以失液、心肌抑制及 DIC 等因素，可加速休克的发生。

48. B。**解析：** ERCP（逆行性胰胆管造影）的适应证：①胆道梗阻引起的黄疸；②临床、实验室或影像学检查支持胰腺或胆道疾患（如结石、肿瘤、硬化性胆管炎等）；③胰腺疾病：胰腺肿瘤、慢性胰腺炎、胰腺囊肿等；④原因不明胰腺炎；⑤Oddi 括约肌测压；⑥胰管或胆管的组织活检。一般情况下，内镜下逆行胰胆管造影术（ERCP）对胰腺有一定的刺激和激惹

作用，甚至可能诱发急性胰腺炎，因此，绝大多数急性胰腺炎患者不需要进行 ERCP。

50. C。**解析：** 少数严重的胰腺炎患者可因外溢的胰液经腹膜后途径渗入皮下溶解脂肪造成出血，在腰部、季肋部和腹部皮肤出现大片青紫色瘀斑，称 Grey－Turner 征；若出现在脐周，称为 Cullen 征。

51. B。**解析：** 壶腹部癌的黄疸出现早，呈波动性，与肿瘤坏死脱落有关。该患者有黄疸消退后又加深的病史，符合壶腹部癌的特点。胰头癌黄疸呈进行性加深是其特点。

52. C。**解析：** 治疗行 Whipple 手术（胰头十二指肠切除术）或 PPPD（保留幽门的胰、十二指肠切除术），远期效果较好，5 年生存率可达 40%～60%。

53. B。**解析：** 胃泌素瘤是一种少见的胃肠胰腺神经内分泌肿瘤，以难治性、反复发作的消化性溃疡和高胃酸分泌为特征。诊断标准：①对经正规药物或手术治疗后仍反复发生的消化性溃疡、少见部位的消化性溃疡、消化性溃疡伴腹泻、MEN－1 型患者需怀疑胃泌素瘤可能；②胃液分析可作为胃泌素瘤的筛查实验；③血清胃泌素浓度＞1000ng/L，胃酸＞200ng/L，但＜1000ng/L者，进行胰泌素或钙离子激发试验。

54. E。**解析：** 为明确病变部位，上述检查最有诊断意义的是经皮经肝穿刺门静脉分段取血测胃泌素值。

55. B。**解析：** 胰腺假性囊肿多继发于胰腺炎或上腹部外伤后，上腹逐渐膨隆，腹胀，压迫胃、十二指肠引起恶心、呕吐，影响进食。可在上腹部触及半球形、光滑、不移动、有囊性感的肿物。

56. A。**解析：** CT 检查可确定囊肿的部位和大小，并可显示囊肿与胰腺的关系，还可鉴别是否为肿瘤性囊肿。

58. A。**解析**：考虑患者为暴饮暴食所诱发的急性胰腺炎，血尿淀粉酶测定有助于诊断。发病时间为 8 小时，血淀粉酶在发病后 2 小时升高，24 小时达高峰而尿淀粉酶发病 24 小时才升高，故应选择血清淀粉酶测定。

59. C。**解析**：出现腹膜炎体征，进一步考虑胰腺炎诊断。诊断性腹腔穿刺若抽到血性渗出液，所含淀粉酶值高对诊断有帮助。

60. A。**解析**：低血钙程度与胰腺炎临床严重程度平行，若血钙低于 1.5mmol/L 则提示病情严重，预后不良。因为在严重的急性胰腺炎时，脂肪酶分解脂肪形成脂肪酸，脂肪酸与钙离子结合形成脂肪酸钙（皂化斑）。因此血钙降低是病情严重的表现，提示预后不好，此时考虑为出血坏死。

61. A。**解析**：胰腺周围液体积聚，被纤维组织包裹形成假性囊肿。

62. E。**解析**：胰腺假性囊肿手术治疗指征包括：持续腹痛不能忍受；囊肿增大（≥6cm）出现压迫症状；合并感染或出血等并发症。

63. B。**解析**：胰体癌除黄疸不明显外，其他表现与胰头癌基本相似。胰体尾部癌出现症状较迟，少数患者以发热为首发症状，部分患者可扪及上腹部包块。

64. B。**解析**：CT 可直观，清楚地显示胰腺，而 B 超受胃、肠道气体干扰，造成患者痛苦。

65. C。**解析**：在 B 超或 CT 引导下穿刺肿瘤做细胞学检查阳性率可达 80% 左右。

66. C。**解析**：根据患者临床表现可考虑为急性胰腺炎，血清淀粉酶在发病后数小时开始升高，24 小时达高峰，4~5 天后恢复正常，是重要的辅助检查。

67. C。**解析**：治疗措施包括：禁食、胃肠减压、补液、防治休克、抑制胰液和胰酶分泌、营养支持、解痉镇痛，预防性应用抗生素，并非大剂量广谱抗生素。

71~73. E、B、D。**解析**：90% 以上的慢性胰腺炎患者的主要症状是腹痛，反复发作。患者血清脂肪酶明显升高（正常值是 23~300U/L）是急性胰腺炎比较客观的诊断指标。壶腹癌黄疸出现早，可呈波动性，与肿瘤坏死脱落有关。

74~75. E、B。**解析**：胰头癌和十二指肠壶腹癌均可表现为逐渐加重的黄疸，伴陶土样便，胆囊肿大，但胰头癌引起的黄疸为进行性，一般无消化道出血表现；而十二指肠壶腹癌引起的黄疸可有波动性，且可以有消化道出血表现，大便潜血阳性。胆囊癌侵及肝门部时也可引起黄疸，但一般胆囊本身无明显肿大。胰体癌主要临床表现为上腹部疼痛，无黄疸，随着病情的发展肿瘤可侵及腹腔神经丛，引起腰背部疼痛，呈持续性，夜间加重；胆囊癌主要表现为上腹痛，一般不放射至腰背部；胰腺囊肿主要为上腹胀痛以及压迫周围器官引起的上腹部不适，进食后症状明显，一般不引起腰背疼痛。

76~77. E、B。**解析**：壶腹部肿瘤黄疸出现得早，且由于肿瘤溃烂脱落，黄疸可暂时缓解，但又加重，呈现波动性，这是壶腹癌黄疸的特点。上腹部隐痛伴消瘦，是胰腺肿瘤的早期症状，患者出现腰背部放射痛，是癌肿侵犯腹腔神经丛的结果。当肿瘤累及胰体部时，此种临床表现相当常见。

# 第十七章　脾脏外科

一、**单选题：以下每道试题有五个备选答案，请选择一个最佳答案。**

1. 应用脾切除术治疗遗传性红细胞增多症时，合并有以下哪种情况时不宜行脾切除手术
   - A. 患儿年龄小于 4 岁
   - B. 贫血
   - C. 伴有黄疸
   - D. 脾大
   - E. 伴有下肢溃疡

2. 脾切除的适应证中，除外
   - A. 霍奇金病
   - B. 脾功能亢进
   - C. 戈谢病
   - D. 丙酮酸激酶缺乏症
   - E. 急性粒细胞白血病

3. 男性，50 岁，门静脉高压症伴脾功能亢进。2 周内 2 次大量呕血，急诊行贲门周围血管离断术、脾切除，术后 2 天再次呕血，用三腔管压迫，胃管内仍有大量血性胃液。如该患者经用药治疗后出血停止，但停药后又有呕血，且患者有轻度黄疸，嗜睡。为控制出血，进一步处理应该是
   - A. 内镜套扎或硬化剂注射治疗
   - B. 支持治疗
   - C. 限制性门腔分流术
   - D. 下腔静脉、肠系膜上静脉分流术
   - E. 食管下端横断吻合术

4. 急性腹膜炎并发休克时首选治疗方法是
   - A. 积极抗休克，待休克纠正后手术
   - B. 应立即手术
   - C. 若休克迅速纠正，应继续非手术治疗
   - D. 若休克不能纠正，不考虑手术

   - E. 积极抗休克的同时进行手术治疗

5. 左膈下脓肿最常见的原因是
   - A. 阑尾穿孔术后
   - B. 胃切除术后
   - C. 脾切除术后
   - D. 左半结肠切除术后
   - E. 胆囊切除术后

二、**共用备选答案单选题：以下提供若干组试题，每组试题共用试题前列出的五个备选答案，请为每道试题选择一个最佳答案。每个备选答案可能被选择一次、多次或不被选择。**

（6～9 题共用备选答案）
   - A. 全脾切除
   - B. 脾部分切除
   - C. 脾裂口修补缝合
   - D. 脾动脉结扎术
   - E. 腹腔穿刺

6. 男性，22 岁，2 小时前不慎从 3m 高处坠落，左胸、腹部着地，腹腔穿刺抽出不凝血，诊断外伤性脾破裂。术中探查见脾脏膈面有约 4cm 裂口，深约 1cm，无活动性出血。应采取的措施为

7. 女性，29 岁，骑车时与汽车相撞，左肋骨骨折，伴血气胸，诊断脾破裂，术中探查脾下极碎裂。应采取的措施为

8. 男性，26 岁，从 5m 高处坠落，感腹部疼痛，腹腔抽出不凝血，术中探查脾脏多处碎裂，脾门有活动性出血。应采取的措施为

9. 男性，33 岁，3 天前因左季肋部外伤，当时局部疼痛，经休息后缓解。今晨起床后突然出现腹痛，P 108 次/分，BP 60/40mmHg，全腹压痛。最有价值的检查是

## 参考答案与解析

1. A  2. E  3. A  4. E  5. C  6. C
7. B  8. A  9. E

**1. A。解析：**由于幼儿脾切除后易并发感染，故一般4岁以下儿童不宜行脾切除。

**2. E。解析：**脾切除术的适应证包括三个方面，即脾破裂、血液或造血系统疾病及脾脏本身的病变。其中血液或造血系统疾病包括遗传性球形红细胞增多症、遗传性椭圆形红细胞增多症、地中海贫血、丙酮酸激酶缺乏症、自身免疫性溶血性贫血、自身免疫性血小板减少性紫癜、霍奇金病、慢性淋巴细胞白血病、慢性粒细胞白血病、戈谢病、脾功能亢进。

**3. A。解析：**在内镜下，注射硬化剂或套扎治疗止血常可靠而且有效。

**4. E。解析：**急性腹膜炎并发休克，应立即急诊手术，原则是积极抗休克治疗，同时进行手术治疗。

**5. C。解析：**脾切除术后易出现脾区感染，形成左膈下脓肿。

**6~9. C、B、A、E。解析：**外伤性脾破裂，脾脏裂口不深，无活动性出血，可采取单纯缝合修补。脾下极碎裂可做部分脾切除。脾脏多处碎裂，脾门有活动性出血，提示损伤严重，应迅速行全脾切除术。患者左侧外伤3天后，出现心率加快、血压降低等休克表现，全腹压痛，考虑延迟性脾破裂可能，腹腔穿刺抽出不凝血可明确诊断。

# 第十八章　上消化道大出血

**一、单选题：以下每道试题有五个备选答案，请选择一个最佳答案。**

1. 上消化道大出血时，行选择性内脏血管造影，显示造影剂外溢现象，动脉出血量最少为
   - A. >0.5ml/min
   - B. >1.0ml/min
   - C. >1.5ml/min
   - D. >2.0ml/min
   - E. >2.5ml/min

2. 十二指肠后壁溃疡合并大出血时，破损的血管为
   - A. 胃右动脉
   - B. 胃网膜右动脉
   - C. 肝固有动脉
   - D. 胰十二指肠上动脉
   - E. 胆囊动脉

3. 有关肝内胆道出血，下列错误的是
   - A. 可伴有右上腹疼痛
   - B. 可采用非手术治疗
   - C. 确定了出血病灶，可施行肝叶切除术
   - D. 因出血量大，常引起休克
   - E. 可伴有黄疸

4. 消化性溃疡合并出血时，下列止血治疗措施哪项最有效
   - A. 生理盐水冲洗胃腔
   - B. 静脉注射奥美拉唑
   - C. 静脉注射雷尼替丁
   - D. 口服凝血酶盐水溶液
   - E. 口服去甲肾上腺素盐水溶液

5. 在上消化道出血的原因中，胃癌约占
   - A. 30%～40%
   - B. 20%～25%
   - C. 15%～20%
   - D. 6%～12%
   - E. 2%～4%

6. 有关对胃、十二指肠溃疡大出血的叙述，错误的是
   - A. 约占上消化道出血的40%～50%
   - B. 其中3/4是十二指肠溃疡
   - C. 引起大出血的十二指肠溃疡通常位于球部后壁
   - D. 约5%～10%的患者需要外科手术治疗
   - E. 十二指肠溃疡较胃溃疡再出血机会高3倍

7. 处理门脉高压症并发上消化道大出血时，不恰当的措施是
   - A. 对有黄疸患者，宜行三腔两囊管处理
   - B. 直接缝扎曲张静脉疗效不确切
   - C. 贲门周围血管离断术，止血效果确切
   - D. 对肝功能较差患者，宜选用脾肾分流术
   - E. 应预防继发感染

8. 肝硬化门静脉高压症患者出现上消化道出血，除食管胃底静脉曲张破裂以外，另一常见的病因是
   - A. 胆道出血
   - B. 胃息肉出血
   - C. 门脉高压性胃病
   - D. 胃壁动脉瘤出血
   - E. 异位静脉曲张破裂出血

9. 女性，48岁，半年来自觉乏力，上腹不适，隐痛，食欲减退，间断出现黑便，无呕血，体重下降约8kg。既往无胃病史。查体：上腹部轻压痛，肝脾未触及，移动性浊音（－），大便潜血（＋）。首先考虑为
   - A. 慢性萎缩性胃炎
   - B. 食管静脉曲张破裂出血

C. 胃癌伴出血

D. 应激性溃疡出血

E. 消化性溃疡出血

10. 大量呕血又不易控制的常见病是

A. 肠道感染出血

B. 食管静脉曲张破裂出血

C. 应激性溃疡出血

D. 十二指肠溃疡球部以下出血

E. 胃癌出血

11. 下列哪种消化性溃疡最易发生出血

A. 胃小弯溃疡

B. 十二指肠球部溃疡

C. 复合型溃疡

D. 十二指肠球后溃疡

E. 幽门管溃疡

12. 上消化道出血表现为呕血或黑便与否,主要取决于

A. 病变的性质

B. 凝血机制

C. 出血的速度和量

D. 出血部位的高低

E. 胃肠蠕动情况

13. 关于应激性溃疡出血,不正确的是

A. 长期服用吲哚美辛、阿司匹林的患者易发生

B. 严重烧伤患者易发生

C. 脑外伤患者易发生

D. 低血容量休克后的应激性溃疡出血,穿孔的可能性大

E. 绝大多数可由非手术治疗止血

14. 女性,43 岁,12 小时以来呕吐咖啡样物约 1200ml。查体:P 128 次/分,BP 80/45mmHg,首要的处理为

A. 抗休克治疗　　B. 胃镜检查

C. 气管插管术　　D. 上消化道造影

E. 腹部 B 超

15. 男性,56 岁,入院前 2 小时突然呕血约 800ml,嗜酒史 20 年。查体:P 110 次/分,BP 90/60mmHg,肝未触及。Hb 70g/L,WBC $3.1 \times 10^9$/L,PLT $56 \times 10^9$/L。首先应考虑

A. 出血性胃炎

B. 溃疡病

C. 肝硬化门静脉高压

D. 胃癌

E. 胆道出血

16. 胃、十二指肠溃疡病出血的特点,哪项错误

A. 呕血前常有恶心

B. 大量的出血,解鲜血便

C. 短期内失血超过 800ml,可出现休克症状

D. 多数患者只有黑便而无呕血

E. 是上消化道大出血最常见的原因

17. 食管胃底静脉曲张破裂出血,首先采取

A. 三腔两囊管压迫

B. 肝叶切除术

C. 奥美拉唑静脉点滴

D. 胃大部切除术

E. 高选择性迷走神经切断术

18. 对上消化道出血最有价值的诊断方法是

A. CT 检查

B. 钡餐试验判定

C. 临床观察

D. 三腔管压迫试验治疗

E. 急诊胃镜检查

19. 下列对鉴别上下消化道出血最有帮助的指标是

A. 大便潜血阳性　　B. 血肌酐升高

C. 血尿素氮升高　　D. 血色素下降

E. 血氨升高

20. 有关上消化道出血的处理，不恰当的是
    A. 胃镜下局部喷洒药物
    B. 口服止血药和去甲肾上腺素
    C. 胃内冰盐水降温
    D. 胃镜下局部注射药物
    E. 应用促胃动力药如多潘立酮等

21. 有关门静脉高压症出血，下列错误的是
    A. 外科治疗的目的在于紧急制止食管胃底静脉曲张破裂导致的大出血
    B. 食管胃底静脉曲张的患者不一定出血
    C. 不宜行预防性手术
    D. 一定为食管胃底静脉曲张破裂所致
    E. 肝功能 C 级患者宜采用非手术治疗

22. 胃、十二指肠溃疡引起大出血的常见原因是
    A. 胃窦部黏膜炎性糜烂渗血
    B. 溃疡侵及胰腺引起大出血
    C. 胃、十二指肠壁微血管不断渗血
    D. 溃疡基底的动脉被侵蚀破裂
    E. 胃酸作用使渗血不易凝固

23. 有关上消化道出血，不恰当的是
    A. 经积极保守治疗后，出血不能有效控制，血压、脉搏不能稳定，应早期剖腹探查
    B. 80% 的患者可经非手术治疗达到止血目的
    C. 急诊手术的目的首要是止血，如条件允许，可行原发病的治愈性手术
    D. 术中应按胃、十二指肠、肝、脾、胆道和空肠上段依次检查
    E. 找不到出血原因，可行胃大部切除术

24. 男性，45 岁，有慢性肝炎病史，近日呕血 3 次，约在 1500ml 以上。查体：

脉快，巩膜黄染，腹腔积液征（＋）。下列哪项治疗是不正确的
    A. 贲门周围血管离断术
    B. 输血
    C. 护肝药物
    D. 补液
    E. 止血药物

25. 女性，40 岁，因十二指肠溃疡大出血而行手术。术中发现十二指肠溃疡，位置很低，且穿透入胰腺，应采用的术式为
    A. 结扎出血点，结扎胃、十二指肠动脉，旷置溃疡的胃大部切除术
    B. 迷走神经切断＋幽门成形术
    C. 毕 Ⅱ 式胃大部切除术
    D. 结扎十二指肠周围血管，旷置溃疡的胃大部切除术
    E. 旷置溃疡的胃大部切除术

二、共用备选答案单选题：以下提供若干组试题，每组试题共用试题前列出的五个备选答案，请为每道试题选择一个最佳答案。每个备选答案可能被选择一次、多次或不被选择。

（26～28 题共用备选答案）
    A. 腹痛、脂肪泻、体重减轻及糖尿病，可伴黄疸
    B. 迅速进行性加重的黄疸，伴上腹胀痛、恶心、呕吐、体重下降
    C. 出血量大，伴肝掌，肝脾肿大，腹壁皮下静脉曲张
    D. 继发于休克、脓毒症、烧伤、大手术或中枢神经系统损伤后
    E. 出血部位常位于胃小弯或十二指肠球部

26. 符合胃、十二指肠溃疡特点的是

27. 符合门脉高压症特点的是

28. 符合应激性溃疡特点的是

（29～30 题共用备选答案）

 A. 伴有寒战、高热，并出现黄疸，可触及肿大的胆囊

 B. 进行性体重下降、厌食，出血以黑便为主，呕血少见

 C. 早期即可有黄疸，无痛性进行性加重伴胆囊大

 D. 以皮肤坏死性迁移性红斑为主要病变

 E. 水泻、低血钾、无胃酸和低胃酸、面色潮红等

29. 胃癌可见

30. 胆道出血可见

（31～32 题共用备选答案）

 A. 5ml      B. 10ml

 C. 50ml     D. 200ml

 E. 400ml

31. 便潜血阳性，消化道出血至少达

32. 出现柏油样便，消化道出血至少达

（33～34 题共用备选答案）

 A. 三腔管压迫

 B. 肝固有动脉结扎及胆总管引流

 C. 胃大部切除

 D. 肝叶切除

 E. 肝固有动脉结扎

33. 门静脉高压症合并食管胃底静脉破裂出血，宜采用

34. 肝内胆管出血部位不明可采用

（35～36 题共用备选答案）

 A. 出血伴腹痛，高热

 B. 出血速度较慢，便血为主

 C. 出血速度快，呕血或便血

 D. 少量便鲜血

 E. 腹痛、发热、黄疸

35. 食管、胃底静脉出血

36. 胃癌出血

（37～38 题共用备选答案）

 A. 胃、十二指肠溃疡出血

 B. 门脉高压症出血

 C. 胆道出血

 D. 肝癌出血

 E. 溃疡性结肠炎

37. 大呕血而迅速出现休克的是

38. 最常见的消化道出血是

**三、案例分析题：为不定项选择题，试题由一个病历和多个问题组成。每个问题有六个及以上备选答案，选对 1 个给 1 个得分点，选错 1 个扣 1 个得分点，直扣至得分为 0。**

（39～41 题共用题干）

 男性，45 岁，10 年前患乙型肝炎，5 年前发现肝硬化，脾肿大。突然呕血、黑便，伴头晕、出冷汗，BP 75/45mmHg，P 110 次/分，急诊抢救后病情稳定，未见再出血表现。

39. 最恰当的治疗方案是（提示：Hb 90g/L，白蛋白 22g/L，患者出血停止，出现腹腔积液）

 A. 长期保肝治疗

 B. 待患者肝功能和腹腔积液改善后择期手术

 C. 再出血后内镜硬化剂注射

 D. 再出血后三腔两囊管压迫止血

 E. 再出血后静脉注射垂体加压素

 F. 急诊手术治疗

40. 此时最合理的处理是（提示：急诊上消化道造影显示食管静脉曲张，患者腹腔积液明显，GPT 时常升高，有时巩膜黄染）

 A. 长期保肝治疗

 B. 选择脾切除，门脉周围血管离断术

 C. 选择脾切除

 D. 保肝的同时长期静脉注射止血药

 E. 保肝的同时反复内镜硬化剂注射或长期普萘洛尔治疗

 F. 即刻手术

41. 择期治疗的目的是
    A. 提高抵抗力
    B. 减轻门脉高压
    C. 防止肝癌发生
    D. 减少腹腔积液
    E. 防止上消化道出血
    F. 预防肝衰竭

**（42～48 题共用题干）**

男性，44 岁，因呕血 3 日急诊入院。患者半年来经常腹胀，食欲不振，厌油、恶心、反酸，日渐消瘦。3 天前因饮酒较多、吃冷硬食物后，出现呕血，共三次，前两次较新鲜，量约 400 毫升，后一次为咖啡样，量约 150 毫升。体检：血压 105/90mmHg。消瘦，贫血貌，面颊及前胸部有五枚蜘蛛痣，心肺无异常，肝不大，脾可触及，边缘较韧。

42. 为进一步明确上消化道大出血的病因和部位，尚需进行哪些检查
    A. 三腔管气囊充气压迫胃底和食管下段，如不再出血，则为食管胃底静脉曲张破裂出血
    B. 二囊压迫后若抽出血液，胃、十二指肠溃疡与食管胃底静脉曲张破裂出血可能同时存在
    C. 纤维胃、十二指肠镜检查
    D. 选择性动脉造影
    E. CT 扫描
    F. 放射性核素扫描
    G. 呕出的血样，进行色、味、残渣检查
    H. PTC
    I. ERCP

43. 肝硬化门脉高压症合并大出血，临床上有哪些主要特点
    A. 脾肿大，脾功能亢进
    B. 胃底、食管静脉破裂大出血
    C. 食管黏膜撕裂引起大出血
    D. 凝血酶原时间延长，出血不止
    E. 球蛋白减少，导致腹水形成
    F. 胆红素和 GPT 增高
    G. 白蛋白降低，白/球比例正常
    H. X 线吞钡检查，可发现静脉曲张
    I. 腹水，有些患者腹水难以消退
    J. 严重者可导致昏迷

44. 上消化道大出血在临床上常见的五种病因是
    A. 应激性溃疡
    B. 胃、十二指肠溃疡
    C. 贲门黏膜撕裂综合征
    D. 胃壁动脉瘤破裂
    E. 门静脉高压症
    F. 肝内胆道大出血
    G. 胃癌
    H. 胃憩室病
    I. 食管裂孔疝
    J. 胃扭转

45. 关于肝硬化门脉高压症合并大出血，正确的非手术治疗措施是
    A. 积极补充血容量，先滴注平衡溶液，后输血
    B. 平衡液用量不宜过多，与失血量相等为宜
    C. 输含血小板的血液，可以帮助止血
    D. 垂体加压素 20 单位加入 5% 葡萄糖液 200ml 中静滴，半小时滴完
    E. 去甲肾上腺素 8mg 加入等渗盐水 500 毫升静滴
    F. 三腔双囊管气囊压迫止血法可加重出血，不宜采用
    G. 纤维内窥镜直视下硬化疗法
    H. 选择性腹腔动脉插管，注入垂体加压素
    I. 纤维内窥镜直视下喷洒止血药物

46. 使用三腔管的注意事项有
    A. 患者应平卧

B. 管由口下

C. 详细检查气囊，有无漏气，管外涂油以便于插入

D. 考虑为食管下段静脉破裂大出血时，先将食管气囊充气，后将胃气囊充气

E. 气管可放置一周

F. 拔管时先排空食管气囊，后排空胃气囊，观察 12~24 小时，无出血，管缓慢拔出

G. 注意误咽引起的吸入性肺炎

47. 采用外科治疗的适应证和手术方法的选择，下列说法正确的是

A. 发生大出血，便应采用手术方法止血

B. 无黄疸，无明显腹水的患者发生大出血，应争取及时手术

C. 合并大量出血者，适合分流术

D. 合并中量出血者，适合断流术

E. 术中测门脉压，压力 > 3.92kPa，适合分流术

F. 术中测门脉压，压力 < 2.94kPa，适合断流术

G. 要控制静脉曲张破裂大出血、保持肝脏血液供应，采用贲门周围血管离断术为宜

H. 晚期血吸虫病伴有食管静脉曲张破裂大出血，采用脾切除加断流术为宜

48. 上消化道大出血，术中应常规探查哪些脏器与组织

A. 胃和十二指肠

B. 有无肝硬变和脾肿大

C. 探查胆囊

D. 两侧肾脏

E. 有无脾动脉瘤破裂

F. 有无腹主动脉破裂

G. 空肠上段病变如息肉、血管瘤等

(49~53 题共用题干)

男性，45 岁，因大量呕血，解黑便 16 小时来院就诊。入院前 16 小时感上腹部不适，有恶心、呕吐，呕吐物为咖啡样胃液约 1000ml，以后呕吐物变为暗红色，每次约 500ml，呕吐后 6 小时排黑便 2 次，总量约 500ml。体检：脉搏 130 次/分，血压 75/52.5mmHg，面色苍白，神志淡漠，腹平软，脾左肋下 5cm，余未见异常。

49. 大出血的患者，在急诊室应予以哪些处理

A. 做血常规，了解血红蛋白

B. 胃镜检查

C. 静滴多巴胺

D. 大量补液

E. 维生素 K 止血

F. 止痛治疗

G. 吸氧

H. 导尿，记尿量

50. 初步诊断为食管静脉破裂大出血，应继续做哪些主要检查

A. 上腹部 CT      B. AFP

C. 胃镜      D. 肝功能

E. 消化道钡餐      F. B 超

G. 乙肝两对半

51. 常规胃贲门血管离断术后，伤员出血停止，但术后连续发热两周，T 38.5℃，WBC $13 \times 10^9$/L，中性 0.84，术后 3 天逐渐恢复软食。患者术后持续发热的原因可能有

A. 切口感染      B. 输血后并发症

C. 脾切除热      D. 左膈下脓肿

E. 正常术后发热      F. 胰尾胰管瘘

G. 弥漫性腹膜炎

52. 患者伤口已拆线，腹部无明显异常体征，但持续发热两周，引起发热的最

可能原因是左膈下脓肿。检查左膈下
脓肿最有效的方法是

A. B 超检查

B. CT 引导下长针穿刺

C. 腹部立位片

D. 胃肠道钡餐

E. CT

F. 肝核素扫描

G. X 线观察膈肌活动度及升高

53. 经 CT 检查发现左下脾窝胰尾四周脓肿
形成，约 5cm×4cm×3cm 低密度区，
四周有不均匀脓壁形成。以上情况治
疗的最佳选择是

A. 继续全身抗感染和支持治疗

B. B 超导向下长针穿刺抽脓

C. 经左肋沿下切口做脓壁探查引流

D. 经左十二肋床切口做脓壁探查引流

E. 继续抗感染治疗，经 CT 复查后，
决定是否手术

F. 经右肋沿下切口做脓壁探查引流

(54～56 题共用题干)

男性，62 岁，黑便伴乏力 1 周。1 小
时前突然恶心、呕血 1 次，量约 200ml，
伴头晕、心悸。既往无胃病、乙肝病史。查
体：T 36.9℃，P 100 次/分，R 22 次/分，
BP 95/75mmHg。慢性病容，巩膜无黄染。
腹软无压痛，肝脾肋缘下未及，移动性浊
音阴性，肠鸣音 4～6 次/分。

54. 实验室检查：血常规：RBC $2.98×10^{12}$/L，
Hb 81g/L，HCT 24%；肝肾功能：总
蛋白 59.1g/L，白蛋白 35.6g/L，球蛋
白 23.5g/L，A/G 1.3，总胆红素
18.9μmol/L，直接胆红素 7.5μmol/L，
谷丙转氨酶 35U/L，尿素氮 5.90mmol/L，
肌酐 85μmol/L；乙肝标志物：HBsAg
阴性。根据患者情况，初步诊断应
考虑

A. 胆道出血

B. 胃癌伴出血

C. 食管静脉曲张破裂出血

D. 胃、十二指肠溃疡出血

E. 胃壁动脉瘤出血

F. 出血性胃炎

55. 入院后需及时采取的诊治措施是

A. 腹部 CT 检查

B. 建立静脉输液通道，补充血容量

C. 2 小时内急诊开腹探查止血

D. 尽快明确出血原因及部位

E. 急诊胃镜检查

F. 急诊食管吞钡 X 线检查

56. 检查发现十二指肠球部后壁出血。患者入
院 8 小时，经补充血容量，输血 800ml 后
又呕鲜血约 400ml。查体：P 120 次/分，
R 22 次/分，BP 80/50mmHg。如果胃
镜检查发现胃内有大量积血和血凝块
影响视野，为明确病因和出血部位，
下列检查首选

A. 腹部 B 超

B. 腹部 CT

C. 腹部 MRI

D. 选择性腹腔动脉造影

E. 腹部 X 线立卧位平片检查

F. 食管吞钡 X 线检查

## 参考答案与解析

1. A  2. D  3. D  4. B  5. E  6. E

7. D  8. C  9. C  10. B  11. D  12. C

13. D  14. A  15. C  16. B  17. A  18. E

19. C  20. E  21. D  22. D  23. E  24. A

25. A  26. E  27. C  28. D  29. B  30. A

31. A  32. C  33. A  34. B  35. C  36. B

37. B  38. A  39. B  40. E  41. E  42. ABC

43. ABHIJ  44. ABEFG  45. ADGHI  46. CFG

47. BGH  48. ABCG  49. ACDE  50. ABCDFG

51. ADFG　52. A　53. ABDE　54. BCDEF
55. BDE　56. D

14. A。**解析：**上消化道大出血休克状态，提示血容量丢失过多，应尽快抗休克治疗，补充血容量。

15. C。**解析：**食管胃底静脉曲张破裂出血（多由肝硬化门静脉高压所致）一般很急，来势凶猛，一次出血量常达 500 ~ 1000ml，常可引起休克。

16. B。**解析：**胃、十二指肠溃疡出血表现：①少量反复出血，表现为贫血、大便隐血试验阳性。②大量出血，有呕血及黑便。③短期内出血量 >400ml，则有循环系统的代偿现象；出血量 >800ml，即可出现休克。

17. A。**解析：**三腔管放入胃内后，将胃气囊和食管气囊充气压迫胃底和食管下段，用等渗盐水经第三腔将胃内存血冲洗干净。如果没有再出血，则可认为是食管胃底静脉曲张破裂出血。

18. E。**解析：**早期内镜检查是大多数上消化道出血诊断的首选方法。如果没有严重的伴发疾病，血流动力学相对稳定，上消化道出血患者收住院后应立即行纤维胃、十二指肠镜检查。内镜检查对同时存在的两个或两个以上病变，可确切地区别出真正的出血部位。

19. C。**解析：**上消化道大出血后，由于大量血液蛋白质的消化产物在肠道被吸收，可导致肠源性氮质血症，血尿素氮升高。下消化道出血时少见。

20. E。**解析：**多潘立酮即吗丁啉，胃肠道出血者禁用。

21. D。**解析：**门静脉高压症出血的原因：①食管胃底静脉曲张破裂，此为导致肝癌上消化道出血的最主要原因。②凝血机制障碍：肝功能损害造成肝脏合成的凝血因子减少，凝血机制发生障碍；由于脾

功能亢进，血小板破坏增加，凝血机制也会发生障碍等。③胃肠黏膜糜烂：肝硬化后肝癌患者由于门静脉高压，常造成胃肠道淤血、动脉水肿糜烂，引起出血。

22. D。**解析：**大出血的溃疡多为慢性溃疡，一般位于十二指肠球后壁或胃小弯，溃疡基底动脉被侵蚀破裂。

23. E。**解析：**应按胃、十二指肠，肝、脾、胆道和空肠上段依次检查，积极寻找出血原因和部位，切不可盲目行胃大部切除术。

26 ~ 28. E、C、D。**解析：**胃、十二指肠溃疡出血部位常位于胃小弯或十二指肠球部后壁。门脉高压症导致上消化道出血伴有肝功能损害的临床表现。应激性溃疡多与休克、复合性创伤、严重感染、严重烧伤、严重脑外伤或大手术有关。既往多无溃疡病史，而突然发生上消化道大出血或穿孔，多呈间歇性。

29 ~ 30. B、A。**解析：**消化道肿瘤导致上消化道出血常伴有恶病质的临床表现，如体重下降、厌食。胆道出血：主要由肝内局限性感染、肝肿瘤、肝外伤引起。在临床上表现为突发上腹或剑突下疼痛，随后出现呕血或便血，以便血为主，出血量较少。患者还可有寒战、高热、黄疸发作常呈周期性，间隔期一般为 1 ~ 2 周。

31 ~ 32. A、C。**解析：**消化道出血达 5ml 以上时便潜血呈阳性。消化道出血达 50ml 以上时出现柏油样便。

33 ~ 34. A、B。**解析：**三腔管放入胃内后，将胃气囊和食管气囊充气压迫胃底和食管下段，用等渗盐水经第三腔将胃内存血冲洗干净。如果没有再出血，则可认为是食管、胃底静脉曲张破裂出血。肝内胆管出血部位不明，可采用肝固有动脉结扎及胆总管引流。

37 ~ 38. B、A。**解析：**门脉高压症致

食管胃底静脉破裂出血时出血迅速，且出血量大，短期内出现休克。消化道出血最常见为胃、十二指肠溃疡出血。

42. ABC。**解析**：患者有饮酒史，经常腹胀，食欲不振，厌油、恶心、反酸，消瘦，贫血貌，面颊及前胸部有五枚蜘蛛痣，考虑患者为肝硬化导致食管静脉曲张破裂出血。应行三腔管气囊充气压迫胃底和食管下段，如不再出血，则为食管胃底静脉曲张破裂出血；二囊压迫后若抽出血液，胃、十二指肠溃疡与食管胃底静脉曲张破裂出血可能同时存在；行纤维胃、十二指肠镜检查可明确诊断。

43. ABHIJ。**解析**：肝硬化门脉高压症主要临床特征为：①脾肿大，脾功能亢进；②胃底、食管静脉破裂大出血；③X线吞钡检查，可发现静脉曲张；④腹水，有些患者腹水难以消退；⑤肝性脑病严重者可导致昏迷。

44. ABEFG。**解析**：上消化道大出血常见病因主要有应激性溃疡；胃、十二指肠溃疡；门静脉高压症；肝内胆道大出血；胃癌。

45. ADGHI。**解析**：食管胃底静脉曲张破裂出血非手术治疗适用于一般状况不良，肝功能较差，难以耐受手术的患者；手术前准备。①积极补充血容量，先滴注平衡溶液，后输血；②垂体加压素20单位加入5%葡萄糖液200ml中静滴，半小时滴完；③纤维内窥镜直视下硬化疗法；④选择性腹腔动脉插管，注入垂体加压素；⑤纤维内窥镜直视下喷洒止血药物。

46. CFG。**解析**：使用三腔管时应详细检查气囊，有无漏气，管外涂油以便于插入，拔管时先排空食管气囊，后排空胃气囊，观察12～24小时，无出血，管缓慢拔出，注意误咽引起的吸入性肺炎。

47. BGH。**解析**：手术治疗适用于曾经或现在发生消化道出血，或静脉曲张明显和"红色征"出血风险较大，及一般情况尚可，肝功能较好（Child A级、B级），估计能耐受手术者。要控制静脉曲张破裂大出血、保持肝脏血液供应，采用贲门周围血管离断术为宜，晚期血吸虫病伴有食管静脉曲张破裂大出血，采用脾切除加断流术为宜。肝功能 Child C 级患者一般不主张手术，尽量采取非手术治疗。

48. ABCG。**解析**：上消化道出血最常见原因为应激性溃疡；胃、十二指肠溃疡；门静脉高压症；肝内胆道大出血；胃癌。应探查胃和十二指肠，有无肝硬变和脾肿大，探查胆囊，空肠上段病变如息肉、血管瘤等。

49. ACDE。**解析**：大出血患者应立即建立静脉通道，输液扩容抗休克，注射多巴胺等血管活性药物，给予维生素 K 止血，血常规了解血红蛋白含量，达到输血指征应立即输血。

50. ABCDFG。**解析**：食管静脉破裂出血常见原因主要为肝硬化门脉高压，应立即行上腹部 CT、AFP、胃镜、肝功能、B超、乙肝两对半。E 项，有消化道血管破裂患者不宜行消化道钡餐检查。

51. ADFG。**解析**：胃贲门血管离断术后，伤员出血停止，但术后连续发热两周，T 38.5℃，WBC $13 \times 10^9$/L，中性 0.84，考虑患者术后可能出现切口感染、膈下脓肿、胰管瘘、弥漫性腹膜炎等并发症。

52. A。**解析**：检查膈下脓肿首选 B 超，简便经济，检出率高。

53. ABDE。**解析**：患者左下脾窝胰尾四周脓肿形成，约 $5 \times 4 \times 3cm$ 低密度区，四周有不均匀脓壁形成，应继续抗感染，稳定生命体征。B 超导向下长针穿刺抽脓，经左十二肋床切口做脓壁探查引流，继续抗感染治疗，经 CT 复查后，决定是否

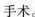 

手术。

54. BCDEF。**解析：**A 项，胆道出血一般量小，常呈周期性复发，常有胆绞痛、呕血或便血、黄疸和肝、胆囊肿大，都有肝胆疾病史，患者不具备胆道出血的病因和临床表现，暂不考虑该诊断。

55. BDE。**解析：**上消化道大出血的初期处理原则是补充血容量，防止失血性休克，及时发现病因及出血部位，并采取及时有效的治疗措施。因此，应首先建立静脉输液通道，补充血容量。急诊胃镜检查有助于尽快明确出血原因及部位。

56. D。**解析：**如果胃内有大量积血和血凝块影响胃镜检查的视野，选择性腹腔动脉造影对确定出血部位尤有帮助。在明确了出血部位后，还可将导管插至出血部位，进行栓塞等介入止血治疗。此项检查比较安全，在有条件时应作为首选的诊断方法。

# 第十九章　腹腔镜外科

**一、单选题：以下每道试题有五个备选答案，请选择一个最佳答案。**

1. 腹腔镜在临床上的应用需除外
   - A. 肝脏疾病
   - B. 甲状腺疾病
   - C. 小肠疾病
   - D. 乳腺疾病
   - E. 结肠良性肿瘤

2. 下列不属于腔镜外科基本技术的是
   - A. 腹腔镜下止血
   - B. 腹腔镜下组织分离
   - C. 腹腔镜下缝合
   - D. 人工气腹
   - E. 腹腔穿刺

3. 下列哪项不是腹腔镜胆囊切除术的并发症
   - A. 出血
   - B. 胆管损伤
   - C. 肝脏损伤
   - D. 横结肠损伤
   - E. 十二指肠损伤

4. 下述有关开腹与腹腔镜胆囊切除术的比较，不恰当的是
   - A. 腹腔镜手术失去了立体视觉变成了平面视觉
   - B. 腹腔镜手术对机体的应激、免疫、代谢影响小
   - C. 腹腔镜手术创伤小、痛苦轻、康复快
   - D. 腹腔镜手术丧失了手指直接触诊和紧急处理能力
   - E. 腹腔镜手术可完全替代开腹手术

5. 腹腔镜的手术操作注意事项中，不正确的是
   - A. 手术时须保持有效的气腹，腹内压应保持在 12～15mmHg
   - B. 腹腔镜与手术器械的方向宜一致
   - C. 一般来讲，穿刺孔间的距离应足够大，以免腹腔镜与手术器械相互干扰
   - D. 主要操作套管之间应成90°
   - E. 手术器械以腹壁为支点，操作方向和常规手术相反

6. 腹腔镜手术 CO 气腹的最严重并发症为
   - A. 皮下气肿
   - B. 高碳酸血症和酸中毒
   - C. 心律失常
   - D. 气体栓塞
   - E. 下肢静脉血栓形成

7. 腹腔镜操作中引起脏器损伤最常见的原因是
   - A. 电刀损伤
   - B. 分离损伤
   - C. 撕剥损伤
   - D. 钳夹损伤
   - E. 牵拉损伤

## 参考答案与解析

1. D　2. E　3. C　4. E　5. D　6. D
7. A

　　4. E。**解析**：虽然腹腔镜手术与传统开腹手术相比有许多优点与进步，但仍有一些缺点和弊端。有些手术，一些特殊情况仍较适合传统开腹手术。

　　7. A。**解析**：电刀损伤是腹腔镜手术损伤肠管和胆道最多见的。

# 第三篇
# 骨外科学

# 第一章　运动系统理学检查法

E. 正中神经和尺神经

**一、单选题：以下每道试题有五个备选答案，请选择一个最佳答案。**

1. 男性，20 岁，右大腿包块 2 个月来院就诊，对其进行物理学检查，下列哪项未遵照物理学检查原则进行
   A. 先健侧后患侧
   B. 先远处后患处
   C. 先被动后主动
   D. 充分显露两侧对比
   E. 动作轻柔，尽量不增加患者痛苦

2. 肘关节提携角为
   A. 20°～25°　　　　B. 16°～20°
   C. 10°～15°　　　　D. 5°～10°
   E. 1°～5°

**二、共用备选答案单选题：以下提供若干组试题，每组试题共用试题前列出的五个备选答案，请为每道试题选择一个最佳答案。每个备选答案可能被选择一次、多次或不被选择。**

（3～4 题共用备选答案）
   A. 10°～15°　　　　B. 40°～50°
   C. 40°～60°　　　　D. <40°
   E. >60°

3. 人工髋关节置换时，髋臼外展角应为
4. 人工髋关节置换时，髋臼前倾角应为

（5～8 题共用备选答案）
   A. 尺神经
   B. 正中神经
   C. 桡神经
   D. 桡神经和尺神经
   E. 正中神经和尺神经

5. 可引起第 5 指和第 4 指内侧部麻木的是
6. 欲使示指掌侧无痛觉传导，需阻滞哪条神经
7. 手背皮肤主要分布有哪条神经
8. 垂腕是哪条神经损伤引起

## 参考答案与解析

1. C　2. C　3. B　4. A　5. A　6. B
7. D　8. C

2. C。**解析：** 提携角：臂轴与前臂轴的延长线相交形成一向外开放的角度，约 165°～170°，其补角为 10°～15°，即提携角。提携角在 0°～10°之间时为直肘，小于 0°为肘内翻，大于 20°为肘外翻。这三种情况均属肘畸形。

3～4. B、A。**解析：** 人工髋关节置换时，髋臼外展角的正常范围在 40°～50°。股骨颈的中轴线与股骨内外髁中点的连线形成的夹角即为前倾角，又称扭转角，正常范围在 12°～15°。

5～8. A、B、D、C。**解析：** 尺神经的功能以支配手的精细活动为主，感觉分布为第 5 和第 4 手指的手掌和背面的尺侧。正中神经感觉分布为第 1 至第 3 指和第 4 指桡侧掌面皮肤和相应手掌皮肤。桡神经浅支分布于手背外侧及外侧三指半近侧的皮肤，尺神经则支配尺侧两指的背侧皮肤感觉。桡神经肱骨干中 1/3 处损伤可发生垂腕。

# 第二章　骨折概论

**一、单选题：以下每道试题有五个备选答案，请选择一个最佳答案。**

1. 骨筋膜室综合征一旦确诊，应进行下列哪项处理
   A. 立即手术切开深筋膜减压
   B. 立即撤除外固定
   C. 继续观察 1 小时，如无好转再行处理
   D. 立即开放复位，解除对血管的压迫
   E. 施行矫形手术，如肌腱延长术

2. 骨筋膜室综合征，最主要的治疗措施是
   A. 给予血管舒张剂，消除血管痉挛
   B. 抬高患肢，以利消肿
   C. 被动按摩，以利消肿
   D. 做臂位麻醉，解除血管痉挛
   E. 解除包扎固定物，经观察不见好转，切开筋膜减压

3. 骨折临床愈合后，骨痂的改造塑型决定于
   A. 外固定的牢固性
   B. 肢体活动和负重所形成的应力
   C. 局部血液供应情况
   D. 骨痂的多少
   E. 是否很好配合理疗、按摩及药物治疗

4. 下列各项均有早期手术复位的适应证，除外
   A. 开放性骨折
   B. 压缩性骨折
   C. 脊柱骨折合并截瘫
   D. 不稳定性骨折
   E. 骨折并发大血管损伤

5. 胫骨中下 1/3 骨折不愈合率高，原因在于

A. 不能有效地制动
B. 难以早期发现
C. 近侧骨折段血液供应差
D. 远侧骨折段血液供应差
E. 损伤暴力大

6. 骨盆骨折最严重的早期并发症是
   A. 尿道损伤　　　　B. 膀胱损伤
   C. 直肠损伤　　　　D. 神经损伤
   E. 失血性休克

7. 超过 16 小时的开放性胫骨骨折的处理方法中，哪项是恰当的
   A. 采用钢板内固定，并一期关闭伤口
   B. 采用 V 形针进行内固定
   C. 采用外固定支架固定
   D. 清创后期关闭伤口
   E. 为预防感染，骨折内固定后，伤口留待二期缝合

8. 下列哪种情况骨折愈合快
   A. 胫骨干中下 1/3 骨折
   B. 儿童骨折
   C. 牵引过度，骨折段分离移位
   D. 软组织嵌入
   E. 反复手法复位

9. 诊断骨折的主要依据是
   A. 病史和体征
   B. X 线检查结果
   C. 肢体较大的血肿
   D. 肢体功能障碍
   E. 全身性表现

10. 下列哪项并发症不可能发生于骨折晚期
    A. 骨化性肌炎　　　B. 骨缺血性坏死
    C. 创伤性关节炎　　D. 关节僵硬
    E. 脂肪栓塞

11. 在下列各项中，哪项不是骨折切开复位的指征
    A. 骨折合并血管、神经损伤，需手术探查
    B. 骨折断端有软组织嵌入，手法整复失败
    C. 关节内的骨折，关节面移位超过2mm
    D. 通过手法整复，仍不能达到解剖复位
    E. 多处骨折，为减少并发症

12. 踝关节骨折晚期最常见的并发症是
    A. 肢体严重短缩
    B. 骨折端缺血坏死
    C. 创伤性关节炎
    D. 化脓性关节炎
    E. 骨髓炎

13. 股骨下1/3骨折后，远折端向后倾斜移位，主要是因为
    A. 腘绳肌的牵拉
    B. 腓肠肌的牵拉
    C. 半腱肌的牵拉
    D. 股二头肌的牵拉
    E. 缝匠肌的牵拉

14. 超过20小时的开放性胫骨粉碎性骨折的处理方法中，正确的是
    A. 清创后一期关闭伤口
    B. V形针内固定
    C. 采用钢板内固定并一期闭合伤口
    D. 清创后外固定架固定骨折，二期闭合伤口
    E. 为预防感染，骨折钢板内固定后伤口一期缝合

15. 男性，28岁，车祸伤致左小腿肿胀、压痛，膝下8cm处成角畸形，小腿短缩，胫骨前侧有10cm皮肤裂口，足背动脉搏动消失。正确的诊断是

    A. 左胫骨上1/3开放性骨折，伴胫后神经损伤
    B. 左胫骨上1/3开放性骨折，伴动脉损伤
    C. 左胫骨上1/3骨折伴胫前神经损伤
    D. 左胫骨上1/3骨折伴骨筋膜室综合征
    E. 左胫骨上1/3骨折伴静脉血管损伤

二、共用题干单选题：以下提供若干个案例，每个案例下设若干道试题，每道试题有五个备选答案，请选择一个最佳答案。

（16～20题共用题干）

男性，25岁，6小时前从4m高处跌下，左下肢疼痛不能站立。查体：左小腿明显肿胀，中段畸形，足背动脉搏动减弱，皮温明显较对侧降低，足趾屈曲张力高，被动伸趾时疼痛加重，考虑为骨筋膜室综合征。

16. 造成该患者骨筋膜室综合征的重要原因是
    A. 胫腓骨严重骨折
    B. 骨折端压迫动脉影响血供
    C. 骨折压迫静脉影响回流
    D. 骨折引起骨筋膜室内大量淤血，室内压力增高
    E. 小腿部广泛软组织挫伤，压力增高

17. 其常见发生部位除外
    A. 股骨骨折          B. 胫腓骨骨折
    C. 骨盆骨折          D. 前臂双骨折
    E. 肱骨骨折

18. 其症状、体征除外
    A. 疼痛              B. 肌腱牵拉痛
    C. 末梢血运差        D. 开放伤口出血
    E. 张力性水疱

19. 其首选的治疗方法是
    A. 脱水剂、激素治疗

B. 深筋膜室切开减压

C. 跟骨结节骨牵引

D. 小夹板固定

E. 长腿石膏托固定

20. 该患者的预后状况主要取决于

    A. 手术减压的早晚

    B. 外固定时间的长短

    C. 内固定方式的选择

    D. 有无及时应用脱水药和抗感染治疗

    E. 有无及早抬高患肢

(21~22题共用题干)

    男性，38岁，车祸致伤4小时。神志清醒，临床检查左小腿肿胀明显，张力大，触诊有压痛，小腿有异常活动，因疼痛，患者不能配合检查。

21. 应立即进行的临床检查是

    A. 心肺听诊及检查

    B. 腹部触诊和肠鸣音听诊

    C. 骨盆分离试验

    D. 下肢关节被动活动检查

    E. 足背动脉搏动和小腿皮肤张力检查

22. 应警惕有发生哪种并发症的危险

    A. 休克

    B. 血管神经损伤

    C. 腹部脏器伤

    D. 骨筋膜室综合征

    E. 下肢深静脉血栓

(23~24题共用题干)

    男性，30岁，车祸2小时后来院。一般情况尚好，右小腿中上段皮肤裂伤14cm，软组织挫伤较重，胫骨骨折端有外露，出血不多。

23. 在进行X线片检查前，应该进行的处理是

    A. 行简单的外固定及局部包扎

    B. 行气压止血带止血

    C. 急送手术室

D. 石膏固定

E. 跟骨结节牵引

24. 此时最佳的处理方法是

    A. 清创术，骨折复位，外固定架固定

    B. 清创术，骨折复位，钢板内固定

    C. 清创术，骨折复位，髓内针固定

    D. 清创术，骨折复位，夹板固定

    E. 清创术，石膏管型固定

(25~27题共用题干)

    女性，18岁，右上臂创伤后疼痛、肿胀、畸形6小时就诊。查体：右上臂中段轻度肿胀，短缩畸形及反常活动。X线片示：右肱骨中段横行骨折，骨折端重叠2cm。

25. 最恰当的处理方法是

    A. 开放复位钢板螺钉内固定

    B. 手法复位小夹板或石膏外固定

    C. 开放复位髓内针内固定

    D. 开放复位内固定加小夹板外固定

    E. 持续骨牵引

26. 采用上述方法治疗后，患肢肘关节以下严重肿胀、青紫，右手发凉、麻木，被动活动手指感剧痛，右桡动脉搏动消失。最可能是发生了

    A. 肱动脉损伤

    B. 肱静脉损伤

    C. 挤压综合征

    D. 骨筋膜室综合征

    E. 缺血性骨坏死

27. 9个月后复查：右上臂肌肉萎缩，中段有假关节，X线片示：右肱骨中段陈旧性骨折不连接，两折端骨质密度增高，骨髓腔被浓密骨质封闭，骨质缺损3cm。下列哪项处理最恰当

    A. 小夹板外固定，配合中药治疗

    B. 石膏外固定，配合中药治疗

    C. 外展支架固定，配合局部理疗

D. 开放复位、植骨及内固定

E. 继续观察 3 个月，无好转则手术治疗

## 参考答案与解析

1. A　2. E　3. B　4. B　5. D　6. E
7. C　8. B　9. A　10. E　11. D　12. C
13. B　14. D　15. B　16. D　17. C　18. D
19. B　20. A　21. E　22. D　23. A　24. A
25. B　26. D　27. D

1. A。**解析**：立即手术切开深筋膜减压是骨筋膜室综合征治疗中最重要部分。

2. E。**解析**：骨筋膜室综合征指肢体创伤后发生在四肢特定的筋膜间室的进行性病变，主要是肌肉和神经干发生进行性缺血坏死，要早诊断，早治疗。一经确诊，保守治疗不见好转，尽快手术切开筋膜减压是防止神经和肌肉发生缺血坏死的唯一有效方法。

3. B。**解析**：骨痂的塑型沉积主要受应力的影响，应力大的部位有更多的新骨沉积，不足的部位通过膜内化骨而得到补充。而在应力轴线以外的部位，破骨细胞相对活跃，使多余的骨痂被吸收。

4. B。**解析**：绝大多数压缩性骨折不需要手术复位。

5. D。**解析**：胫骨中下 1/3 骨折不愈合率高的主要原因为：①胫骨的营养动脉从胫骨上、中 1/3 交界进入骨内，在中、下 1/3 骨折是营养动脉损伤，下段血液供应明显减少；②下段几乎无肌肉附着，所以容易发生。

6. E。**解析**：骨盆处血供丰富，腹膜后结缔组织疏松，骨折极易引起大量出血，造成失血性休克。

7. C。**解析**：开放性骨折同时组织损伤广泛的一般使用外固定架固定。

8. B。**解析**：胫骨干中下 1/3 骨折因血供不良而愈合缓慢；牵引过度、软组织嵌入、反复手法复位易致不愈合。

9. A。**解析**：诊断骨折的主要依据是病史和体征。

10. E。**解析**：脂肪栓塞综合征是骨髓腔脂肪入血，栓塞末梢血管而出现的一系列症状。脂肪入血不可能发生在骨折晚期，故脂肪栓塞也不可能发生在骨折晚期，是骨折早期并发症之一。

11. D。**解析**：骨折后复位达到功能复位即可愈合。

12. C。**解析**：骨折累及关节面，而且踝关节是重要的负重关节，伤后关节面的磨损而不平整，容易导致创伤性关节炎。

13. B。**解析**：远折端由于腓肠肌的牵拉以及肢体的重力作用而向后方倾斜移位。

14. D。**解析**：因为伤后 20h，已成为感染伤口，所以要先清创后固定架固定，二期方可以闭合伤口。

15. B。**解析**：有 10cm 皮肤裂口，提示为开放性骨折，左胫骨上 1/3 开放性骨折时，容易损伤胫后动脉，故足背动脉搏动消失。

16. D。**解析**：间隙内容物的增加，导致间隙内压力增高。

17. C。**解析**：骨筋膜室综合征是筋膜腔内出血，压迫血管所引起的一系列症状。骨盆骨折周围无典型筋膜腔，故其骨折不并发骨筋膜室综合征。

18. D。**解析**：有开放性出血伤口，其持续减压有利于防止骨筋膜室综合征。

19. B。**解析**：考虑骨筋膜室综合征，首先应该深筋膜室切开减压，防止发生严重后果。

20. A。**解析**：骨筋膜室综合征会导致间隙内容物发生进行性缺血性坏死。而是否坏死、坏死程度很大程度上决定治疗效果及预后。

21. E。**解析**：患者从病史分析可能为骨筋膜室综合征，对其先检查足背动脉搏动与否，决定是否立即手术治疗。

22. D。**解析**：骨筋膜室综合征是由骨、骨间膜、肌间隔和深筋膜形成的骨筋膜室内肌肉和神经因急性缺血而产生的一系列早期症候群，最多见于前臂掌侧和小腿，是骨折的最严重的并发症。根据其缺血的不同程度可导致：①濒临缺血性肌挛缩；②缺血性肌挛缩；③坏疽，广泛长时间完全缺血，大量肌肉坏疽，常需截肢。

23. A。**解析**：患者属开放性骨折，软组织挫伤较重，出血不多，应该固定及局部包扎。

24. A。**解析**：感染是开放性骨折的严重并发症，须彻底清创，同时软组织损伤严重，用外固定架固定最好。

25. B。**解析**：患者肱骨中段骨折，不合并神经血管损伤，因属于短缩畸形，手法复位能够达到功能复位要求，首选手法复位。

26. D。**解析**：疼痛及活动障碍是骨筋膜室综合征的主要临床表现。肿胀、压痛、肌肉牵拉痛是重要体征。该患者考虑骨筋膜室综合征。

27. D。**解析**：骨折后至少6个月没有愈合，且没有进一步愈合倾向已有3个月，称为骨不连。患者骨折后9个月，假关节形成，表现符合骨不连。开放复位植骨手术指征明确。

# 第三章　上肢骨、关节损伤

**一、单选题：以下每道试题有五个备选答案，请选择一个最佳答案。**

1. 男性，14岁，左肱骨髁上骨折已行手法复位，石膏托外固定。患肢肿胀较明显，为了早期观察是否有骨筋膜室综合征，要特别注意
   A. 桡动脉搏动是否消失
   B. 手及前臂皮肤温度及颜色
   C. 患肢肿胀程度
   D. 有无感觉障碍
   E. 患肢有无静息痛，手指被动伸直有无障碍，伸指时是否加剧疼痛

2. 肘部明显畸形，肘关节固定于半伸位，肘后隆起，皮下青紫，压痛明显。最可能诊断是
   A. 尺骨鹰嘴骨折
   B. 伸直型肱骨髁上骨折
   C. 肘关节后脱位
   D. 肘部挫伤
   E. 肘关节前脱位

3. 在下列几种关节脱位类型中，较为少见的是
   A. 胸锁关节前脱位
   B. 肩关节后脱位
   C. 肩关节前脱位
   D. 肘关节后脱位
   E. 桡骨头半脱位

4. 男孩，3岁，右手被大人突然牵拉后，哭述右臂痛，活动受限。查体：右手拒绝取物，肘略屈，前臂略旋前。最可能的诊断为
   A. 腕关节脱位
   B. 前臂骺软骨损伤
   C. 肘关节脱位
   D. 桡骨小头半脱位

E. 肱骨髁损伤

5. 桡骨小头半脱位常见发生年龄及常用处理方法是
   A. 5~10岁小儿，手法复位，三角巾悬吊
   B. 6~8岁小儿，手法复位，石膏外固定
   C. 10岁儿童，切开复位内固定
   D. 5岁以下幼儿，手法复位，复位后不固定
   E. 成年人，切开复位内固定

6. 对前臂双骨折治疗的论述，不正确的是
   A. 可采用手法复位外固定治疗
   B. 若一骨干为横行骨折，另一骨干为斜行骨折，手法复位时应先复位横行骨折
   C. 尺桡骨均为横行骨折，且骨折发生在中段，应先复位桡骨
   D. 应警惕骨筋膜室综合征的发生
   E. X线证实骨折愈合前，禁止前臂旋转活动

7. 对屈曲型肱骨髁上骨折，以下论述不正确的是
   A. 多为间接暴力引起
   B. 典型骨折移位是近折端向后下移位，远折端向前移位
   C. 常合并神经血管损伤
   D. 骨折线常呈斜形
   E. 治疗可采用手法复位外固定

8. 前臂双骨折易导致
   A. 血管损伤
   B. 肌腱断裂
   C. 骨筋膜室综合征
   D. 旋转功能障碍

E. 神经损伤

9. 最易并发桡神经损伤的骨折是
   A. 肱骨外科颈骨折
   B. 肱骨干骨折
   C. 肱骨髁上骨折
   D. 肱骨髁间骨折
   E. 桡骨近侧 1/3 骨折

10. 肱骨干骨折，骨折线位于三角肌止点以下，对远近骨折端移位的论述哪项正确
    A. 近折端向内、前移位
    B. 近折端向前、外移位
    C. 远折端向外移位
    D. 远折端向下移位
    E. 近折端向后、外移位

11. 臂部受伤后出现腕下垂，此时最可能是
    A. 锁骨骨折
    B. 肩关节脱位
    C. 肱骨外科颈骨折
    D. 肱骨干骨折
    E. 肱骨髁上骨折

12. 女孩，4 岁，摔倒后肩部疼痛。检查患肩下沉，患肢活动障碍，头向患侧偏斜，杜加（Dugas）征阴性。最可能的诊断是
    A. 肩关节脱位
    B. 臂丛神经损伤
    C. 锁骨骨折
    D. 肱骨外科颈骨折
    E. 桡骨小头半脱位

13. 关于桡骨远端骨折下列哪项说法不正确
    A. 桡骨远端指距腕关节 3cm 左右的桡骨骨折
    B. 桡骨远端关节面的掌倾角为 10°~15°

C. 桡骨远端关节面的尺偏角为 20°~25°
D. 桡骨茎突比尺骨茎突长约 1.0cm
E. 尺骨与腕骨构成关节

14. 下列哪项不是肩关节脱位的临床表现
    A. 方肩畸形
    B. 肩关节弹性固定
    C. Dugas 征阳性
    D. 肩部疼痛肿胀
    E. 翼状肩胛

二、共用题干单选题：以下提供若干个案例，每个案例下设若干道试题，每道试题有五个备选答案，请选择一个最佳答案。

（15~16 题共用题干）

一老年女性，摔倒，右手着地，即感右腕疼痛，不能活动。于急诊拍 X 线片示右桡骨远端骨折，骨折线不涉及关节面，骨折远端向桡背侧移位。

15. 该骨折类型属于
    A. Colles 骨折
    B. Smith 骨折
    C. 掌侧 Barton 骨折
    D. 背侧 Barton 骨折
    E. Barton 骨折

16. 该骨折手法复位后石膏固定的位置应为
    A. 腕掌屈尺偏位　　B. 腕掌屈桡偏位
    C. 腕背伸桡偏位　　D. 腕背伸尺偏位
    E. 中立位

（17~19 题共用题干）

女性，70 岁，不慎摔倒，右肩着地，感右肩疼痛，功能受限，急诊就诊。

17. 该种暴力最不可能导致
    A. 肩胛骨骨折
    B. 肩锁关节脱位
    C. 肱骨大结节撕脱骨折
    D. 肱骨干骨折

E. 肱骨髁上骨折

18. 如急诊拍右肩关节 X 线片示右肩关节脱位，其最可能的脱位方向
    A. 前脱位　　　　B. 后脱位
    C. 上方脱位　　　D. 下方脱位
    E. 外侧脱位

19. 如急诊摄右肩关节 X 线片示右侧肱骨外科颈骨折，下列关于外科颈骨折的说法，不正确的是
    A. 肱骨外科颈位于骨干与大小结节交界处
    B. 外科颈处骨皮质突然变薄，易骨折
    C. 多发生于青年人
    D. 可分为无移位型，外展型，内收型骨折
    E. 易并发神经损伤

三、共用备选答案单选题：以下提供若干组试题，每组试题共用试题前列出的五个备选答案，请为每道试题选择一个最佳答案。每个备选答案可能被选择一次、多次或不被选择。

（20～21 题共用备选答案）
    A. Colles 骨折
    B. Smith 骨折
    C. Galeazzi 骨折
    D. Monteggia 骨折
    E. Barton 骨折

20. 尺骨上 1/3 骨干骨折合并桡骨小头脱位称为

21. 桡骨干下 1/3 骨折合并尺骨小头脱位称为

（22～24 题共用备选答案）
    A. Dugas 征　　　B. Mills 征
    C. Lasegue 征　　D. McMurray 征
    E. Thomas 征

22. 椎间盘突出，呈阳性表现的体征是

23. 肩关节脱位，呈阳性表现的体征是

24. 膝关节半月板损伤，呈阳性表现的体征是

### 参考答案与解析

1. E　　2. C　　3. B　　4. D　　5. D　　6. C
7. C　　8. D　　9. B　　10. B　　11. D　　12. C
13. E　　14. E　　15. A　　16. A　　17. D　　18. A
19. C　　20. D　　21. C　　22. C　　23. A　　24. D

1. E。**解析：** 静息痛及被动牵拉痛是骨筋膜室综合征的重要体征，因为它直接反映前臂骨筋膜室内压力的大小，其他选项如 AB 两项主要是反映血供情况。

2. C。**解析：** 根据肘关节固定于半伸位，断定肘关节后脱位。而伸直型肱骨髁上骨折时，肘部向外突出多处于半屈位。

3. B。**解析：** 后胸锁韧带较前胸锁韧带坚韧，故前脱位多见；肩关节前脱位、肘关节后脱位、桡骨头半脱位多见，肩关节后脱位罕见。

4. D。**解析：** 桡骨小头半脱位多见于 5 岁以下的小儿，其桡骨头未发育好，环状韧带只是一片薄弱的纤维环，一旦小儿前臂被牵拉，桡骨小头向远端滑行，回复原位时，环状韧带来不及退缩，卡压在肱桡关节内，根据题中的被牵拉史以及小儿拒绝取物，活动受限不难得出为桡骨小头半脱位的诊断。

5. D。**解析：** 单纯手法复位，复位后不必固定，但要防止暴力再次牵拉，所以排除 ABCE 四项。

6. C。**解析：** 发生在尺桡骨中段的双骨折，如果均为稳定性骨折，因尺骨位于皮下，一般先复位尺骨。

7. C。**解析：** 此题混淆屈曲型与伸直型的关系，屈曲型肱骨髁上骨折合并神经血管损伤不常见，伸直型常合并正中神经和肱动脉的损伤。

8. D。**解析：** 尺桡骨之间有坚硬的骨

间膜相连，当单一尺骨或者桡骨骨折时，暴力通过骨间膜传导到另一骨干，引起不同平面的双骨折。

9. B。**解析**：桡神经在桡神经沟处紧贴骨面，并在穿臂外侧肌间隔时被固定于骨面上，活动性小。因此，当肱骨骨干中部或中下 1/3 交界处骨折时，易伤及桡神经。

10. B。**解析**：肱骨干中部骨折，骨折位于三角肌止点以下，骨折近端因三角肌和喙肱肌收缩向外前移位，骨折远段因肱二头肌，肱三头肌收缩向上移位。

11. D。**解析**：肱骨干中下 1/3 段后外侧有桡神经沟，有由臂丛神经束发出的桡神经经内后方紧贴骨面斜向外前方进入前臂，骨折容易损伤桡神经。

12. C。**解析**：患肢活动障碍，头向患侧斜，提示为强迫体位，肩部肌肉牵拉所致；Dugas 征阴性排除了肩关节脱位的可能性，因而为锁骨骨折。

13. E。**解析**：尺、桡骨下端共同与腕骨近侧构成腕关节。

14. E。**解析**：损伤胸长神经和副神经均可能引起功能障碍，使其支配的前锯肌和斜方肌发生瘫痪或萎缩，形成翼状肩胛畸形。

15. A。**解析**：X 线片示右桡骨远端骨折，骨折线不涉及关节面，骨折远端向桡背侧移位。

16. A。**解析**：根据 X 线片固定，手法

复位结束后在屈腕、尺偏位检查骨折对位对线情况。

17. D。**解析**：因为右肩着地，故可以限定在 D、E 两项内，患者 70 岁提示老年骨质疏松，很可能会发生肱骨髁上骨折，故排除 D 项。

18. A。**解析**：肩关节脱位最常见的是前脱位，肩关节的前、后、上部都有肌肉、肌腱与关节囊纤维层愈合，增强了其牢固性。而只有关节囊的前下部没有肌肉、肌腱的增强，这是肩关节的一个薄弱区。因此当上肢外展时，在外力作用下或跌倒时，如上肢外展外旋后伸着地，肱骨头可冲破关节囊前下方的薄弱区，移出到肩胛骨的前方，造成肩关节前脱位。

19. C。**解析**：肱骨外科颈为骨松质与骨密质交界处，老年人容易骨质疏松，故多发于老年人。

20～21. D、C。**解析**：尺骨上 1/3 骨干骨折合并桡骨小头脱位称为孟氏（Monteggia）骨折。桡骨干下 1/3 骨折合并尺骨小头脱位称为盖氏（Galeazzi）骨折。

22～24. C、A、D。**解析**：椎间盘脱位时，直腿抬高试验（Lasegue 征）阳性。肩关节脱位时，可见方肩畸形、Dugas 征阳性。膝关节半月板损伤时，可见过伸试验、半月板旋转挤压试验（McMurray 征）、研磨试验等阳性。伸肌腱牵拉试验（Mills 征）阳性，见于肱骨外上髁炎。Thomas 征用来检查髋关节有无屈曲畸形。

# 第四章 下肢骨折及关节损伤

**一、单选题：以下每道试题有五个备选答案，请选择一个最佳答案。**

1. 某工人因外伤致左股骨干闭合性骨折，在运往医院途中，应该
   - A. 置左下肢外展屈曲位
   - B. 用木板床运送
   - C. 置左下肢内收内旋位
   - D. 人力牵引置下肢中立位
   - E. 将左下肢和右下肢捆扎在一起

2. 下列关于踝部骨折治疗中的叙述，不正确的是
   - A. 坚强内固定
   - B. 踝穴不宜过大或过小
   - C. 骨折解剖对位
   - D. 反复整复，争取闭合复位，以免手术
   - E. 早期功能锻炼

3. 股骨闭合性骨折后，体温可能出现的情况
   - A. 上午正常，下午高热
   - B. 通常不超过38℃
   - C. 时高时低不规则
   - D. 常在38.5℃以上
   - E. 一般低于正常

4. 男性，18岁，交通事故中被车撞伤左下肢，入院后诊断为股骨颈骨折，Garden Ⅳ型。此类患者最易发生的是
   - A. 手术中复位失败
   - B. 内固定失效
   - C. 畸形愈合
   - D. 股骨颈骨折不愈合
   - E. 股骨头缺血坏死

5. 关于股骨颈骨折，错误的是
   - A. 外展嵌插骨折虽属稳定骨折，也会

移位，变为不稳定骨折
   - B. 头下型骨折容易发生缺血性坏死
   - C. 基底型骨折相对容易愈合
   - D. 儿童股骨颈骨折不易发生缺血坏死
   - E. 股骨颈骨折愈合数年之后，还会发生缺血坏死

6. 股骨颈骨折不容易愈合的因素是
   - A. 股骨颈的血液供应较差
   - B. 复位困难，反复整复
   - C. 软组织覆盖差
   - D. 受到的剪切应力大
   - E. 内固定不可靠

7. 查体股骨颈骨折与股骨粗隆间骨折的主要区别是
   - A. 髋部压痛
   - B. 髋部肿胀
   - C. 患侧下肢外旋60°
   - D. 患侧下肢轴向叩击痛
   - E. 患侧下肢短缩畸形

8. 男性，25岁，被汽车压伤后立即送来急诊。查体：神志清楚，右下肢不能活动，明显肿胀及压痛。X线片示右股骨干骨折。下述不属于早期并发症的是
   - A. 休克
   - B. 重要动脉损伤
   - C. 骨不连
   - D. 皮肤及软组织损伤
   - E. 肢体神经损伤

9. 女性，39岁，右股骨干骨折，经治疗2年后仍有短缩畸形和反常活动。X线检查示两骨折端已被硬化骨封闭，目前应采取的治疗是
   - A. 加强营养，促进骨愈合
   - B. 手法复位，石膏外固定

C. 手法复位，牵引固定

D. 加强功能锻炼

E. 手术切除硬化骨，植骨加钢板固定，加牢固外固定

10. 男性，45岁，车祸3小时入院，诊断为骨盆骨折，左股骨干骨折及左胫骨开放性骨折。首先应密切观察哪种并发症

A. 休克　　　　B. 泌尿系感染

C. 创口感染　　D. 疼痛

E. 坠积性肺炎

11. 女性，25岁，车祸伤致右股骨干骨折1天，突然出现呼吸困难，发绀症状，首先考虑

A. 肺部感染

B. 脂肪栓塞综合征

C. 休克

D. 心肌梗死

E. 气胸

12. 关于股骨粗隆间骨折，下列哪项是不正确的

A. 容易发生骨折不愈合或缺血性坏死

B. 多见于老年人

C. 多合并骨质疏松

D. 稳定性骨折采用外展牵引6~8周

E. 全身状况允许可行内固定治疗

13. 关于股骨颈骨折的说法，下列哪项不正确

A. 多发生于老年人

B. 易发生骨折不愈合

C. 易发生股骨头坏死

D. 常需行手术治疗

E. 老年骨折患者较儿童股骨颈骨折患者易发生股骨头坏死

14. 膝关节三联征是指

A. 内侧副韧带、外侧半月板及前交叉韧带损伤

B. 外侧副韧带、内侧半月板及后交叉韧带损伤

C. 内侧副韧带、内侧半月板及前交叉韧带损伤

D. 内侧副韧带、内侧半月板及后交叉韧带损伤

E. 外侧副韧带、内侧半月板及前交叉韧带损伤

15. 下列各项中不是半月板损伤急性期表现的是

A. 膝关节间隙明显压痛

B. 膝关节不能主动伸直

C. 膝关节有剧烈疼痛

D. 膝关节僵直，活动障碍

E. 关节肿胀，有关节内积血

16. 患者有膝关节扭伤及交锁史，最可能出现下列哪种损伤

A. 膝关节外侧副韧带损伤

B. 胫骨平台骨折

C. 半月板损伤

D. 内侧副韧带撕裂

E. 前十字韧带撕裂

二、共用备选答案单选题：以下提供若干组试题，每组试题共用试题前列出的五个备选答案，请为每道试题选择一个最佳答案。每个备选答案可能被选择一次、多次或不被选择。

（17~18题共用备选答案）

A. 外旋90°畸形

B. 外旋<45°畸形

C. 屈曲、内收、内旋畸形

D. 屈曲、外展、外旋畸形

E. 屈曲、外展、内旋畸形

17. 髋关节后脱位的典型畸形是

18. 股骨粗隆间骨折的典型畸形是

（19～21 题共用备选答案）

A. 失血性休克　　B. 骨化性肌炎

C. 脂肪栓塞　　　D. 创伤性关节炎

E. 压疮

19. 股骨干骨折卧床牵引

20. 骨盆骨折易造成

21. 股骨干骨折髓内钉固定并发症是

**三、案例分析题：为不定项选择题，试题由一个病历和多个问题组成。每个问题有六个及以上备选答案，选对 1 个给 1 个得分点，选错 1 个扣 1 个得分点，直扣至得分为 0。**

（22～24 题共用题干）

男性，28 岁，打篮球受伤后右膝疼痛。

22. 最有可能的诊断是（提示：出现关节肿胀及打软腿，前抽屉试验阳性）

A. 半月板损伤

B. 骨折

C. 游离体

D. 滑膜炎

E. 前交叉韧带断裂

F. 后交叉韧带断裂

G. 内侧副韧带损伤

H. 外侧副韧带损伤

23. 常用于交叉韧带重建的移植物有

A. 自体骨腱骨移植物

B. 自体腘绳肌移植物

C. 异体跟腱移植物

D. 异体骨腱骨移植物

E. 人工韧带

F. 异种韧带

G. 自体跟腱

H. 自体胫前肌腱

24. 骨隧道扩大的原因包括（提示：患者行异体骨腱骨重建前交叉韧带，术后 1 年 MRI 显示骨隧道扩大）

A. 免疫反应　　　B. 热损伤

C. 应力遮挡　　　D. 雨刷效应

E. 蹦极效应　　　F. 激进康复计划

G. 滑液的侵入　　H. 缺血坏死

（25～27 题共用题干）

男性，26 岁，打篮球受伤后右膝疼痛。

25. 最有可能的诊断是（提示：出现关节弹响和交锁，无肿胀及打软腿）

A. 半月板损伤

B. 骨折

C. 游离体

D. 滑膜炎

E. 前叉韧带断裂

F. 后叉韧带断裂

G. 内侧副韧带损伤

H. 外侧副韧带损伤

26. 半月板撕裂的类型包括（提示：MRI 显示外侧盘状半月板，纵形撕裂，边缘无损伤）

A. 水平撕裂　　　B. 放射状撕裂

C. 桶柄状撕裂　　D. 鹦鹉嘴状撕裂

E. 纵形撕裂　　　F. 瓣状撕裂

G. 分层撕裂

27. 治疗方法是

A. 半月板全切

B. 半月板移植

C. 半月板缝合

D. 半月板次全切除

E. 半月板部分切除成形

F. 全膝关节置换

G. 高位截骨

H. 软骨修复

## 🔍 参考答案与解析

1. E　　2. D　　3. B　　4. E　　5. D　　6. A

7. C　　8. C　　9. E　　10. A　11. B　12. A

13. E　14. C　15. D　16. C　17. C　18. A
19. E　20. A　21. C　22. E　23. ABCDEF
24. ABCDEFGH　25. A　26. ABCDEFG
27. E

1. E。解析：股骨干闭合性骨折后，应固定以免骨折端刺伤神经血管，最简单的方法是将左下肢和右下肢捆扎在一起。

2. D。解析：踝部骨质较松，反复整复，容易造成骨折断面不整齐，为手术治疗造成困难。如果手法整复不容易成功，则不要勉强，要争取尽早手术。

3. B。解析：成人股骨闭合性骨折出血量一般在 500～1000ml，故体温升高是出血后血肿吸收引起，通常不超过38℃。

5. D。解析：儿童及青壮年股骨颈骨折后，发生股骨头缺血性坏死概率较老年人高，约40%。

6. A。解析：股骨颈骨折容易损伤供血血管，导致股骨颈骨折愈合率低。

7. C。解析：外旋角度是二者主要区别。

9. E。解析：股骨干骨折导致的骨折不愈合伴有畸形活动，此为手术治疗的指征。

10. A。解析：骨盆骨折、左股骨干骨折均会发生大出血，故首先应注意的是出血性休克。

11. B。解析：长骨干骨折伤后突然出现呼吸困难、发绀等症状，应高度怀疑脂肪栓塞综合征的发生。

12. A。解析：老年人骨质疏松，当下肢突然扭转跌倒易造成股骨粗隆间骨折，由于粗隆部血运丰富，骨折后极少不愈合。

13. E。解析：股骨头坏死跟年龄关系不大，主要是由于其本身的解剖结构所导致的。

14. C。解析：前交叉韧带、内侧副韧带及内侧半月板三者合并损伤者，谓之膝关节三联征。

15. D。解析：半月板损伤后的常见临床表现包括局限性疼痛、关节肿胀、弹响和交锁、股四头肌萎缩、打软腿以及在膝关节间隙或半月板部位有明确的压痛，不会出现关节僵直。

16. C。解析：半月板破裂多为膝关节扭伤引起，患肢运动时，如果半月板破裂的边缘卷曲，即可发生交锁。

19～20. E、A、C。解析：股骨干骨折患者卧床牵引，由于长期卧床不起，身体骨突起处受压，局部血液循环障碍，易形成压疮。骨盆各骨主要为松质骨，邻近又有许多动脉、静脉丛，血液供应丰富，骨折后容易出现广泛出血，引起失血性休克。股骨干骨折髓内钉固定后，由于骨折处髓腔内张力过大，骨髓被破坏，脂肪滴进入破裂的静脉窦内，可引起脂肪栓塞。

22. E。解析：患者打篮球受伤后右膝疼痛，关节肿胀及打软腿，前抽屉试验阳性，诊断考虑前交叉韧带断裂。抽屉试验：膝关节屈曲90°，检查者固定患者足部，用双手握住胫骨上段做拉前和推后动作，并注意胫骨结节前后移动的幅度。前移增加表示前交叉韧带断裂。

23. ABCDEF。解析：前交叉韧带断裂者目前主张在关节镜下行韧带重建手术，可选用自体骨－髌韧带、自体腘绳肌、自体骨腱骨、异体跟腱、异体骨腱骨、自体半腱肌股薄肌肌腱、异体肌腱、异体韧带或人工韧带作为移植材料。GH 两项，跟腱及胫前肌腱具有重要功能，不能取自体。

24. ABCDEFGH。解析：骨隧道扩大的确切原因仍不十分清楚。有许多假设因素，大致可分为力学因素和生物性因素。力学因素主要包括骨隧道定位偏差，引起"雨刷效应"与"蹦极效应"，还有应力遮挡、激进康复计划。生物学因素包括细胞介导的非特异性炎症反应与生理性骨吸收，造成热损伤、滑液入侵、移植过程中的缺血坏死。

25. A。**解析：**患者打篮球受伤后右膝疼痛，关节弹响和交锁，考虑为膝关节半月板损伤。半月板损伤多见于运动员与体力劳动者，男性多于女性。受伤后膝关节剧痛，不能伸直，活动时有弹响，有时在活动时突然听到"咔嗒"一声，关节便不能伸直，忍痛挥动几下小腿，再听到"咔嗒"声，关节又可伸直，此种现象称为关节交锁。

27. E。**解析：**半月板损伤，目前主张在关节镜下进行手术，边缘分离的半月板可以缝合，容易交锁的撕裂的半月板瓣片可以局部切除，有条件缝合的亦可以予以修复。一般不采用次全或全切。

# 第五章　脊柱及骨盆骨折

一、单选题：以下每道试题有五个备选答案，请选择一个最佳答案。

1. 骨盆骨折主要的体征是
   A. 畸形
   B. 反常活动
   C. 骨盆挤压和分离试验阳性
   D. 骨擦音或骨擦感
   E. 肿胀和瘀斑

2. 骨盆骨折最严重的并发症是
   A. 膀胱尿道损伤
   B. 直肠损伤
   C. 腰骶神经丛损伤
   D. 功能障碍
   E. 腹膜后巨大血肿

3. 脊柱骨折者从现场运输至医院内的急救搬运方式至关重要，下述搬运方法错误的是
   A. 采用担架、木板搬运
   B. 一人抬头，一人抬脚或用搂抱的方法
   C. 使伤员双下肢伸直，木板放在伤员一侧三人将伤员平抬至门板上
   D. 三人采用滚动法，使伤员保持平直状态，成一体滚动至木板上
   E. 在整个运输过程中避免伤员脊柱屈曲

4. 下列哪项是骨盆骨折最危急的并发症
   A. 盆腔内出血　　　B. 膀胱破裂
   C. 尿道断裂　　　　D. 骶丛神经损伤
   E. 肠系膜挫伤

5. 判断骨盆骨折合并尿道断裂最简单有效的方法是
   A. 静脉肾盂造影
   B. 肾脏 MRI 检查

C. 肾脏 CT 检查
D. 放置导尿管检查
E. 膀胱镜检查

6. 第 10 胸椎压缩骨折合并脊髓损伤，损伤的脊髓是
   A. 胸段脊髓　　　　B. 胸腰段脊髓
   C. 腰段脊髓　　　　D. 腰骶段脊髓
   E. 骶段脊髓

7. 在脊柱骨折患者的搬运过程中，应固定的体位是
   A. 半卧位　　　　　B. 侧卧位
   C. 俯卧位　　　　　D. 仰卧过伸位
   E. 屈曲侧卧位

二、共用题干单选题：以下提供若干个案例，每个案例下设若干道试题，每道试题有五个备选答案，请选择一个最佳答案。

(8~11 题共用题干)

男性，32 岁，车祸伤致颈项部剧烈疼痛，四肢不能活动，尿闭，大便失禁 8 小时。查体：双上肢屈肘位畸形，肱三头肌以下肌力 0 级，前臂以下、四肢及躯干深浅感觉消失，肱二头肌腱反射存在，肱三头肌腱以下深浅反射消失，病理征引不出。颈椎正侧位平片见 $C_5$ 前脱位。

8. 根据以上临床资料，颈脊髓损伤的程度为
   A. 脊髓休克
   B. 脊髓不完全损伤
   C. 脊髓完全损伤
   D. 脊髓横断
   E. 不能判断损伤程度

9. 若患者出现高位颈椎受损，早期出现的严重并发症是

A. 胃肠功能减弱、大小便失禁

B. 心力衰竭

C. 呼吸衰竭

D. 肢体肌肉萎缩

E. 四肢关节挛缩

10. 如出现发热其主要原因为

A. 泌尿系感染    B. 肠梗阻

C. 肺炎    D. 自主神经紊乱

E. 压疮

11. 发热后哪项处理效果最差

A. 冰敷    B. 乙醇擦浴

C. 冰水灌肠    D. 药物降温

E. 降低室温

三、案例分析题：为不定项选择题，试题由一个病历和多个问题组成。每个问题有六个及以上备选答案，选对 1 个给 1 个得分点，选错 1 个扣 1 个得分点，直扣至得分为 0。

（12～14 题共用题干）

男性，28 岁，因车祸伤致骶髂部疼痛 1 小时来院急诊。平素体健。查体：T 36.5℃，P 110 次/分，R 22 次/分，BP 85/60mmHg。神志清楚，表情淡漠，口唇苍白。头颅、胸、腹部检查无异常发现。肛指检查阴性，肛门括约肌收缩有力。右侧腹股沟和骶髂关节处压痛，骨盆挤压分离试验阳性。双下肢感觉、运动、血运均正常。

12. 急诊应重点进行的检查项目是

A. 血常规检查

B. 骨盆 X 线检查

C. 骨盆 MRI 检查

D. 导尿和尿常规检查

E. SEP 检查

F. DSA 检查

13. 目前应该考虑的诊断有（提示：导尿顺利，尿液清亮，尿常规未查见红细

胞。X 线检查显示右侧耻骨上下支骨折伴骶髂关节完全性脱位，右侧骨盆向上移位 2cm）

A. 骨盆骨折，Tile 分型 A 型

B. 骨盆骨折，Tile 分型 B 型

C. 骨盆骨折，Tile 分型 C 型

D. 失血性休克，重度

E. 失血性休克，中度

F. 失血性休克，轻度

14. 目前应该采取的综合救治措施有（提示：经过在 ICU 快速输注林格液和红细胞悬液，血压稍有上升后又开始下降）

A. 紧急转入骨科普通病房救治

B. 继续在 ICU 进行休克复苏

C. 紧急手术打开后腹膜止血

D. 紧急动脉造影并进行髂内动脉栓塞

E. 紧急开腹探查

F. 紧急手术进行骨盆骨折切开复位内固定

G. 紧急进行骨盆外固定支架固定

## 🔍 参考答案与解析

1. C    2. E    3. B    4. A    5. D    6. C
7. D    8. C    9. C    10. C    11. E
12. ABD    13. CE    14. BDG

1. C。**解析**：挤压、分离骨盆时，不但受压区域乃至整个骨盆环任何一处有骨折时均会受到牵扯而发生疼痛。故骨盆骨折主要的体征是骨盆挤压和分离试验阳性。

2. E。**解析**：骨盆骨折为松质骨骨折，本身出血较多；加之盆腔血管丛密集，骨盆骨折易损伤血管导致大量出血，严重者可出现休克。

3. B。**解析**：B 项极易增加脊柱的弯曲，将碎骨片向后推挤入椎管内，加重脊柱的额外损伤，正确的方法是一定要保持

伤员的平直状态，也即中轴一致性。

4. A。**解析：**盆腔内出血量大，很可能会导致休克发生，所以骨盆骨折时要注意盆腔内出血。

5. D。**解析：**通过导尿管就可以快速区分尿道断裂情况，尿道损伤的诊断时，应细心放入较细的软尿管，不可放入较硬的导尿管以免加重损伤。尿道出血，排尿困难或者伴有尿液外渗等都可以诊断。

6. C。**解析：**第 10 胸椎对应脊髓腰膨大，因而骨折后损伤的为腰段脊髓。

7. D。**解析：**搬运过程中，需要保持脊柱轴线的稳定，避免脊柱扭曲、转动。

8. C。**解析：**患者损伤平面以下反射感觉、运动、括约肌功能均消失，提示为脊髓完全性损伤。

9. C。**解析：**呼吸衰竭与呼吸道感染是颈脊髓损伤的严重的并发症，出现早，后果严重，为死亡的首要因素。

10. D。**解析：**高位截瘫早期易出现自主神经功能紊乱，可表现为高热。

11. E。**解析：**自主神经功能紊乱所致高热仅降低室温对其效果不佳。

12. ABD。**解析：**患者入院时血压降低，心率增快，骨盆分离挤压试验阳性，高度怀疑骨盆骨折并发失血性休克，所以应进行血常规检查和骨盆 X 线检查。因骨盆骨折可能导致膀胱或尿道损伤，故应进行诊断性导尿和尿常规检查。骨盆 MRI、SEP 和 DSA 都不是首先重点考虑的检查项目。

13. CE。**解析：**患者骨盆前后环均完全断裂，右侧骨盆向上移位 2cm，说明骨盆横向和直向均不稳定，于 Tile C 型骨盆骨折。另外，失血性休克是严重骨盆骨折的并发症，从患者的血压、心率、口唇颜色、神志、表情综合判断，均符合中度休克的诊断。

14. BDG。**解析：**重度骨盆骨折应进入 ICU 监护治疗。经大量输血和补液血压仍不稳定，说明仍在继续失血，此时应紧急进行动脉造影并进行单侧或双侧髂内动脉栓塞止血。骨盆骨折禁止打开腹膜后间隙止血。不稳定骨盆骨折主张手术复位和内固定，但在血压不稳定的情况下手术是危险的，骨盆外固定支架可在局部麻醉下操作，可以简便、快速地稳定骨盆环，减少骨盆容积，对控制出血有利。

# 第六章　周围神经损伤

1. 坐骨神经损伤对下肢功能影响较大，以下对坐骨神经损伤的描述，不正确的是
   A. 如损伤部位在坐骨大孔处或坐骨结节以上，则股后肌群，小腿前、外、后肌群及足部肌肉全部瘫痪
   B. 如在股部中下段损伤，只表现为膝以下肌肉瘫痪，膝以上肌肉无影响
   C. 如为其分支损伤，则腓总神经损伤引起的瘫痪重，胫神经损伤引起的瘫痪轻
   D. 膝以下除小腿内侧及内踝处隐神经供给区外，感觉均消失
   E. 往往有严重的营养障碍，足底部形成溃疡

2. 男性，35 岁，刀刺伤臀部，出现运动与感觉异常。最可能是
   A. 坐骨神经损伤　　　B. 胫神经损伤
   C. 腓总神经损伤　　　D. 胫前肌损伤
   E. 腓骨长短肌撕裂伤

3. 男性，20 岁，外伤致尺骨上 1/3 骨折并桡骨头脱位，来院检查时发现患者手掌指关节不能主动伸直。该患者合并有下列哪种损伤
   A. 尺神经损伤
   B. 正中神经损伤
   C. 桡神经深支损伤
   D. 桡神经浅支损伤
   E. 正中、尺神经同时损伤

4. 腕关节掌侧玻璃切伤，出现哪项体征说明有正中神经损伤
   A. 伸指受限　　　　B. 外展小指受限
   C. 外展拇指受限　　D. 并指功能受限
   E. 内收拇指受限

5. 女性，40 岁，1 小时前跌伤右腕部。查体：右腕关节肿胀，呈"餐叉"样畸形，压痛并活动受限。可能的诊断为
   A. 右腕舟状骨骨折
   B. Smith 骨折
   C. 桡神经损伤
   D. Colles 骨折
   E. 右腕关节脱位

6. 肌电图或诱发电位，主要是检查
   A. 肌肉损伤　　　　B. 肌腱损伤
   C. 骨关节损伤　　　D. 炎症
   E. 周围神经损伤

二、共用题干单选题：以下提供若干个案例，每个案例下设若干道试题，每道试题有五个备选答案，请选择一个最佳答案。

（7～9 题共用题干）

　　男性，25 岁，40 天前因锐器刺伤右肘前方，经清创缝合后，伤口已经痊愈，但右手逐渐出现猿手畸形，不能握笔写字。

7. 患者可能出现的损伤是
   A. 尺神经损伤
   B. 正中神经损伤
   C. 拇屈肌腱断裂
   D. 拇屈肌腱粘连
   E. 右手关节失用性强直

8. 查体时可发现
   A. 尺侧一个半手指皮肤感觉消失
   B. 拇指对掌功能障碍
   C. 手指夹纸试验阳性
   D. 掌指关节及指间关节被动屈曲障碍
   E. 1～5 指主动屈曲障碍

9. 应采取的治疗措施是
   A. 手术探查修复　　　B. 局部物理治疗

C. 电刺激治疗　　D. 激光治疗

E. 药物治疗

（10～12题共用题干）

男性，20岁，刀刺伤右上臂，伤后出现右手对掌困难，拇指和示、中指屈曲功能障碍。

10. 该患者诊断应考虑下列哪种神经损伤
　　A. 正中神经损伤　　B. 尺神经损伤
　　C. 桡神经损伤　　D. 肌皮神经损伤
　　E. 腋神经损伤

11. 如神经功能恢复不良，远期右手可能表现哪种畸形
　　A. 爪形手畸形　　B. 猿手畸形
　　C. 锅铲畸形　　D. 鹅颈畸形
　　E. 锤状指畸形

12. 患者受伤后仅对伤口进行了清创缝合，2年半后再次来医院就诊，下列哪项是目前较为合理的治疗方法
　　A. 神经探查吻合
　　B. 神经移植
　　C. 肌腱转位重建功能
　　D. 继续观察
　　E. 神经松解

（13～14题共用题干）

男性，26岁，外伤致肱骨中下1/3骨折，来院检查时发现有垂腕征，垂指畸形。

13. 该患者合并哪条神经损伤
　　A. 尺神经损伤
　　B. 臂丛神经损伤
　　C. 正中神经损伤
　　D. 桡神经损伤
　　E. 正中、尺神经同时损伤

14. 该患者选择哪种治疗方法痛苦小且较稳妥
　　A. 立即切开复位，内固定，同时探查并修复损伤神经

B. 骨牵引治疗
C. 手法复位，夹板固定
D. 手法复位，石膏管型固定
E. 手法复位，悬垂石膏固定，观察2个月，垂腕、垂指无恢复，再行手术治疗

## 参考答案与解析

1. C　2. A　3. C　4. C　5. D　6. E
7. B　8. B　9. A　10. A　11. B　12. C
13. D　14. E

1. C。解析：胫神经损伤瘫痪者，行走时足跟离地困难，不能走快，足内肌瘫痪弓状足和爪状趾畸形，其感觉丧失区较大，足底部常有溃疡，足部易受外伤、冻伤、烫伤，常因溃疡不能走路。而腓总神经损伤瘫痪者足呈下垂状，走路时仅需抬高患肢即可，感觉障碍为足背部较小范围，故胫神经损伤引起的瘫痪重。

2. A。解析：此题为坐骨神经高位损伤，导致运动与感觉都受损。

3. C。解析：桡骨头脱位可致桡神经深支损伤，深支支配桡侧腕短伸肌、旋后肌、尺侧腕伸肌、指总伸肌等，造成患手掌指关节不能伸直；但由于桡侧腕长伸肌功能完好，尚可主动伸腕。

4. C。解析：正中神经于腕部分布表浅，易受伤害，主要分支支配拇长屈肌、指深屈肌桡侧半和旋前方肌，深支支配拇短展肌、拇短屈肌、拇对掌肌和1、2蚓状肌。

5. D。解析：Colles骨折特征性体征是"餐叉"样畸形，Colles骨折常伴有远侧骨折断端向桡、背侧移位，近侧向掌侧移位。

6. E。解析：诱发电位是指刺激周围神经，引起中枢神经的电活动，或者相反刺激中枢神经通过神经传导引起周围神经的电活动。肌电图检查是指通过测定神经

根所支配的肌肉出现失神经电位来判定受损的神经根。

8. B。**解析：**患者考虑为正中神经损伤，可表现为拇指对掌功能障碍和手的桡侧半感觉障碍，特别是示、中指远节感觉消失。

10. A。**解析：**正中神经损伤后拇指对掌功能障碍，示指、中指屈曲障碍。

12. C。**解析：**术后 2 年之后就诊，可能由于神经断端损伤严重，可以采用其他组织来重建恢复功能。

13. D。**解析：**肱骨干骨折时，容易并发桡神经损伤，桡神经在肱骨中下 1/3 紧贴肱骨，垂腕、垂指畸形是桡神经受损的表现。

# 第七章　人工关节

一、单选题：以下每道试题有五个备选答案，请选择一个最佳答案。

1. 有关人工髋关节置换，下列说法不正确的是
   - A. 中老年股骨头坏死，髋关节破坏，屈曲畸形，可行人工髋关节置换术
   - B. 中老年陈旧性股骨颈骨折，可行人工关节置换治疗
   - C. 老年股骨颈头下型骨折，身体状况良好者，可一期行人工髋关节置换
   - D. 化脓性髋关节炎可在清创的同时行人工髋关节置换治疗
   - E. 年轻患者类风湿关节炎，也是人工关节置换的适应证

2. 人工髋关节置换术后股骨骨折部位最多见于
   - A. 股骨粗隆区
   - B. 股骨粗隆区和人工股骨柄之间
   - C. 人工股骨柄远端
   - D. 混合区
   - E. 对侧股骨

二、共用备选答案单选题：以下提供若干组试题，每组试题共用试题前列出的五个备选答案，请为每道试题选择一个最佳答案。每个备选答案可能被选择一次、多次或不被选择。

（3~4题共用备选答案）
   - A. 髁形人工膝关节
   - B. 铰链式人工膝关节
   - C. 铰链旋转式人工膝关节
   - D. 球臼式人工膝关节
   - E. 单髁形人工膝关节

3. 女性，67岁，因膝关节骨关节炎继发较严重膝内翻拟行膝关节置换治疗，选择哪种假体为好

4. 一女性患者因胫骨上端骨肿瘤，行胫骨上端骨切除术后拟行膝关节置换治疗，选择哪种假体为好

## 参考答案与解析

1. D　2. C　3. A　4. C

**1. D。解析：** 化脓性髋关节炎常见的致病菌为金葡菌，如在清创的同时行人工髋关节置换很容易导致感染的扩散，手术感染率升高。

**2. C。解析：** 人工髋关节置换术后股骨骨折多发生在人工股骨柄远端，其原因主要是术后骨水泥崩解，骨质结构疏松，骨皮质变薄。

**3~4. A、C。解析：** 膝关节骨关节炎继发较严重膝内翻时，膝部稳定结构正常，故行髁型人工膝关节置换为好。胫骨上端骨肿瘤行胫骨上端骨切除术后，膝部稳定结构被破坏，故行铰链旋转式人工膝关节置换为好。

# 第八章　运动系统慢性损伤

**一、单选题：以下每道试题有五个备选答案，请选择一个最佳答案。**

1. 关于胫骨结节骨软骨炎的治疗，错误的是
   A. 减少活动
   B. 理疗
   C. 局部注射皮质类固醇
   D. 成年以后症状持续存在可行手术治疗
   E. 膝关节短期制动

2. 男性，25 岁，网球运动员，右肘关节外侧疼痛 1 个月，加重 3 天，持物无力，拧毛巾痛。查体：除右肘关节外侧局限性压痛外，无其他阳性体征。下列哪项试验最有助于诊断
   A. Finkelstein 征
   B. Mills 征
   C. 屈腕试验
   D. Tinel 征
   E. Dugas 试验

3. 腕管综合征是哪种组织在腕管内受压所致
   A. 尺神经
   B. 尺动脉
   C. 桡神经
   D. 正中神经
   E. 桡动脉

4. 腕管综合征的临床表现不包括
   A. 手掌桡侧皮肤感觉障碍
   B. 夜间手部疼痛，活动后减轻
   C. 轻叩腕掌侧有过电感
   D. 大鱼际肌萎缩
   E. Phalen 试验阳性

5. 女性，50 岁，左手桡侧 3 个手指感觉过敏，大鱼际肌萎缩，拇指对掌无力，腕部正中神经 Tinel 征阳性，屈腕试验（Phalen 征）阳性。其诊断应是
   A. 颈椎病神经根型

   B. 腕部腱鞘炎
   C. 腕骨结核
   D. 腕管综合征
   E. 月骨无菌性坏死

6. 拇指掌面基底部疼痛及弹响声 1 年，检查该部可触及一小结节，有压痛，伸屈拇指时可感到弹响发生于结节处，最可能的诊断是
   A. 滑囊炎
   B. 腱鞘囊肿
   C. 狭窄性腱鞘炎
   D. 神经瘤
   E. 皮样囊肿

7. 有关肱骨外上髁炎，错误的是
   A. 好发于网球运动员
   B. 一旦确诊，应手术松解
   C. 局部封闭治疗常有效
   D. 是伸腕伸指肌腱止点处的慢性损伤性炎症
   E. 伸腕抗阻力试验（＋）

8. 女性，30 岁，右肱骨外上髁炎半月，治疗后好转。预防复发的基本原则包括
   A. 及时理疗
   B. 持续服用镇痛药物 2 周
   C. 限制握拳伸腕动作
   D. 限制屈腕动作
   E. 反复多次局部注射醋酸泼尼松龙

9. 狭窄性腱鞘炎，疗效较好的方法是
   A. 理疗
   B. 限制活动和石膏固定
   C. 理疗加内服药物
   D. 伤湿止痛膏局部贴敷
   E. 醋酸泼尼松龙局部封闭

10. 有关狭窄性腱鞘炎，下列不正确的是
    A. 病变不仅限于屈肌腱鞘
    B. 腱鞘炎局部封闭有效

C. 疼痛常在近侧指间关节

D. 晨僵疼痛，活动后加重

E. 局部压痛

11. 有关肩关节周围炎的描述，不正确的是

A. 女性多于男性

B. 左侧多于右侧

C. 青少年多于中老年

D. 三角肌有轻度萎缩

E. 肩关节外展、外旋、后伸受限

12. 狭窄性腱鞘炎最常发生于

A. 手与腕部    B. 肘部

C. 肩部    D. 踝部

E. 足趾部

13. 肩周炎是指肩关节周围肌肉、肌腱、滑囊和关节囊等软组织的慢性炎症，但最常见、最早发病的部位是

A. 肱二头肌长头腱鞘炎

B. 三角肌下滑囊炎

C. 肩胛提肌滑囊炎

D. 肩峰下滑囊炎

E. 斜方肌纤维炎

14. 肩关节周围炎的治疗，错误的是

A. 有其自然病程，一般1年左右可自愈

B. 服用非甾体抗炎药可缓解疼痛

C. 肩关节以被动活动为主

D. 痛点局部封闭有效

E. 针对原发病进行治疗

二、共用题干单选题：以下提供若干个案例，每个案例下设若干道试题，每道试题有五个备选答案，请选择一个最佳答案。

(15～16题共用题干)

男性，21岁，以右手小指麻木1年余来诊。查体：右肘关节提携角40°，右手

第1骨间肌萎缩明显。追问病史，15年前曾有上臂下端外伤病史。

15. 考虑的诊断是

A. 骨筋膜室综合征

B. 肘管综合征

C. 腕管综合征

D. 格林－巴利综合征

E. 夏－科氏关节

16. 应该进行下列哪项治疗

A. 尺神经前置术

B. 腕横韧带切开术

C. 深筋膜切开减张术

D. 局部制动

E. 功能锻炼

三、共用备选答案单选题：以下提供若干组试题，每组试题共用试题前列出的五个备选答案，请为每道试题选择一个最佳答案。每个备选答案可能被选择一次、多次或不被选择。

(17～19题共用备选答案)

A. 肩部疼痛，活动受限

B. 肘外侧痛并向前臂外侧放射

C. 无痛性腕背侧肿块，挤压消失后又出现

D. 拇指伸屈时疼痛，掌指关节掌侧可扣及小结节，有压痛

E. 右臀部疼痛沿股后外侧至腘窝

17. 肱骨外上髁炎可能出现的症状是

18. 腱鞘囊肿可能是

19. 狭窄性腱鞘炎可能是

(20～21题共用备选答案)

A. 桡骨茎突狭窄性腱鞘炎

B. 肱骨外上髁炎

C. 肩周炎

D. 扳机指

E. 腕关节结核

20. 端东西时腕关节桡侧疼痛，桡骨茎突

压痛，考虑为

21. 示指伸指困难伴弹响，考虑为

（22～23 题共用备选答案）

A. 指屈肌腱鞘切除

B. 肿物探查切除

C. 局部制动，指屈肌腱鞘内注射皮质激素

D. 指伸肌腱修复

E. 指间关节囊松解

22. 女性，55 岁，右环指掌指关节掌侧疼痛，局部压痛明显，可触及硬结节，结节可随关节活动而移动，关节屈伸活动时无交锁现象。治疗首选

23. 男性，2 岁半，左拇指指间关节呈屈曲状，主动伸直困难，被动伸直时有弹响感，掌指关节掌侧触及一结节，观察及保守治疗半年仍未见好转。治疗首选

## 参考答案与解析

1. C　　2. B　　3. D　　4. A　　5. D　　6. C
7. B　　8. C　　9. E　　10. D　　11. C　　12. A
13. A　　14. C　　15. B　　16. A　　17. B　　18. C
19. D　　20. A　　21. D　　22. C　　23. A

1. C。**解析**：胫骨结节骨软骨炎在 18 岁前只要减少膝关节剧烈活动，症状自会缓解，有明显疼痛者可以辅以理疗或膝关节短期制动。一般无需服止痛剂，亦不宜局部注射皮质类固醇，因注入皮下不会有效，而骨骺又难以注入。成年以后症状持续存在可行钻孔或植骨术以促进愈合。

2. B。**解析**：肱骨外上髁炎患者 Mills 征阳性；Finkelstein 征阳性为桡骨茎突狭窄性腱鞘炎；屈腕试验（Phalen 试验）阳性为腕管综合征的特异性体征；Tinel 征是检查神经损伤部位以及神经修复后神经纤维再生情况的周围神经检查项目。

3. D。**解析**：腕管综合征是由于正中神经受压出现正中神经分布区的感觉障碍与疼痛，伴大鱼际肌瘫痪、萎缩、对掌受限，是周围神经卡压征中最常见的一种。

4. A。**解析**：支配手掌桡侧皮肤感觉的正中神经掌皮支不从腕管经过，正中神经支配中指示指远节皮肤感觉为主，桡神经支配桡侧三个半手指背面皮肤即手背虎口区皮肤。

5. D。**解析**：腕管综合征是由于正中神经受压出现正中神经分布区的感觉障碍与疼痛，伴大鱼际肌瘫痪、萎缩、对掌受限，是周围神经卡压征中最常见的一种；Tinel 征阳性，屈腕试验（Phalen 征）阳性是其典型体征。

6. C。**解析**：狭窄性腱鞘炎在桡骨表面或其远侧有局限性压痛，有时可扪及痛性结节。Finkelstein 试验：握拳尺偏腕关节时，桡骨茎突处出现疼痛则为阳性体征，是狭窄性腱鞘炎的特异性体征。

7. B。**解析**：肱骨外上髁炎由于其病理变化为慢性损伤性炎症，保守治疗多有效，顽固性的才考虑手术治疗。限制腕关节活动，尤其是限制用力握拳伸腕动作是治疗和预防复发的基本原则。

8. C。**解析**：此病是由于前臂长期过度被动牵拉、主动收缩伸肌所致，故应该限制握拳伸腕动作，排除 D 项；E 项反复多次的注射容易并发继发性感染，故不合适。

10. D。**解析**：A 项，四肢肌腱凡经过"骨 - 纤维隧道"处，均可发生腱鞘炎，如肱二头肌长头腱鞘炎、拇长伸肌和指总伸肌腱鞘炎等。B 项，局部制动和腱鞘内注射醋酸泼尼松龙或复方倍他米松对狭窄性腱鞘炎有很好疗效。C 项，患者主诉疼痛常在近侧指间关节，而不在掌指关节。查体时可在远侧掌横纹处触及黄豆大小的

痛性结节，屈伸患指该结节随屈肌腱上、下移动，或出现弹拨现象，并感到弹响。D项，起病缓慢，初时，晨起患指发僵、疼痛，缓慢活动后即消失。E项，桡骨茎突狭窄性腱鞘炎在桡骨茎突表面或其远侧有局限性压痛，有时可触及痛性结节。

11. C。**解析**：粘连性肩关节囊炎又称肩关节周围炎（肩周炎）：好发于 50 岁左右的中老年人，属退行性病变，青少年少见，严重者肩活动明显受限，故俗称五十肩或凝肩（冻结肩），为肩周肌、肌腱、滑囊和关节囊等软组织的慢性无菌性炎症。

12. A。**解析**：四肢肌腱凡经过"骨－纤维隧道"处，都可发生腱鞘炎，常见的有拇长屈肌腱鞘炎、拇长展肌腱鞘炎、拇短伸肌腱鞘炎、指屈肌腱腱鞘炎等，多发生于腕与手部。

13. A。**解析**：肩周炎的病变主要发生在盂肱关节周围，肱二头肌长头腱起于关节盂上方，是炎症好发之处。

14. C。**解析**：肩周炎有其自然病程，一般在 1 年左右能自愈。但若不配合治疗和功能锻炼，即使自愈也将遗留不同程度的功能障碍。疼痛持续、夜间难以入睡时，可短期服用非甾体抗炎药，并加以适量口服肌松弛剂。无论病程长、短，症状轻、重，均应每日进行肩关节的主动活动，活动时以不引起剧痛为限。痛点局限时，可局部注射醋酸泼尼松龙或倍他米松能明显缓解疼痛。肩外因素所致肩周炎除局部治疗外，还需对原发病进行治疗。

15. B。**解析**：根据题中已给条件，判断存在肘外翻畸形，骨间肌明显萎缩提示为尺神经损伤，结合既往病史，可以得出为肘管综合征。它是尺神经在肘部尺神经沟内的一种慢性损伤。

16. A。**解析**：尺神经前置术是基本的治疗方法，术后多能较快恢复正常感觉，但已萎缩的手部肌肉较难恢复正常体积。

17～19. B、C、D。**解析**：肱骨外上髁炎常见症状是肘外侧痛并向前臂外侧放射，Mills 试验是肱骨外上髁炎的特异性体征。腱鞘囊肿好发于腕背侧、腕掌侧桡屈肌腱以及足背部，肿物小时常无症状。拇指是狭窄性腱鞘炎的好发部位，特点是伸屈时疼痛加重，掌指关节掌面可扪及小结节，有压痛。

20～21. A、D。**解析**：桡骨茎突狭窄性腱鞘炎在桡骨表面或其远侧有局限性压痛，有时可扪及痛性结节。Finkelstein 试验：握拳尺偏腕关节时，桡骨茎突处出现疼痛，则为阳性体征。扳机指又名弹响指，指手指发生的屈肌腱鞘炎，因用力伸屈手指时容易产生弹拨动作和响声而得名。

22～23. C、A。**解析**：患者诊断为狭窄性腱鞘炎，症状不重，可保守治疗，为局部制动，指屈肌腱鞘内注射皮质激素。患者诊断为狭窄性腱鞘炎，症状重，已保守治疗无效，故治疗应选择手术切除狭窄的腱鞘。

# 第九章  腰腿痛和颈肩痛

**一、单选题：以下每道试题有五个备选答案，请选择一个最佳答案。**

1. 女性，54 岁，颈肩痛伴左手麻木加重 2 个月，咳嗽时明显，左手做精细动作困难。查体：颈部活动受限，压颈试验阳性，左侧神经根牵拉试验阳性，左手肌肉萎缩，左手握力明显减弱，大拇指及前臂感觉减退，肱三头肌反射减弱。该患者诊断考虑为
   A. 肩周炎
   B. 胸廓出口综合征
   C. 颈肌筋膜炎
   D. 颈椎病（神经根型）
   E. 肌萎缩侧索硬化症

2. 下列颈椎病行颌枕吊带牵引不恰当的是
   A. 适用于除交感神经型外的各型颈椎病
   B. 牵引重量为 2 ~ 6kg
   C. 牵引时头前屈 15°
   D. 可解除肌痉挛
   E. 可使小关节内的滑膜皱襞复位

3. 男性，50 岁，四肢麻胀，乏力逐渐加重近 2 年。1 个月前不慎滑倒，当即出现四肢活动障碍。查体：神志清楚，头部活动无明显受限，第 2 肋以下皮肤痛觉减退，四肢不能主动活动，肌张力增高，病理征（＋）。X 线检查示：颈 4、胸 1 椎体后缘骨质增生，椎间隙变窄。可诊断为
   A. 外伤性颈髓损伤　　B. 颈椎脱位
   C. 脊髓型颈椎病　　　D. 颈椎肿瘤
   E. 颈椎管内肿瘤

4. 对于颈椎病，下列说法错误的是
   A. 可有心动过速等交感神经表现
   B. 神经根型表现为手部麻木无力

C. 交感型颈椎病最多见
D. 严重者可导致截瘫
E. 骨赘压迫食管可引起吞咽困难

5. 女性，55 岁，主诉颈部不适，左肩及左前臂麻木、疼痛，行走不稳 1 年，加重 1 个月。查体：颈椎活动可，左上肢大拇指皮肤感觉减退，左侧霍夫曼征阳性。X 线检查示：颈椎屈度减小，各间隙高度正常，双下肢膝踝反射亢进，巴宾斯基征阳性。下列诊断最有可能的是
   A. 肩周炎
   B. 脊髓型颈椎病
   C. 椎动脉型颈椎病
   D. 颈椎间盘突出症
   E. 交感神经型颈椎病

6. 女性，40 岁，诉头痛、头晕，颈侧弯后伸后，头晕加重并出现猝倒。肱二头肌腱反射亢进，颈椎斜位片显示钩椎关节增生。最可能是
   A. 梅尼埃征
   B. 体位性眩晕
   C. 脊髓肿瘤
   D. 椎动脉型颈椎病
   E. 粘连性蛛网膜炎

7. 女性，45 岁，颈部不适，右肩及上肢放射痛伴感觉障碍，考虑为神经根型颈椎病。下列治疗措施不宜采用的是
   A. 反复发作考虑手术
   B. 局部理疗
   C. 颈肩部痛点局封
   D. 颈椎牵引
   E. 手法推拿

8. 男性，60 岁，双下肢无力半年，右腿明显，近 2 个月行走不稳，右手不能扣纽

扣，无外伤史，无发热。查体：颈背部无明显压痛，两上肢拇指、示指皮肤感觉均减退，右侧尤其明显，四肢肌张力增高，肱二头肌反射亢进，双侧膝踝反射亢进，右髌阵挛阳性，右巴宾斯基征阳性。最可能的诊断为

A. 缺血性脑卒中

B. 颈部软组织损伤

C. 脊髓型颈椎病

D. 颈椎结核

E. 周围神经炎

9. 女性，49 岁，颈肩痛 5 年余，出现四肢麻木、无力半年，行走时步态不稳。查体：双手尺侧以下皮肤感觉减退，双下肢肌张力增高，肌力 3 ~ 4 级。X 线检查见颈椎骨质明显退行性改变。最可能的诊断是

A. 颈椎增生

B. 神经根型颈椎病

C. 脊髓型颈椎病

D. 交感神经型颈椎病

E. 椎管内肿瘤

10. 男性，54 岁，右颈肩痛 2 年，伴右手麻木 3 个月。查体：颈椎生理弧度消失，颈 5 ~6 棘突间压痛，右手桡侧皮肤感觉减退，霍夫曼征（＋）。诊断为颈椎病。在颈椎病的诊断中，以下哪一条较为可靠

A. 颈肩部疼痛

B. X 线检查示有骨刺

C. 患侧霍夫曼征（＋）

D. 颈椎生理弧度消失

E. 颈部活动受限

11. 颈椎病的手术指征包括

A. 颈痛伴手麻木

B. 头痛、头晕、眩晕

C. 颈肩痛较重，手握力减退，X 线检查有骨棘生成，椎间隙狭窄

D. 反复发作，症状严重，长期保守疗法无效，有脊髓受压或瘫痪

E. 颈肩痛，手部肌力减弱，头痛头晕，耳鸣

12. 高龄患者，病程隐匿，发展缓慢。长期的下腰部疼痛，间歇性跛行，行走困难，但骑车自如。最可能的诊断是

A. 脑梗死

B. 骨质疏松症

C. 腰椎间盘突出症

D. 腰椎管狭窄症

E. 梨状肌综合征

13. 腰椎管狭窄症的典型表现是

A. 平地行走时间歇性跛行

B. 腰痛

C. 骑自行车时无症状

D. 上楼梯时间歇性跛行

E. 腿痛

14. 男性，33 岁，长期从事文字工作。昨日弯腰取物时，突感腰部疼痛，放射到左臀部。查体：腰 4 ~ 5 左椎旁压痛明显，放射到臀部，腹部垫枕试验（－），左直腿抬高试验（＋），加强（＋）。首先应考虑为

A. 腰椎管狭窄症

B. 急性腰椎间盘突出症

C. 腰椎管内肿瘤

D. 腰椎滑脱

E. 急性腰扭伤

15. 腰椎间盘突出症与腰椎管狭窄症临床症状的主要不同点是

A. 腰痛及下肢放射痛的程度

B. 有否间歇性跛行

C. 鞍区感觉改变情况

D. 双下肢无力情况

E. 大小便是否障碍

16. 男性，49 岁，腰腿痛 10 年。查体：腰 5 ~ 骶 1 椎间压痛，并放射至小腿外侧，左侧直腿抬高试验阳性，加强试验阳性。最可能的诊断是
    A. 棘上韧带炎　　　　B. 棘突炎
    C. 棘间韧带炎　　　　D. 腰椎管狭窄症
    E. 椎间盘突出症

17. 与椎间小关节损伤引起腰腿痛有直接关系的神经是
    A. 脊神经前支　　　　B. 马尾神经
    C. 脊神经末支　　　　D. 脊神经后支
    E. 返神经

18. 腰椎间盘突出症的最好发节段是
    A. 胸 12 ~ 腰 1　　　B. 腰 3 ~ 4
    C. 腰 5 ~ 骶 1　　　　D. 腰 2 ~ 3
    E. 腰 4 ~ 5

19. 在体格检查中作为腰腿痛原因的腰椎间盘突出症，常见的阳性体征是
    A. 脊柱侧弯
    B. 患肢肌肉萎缩
    C. 患肢肌张力增高
    D. 椎旁有压痛及放射痛
    E. 会阴部感觉障碍

20. 男性，22 岁，双下肢发紧，继而双手持物力弱，行走困难。查体：有不规则感觉减弱区，肌张力增高，肌力弱，Hoffmann 征阳性。可能是
    A. 肌萎缩侧索硬化症
    B. 横断性脊髓炎
    C. 脊髓型颈椎病
    D. 原发性神经炎
    E. 脊髓空洞症

21. 对脊髓型颈椎病最有意义的检查是
    A. 正侧位 X 线片了解椎间隙是否变窄
    B. 侧位 X 线片了解椎间孔有无缩小
    C. 侧位过伸过屈位 X 线片

    D. 脊髓碘油造影
    E. 颈椎 MRI

22. 颈椎病分型不包括
    A. 神经根型　　　　　B. 脊髓型
    C. 椎动脉型　　　　　D. 交感神经型
    E. 椎间盘突出型

23. 女性，65 岁，近半年来反复出现头痛、头晕。今晨突然转头时感眩晕耳鸣，恶心呕吐，摔倒在地，2 分钟后缓解。既往曾类似发作 2 次。X 线检查示：颈 5 ~ 6 椎体后缘骨质增生，椎间孔明显缩小。最可能的诊断是
    A. 神经根型颈椎病
    B. 脊髓型颈椎病
    C. 交感神经型颈椎病
    D. 椎动脉型颈椎病
    E. 癫痫发作

24. 男性，40 岁，单侧坐骨神经痛及腰痛。查体：直腿抬高试验及加强试验阳性，脊柱侧弯，踝反射异常，足踇跖屈力减退。最可能的诊断是
    A. 腰椎间盘突出症
    B. 慢性腰肌劳损
    C. 腰椎骶化
    D. 类风湿脊柱炎
    E. 骶椎裂

二、共用题干单选题：以下提供若干个案例，每个案例下设若干道试题，每道试题有五个备选答案，请选择一个最佳答案。

（25 ~ 28 题共用题干）

　　男性，30 岁，从事火车站搬运工作 7 年，1 天前在搬运货物时突发腰部疼痛，活动受限，并伴有右小腿后外侧放射痛，无大小便失禁。

25. 首先应考虑为
    A. 腰椎肿瘤

B. 腰椎结核

C. 腰肌劳损

D. 腰椎间盘突出症

E. 第 3 腰椎横突综合征

26. 查体：腰 4 ~ 5 棘突压痛，右下肢直腿抬高试验阳性，加强试验阳性。右小腿外侧皮肤感觉减退，伸肌肌力稍减弱，跟腱反射减退。如果诊断为腰椎间盘突出症，应定位的神经根是

A. 腰 2　　　　　　B. 腰 3

C. 腰 4　　　　　　D. 腰 5

E. 骶 1

27. 下列哪项辅助检查最有助于确定椎间隙及鉴别诊断

A. 腰椎 X 线检查　　B. 腰椎管造影

C. 肌电图　　　　　D. 腰段 MRI

E. 放射性核素扫描

28. 治疗方法最合适的是

A. 立即手术切除腰 4、5 椎间盘

B. 卧硬板床 2 ~ 4 周，锻炼腰背肌，局部理疗

C. 应用非甾体抗炎药

D. 正规保守治疗 1 个疗程，如症状无明显缓解，则手术行腰椎间盘切除术

E. 应用神经营养类药物

（29 ~ 32 题共用题干）

男性，48 岁，1 年前开始逐渐出现颈后酸痛不适，双手麻木，不灵活，使用筷子困难。行走时有踩棉花感，易跌倒。查体：前臂外侧痛觉减退，四肢肌张力增高，双 Hoffmann 试验（＋），踝阵挛（＋），Babinski（＋）。辅助检查：X 线检查见：颈 5 ~ 6 生理曲度消失，局部轻度后凸畸形，间隙狭窄，增生硬化；椎管矢状径 15mm。

29. 临床初步诊断为

A. 神经根型颈椎病

B. 肌萎缩侧索硬化症

C. 脊髓型颈椎病

D. 脊髓空洞症

E. 胸廓出口综合征

30. 进一步检查首选

A. 颈椎 CT　　　　B. 颈椎 MRI

C. 脊髓造影　　　　D. 诱发电位

E. 上肢肌电图

31. 患者伴有阵发性头晕、眼花、耳鸣等，与头部转动有关，曾有 2 次猝倒，持续约半分钟。还应进行的检查是

A. 头颅 CT　　　　B. 脑电图

C. 椎动脉造影　　　D. 核素扫描

E. 诱发电位

32. 治疗首先采取的方法是

A. 颈椎牵引　　　　B. 按摩

C. 手术　　　　　　D. 颈托固定

E. NSAIDs 及神经营养药物

（33 ~ 36 题共用题干）

男性，60 岁，搬运工人，因间歇性跛行 1 年，加重 1 个月来就诊，无烟酒嗜好，亦无外伤史。

33. 首先考虑的诊断为

A. 先天性心脏畸形，伴右向左分流

B. 动脉闭塞性脉管炎

C. 腰臀部软组织劳损

D. 腰椎管狭窄症

E. 腰椎间盘突出症

34. 体格检查最可能发现的是

A. 直腿抬高试验阳性

B. 足背动脉搏动明显减弱

C. 口唇发绀

D. 腰臀部明显压痛点

E. 腰腿部无明显阳性体征

35. 除腰椎正侧位 X 线片外，进一步的辅

助检查是

A. 脑电图

B. 肌电图

C. 腰椎 CT

D. 下肢血管超声检查

E. 胸部 X 线平片

36. 现阶段最适宜的治疗方法是

A. 神经营养药物治疗

B. 腰背部推拿按摩

C. 镇痛药物

D. 腰椎板切除椎管减压手术

E. 卧床休息

（37～38 题共用题干）

男性，43 岁，弯腰取物时突然出现腰部疼痛，并伴有右下肢的放射痛，既往有反复发作的腰痛病史，查体：腰椎生理曲度消失，腰椎活动受限，腰 4～5 椎间隙右侧旁 1.5cm 处压痛，疼痛向右下肢放射，右下肢皮肤感觉同左侧无异常，右下肢直腿抬高试验阳性。

37. 首先应考虑为

A. 急性腰扭伤

B. 腰椎间盘突出症

C. 腰椎管狭窄症

D. 腰肌筋膜炎

E. 第三腰椎横突综合征

38. 为明确诊断，危险性最小的辅助检查方法是

A. 腰椎 CT 检查

B. 腰椎 X 线片检查

C. 腰椎 B 超

D. 肌电图检查

E. 脊髓造影

（39～41 题共用题干）

女性，40 岁，连续行走时两侧臀腿痛，需间歇性下蹲休息 2 年。开始能连续行走半小时，随后间歇期逐渐缩短，现在

行走 200m 就出现症状，平卧时无症状。查体：腰椎 4～5 间隙压痛，无放射，直腿抬高左右均达 70°，双下肢感觉、肌力均正常。

39. 其诊断考虑为

A. 腰椎间盘突出症

B. 腰背部软组织劳损

C. 腰椎管狭窄症

D. 腰椎滑脱症

E. 腰椎管肿瘤

40. 如果 X 线正侧位平片显示，腰 4 椎体向前 Ⅱ 度滑脱，通常需进行哪项检查

A. 腰椎 4～5 CT

B. 核素骨扫描

C. 肌电图检查

D. 腰椎左右斜位片

E. 抽血化验抗"O"、血沉、黏蛋白、类风湿因子

41. 根据该患者的症状体征，腰 4 椎体 Ⅱ 度滑脱的 X 线片，最适宜采用

A. 卧硬板床休息 4 周

B. 长期腰围固定

C. 石膏腰围带单腿固定 3 个月

D. 手术后路椎板切除减压

E. 脊柱手术内固定，不需扩大椎管

（42～44 题共用题干）

男性，65 岁，因"腰腿痛伴间歇性跛行 2 年，加重 2 个月"入院。患者 2 年前开始出现下腰痛，逐渐出现双下肢疼痛麻木和发胀感，右下肢明显，行走约 1000m 后需停下休息，保守治疗无效。近 2 个月感腰腿痛及麻木感加重，行走约 150m 即需蹲下休息，并出现双下肢无力感。骑车不受限，可上楼或爬山，但下楼时觉腰腿痛加重。

42. 体格检查中，出现概率最小的体征是

A. 后仰挤压试验（+）

B. 腰骶部压痛（＋），放射（－），椎旁肌轻度痉挛

C. 双侧直腿抬高试验（－），加强（－）

D. 双侧膝、跟腱反射正常

E. 足背动脉搏动减弱

43. 如果辅助检查中腰椎正、侧位 X 线片发现 $L_5$ 向前移位超过椎体 1/4，$L_5 \sim S_1$ 间隙中度狭窄，小关节增生硬化。还应进行的辅助检查中，对确诊意义不大的是

A. 腰椎双斜位 X 线片

B. 腰椎侧位前屈后伸 X 线片

C. 腰椎 CT 或 MRI

D. 下肢动脉造影

E. 下肢动脉 B 超

44. 应首选的治疗方法是

A. 单纯椎管减压术

B. 椎管减压加经椎弓根内固定，滑脱复位，植骨融合术

C. 静脉应用扩血管药物

D. 动脉移植术

E. 骶管封闭

三、共用备选答案单选题：以下提供若干组试题，每组试题共用试题前列出的五个备选答案，请为每道试题选择一个最佳答案。每个备选答案可能被选择一次、多次或不被选择。

（45～46 题共用备选答案）

A. 脊髓侧束锥体束损害表现突出

B. 早期以颈肩痛为主

C. 斜角肌试验阳性

D. 感觉分离

E. 感觉正常、运动异常

45. 神经根型颈椎病

46. 脊髓型颈椎病

四、案例分析题：为不定项选择题，试题由一个病历和多个问题组成。每个问题有六个及以上备选答案，选对 1 个给 1 个得分点，选错 1 个扣 1 个得分点，直扣至得分为 0。

（47～49 题共用题干）

男性，50 岁，外科医生，长期低头手术，颈肩痛伴右上肢放射性麻痹 1 年。颈椎 X 片提示：颈椎生理曲度变直，$C_{4\sim5}$、$C_{5\sim6}$ 椎间隙变窄，$C_{4\sim6}$ 椎体后缘骨质增生。

47. 该患者首先考虑诊断为

A. 局部型颈椎病

B. 神经根型颈椎病

C. 椎动脉型颈椎病

D. 交感神经型颈椎病

E. 脊髓型颈椎病

F. 落枕

48. 体查发现患者拇指、示指感觉减退，肱二头肌肌力 4 级，提示压迫节段在

A. 颈 4～5          B. 颈 5～6

C. 颈 6～7          D. 颈 7～胸 1

E. 胸 1～2          F. 颈 3～4

49. 针对此病，常用的体格检查方法包括

A. 凯尔尼格征      B. 牵拉试验

C. Spurling 试验    D. 感觉改变试验

E. 腱反射          F. 布氏征

（50～52 题共用题干）

男性，36 岁，感颈肩部不适伴左手麻木 3 年。逐渐加重感双手无力，握物困难，行走时双下肢"踏棉感"。入院查体：一般状况好，双手握力减弱，双下肢肌力 4 级，双膝反射亢进。

50. 为明确诊断，患者还应做的检查是

A. 颈椎正侧位 X 线片

B. 心电图

C. 胸部 X 线片

D. MRI

E. 肌电图

F. 血、便常规

51. 应考虑的诊断是（提示：X 线片示颈椎反曲，$C_{5\sim6}$、$C_{6\sim7}$ 椎间高度降低，后缘骨赘增生。椎管/椎体矢状径比率为 0.7）

A. 颈型颈椎病

B. 颈椎管狭窄症

C. 神经根型颈椎病

D. 椎动脉型颈椎病

E. 脊髓型颈椎病

F. 腰椎间盘突出症

52. 诊断中应与之鉴别的疾病有

A. 尺神经炎

B. OPLL

C. 颈背部筋膜炎

D. 肌萎缩侧索硬化症

E. 颈椎管内肿瘤

F. 面神经炎

## 参考答案与解析

1. D　2. A　3. C　4. C　5. B　6. D
7. C　8. C　9. C　10. C　11. D　12. D
13. A　14. B　15. B　16. E　17. D　18. C
19. D　20. C　21. E　22. E　23. D　24. A
25. D　26. D　27. D　28. D　29. C　30. B
31. C　32. C　33. D　34. E　35. C　36. D
37. B　38. A　39. C　40. D　41. E　42. E
43. D　44. B　45. B　46. A　47. B　48. B
49. BCDE　50. ADE　51. AB　52. BDE

1. D。**解析：** 该患者主要表现颈6、颈7 神经根受压症状，符合神经根性颈椎病。

2. A。**解析：** 颌枕吊带牵引适用于脊髓型以外的各型颈椎病。它可解除肌痉挛、增大椎间隙、减少椎间盘压力，从而减轻对神经根的压力和对椎动脉的刺激，还可使小关节内的滑膜皱襞复位。

4. C。**解析：** 颈椎病中神经根型颈椎病最多见，发病率达 50%~60%。

5. B。**解析：** 行走不稳，双下肢膝踝反射亢进，巴宾斯基征阳性等病理反射征阳性为脊髓受压的表现。

6. D。**解析：** 头晕是椎动脉型颈椎病的主要症状，头部活动时可诱发或加重。椎动脉型主要的症状：①眩晕；②头痛；③视觉障碍；④猝倒，椎动脉受到刺激痉挛容易导致猝倒，倒地后再站起即可继续正常活动，常反复发作。

7. C。**解析：** 神经根型颈椎病的疼痛部位与神经病变处并不一致，痛点局封常无效。

8. C。**解析：** 颈痛不明显，四肢乏力，行走、持物不稳为脊髓型颈椎病最先出现的症状。

9. C。**解析：** 脊髓型颈椎病约占颈椎病的 10%~15%，早期脊髓受压多来自于前方，故多为侧束、锥体束损害突出，表现为四肢乏力，行走、持物不稳等。

10. C。**解析：** 颈肩部疼痛、手指麻木、颈部活动受限、X 线摄片显示有骨刺都是颈椎病的表现，但不具特异性，患侧霍夫曼征（+）更有价值。

11. D。**解析：** 诊断明确的颈椎病手术治疗的指征：①长期非手术治疗无效；②反复发作者；③脊髓型颈椎病症状进行性加重适合手术治疗者；④有脊髓受压或瘫痪。根据手术途径不同，可以分为前路手术，前外侧手术以及后路手术。

13. A。**解析：** 腰椎管狭窄症临床上以下腰痛、马尾神经或腰神经根受压，以及神经源性间歇性跛行为主要特点。

14. B。**解析：** 根据题干，患者有弯腰抬重物史，放射性痛提示为神经根受损的表现；直腿抬高试验及加强试验阳性，首先应考虑为腰椎间盘突出症。

15. B。**解析**：腰椎管狭窄症临床上以下腰痛、马尾神经或腰神经根受压，以及神经源性间歇性跛行为主要特点；C项、E项与马尾神经受压的不同点。

18. C。**解析**：腰椎间盘突出症中以腰4~5和腰5~骶1间隙发病率最高，占90%~96%。其中以在运动和负荷中承受应力最大的腰5~骶1间隙最高发。

20. C。**解析**：早期脊髓受压多来自于前方，故多为侧束、锥体束损害突出，表现为四肢乏力，行走、持物不稳等；肌萎缩侧索硬化症，主要为进行性肌萎缩，从远端向近端发展，最后侵袭到舌肌以及咽部。

22. E。**解析**：依据其对脊髓、神经、血管等重要组织的压迫，颈椎病的主要分型有神经根型颈椎病、脊髓型颈椎病、交感神经型颈椎病、椎动脉型颈椎病。

23. D。**解析**：椎动脉型主要的症状：①眩晕；②头痛；③视觉障碍；④猝倒，椎动脉受到刺激痉挛容易导致猝倒，倒地后再站起即可继续正常活动，常反复发作。

33. D。**解析**：腰椎管狭窄症患者最典型的表现为神经源性间歇性跛行。

34. E。**解析**：腰椎管狭窄症患者常表现为症状较重，但体征较少。

35. C。**解析**：CT扫描对椎管狭窄的诊断价值很大，可直接看到椎管的骨性狭窄部位。

36. D。**解析**：腰椎管的骨纤维性狭窄一般不会自行解除，故已产生持续性压迫而症状较重者宜行腰椎板切除椎管减压术。

37. B。**解析**：诊断依据：①反复弯腰、扭转动作最易引起椎间盘损伤；②腰痛和坐骨神经痛，并且典型坐骨神经痛是从下腰部向臀部和大腿后方、小腿外侧直到足部的放射痛；③直腿抬高试验及加强试验阳性。

38. A。**解析**：CT检查可显示骨性椎管形态，黄韧带是否增厚及椎间盘突出的大小、方向等，对腰椎间盘突出症有较大诊断价值。

39. C。**解析**：患者有明显的神经源性间歇性跛行，是腰椎管狭窄症的典型表现，而且症状常较重，但体征较少。

40. D。**解析**：腰椎左右斜位X线片可清楚显示腰椎峡部缺陷、小关节情况、椎间盘退变及滑移程度。

45~46. B、A。**解析**：神经根型颈椎病临床上开始多为颈肩痛，短期内加重，并向上肢放射。脊髓型颈椎病由于颈椎退变结构压迫脊髓或压迫供应脊髓的血管而出现一系列症状，包括四肢感觉、运动、反射以及二便功能障碍的综合征，为颈椎病最严重的类型。

47. B。**解析**：根据患者病史、临床症状及影像学结果，符合神经根型颈椎病诊断。神经根型颈椎病临床上开始多为颈肩痛，短期内加重，并向上肢放射。

48. B。**解析**：颈5~6椎间盘突出压迫颈6神经根，表现为疼痛由肱二头肌放射至前臂外侧、手背侧（拇指与示指之间）及指间，可出现肱二头肌肌力减退及反射减弱；感觉障碍区位于前臂外侧及手背"虎口区"，即颈肩，前臂桡侧及拇指。

49. BCDE。**解析**：凯尔尼格征、布氏征用于脑膜刺激征的检查。

50. ADE。**解析**：患者颈肩部不适伴左手麻木，双手无力，握物困难，行走时双下肢"踏棉感"，双膝反射亢进。考虑颈椎病变，行颈椎正侧位X线片、MRI、四肢的肌电图。

51. AB。**解析**：颈型颈椎病也称局部型颈椎病，X线片上没有椎间隙狭窄等明显的退行性改变，但可以有颈椎生理曲线的改变，椎体间不稳定及轻度骨质增生等变化。椎管/椎体矢状径比率为0.7，考虑有颈椎管狭窄。因此考虑诊断为颈型颈椎病，颈椎管狭窄症。

52. BDE。**解析：**B项，颈椎后纵韧带骨化症（OPLL）是发生在颈椎后纵韧带组织的异位骨化疾病，当发展到一定程度压迫脊髓后出现症状和体征，其表现与颈椎管狭窄症或脊髓型颈椎病相似。D项，肌萎缩侧索硬化症发病突然，病情进展迅速，常以上肢运动改变为主要症状，一般有肌力减弱，但是无感觉障碍。E项，颈椎管内肿瘤会压迫脊髓，出现神经功能障碍。

# 第十章　骨与关节化脓性感染

一、单选题：以下每道试题有五个备选答案，请选择一个最佳答案。

1. 急性血源性骨髓炎最常见的致病菌是
   A. 白色葡萄球菌
   B. 乙型链球菌
   C. 金黄色葡萄球菌
   D. 大肠杆菌
   E. 肺炎双球菌

2. 急性血源性骨髓炎大块死骨形成的原因主要是
   A. 骨膜血管断裂
   B. 骨的滋养血管栓塞
   C. 脓肿直接破坏骨组织
   D. 病理性骨折
   E. 身体抵抗力差

3. 下述哪项不是急性血源性骨髓炎的早期诊断依据
   A. 起病急、高热
   B. 患部持续疼痛不敢活动
   C. X 线片显示骨膜反应
   D. 局部温度升高，有深压痛
   E. 白细胞计数和中性粒细胞增多

4. 下列哪项是急性血源性骨髓炎的好发部位
   A. 尺骨、桡骨　　　B. 肱骨、肩胛骨
   C. 胫骨、股骨　　　D. 髋骨、骶骨
   E. 脊椎骨

5. 女性，16 岁，左股骨急性血源性骨髓炎经抗生素治疗 2 个月余，一般情况已趋正常，仅左大腿内侧有 2 个瘘管时愈时患。近 3 天来突然体温升高，脉搏增速，血白细胞计数明显高于正常范围上限，中性粒细胞 89%。X 线见左股骨干增粗，密度不均，周围有新生骨包壳，

内有死骨及死腔。最适宜的处理是
   A. 摘除死骨，将死腔变成碟状
   B. 摘除死骨，搔刮瘘管，伤口开放
   C. 彻底摘除死骨，切除瘘管，闭合伤口
   D. 清除死骨，肌瓣填塞死腔
   E. 给予足量有效抗生素，局部切开引流

6. 急性骨髓炎转为慢性骨髓炎主要是因为
   A. 机体抵抗力低
   B. 细菌毒力太强
   C. 治疗不及时和不恰当
   D. 局部血运不好
   E. 肢体活动过早

7. 关于急性血源性骨髓炎的叙述，错误的是
   A. 常见于 10 岁以下儿童
   B. 多发生在长骨的干骺端
   C. 最常见的致病菌为链球菌
   D. 早期确诊主要依靠局部分层穿刺
   E. X 线检查一般在发病 2 周左右才显示骨质破坏和骨膜反应

二、共用备选答案单选题：以下提供若干组试题，每组试题共用试题前列出的五个备选答案，请为每道试题选择一个最佳答案。每个备选答案可能被选择一次、多次或不被选择。

（8~9 题共用备选答案）
   A. 骨质破坏、坏死
   B. 骨髓内脓肿
   C. 骨膜下脓肿
   D. 反应性骨质增生
   E. 软组织蜂窝织炎

8. 急性血源性骨髓炎早期的病理特点为

9. 急性血源性骨髓炎后期的病理特点为

## 三、案例分析题：为不定项选择题，试题由一个病历和多个问题组成。每个问题有六个及以上备选答案，选对 1 个给 1 个得分点，选错 1 个扣 1 个得分点，直扣至得分为 0。

（10～14 题共用题干）

男孩，11 岁，因左下肢外伤后疼痛 10 天，加重伴活动受限、发热 3 天入院。入院前 10 天跑步时撞伤左大腿，明显疼痛，活动受限，卧床休息后稍缓解。3 天前疼痛加重，伴发热，体温高达 40℃，在当地医院静滴青霉素后无好转，行 X 线片检查未发现异常，为求进一步诊治转来我院。查体：T 38.8℃，P 110 次/分，左大腿周径 35cm，右侧 32cm，双小腿周径 25cm，动脉搏动良好，感觉正常。

10. 入院后应立即进行的处理包括
    A. 血培养
    B. 查血常规、血沉、C-反应蛋白
    C. 查肝、肾功能，血生化
    D. 保护左下肢，渐行功能锻炼
    E. 左下肢热敷、按摩
    F. 物理降温

11. 拟诊断为股骨下段化脓性骨髓炎，早期确诊主要依靠
    A. 全身中毒症状，干骺端疼痛及深压痛
    B. X 线摄片示有虫蛀样骨质破坏及骨膜增生
    C. 局部 CT 检查
    D. 高热、肢体肿胀疼痛
    E. 局部分层穿刺在骨膜下或骨髓腔内抽到脓液
    F. 血沉、C-反应蛋白、WBC 等感染指标升高

12. 此时进行的检查和治疗措施中，不恰当的是

    A. 联合应用大剂量广谱抗生素
    B. 全身支持疗法
    C. 等待细菌培养结果决定下一步治疗措施
    D. 局部石膏托固定
    E. 降温、补液及少量多次输血
    F. 行 MRI 检查了解局部情况

13. 目前最关键的治疗措施是
    A. 多次抽脓并注入抗生素
    B. 脓液细菌培养及药敏试验，依结果调整用药
    C. 局部固定防止病理骨折
    D. 局部骨皮质开窗引流，并可行持续灌洗
    E. 穿刺抽得脓液方能行手术治疗
    F. MRI 显示有明显的病灶方能行手术治疗

14. 细菌培养最可能是
    A. 白色葡萄球菌
    B. 乙型链球菌
    C. 肺炎双球菌
    D. 大肠杆菌
    E. 金黄色葡萄球菌
    F. 链球菌
    G. 无细菌生长

### 参考答案与解析

1. C 2. B 3. C 4. C 5. E 6. C
7. C 8. B 9. A 10. BCF 11. E 12. C
13. D 14. E

1. C。**解析：** 溶血性金黄色葡萄球菌是急性血源性骨髓炎最常见的致病菌，乙型链球菌占第二位。

2. B。**解析：** 皮质骨的营养贴近骨膜的部分由骨膜下小血管网供给。靠近骨髓腔的部分由滋养血管供给。当脓肿将骨膜掀起时，就使骨膜与皮质骨分离，皮质骨

表层即因失去血液供应而坏死。脓液进入骨髓腔和骨小管系统后，滋养血管及其分支栓塞，骨髓内的血液供应也被阻断，使皮质骨的内层也坏死。凡与周围活组织尚未脱离的骨坏死，如炎症被控制，建立侧支循环后，有可能复活。若与周围组织游离，则形成死骨，大小不等，大的可包括整个骨干。

4. C。**解析**：急性血源性骨髓炎常发生于小儿长管骨的干骺端，80% 以上为 12 岁以下的小儿。男女之比约为 4∶1。下肢发病较上肢多见，最多见于股骨下端和胫骨上端。

6. C。**解析**：主要原因是急性感染期未能彻底控制，反复发作，演变成慢性。

7. C。**解析**：急性骨髓炎常见于 10 岁以下儿童；好发生在长骨的干骺端；最常见的致病菌为金黄色葡萄球菌；早期确诊主要依靠局部分层穿刺；X 线检查一般在发病 2 周左右才显示骨质破坏和骨膜反应。

8～9. B、A。**解析**：急性血源性骨髓炎早期出现骨髓腔内脓肿。急性血源性骨髓炎后期病理变化为骨质破坏与死骨形成，有新生骨，成为骨性包壳。

10. BCF。**解析**：入院后应完善全身情况检查，尤其注意查 WBC、血沉、C－反应蛋白等感染指标。积极控制体温，下肢制动，禁止按摩。

11. E。**解析**：局部分层穿刺对早期确诊具有重要价值。若抽得脓液、浑浊的渗出液或血性液体时，做涂片检查，见有脓细胞或细菌时，即可确诊。

12. C。**解析**：急性化脓性骨髓炎治疗的关键是早期诊断、早期应用大剂量抗生素和适当的局部处理。应注意早期应用广谱抗生素，待细菌培养结果出来后可以再更改敏感抗生素，不可盲目等待错过治疗时间。

13. D。**解析**：引流越早、越彻底，防止感染扩散和缓解症状的效果越好。可于骨洞内放两根塑料管做连续冲洗吸引治疗。

# 第十一章　骨与关节结核

**一、单选题：以下每道试题有五个备选答案，请选择一个最佳答案。**

1. 髋关节结核的早期 X 线表现一般不会有
   A. 局限性骨质疏松
   B. 病理性后脱位
   C. 进行性关节间隙变窄
   D. 边缘性骨破坏
   E. 显示肿胀的关节囊

2. 有关膝关节结核的临床表现，错误的是
   A. 低热　　　　　　B. 血沉增高
   C. 浮髌试验阳性　　D. 拾物试验阳性
   E. 膝关节屈曲挛缩

3. 下列哪项不符合膝关节结核的临床表现
   A. 单纯滑膜结核或骨结核病程较长
   B. 一旦转变为全关节结核，疼痛加重
   C. 中心型单纯骨结核，早期 X 线摄片多见溶骨性破坏
   D. 膝关节肿胀呈梭形，也称"鹤膝风"
   E. 严重者可有屈曲或内、外翻畸形

4. 膝关节结核的 X 线表现，下列不正确的是
   A. 髌上囊肿胀
   B. 关节间隙变窄
   C. 胫骨前脱位
   D. 合并混合性感染时可有骨硬化
   E. 局限性骨质疏松

5. 关于晚期骨关节结核，说法不正确的是
   A. 形成寒性脓肿
   B. 形成窦道
   C. 关节脱位
   D. 儿童骨骺受刺激，肢体延长
   E. 脊柱结核形成截瘫

6. 脊柱结核最严重的并发症是
   A. 窦道形成，混合感染

   B. 椎体的病理性骨折
   C. 脊柱的活动功能障碍
   D. 截瘫
   E. 骨骺受累时可影响生长发育

7. 脊柱胸腰段骨折并完全性截瘫的患者，压疮常发生部位是
   A. 骶部　　　　　　B. 股骨大粗隆
   C. 髂嵴　　　　　　D. 足跟
   E. 腓骨头

8. 关于脊柱结核，不正确的是
   A. 脊柱结核合并截瘫发生率大约是 10%
   B. 胸椎结核合并截瘫多见
   C. 脊椎附件结核少见
   D. 一旦发生脊椎附件结核，则易发生截瘫
   E. 腰椎结核易合并马尾神经受压症状

9. 关于儿童髋关节结核，错误的是
   A. 单纯骨结核愈合后可形成髋外翻
   B. 患儿常有夜啼
   C. 病灶破坏骨骺，患肢缩短
   D. 外翻畸形可于成年后行股骨转子下截骨术
   E. 发病率仅次于膝关节结核，占骨与关节结核的第二位

10. 男孩，10 岁，左膝部疼痛跛行 2 年，有夜间痛。查体：左膝活动良好，左髋不能伸直，大腿肌肉萎缩，血沉 28mm/h。X 线片示髋关节骨质疏松。应诊断为
    A. 髋关节类风湿性滑膜炎
    B. 髋关节结核性滑膜炎
    C. 髋关节一过性滑膜炎
    D. 髋关节风湿性滑膜炎

E. 膝关节滑膜结核

11. 关于脊柱结核，正确的是
    A. 发病率仅次于膝关节结核
    B. 椎弓结核多见，常发展成截瘫
    C. 颈椎和腰骶段多见
    D. 多为单发
    E. 30 岁以上的成人多见

12. 脊柱结核患者不会出现
    A. 椎体楔形变
    B. 椎旁脓肿
    C. 流注脓肿
    D. 拾物试验阳性
    E. 直腿抬高试验阳性

13. 下列哪项有助于骨与关节结核与化脓性骨髓炎的鉴别
    A. 细菌学检查及病理学检查
    B. 化脓性骨髓炎好发于干骺端
    C. 化脓性骨髓炎多高热而骨结核多低热
    D. 化脓性骨髓炎多为多发
    E. 化脓性骨髓炎常为对称性

14. 骨与关节结核病灶可发展为下列各类情况，除了
    A. 局部形成混合感染，病情加重
    B. 干酪样物质液化，形成脓肿，病变恶化
    C. 干酪样物质完全被纤维组织所代替，病灶呈骨性愈合，关节功能丧失
    D. 干酪样物质仍然存在，只是被纤维组织包围
    E. 脓肿及死骨被吸收，病灶逐渐缩小

15. 关于骨与关节结核的治疗，错误的是
    A. 全身治疗
    B. 单联抗结核
    C. 局部制动
    D. 加强支持治疗
    E. 必要时手术治疗

16. 下列哪项对骨关节结核诊断和疗效判断简单而又具有重要价值

    A. 局部症状
    B. 局部体征
    C. X 线摄片
    D. 实验室检查
    E. CT

17. 下列关节结核哪种发病率最高
    A. 肘关节
    B. 腕关节
    C. 膝关节
    D. 髋关节
    E. 踝关节

18. 骨与关节结核的常见并发症不包括
    A. 窦道形成
    B. 关节病理性脱位或半脱位
    C. 关节融合
    D. 关节畸形或强直
    E. 肢体短缩

19. 早期骨与关节结核首先应采用
    A. 积极进行功能锻炼以防关节强直
    B. 手术清除病灶
    C. 绝对卧床休息
    D. 理疗促进病灶吸收
    E. 抗结核药物治疗，充分休息加强营养

20. 骨与关节结核与强直性脊柱炎不同的是骨与关节结核
    A. 多发于男性青壮年
    B. 常为对称性
    C. 活动时症状可减轻
    D. 多为单发
    E. 多起始于骶髂关节

21. 骨与关节结核与类风湿关节炎不同的是，骨与关节结核
    A. 好发于小关节
    B. 常为对称性
    C. 多继发于肺结核
    D. 多为多发
    E. 血清类风湿因子阳性

22. 骨与关节结核在某些部位好发的原因中，除外

A. 该部位负重大

B. 该部位活动多

C. 该部位易于遭受慢性或积累性劳损

D. 该部位肌肉附着少

E. 该部位血运丰富

23. 下列骨与关节结核的临床表现，不正确的是

  A. 低热、盗汗　　B. 局部肿痛

  C. 血沉增快　　　D. 多为多发

  E. 寒性脓肿

24. 下述不会出现脊柱圆弧形后凸的是

  A. 类风湿脊柱炎

  B. 青年性驼背

  C. 佝偻病

  D. 姿势性驼背

  E. 脊柱结核

25. 脊柱结核并发截瘫的临床表现，说法正确的是

  A. 先有束带感后有瘫痪

  B. 最早出现感觉障碍

  C. 最早出现大便功能障碍

  D. 最早出现小便功能障碍

  E. 都是弛缓性瘫痪

26. 脊柱结核以哪一节段合并截瘫最多见

  A. 颈椎　　　　　B. 胸椎

  C. 腰椎　　　　　D. 骶椎

  E. 尾椎

27. 有关骨与关节结核的表现，不正确的是

  A. 常形成流注脓肿

  B. 常形成窦道

  C. 死骨可经窦道流出

  D. 寒性脓肿不会穿破肠管、膀胱等空腔脏器

  E. 关节结核可出现梭形肿胀

28. 预防骨与关节结核的措施不应包括

A. 开展体育活动，增强体质

B. 儿童接种卡介苗

C. 发现骨关节结核患者应及时隔离

D. 及时诊治肺结核和肠结核

E. 开展肺结核的普查工作

**二、共用题干单选题：以下提供若干个案例，每个案例下设若干道试题，每道试题有五个备选答案，请选择一个最佳答案。**

(29~31 题共用题干)

男性，28 岁，右髋部疼痛，伴午后低热、盗汗、食欲缺乏及体重减轻 1 年。查体：右髋关节呈屈曲畸形，外观无明显肿胀，屈伸活动受限，Thomas 征（＋）。ESR 56mm/h。X 线检查示：右髋关节间隙变窄，关节面有虫蚀样骨质破坏，右髋臼有 2.5cm 大小空洞，内见死骨形成。

29. 最可能的诊断是

  A. 化脓性髋关节炎

  B. 髋关节滑膜结核

  C. 髋关节骨型结核

  D. 全髋关节结核

  E. 类风湿髋关节炎

30. 在治疗期间，右髋大转子处出现一 8cm×6cm 大小包块，表面皮肤红热，有波动感，体温 39℃。为了解包块的性质，下列穿刺进针部位的选择，正确的是

  A. 脓肿波动明显处

  B. 于脓肿低位处

  C. 于脓肿高位处

  D. 于脓肿外周健康皮肤处

  E. 只要能抽出脓液，进针部位不限

31. 入院后抗结核 4 周，患者精神及食欲改善，ESR 20mm/h，此时最佳的治疗是

  A. 关节置换手术

B. 髋人字形石膏固定

C. 患肢持续皮肤牵引

D. 行病灶清除术

E. 关节穿刺抽脓，注入抗结核药物

**（32～34 题共用题干）**

男孩，5 岁，2 个月来经常夜啼，哭述右膝关节痛，右腿拒动，不敢行走及站立。曾去医院检查并摄 X 线片，右膝未见明显异常。

32. 首先应考虑的病变部位是

　　A. 右膝关节　　　　B. 右髋关节

　　C. 右踝关节　　　　D. 右股骨

　　E. 右胫骨

33. 为明确诊断，应进一步做的检查是

　　A. 右髋关节 X 线检查

　　B. 右膝关节 X 线检查

　　C. 右踝关节 X 线检查

　　D. 腰椎 X 线检查

　　E. 膝关节穿刺检查

34. 可能的诊断为

　　A. 膝关节化脓性关节炎

　　B. 胫骨结节骨软骨炎

　　C. 胫骨急性骨髓炎

　　D. 髋关节结核

　　E. 髋关节脱位

**（35～36 题共用题干）**

女性，30 岁，患胸 8～9 椎体间结核，有椎旁脓肿，经 1 年抗结核治疗未见好转。近 1 个月逐渐出现双下肢麻木、无力，行走困难，大小便功能障碍。

35. 症状加重最可能的原因是

　　A. 结核性肉芽组织、游离死骨或破坏的椎间盘等侵入椎管，压迫脊髓

　　B. 脊柱病理性骨折或脱位导致脊髓损伤

　　C. 病变侵蚀或压迫引起脊髓血管栓塞

　　D. 严重的成角畸形

E. 脊髓本身的结核病变

36. 首选治疗方案为

　　A. 加强抗结核药物治疗

　　B. 给予局部制动

　　C. 支持治疗

　　D. 侧前方减压清除病灶

　　E. 后路植骨融合术

## 参考答案与解析

1. B　　2. D　　3. C　　4. C　　5. D　　6. D
7. C　　8. E　　9. E　　10. B　　11. D　　12. E
13. A　　14. C　　15. B　　16. C　　17. C　　18. C
19. E　　20. D　　21. C　　22. C　　23. C　　24. E
25. A　　26. B　　27. C　　28. C　　29. D　　30. D
31. D　　32. C　　33. A　　34. D　　35. A　　36. D

2. D。**解析：** 拾物试验阳性提示腰椎结核。

3. C。**解析：** 早期 X 线上仅见髋上囊肿胀与局限性骨质疏松。

4. C。**解析：** 结核后期，骨质破坏加重，关节间隙消失，严重时出现胫骨向后半脱位。

5. D。**解析：** 关节结核晚期因骨质破坏，或骨骺生长受影响，可形成关节畸形、病理脱臼或肢体短缩等。脊椎结核因骨质破坏，椎体塌陷及脓肿、肉芽组织形成，可使脊髓受压而发生截瘫。脊椎结核和关节结核常有寒性脓肿，如穿破可合并感染，使症状加重，形成窦道，伤口长期不愈。

7. C。**解析：** 脊柱胸腰段骨折并完全性截瘫多由于下肢感觉障碍，受压部位发生神经营养性改变，常表现为腹股沟以下的瘫痪。

8. E。**解析：** 脊柱结核合并瘫痪的发生率大约在 10% 左右，胸椎结核发生截瘫最多见，颈椎结核发生四肢瘫痪次之。腰椎椎管管径宽大，内容物为马尾，故腰椎

结核并发马尾神经受压的极为罕见。脊椎附件结核少见，一旦发病，容易发生截瘫。

9. E。**解析**：髋关节结核占全身骨与关节结核发病率的第三位。

10. B。**解析**：膝部疼痛常为髋关节病变引起的牵涉痛，查体可明确病变部位，慢性疼痛、关节骨质疏松、血沉快均应考虑结核感染。

11. D。**解析**：骨关节结核最好发部位是脊柱，约占50%，其次是膝关节、髋关节与肘关节。脊柱结核中腰椎结核发生率最高，胸椎次之，颈椎更次之。本病以儿童患者多见，30岁以上发病率明显下降。

12. E。**解析**：直腿抬高试验阳性常见于腰椎间盘突出症。

16. C。**解析**：X线摄片检查对诊断骨与关节结核十分重要，但不能做出早期诊断，一般在起病2个月后方有X线片改变。

17. C。**解析**：骨与关节结核的好发部位是脊柱，约占50%，其次是膝关节、髋关节与肘关节。

18. C。**解析**：与一般的化脓性炎症不同，结核脓液中溶软骨酶较少，故关节一般不易发生骨性强直而融合。

24. E。**解析**：脊柱结核一般造成短节段局部的畸形，不出现脊柱圆弧形后凸。

25. A。**解析**：临床表现除了有脊柱结核的全身症状和局部表现外，还有脊髓受压迫的临床症状。开始出现束带感，然后出现瘫痪。瘫痪发生的过程是最早出现运动障碍，接着出现感觉障碍，大小便功能障碍最迟出现，也有大量脓液涌入椎管内产生急性脊髓受压，表现为脊髓休克所致的下肢弛缓性瘫痪，待休克过去后仍发展成痉挛性瘫痪。

26. B。**解析**：脊柱结核合并瘫痪的发生率大约在10%左右，以胸椎结核发生截瘫最多见，颈椎结核发生四肢瘫痪次之。腰椎椎管管径宽大，内容物为马尾，故腰椎结核并发马尾神经受压的极为罕见。

27. D。**解析**：骨与关节结核所产生的炎性渗出物和坏死组织积聚起来形成寒性脓肿，脓肿可沿软组织间隙扩散并侵及周围组织，穿破皮肤或肠管形成窦道，脓液及其中的坏死组织均可从窦道内排除。

28. C。**解析**：由于本病是继发性病变，预防的关键在于对原发的肺和肠结核的防治，以降低骨关节结核的发病率，同时增强体质。

35. A。**解析**：脊柱结核出现神经症状主要是结核组织、游离死骨或破坏的椎间盘等侵入椎管，压迫脊髓，脱位及其他因素造成急性神经损伤的可能较大。

36. D。**解析**：侧前方减压清除病灶可直接处理感染灶，解除对脊髓的压迫，有利于进行植骨融合。

# 第十二章　非化脓性关节炎

一、单选题：以下每道试题有五个备选答案，请选择一个最佳答案。

1. 男性，28 岁，腰背痛 10 年，开始时腰骶部疼痛向双臀部放射。曾在县医院诊断为腰椎间盘突出症。后腰骶部痛减轻，背痛加重，并逐渐出现驼背畸形，双髋活动部分受限，上三楼后气喘、呼吸困难。检查发现脊柱活动明显受限，肺活量明显减少，Thomas 征阳性，血液检查 RF（－），ASO 200U，ESR 54mm/h。初步诊断应首先考虑
   A. 类风湿关节炎　　B. DISH 病
   C. 强直性脊柱炎　　D. 脊柱结核
   E. 肥大性脊柱炎

2. 类风湿关节炎的化验检查中，哪项异常对诊断最重要
   A. ESR 增高　　　　B. CRP 增高
   C. RF 阳性　　　　D. ASO 阳性
   E. HLA－B27 阳性

3. 类风湿关节炎患者的手部最常见的异常体征是
   A. 伸腕功能障碍　　B. 伸拇功能障碍
   C. 屈拇功能障碍　　D. 屈腕功能障碍
   E. 伸指功能障碍

4. 女性，60 岁，全身不适伴多关节对称性肿痛 10 年，晨起关节僵硬达 2 小时，活动后逐渐缓解。近 2 年患者病情加重，行走困难。查体：双手尺偏、纽扣指畸形，双膝关节轻度肿胀、屈曲挛缩畸形，活动度范围20°~80°。X 线检查可见双膝关节间隙明显变窄，骨质疏松，关节周围有骨赘增生。WBC 轻度升高，血沉 60mm/h，RF 阳性。最可能的诊断是
   A. 类风湿关节炎

B. 骨关节炎
C. 痛风
D. 色素绒毛结节性滑膜炎
E. 创伤性关节炎

5. 女性，30 岁，被确诊为类风湿关节炎。药物治疗 7 个月，效果不明显，双膝关节肿胀明显。查体：双膝关节肿胀，触之肥厚感，皮温稍高，关节活动度0°~120°。X 线片可见关节轻度骨质破坏。正确的治疗方法为
   A. 关节穿刺抽液
   B. 滑膜切除术
   C. 人工膝关节置换
   D. 继续内科治疗
   E. 理疗

6. 关于骨关节炎的临床表现，错误的是
   A. 多见于老年女性
   B. 多累及少数关节
   C. 最常受累的是膝、髋关节
   D. 指间关节骨关节炎多为继发性
   E. 疼痛程度不一定与 X 线表现一致

7. 在类风湿关节炎中，最先受累的关节组织是
   A. 骨组织　　　　　B. 软骨组织
   C. 滑膜组织　　　　D. 韧带
   E. 血管翳

8. MarieStrumpel 病见于
   A. 骨关节炎　　　　B. 强直性脊柱炎
   C. 类风湿关节炎　　D. 痛风性关节炎
   E. 脊柱结核

9. 下列关于强直性脊柱炎的说法，不正确的是
   A. 本病好发于男性
   B. 多于骶髂关节首先发病

C. 表现为骶髂关节炎症及疼痛

D. 晚期脊柱可呈竹节样改变

E. 本病可自愈

## 二、共用题干单选题：以下提供若干个案例，每个案例下设若干道试题，每道试题有五个备选答案，请选择一个最佳答案。

（10~12题共用题干）

男性，22岁，下腰部疼痛，阴雨天加重近1个月，同时伴有活动不便，并逐渐累及胸部。

10. 初步诊断应考虑为

A. 类风湿脊柱炎

B. 腰肌劳损

C. 强直性脊柱炎

D. 腰椎间盘突出症

E. 化脓性脊柱炎

11. 在辅助检查中，X 线片示两侧骶髂关节密度增高，HLA – B27（＋），最可能的诊断是

A. 类风湿脊柱炎

B. 多发性脊柱结核

C. 腰椎管狭窄症

D. 强直性脊柱炎

E. 椎管内占位性病变

12. 下列治疗措施错误的是

A. 保暖

B. 注意姿势

C. 卧硬板床

D. 手术软组织松解

E. 适当药物治疗

（13~15题共用题干）

女性，70岁，双膝关节疼痛10年余，加重1年，行走较长距离后疼痛感加重。查体：双膝关节内翻，浮髌试验（－），双膝关节活动范围0°~10°~95°。X 线片可见内侧关节间隙狭窄、周缘骨赘形成。

13. 最有可能的诊断是

A. 骨关节炎

B. 类风湿关节炎

C. 强直性脊柱炎

D. 化脓性关节炎

E. 创伤性关节炎

14. 应给予的治疗方式是

A. 关节切开引流术

B. 关节镜检查

C. 物理治疗

D. 全膝关节置换术

E. 关节制动

15. 术后不会出现的并发症是

A. 下肢深静脉血栓　　B. 假体松动

C. 肺栓塞　　　　　　D. 股骨干骨折

E. 假体感染

## 三、共用备选答案单选题：以下提供若干组试题，每组试题共用试题前列出的五个备选答案，请为每道试题选择一个最佳答案。每个备选答案可能被选择一次、多次或不被选择。

（16~17题共用备选答案）

A. 关节病变呈游走性，可同时侵犯较多关节，反复发作后逐渐变成关节畸形

B. 关节病变主要在滑膜，然后波及关节软骨和骨组织，反复发作后可并发心脏瓣膜疾患

C. 关节软骨变性是出现最早，也是最主要的病理改变

D. 关节炎呈多发、对称性，滑膜炎是最早、最主要的病变

E. 关节病变主要发生于滑膜、关节囊、肌腱、韧带的骨附着点，易发生钙化

16. 类风湿关节炎

17. 骨关节炎

（18～19 题共用备选答案）

    A. 常蔓延数个椎体，晚期增生明显，骨性融合成块

    B. 常累及多数椎骨，多同时伴骶髂关节病变。晚期韧带钙化呈"竹节样"，椎体无破坏

    C. 累及单个椎体，椎间隙正常，常有椎弓根破坏

    D. 椎体破坏，可有死骨，椎体压缩呈楔形，椎间隙变窄

    E. 骨质增生及间隙变窄，椎体边缘硬化，无骨质破坏

18. 脊柱骨关节炎

19. 强直性脊柱炎

**四、案例分析题：为不定项选择题，试题由一个病历和多个问题组成。每个问题有六个及以上备选答案，选对 1 个给 1 个得分点，选错 1 个扣 1 个得分点，直扣至得分为 0。**

（20～24 题共用题干）

    女性，35 岁，1 年前开始出现双手多处指间关节肿痛，早起感到指间关节发僵，常持续半小时以上。近 8 个月来出现右膝关节肿痛，影响活动。当地医院诊为"风湿"，给予扶他林、芬必得等药物正规治疗，近半年来加用 MTX 和糖皮质激素规律治疗至今。就诊时患者右膝仍肿胀明显，皮温高，轻度屈曲挛缩，右膝过屈试验阳性。左膝检查未见明显异常。右膝负重位 X 线片示：骨质轻度疏松，内、外侧关节间隙均轻度变窄，关节边缘可见少量骨赘。

20. 为明确诊断，还需进行的检查包括

    A. ESR

    B. CRP

    C. RF

    D. HLA－B27

    E. 双手正位 X 线片

    F. 双侧骶髂关节 X 线片

    G. 关节镜检查

    H. 关节液检查

21. 最可能的诊断是

    A. 强直性脊柱炎

    B. 骨关节炎

    C. 类风湿关节炎

    D. 色素绒毛结节性滑膜炎

    E. 牛皮癣性关节炎

    F. 风湿热

22. 如果患者病情进一步进展，可能出现异常的检查项目是

    A. 血红蛋白含量降低

    B. 尿常规异常

    C. 凝血全套＋D－二聚体异常

    D. 胸片显示肺间质病变

    E. 双下肢血管彩超示 DVT

    F. X 线见脊柱竹节样改变

    G. X 线显示骶髂关节融合

    H. 皮疹

23. 目前合理的治疗方案包括

    A. 右膝关节制动

    B. 滑膜切除术

    C. 消炎止痛药物（NSAIDs）

    D. 抗类风湿药物治疗

    E. 抗结核药物治疗

    F. 柳氮磺吡啶口服

24. 本病晚期可能出现的手部关节畸形为

    A. 鹅颈畸形

    B. 纽扣指畸形

    C. 爪形手

    D. 铅笔帽样畸形

    E. Heberden 结节

    F. 尺偏畸形

    G. 猿手畸形

## 参考答案与解析

1. C　　2. C　　3. A　　4. A　　5. B　　6. D
7. C　　8. B　　9. E　　10. C　　11. D　　12. D
13. A　　14. D　　15. D　　16. D　　17. C　　18. E
19. B　　20. ABCE　21. C　　22. ACD　23. BCD
24. ABF

1. C。**解析：**强直性脊柱炎好发于青少年男性，最初以骶髂关节为始发病逐渐向全脊柱及下肢关节蔓延，脊柱及肋椎关节等强直可引起胸廓活动受限，其他疾病均不具备上述典型症状及体征。

6. D。**解析：**骨关节炎多见于中老年人，女性多于男，好发于负重较大的膝关节、髋关节、脊柱及手指关节等部位，可分为原发与继发性两类，原发性指病因不清，继发性指由于先天性畸形、创伤、关节面后天性不平整等原因引起。

7. C。**解析：**类风湿关节炎首先侵害滑膜，表现为炎症改变，滑膜充血、水肿，以靠近软骨边缘处最为明显，在滑膜表面有纤维蛋白渗出物覆盖，在滑膜下层有大量粒细胞浸润，并聚集于小血管周围。

10. C。**解析：**强直性脊柱炎属风湿病范畴，是血清阴性脊柱关节病的一种。好发于 16～25 岁男青年，多有关节病变，且绝大多数首先侵犯骶髂关节，以后上行发展至颈椎骶髂关节炎，约 90% 强直性脊柱炎患者最先表现为骶髂关节炎。以后上行发展至颈椎，表现为反复发作的腰痛，腰骶部僵硬感。

11. D。**解析：**该患者检查结果提示两侧骶髂关节密度增高，HLA－B27（＋），符合强直性脊柱炎的诊断。

18～19. E、B。**解析：**脊柱骨关节炎的 X 线表现特点是骨质增生及间隙变窄，无骨质破坏及脓肿形成，患椎边缘显示硬化。强直性脊柱炎常累及多数椎骨，多同时伴骶髂关节病变。晚期韧带钙化呈"竹节样"，椎体无破坏。

# 第十三章 运动系统畸形

## 一、单选题：以下每道试题有五个备选答案，请选择一个最佳答案。

1. 关于姿态性平足症，下列叙述不正确的是
   A. 负重时足部出现畸形，不负重时足部亦不能恢复正常
   B. 足部外翻，下肢重力线落于足的内侧
   C. 主要症状为足部和小腿的酸胀感
   D. 足腰部足印增宽
   E. 舟骨结节明显肿胀和压痛

2. 与特发性脊柱侧凸的发生有关的病因是
   A. 椎体发育畸形，阻滞椎体或半椎体
   B. 尚不清，可能与营养缺乏、生长失调、肌力不平衡有关
   C. 间盘退变及膨出
   D. 脊柱骨折及脱位畸形愈合
   E. 神经纤维瘤病

3. 关于原发性（姿态性）脊柱侧凸，错误的是
   A. 占脊柱侧凸畸形的80%
   B. 多发生在胸段或胸腰段，脊柱多凸

向右侧
   C. 脊柱除侧凸外，不能同时有纵轴旋转
   D. 多发生于儿童及青少年，女性较多见
   E. 在原发性曲度上下可发生代偿性次发曲度

## 参考答案与解析

1. A　2. B　3. C

1. A。**解析**：平足症患者久站或行走时足部疼痛或不适，足跟外翻，足扁平，足内缘饱满，舟骨结节处肿胀和压痛；休息可减轻或消失。晚期为痉挛性平足，经较长时间休息，症状亦难改善。姿态性平足症在负重时足扁平，不负重时可立即恢复正常；治疗效果好。

2. B。**解析**：特发性脊柱侧凸系原因不明的脊柱侧凸，而ACDE项为先天或后天因素造成的。

3. C。**解析**：脊柱除侧凸外常同时有脊柱旋转畸形，形成剃刀背畸形。

# 第十四章 骨肿瘤

**一、单选题：以下每道试题有五个备选答案，请选择一个最佳答案。**

1. 有关骨肉瘤，下列哪项是错误的
   A. 好发于股骨下端和胫骨上端干骺端
   B. 局部肿胀、疼痛，有时表现类似急性炎症
   C. X 线片上可见骨质破坏，骨膜下新骨形成和日光放射状阴影
   D. 一经摄片诊断，应即刻行高位截肢术
   E. 预后极差，5 年生存率 5%～10%

2. 男性，19 岁，右股骨下端疼痛 3 个月，夜间尤甚。查体：右股骨下端偏内侧局限性隆起，皮温略高，皮肤浅静脉怒张，明显压痛，膝关节运动受限。X 线检查见股骨下端溶骨性骨破坏，可见 Codman 三角。可诊断为
   A. 软骨肉瘤　　　　 B. 纤维肉瘤
   C. 骨肉瘤　　　　　 D. 骨巨细胞瘤
   E. 尤因肉瘤

3. 下述哪项不是骨肉瘤的典型临床表现
   A. 多见于年轻人
   B. 好发于骨骺生长活跃部位
   C. 骨膜下三角形新生骨（Codman 三角）
   D. 出现蜂窝状骨吸收区，夹有钙化斑块
   E. 早期肺转移

4. 男性，40 岁，股骨下端疼痛，膝关节活动轻微受限。查体：股骨下端偏外侧局限性隆起，压痛，皮温略高。X 线检查：股骨外侧髁可见偏心性生长的骨吸收病灶，皮质向外膨隆，变薄，无骨膜反应。可诊断为
   A. 骨纤维异样增殖症
   B. 骨巨细胞瘤
   C. 嗜酸性肉芽肿
   D. 内生软骨瘤
   E. 骨囊肿

5. 关于骨巨细胞瘤，下列正确的是
   A. 为最常见的良性骨肿瘤，但具有侵袭性生长倾向
   B. X 线检查主要表现为溶骨，少数具有成骨及钙化
   C. 常见于儿童及青少年
   D. X 线检查和动脉瘤性骨囊肿难区别，动脉造影可鉴别之
   E. 手术行彻底的囊内切除是治疗的首选方法

6. 男性，21 岁，确诊为骨巨细胞瘤，局部皮肤表浅静脉怒张，肿胀与压痛均显著，触诊有乒乓球样感觉。X 线检查：骨皮质已破坏，断裂。病理报告：骨巨细胞瘤Ⅲ级。治疗应选择
   A. 截肢术
   B. 刮除，植骨术
   C. 刮除，骨水泥充填术
   D. 刮除灭活，植骨术
   E. 刮除灭活，骨水泥充填术

7. 骨巨细胞瘤治疗方案的确定决定于
   A. X 线表现
   B. 临床表现
   C. G、T、M 分级
   D. 病理检查
   E. 放疗后有无恶变

8. 骨软骨瘤临床表现包括
   A. 生长较快，伴明显疼痛
   B. 肿块明显，并可见其表面静脉怒张
   C. X 线检查见骨膜反应

D. 本身可无症状，但压迫周围组织可影响功能

E. 肿块与周围界限不清

9. 骨软骨瘤突然生长加快，X线片示在瘤体边缘有模糊不清的棉絮状钙化阴影，对其治疗应采用

 A. 观察

 B. 肿瘤切除术

 C. 局部广泛切除或截肢

 D. 放射疗法

 E. 化学疗法

10. 关于骨软骨瘤的病变，不正确的是

 A. 骨软骨瘤是最多见的良性骨肿瘤

 B. 主要的症状是无痛性肿块、好发于长骨干骺端

 C. 外科切除包括切除所有肿瘤组织，并刮除反应骨

 D. 骨软骨瘤恶变少见

 E. 好发于青少年

11. 一少年无意间发现左膝内下有一硬性肿物，触之不痛，X线示左胫骨上端内侧有一边缘清楚杵形肿块。最可能是

 A. 骨肉瘤　　　　　B. 骨样肉瘤

 C. 骨软骨瘤　　　　D. 成骨细胞瘤

 E. 骨巨细胞瘤

12. 男性，16岁，洗浴时无意中触及右大腿下端内侧硬性突起，无疼痛，膝关节运动良好。最可能的诊断是

 A. 软骨瘤　　　　　B. 骨软骨瘤

 C. 骨巨细胞瘤　　　D. 骨囊肿

 E. 骨化性肌炎

13. 骨软骨瘤外科分期属于

 A. $G_0T_1M_1$　　　　B. $G_0T_0M_0$

 C. $G_1T_0M_1$　　　　D. $G_2T_1M_0$

 E. $G_2T_2M_1$

14. 骨软骨瘤X线的特征是

 A. X线片示骨膜板层状或葱皮状反应性骨形成和骨破坏

 B. X线片示长骨干骺端骨破坏和日光射线现象，有Codman三角

 C. X线片示自长骨干骺端突出的骨性病损

 D. X线片示骨端膨胀性溶骨性破坏

 E. X线片示短骨膨胀，有蜂窝状骨吸收区夹杂钙化斑块

15. 有关单纯骨软骨瘤的临床表现，下列哪项不符合

 A. 多见于年轻人

 B. 多发于干骺端

 C. 生长年龄结束后肿瘤不停止生长

 D. 1%患者可恶变

 E. 单发性骨软骨瘤比多发性恶变机会少

16. 男性，30岁，右手中、环指肿胀，疼痛。X线检查示：中、环指近节指骨膨胀性骨吸收，夹杂钙化斑。诊断内生软骨瘤，施行刮除植骨术。术后1年复发，进一步的治疗是

 A. 肿瘤段切除植骨术

 B. 肿瘤段切除人工关节置换术

 C. 刮除植骨术

 D. 截指术

 E. 放射治疗

17. 指骨X线片示：骨干中心密度减低区骨皮质膨大，边缘整齐，阴影中心有钙化点。最可能是

 A. 骨囊肿　　　　　B. 内生性软骨瘤

 C. 成软骨细胞瘤　　D. 成骨细胞瘤

 E. 嗜酸性肉芽肿

18. 男性，19岁，半月前感右大腿近端内侧有些酸痛，按摩时发现局部有一包块，极硬。检查发现右大腿近端股血

管内侧扪及 5cm×6cm 肿块，表面光滑，质硬固定。X 线片示：右股骨小粗隆部位一肿块，向外生长，与小粗隆相连，其密度与小粗隆的密度相仿。其诊断应考虑为

  A. 骨肉瘤      B. 骨巨细胞瘤

  C. 软骨肉瘤      D. 骨髓炎

  E. 骨软骨瘤

19. 有关骨巨细胞瘤，错误的是

  A. 本肿瘤属于潜在恶性肿瘤

  B. 多发于 20~40 岁青壮年

  C. 膝关节的两端及桡骨远端最常见

  D. 单纯刮除、植骨后可有复发，最好做广泛整块切除

  E. 病变多在骨干中段

20. 关于骨巨细胞瘤的特点，错误的是

  A. 属于潜在恶性肿瘤

  B. 多见于成人

  C. 病灶多在骨干中段

  D. 肿瘤可穿破骨皮质侵入软组织

  E. 局部刮除后容易复发

**二、共用题干单选题：以下提供若干个案例，每个案例下设若干道试题，每道试题有五个备选答案，请选择一个最佳答案。**

(21~23 题共用题干)

    男性，24 岁，3 个月来右腕部出现一进行性增大的质硬肿物，肿痛 3 个月，轻微外伤后疼痛症状明显加重。X 线片示桡骨远端存在偏心溶骨性骨质破坏区，伴有病理性骨折，骨皮质膨胀，有"肥皂泡"样改变。

21. 最可能的诊断是

  A. 骨肉瘤      B. 骨样骨瘤

  C. 内生软骨瘤      D. 滑膜肉瘤

  E. 骨巨细胞瘤

22. 这种肿瘤组织内的主要肿瘤细胞为

  A. 巨细胞（破骨细胞）

  B. Ⅰ型基质细胞

  C. 软骨细胞

  D. 滑膜细胞

  E. 成骨细胞

23. 该病的主要治疗措施是

  A. 手术切除

  B. 放疗

  C. 化疗

  D. 手术切除 + 放疗

  E. 手术切除 + 化疗

(24~26 题共用题干)

    女性，25 岁，左膝外上方逐渐隆起包块伴酸痛半年。X 线平片提示左股骨下端外侧有一病灶，边缘膨胀，中央有"肥皂泡"样改变，无明显的骨膜反应。

24. 首先考虑的诊断是

  A. 骨纤维异样增殖症

  B. 骨髓瘤

  C. 骨肉瘤

  D. 骨巨细胞瘤

  E. 骨囊肿

25. 对于明确诊断，下列哪项检查方法最有价值

  A. 外周血中碱性磷酸酶检测

  B. 局部穿刺活组织检查

  C. CT 检查

  D. 核素骨扫描

  E. 外周血白细胞计数和分类

26. 以下治疗方法中，不宜采取

  A. 病灶刮除，植骨术

  B. 病段骨切除，胫骨翻转植骨，膝关节融合

  C. 病段骨切除，同种异体半关节移植术

  D. 病段骨切除，带血管骨移植

  E. 股骨中上 1/3 截肢，安装假肢

(27～29 题共用题干)

男性，35 岁，右膝关节内侧疼痛、肿胀半年。曾在外院摄 X 线片，见右胫骨上端内侧有一 5cm×4cm 大小透光区，中间有肥皂泡样阴影，骨端膨大。近 1 个月来肿胀明显加重，夜间疼痛难忍，右膝关节活动受限。入院后 X 线摄片示：胫骨上端病变扩大，肥皂泡样阴影消失，呈云雾状阴影，病变侵入软组织。

27. 该患者最可能的诊断是
    A. 骨肉瘤
    B. 骨软骨瘤恶变
    C. 骨囊肿
    D. 骨纤维肉瘤
    E. 骨巨细胞瘤恶变

28. 下列治疗措施最合适的是
    A. 病灶刮除＋植骨
    B. 病灶刮除＋骨水泥填充
    C. 广泛切除＋大块骨或假体植入
    D. 截肢
    E. 放射治疗或化疗

29. 复查时最重要的检查项目是
    A. 血尿常规
    B. 胸部 X 线检查
    C. 局部检查
    D. 血碱性磷酸酶测定
    E. 尿本－周蛋白测定

(30～31 题共用题干)

女性，39 岁，右膝外上方酸痛半年，逐渐加重，膝关节屈伸活动好。X 线平片示：右股骨下端外侧有一膨胀性病灶，边缘清楚，远端距关节面不足 1cm，无明显骨膜反应。

30. 首先考虑的诊断为
    A. 骨髓炎          B. 骨结核
    C. 骨肉瘤          D. 骨巨细胞瘤
    E. 骨囊肿

31. 确立诊断最有力的证据是
    A. 外周血中碱性磷酸酶增高
    B. 局部穿刺病理组织学检查
    C. CT 检查
    D. 核素骨扫描
    E. 外周血白细胞计数和分类

三、共用备选答案单选题：以下提供若干组试题，每组试题共用试题前列出的五个备选答案，请为每道试题选择一个最佳答案。每个备选答案可能被选择一次、多次或不被选择。

(32～33 题共用备选答案)
    A. 骨结核          B. 骨肉瘤
    C. 骨坏死          D. 骨巨细胞瘤
    E. 骨软骨瘤

32. Codman 三角见于

33. X 线片上的日光放射征象见于

## 参考答案与解析

1. D    2. C    3. D    4. B    5. E    6. A
7. C    8. D    9. C    10. C    11. C    12. B
13. B    14. C    15. C    16. C    17. B    18. E
19. E    20. C    21. E    22. B    23. A    24. D
25. B    26. E    27. E    28. D    29. B    30. D
31. B    32. B    33. B

2. C。**解析**：因为 X 线检查有溶骨性破坏，骨膜反应可见 Codman 三角，诊断应为右股骨下端骨肉瘤。

3. D。**解析**：蜂窝状骨吸收区，夹有钙化斑块不是肿瘤临床表现。

4. B。**解析**：骨巨细胞瘤 X 线主要表现为骨端偏心位溶骨性破坏而无骨膜反应，病灶骨皮质膨胀变薄，呈肥皂泡样改变。

5. E。**解析**：骨巨细胞瘤属于潜在恶性或介于良恶性之间的溶骨性肿瘤，好发年龄为 20～40 岁。女性多于男性，X 线主要表现为骨端偏心位溶骨性破坏，而无骨膜反应，病灶骨皮质膨胀变薄，呈"肥皂泡"样改变。动脉瘤性骨囊肿X线主要表现为膨胀性囊状透亮区，境界清晰，内有骨性间隔。骨巨细胞瘤以手术治疗为主，采用切除术加灭活处理，再植入自体或异体骨，但易复发。

6. A。**解析**：患者骨巨细胞瘤Ⅲ级，为恶性，范围较大，有软组织浸润，应行截肢。

7. C。**解析**：属$G_0T_0M_{0\sim1}$者，以手术治疗为主，采用切除术加灭活处理，再植入自体或异体骨或骨水泥，但易复发。对于复发者，应做切除或节段截除术或假体植入术。属$G_{1\sim2}T_{1\sim2}M_0$者，采用广泛或根治切除。对发生于手术困难部位如脊椎者可采用放疗，但放疗后易肉瘤变，应高度重视。

8. D。**解析**：骨软骨瘤的临床表现：可长期无症状，多因无意中发现骨性包块而就诊。若肿瘤压迫周围组织或其表面的滑囊发生炎症，可产生疼痛。查体所见肿块较X线片显示的大。

9. C。**解析**：骨软骨瘤突然生长加快，X线片示在瘤体边缘有模糊不清的棉絮状钙化阴影提示恶变可能，应行切除术。切除应从肿瘤基底四周部分正常骨组织开始，包括纤维膜和软骨帽，以免复发。

11. C。**解析**：患者无任何症状，无意中发现左膝内下硬性肿块，考虑骨软骨瘤可能。骨样骨瘤的主要症状是疼痛，有夜间痛，进行性加重。骨巨细胞瘤的主要症状为疼痛和肿胀。成骨细胞瘤生长快，有局部压痛，头皮青紫色，可闻及血管杂音。骨肉瘤主要症状为局部疼痛，多为持续性，逐渐加重，夜间尤重。

13. B。**解析**：骨肿瘤的外科分期是将外科分级（G）、外科区域（T）和区域性或远处转移（M）结合起来，综合评价。骨软骨瘤是常见的软骨源性良性肿瘤，外科分期为$G_0T_0M_0$。

14. C。**解析**：长骨干骺端突出的骨性病损是骨软骨瘤的X线特征，A项是尤因肉瘤的X线特征，B项是骨肉瘤的X线特征，D项是骨巨细胞瘤的X线特征。

15. C。**解析**：骨软骨瘤一般为年轻人，骨发育未定形时的产物，一旦生长年龄结束后，肿瘤则停止生长。

16. C。**解析**：内生骨软骨瘤一经诊断，一些学者认为应行病灶刮除及自体植骨术。亦有学者认为良性的无症状内生软骨瘤可暂不处理，但需定期随访。题中患者治疗后复发，继续行病灶刮除及自体植骨术。

17. B。**解析**：一般内生性软骨瘤指骨多见，边缘整齐，阴影中心有钙化点，无溶骨性骨破坏，因而可能最大。

19. E。**解析**：骨巨细胞瘤多发于长骨的干骺端。

20. C。**解析**：骨巨细胞瘤属于潜在恶性或介于良、恶性之间的溶骨性肿瘤，好发年龄为20~40岁。女性多于男性；好发部位为股骨下端和胫骨上端，即长骨干骺端。局部刮除后容易复发。

32~33. B、B。**解析**：骨肉瘤X线表现可有不同形态，主要表现为有成骨性的骨硬化灶或溶骨性破坏，骨膜反应可见Codman三角或呈日光射线现象。

第四篇

# 胸心外科学

# 第一章　胸部损伤

**一、单选题：以下每道试题有五个备选答案，请选择一个最佳答案。**

1. 男性，36 岁，房屋倒塌时砸伤胸部，送医院诊断为创伤性窒息。其典型临床特征包括
   A. 两肺布满湿啰音
   B. 颈静脉怒张
   C. 头、颈、肩皮下出血点
   D. 广泛皮下气肿
   E. 泡沫样血痰

2. 动脉导管未闭最常见的手术后并发症是
   A. 出血
   B. 喉返神经损伤
   C. 假性动脉瘤形成
   D. 导管再通
   E. 术后高血压

3. 男性，24 岁，左下胸被小口径步枪击伤 1 小时。胸片见左肋膈角消失，弹头存留于腹腔内。应考虑的最主要诊断是
   A. 左侧肺损伤
   B. 左侧膈肌损伤
   C. 左侧胸部伤
   D. 左侧胸腹联合伤
   E. 左侧腹部伤

4. 下述哪项是肺爆震伤引起的
   A. 肺毛细血管出血，小支气管和肺泡破裂
   B. 头颈部皮肤瘀斑
   C. 眼结膜和口腔黏膜出血点
   D. 血气胸
   E. 多根多处肋骨骨折

5. 皮下气肿最常发生于下列哪种情况
   A. 张力性气胸　　B. 开放性气胸
   C. 闭合性气胸　　D. 自发性气胸

E. 胸腔积液

6. 女性，32 岁，不慎跌倒后诉左侧胸痛，咳嗽时加剧。查体：无反常呼吸，左肺呼吸音减弱，无啰音，左侧胸廓前后挤压试验阳性。下列说法正确的是
   A. 诊断以左侧肋骨骨折可能大，好发于第 9~12 肋
   B. 诊断以左侧肋骨骨折可能大，好发于第 4~7 肋
   C. 诊断以左侧肋骨骨折可能大，好发于第 1~3 肋
   D. 若为多根单处肋骨骨折，因肋间肌的牵拉，易发生上下移位
   E. 若为第 12 肋骨折，性质尤为严重

7. 男性，31 岁，胸部外伤后 4 小时。查体：P 130 次/分，BP 83/56mmHg，伤侧胸腔穿刺抽出血液，静止后凝固。红细胞计数和血红蛋白含量逐渐下降。此时最主要的治疗是
   A. 应用止血药物　　B. 胸腔穿刺抽血
   C. 胸腔闭式引流　　D. 剖胸探查
   E. 输血、补液，观察病情

8. 男性，30 岁，因左侧胸外伤后出现胸闷、气急来院急诊。查体：左肺呼吸音低。胸片：左肺压缩 50%，左侧肋膈角见宽液平。以下说法错误的是
   A. 患侧胸腔穿刺可抽出不凝血
   B. 应做胸腔闭式引流
   C. 应首先给予抗休克治疗，失血多少补充多少
   D. 如引流量每小时超过 200~300ml，应考虑肺撕裂造成进行性血胸，及时行肺叶切除术
   E. 如没有及时处理，晚期血液可凝固不易吸出

二、共用题干单选题：以下提供若干个案例，每个案例下设若干道试题，每道试题有五个备选答案，请选择一个最佳答案。

（9～11 题共用题干）

　　男性，40 岁，因坠落致全身多处伤，伤后感呼吸困难 1.5 小时入院。胸部 CT 及 X 线检查诊断左侧连枷胸、肺挫伤。行开胸探查，肺修补及肋骨内固定术。术后第 2 天引流出血性液体 800ml，观察 3 小时，每小时引流出血性液体 200ml。BP 97/65mmHg，HGB 66g/L，P 120 次/分。

9. 最可能的诊断是

　　A. 血气胸　　　　　　B. 进行性血胸

　　C. 失血性休克　　　　D. 缝扎线脱落

　　E. 凝血功能障碍

10. 紧急处理措施是

　　A. 继续观察病情变化

　　B. 立即大量输血、输液，抗休克治疗

　　C. 立即胸部 CT 检查

　　D. 立即更换闭式引流管

　　E. 立即输血等术前准备，行开胸止血

11. 此患者对再次手术的耐受力为

　　A. 可以耐受再次手术

　　B. 不能耐受再次手术

　　C. 手术耐受力好

　　D. 手术耐受力差

　　E. 手术耐受力极差

（12～14 题共用题干）

　　男性，69 岁，临床诊断胃底贲门癌。肥胖体型，嗜酒，患慢性支气管炎 10 年。在全麻下行全胃切除、空肠代胃术。术中输血 2000ml，手术历时 6 小时。术后患者不敢咳嗽及活动，第 2 天出现呼吸困难，P 120 次/分，R 38 次/分，BP 100/68mmHg。有明显发绀及三凹征。叩诊右肺呈实音，听诊呼吸音消失。血气分析：$PaO_2$

50mmHg，$SpO_2$ 80%。胸部 X 线检查：右肺实变，纵隔和气管向患侧移位，左侧代偿性肺气肿。

12. 术后最可能发生的并发症是

　　A. 右侧胸腔积液　　　B. 右肺不张

　　C. 左侧气胸　　　　　D. 右肺炎

　　E. 术后呼吸功能衰竭

13. 下列处理措施中，优先考虑的是

　　A. 加大吸氧浓度或吸纯氧

　　B. 气管插管辅助呼吸

　　C. 气管切开辅助呼吸

　　D. 支气管镜下吸痰

　　E. 嘱患者咳嗽、咳痰

14. 导致术后并发症的主要原因是

　　A. 手术过大，时间过长

　　B. 术前呼吸功能低下

　　C. 肥胖原因

　　D. 麻醉原因

　　E. 术后疼痛不能咳嗽、排痰

（15～16 题共用题干）

　　男性，25 岁，被人用刀刺伤左前胸部 1 小时急诊入院。查体：BP 80/50mmHg，颈静脉怒张，脉搏细弱，心音遥远。

15. 首先应考虑的诊断是

　　A. 张力性气胸　　　　B. 闭合性气胸

　　C. 血气胸　　　　　　D. 心脏损伤

　　E. 急性心脏压塞

16. 首先应进行的处理是

　　A. 输血补液抗休克

　　B. 胸腔穿刺

　　C. 心包穿刺

　　D. 急诊室剖胸探查

　　E. 胸腔闭式引流

（17～18 题共用题干）

　　女性，78 岁，1 天前在楼道中摔伤后胸痛来院就诊。查体：右侧胸壁压痛，双肺呼吸音清晰。胸片示右侧第6、7肋骨腋段骨折，右侧肋膈角变钝。

17. 除肋骨骨折外，还应考虑的诊断是
    A. 多根多处肋骨骨折
    B. 右侧血气胸
    C. 右侧中量血胸
    D. 右侧大量血胸
    E. 右侧少量血胸

18. 应进行的处理是
    A. 胸带加压包扎固定
    B. 胸腔穿刺术
    C. 胸腔闭式引流术
    D. 肋间神经封闭
    E. 巾钳重力牵引固定

三、共用备选答案单选题：以下提供若干组试题，每组试题共用试题前列出的五个备选答案，请为每道试题选择一个最佳答案。每个备选答案可能被选择一次、多次或不被选择。

（19~20题共用备选答案）
    A. 包扎固定
    B. 牵引固定加闭式引流
    C. 开胸止血加内固定
    D. 肋间神经阻滞
    E. 气管插管呼吸机辅助呼吸

19. 双侧多根多处肋骨骨折伴大面积胸壁软化致反常呼吸时，最佳治疗措施是

20. 多根多处肋骨骨折伴胸腔内进行性出血时，最佳治疗措施是

## 参考答案与解析

1. C  2. E  3. D  4. A  5. A  6. B
7. D  8. D  9. B  10. E  11. A  12. B
13. D  14. E  15. E  16. C  17. E  18. D
19. E  20. C

2. E。**解析**：术后高血压是动脉导管未闭最常见的术后并发症。出血、喉返神

经损伤，假性动脉瘤形成，导管再通等也是可能的并发症。

4. A。**解析**：肺爆震伤的病理学基础是肺毛细血管出血，小支气管和肺泡破裂。

5. A。**解析**：皮下气肿最常见于张力性气胸。

7. D。**解析**：治疗损伤性血胸应首先判断是否为进行性血胸，一旦诊断为进行性血胸，就应在抗休克处理的同时，进行手术治疗。进行性血胸的征象：①休克症状加重，胸腔穿刺抽出血液很快凝固；②经抗休克治疗后，血压不升或升高后又迅速下降；③血红蛋白和红细胞压积进行性降低；④胸腔闭式引流一开始就引流出1000~1500ml，或随后每小时引流量达到200~300ml，持续3小时；⑤凝固性血胸，X片显示阴影进行性增大，肺、纵隔受压加重。

8. D。**解析**：具备以下征象则提示存在进行性血胸：①持续脉搏加快、血压降低，或虽经补充血容量血压仍不稳定；②胸腔闭式引流量每小时超过200ml，持续3小时；③血红蛋白量、红细胞计数和血细胞比容进行性降低，引流液的血红蛋白量和红细胞计数与周围血相接近，且迅速凝固。判断为进行性血胸时，需要开胸探查，而非肺叶切除。

15. E。**解析**：左前胸部锐器伤是心脏损伤的高危部位，患者呈现典型的Beck三联征表现，首先应考虑为急性心脏压塞，有无合并心脏损伤应进一步行超声心动图等检查明确。

16. C。**解析**：诊断急性心脏压塞明确后首选的治疗方法是进行心包穿刺术或者心包开窗术，抽出或引流出不凝血后方为紧急开胸的适应证。

17. E。**解析**：老年女性摔伤后易出现肋骨骨折，肋骨骨折同时易合并血气胸，

胸片表现为两根肋骨单处骨折，无气胸征，右侧肋膈角变钝，结合近期外伤史，应考虑血胸。根据血胸的影像学表现分为少量、中量和大量血胸，肋膈角变钝为少量血胸的表现。

18. D。**解析：**肋骨骨折诊断明确后的治疗主要是止痛，防治肺部并发症，少量血胸不需特殊处理，仅需观察。止痛的方法包括胸带包扎固定，应用止痛药物和肋间神经封闭，加压包扎通常用于连枷胸的治疗，肋间神经封闭是最有效的止痛方法。

# 第二章　胸壁和胸膜疾病

**一、单选题：以下每道试题有五个备选答案，请选择一个最佳答案。**

1. 下列不符合胸壁结核临床表现的是
   A. 无痛
   B. 无红
   C. 无热
   D. 无窦道形成
   E. 无波动

2. 关于胸壁结核病因、病理的描述，错误的是
   A. 胸壁结核多为继发性感染
   B. 胸壁结核多为原发感染
   C. 胸壁结核常在肋骨内外形成"哑铃状"的两个脓腔
   D. 胸壁结核性脓肿常因重力作用流注于其他部位
   E. 胸壁结核可向多个方向延伸形成窦道或瘘管

3. 有关急性脓胸的治疗方法，错误的是
   A. 开放引流
   B. 胸腔穿刺抽脓液
   C. 选用有效抗生素
   D. 全身支持疗法
   E. 胸腔闭式引流术

4. 下列哪项不是治疗慢性脓胸常用的手术方法
   A. 塑料球填塞术
   B. 胸膜纤维板剥离术
   C. 胸廓成形术
   D. 改进引流方法
   E. 胸膜肺切除术

5. 关于胸壁结核不正确的是
   A. 往往继发于肺、胸膜或纵隔的结核病变，为结核病的局部表现
   B. 脓肿形成，及时切开引流

C. 胸壁无痛性肿块，有波动感和轻压痛，冷脓肿穿破皮肤形成慢性窦道
D. 可合并化脓性感染
E. 是胸壁软组织、肋骨或胸骨的结核病变

6. 关于胸壁结核的临床表现，错误的是
   A. 胸壁脓肿为寒性脓肿
   B. 患者一般多有明显全身症状
   C. 皮下溃破形成经久不愈的溃疡
   D. 可形成曲折、分叉多的窦道
   E. 脓液黄白色稀薄，内含干酪样物质

7. 关于胸壁结核，下列哪项是正确的
   A. 手术不能彻底清除病变组织，以免影响愈合
   B. 有活动性结核时手术效果更好
   C. 术毕向手术野撒入青霉素、链霉素粉剂预防感染
   D. 术后不能加压包扎，以免血液积聚
   E. 不可放置引流，以免形成窦道

8. 关于脓胸的分类，错误的是
   A. 根据病程分为急性脓胸和慢性脓胸
   B. 根据病原菌分为化脓性、结核性和特异病原性脓胸
   C. 根据病变范围分为全脓胸和局限性脓胸
   D. 根据胸液性质分为渗出性脓胸和化脓性脓胸
   E. 脓胸阶段的1期和2期临床统称为急性脓胸，3期称为慢性脓胸

9. 下述哪项是诊断脓胸的最重要依据
   A. 发热、胸痛
   B. 白细胞计数增高
   C. 胸部叩诊呈浊音或实音

D. 胸部 X 线检查见胸膜腔有致密阴影

E. 胸膜腔穿刺抽出脓液

10. 急性脓胸一般是指病程在

A. 6 周以内      B. 1 个月以内

C. 2 个月以内      D. 3 个月以内

E. 6 个月以内

**二、共用题干单选题：以下提供若干个案例，每个案例下设若干道试题，每道试题有五个备选答案，请选择一个最佳答案。**

（11～14 题共用题干）

男性，18 岁，因左侧脓胸行胸腔闭式引流术 3 个月，现已无引流液。查体：左胸廓塌陷，肋间隙变窄。X 线胸片示肺内未见明显病变。

11. 目前患者处于脓胸的哪期

A. 急性期      B. 亚急性期

C. 慢性期      D. 渗出期

E. 纤维素脓性期

12. 患者可发生哪型呼吸功能障碍

A. 阻塞性呼吸功能障碍

B. 限制性呼吸功能障碍

C. 混合性呼吸功能障碍

D. 中枢性呼吸功能障碍

E. 外周性呼吸功能障碍

13. 根据患者情况，下一步的治疗不考虑

A. 全身应用抗生素

B. 少量多次输血

C. 胸腔内注射抗菌药物

D. 改善脓胸引流

E. 手术治疗

14. 若考虑手术治疗，宜采取的术式是

A. 胸腔闭式引流管持续冲洗

B. 开放引流术

C. 胸廓成形术

D. 胸膜肺切除术

E. 胸膜纤维板剥脱术

**三、共用备选答案单选题：以下提供若干组试题，每组试题共用试题前列出的五个备选答案，请为每道试题选择一个最佳答案。每个备选答案可能被选择一次、多次或不被选择。**

（15～16 题共用备选答案）

A. 消除脓腔

B. 彻底排净脓液

C. 胸腔闭式引流

D. 胸膜纤维板剥脱术

E. 应用广谱抗生素

15. 急性脓胸最重要的治疗原则是

16. 慢性脓胸最重要的治疗原则是

（17～18 题共用备选答案）

A. 肺楔形切除术

B. 肺叶切除术

C. 胸膜肺切除术

D. 纤维板剥除术

E. 肺叶加肺段切除术

17. 女性，35 岁，左肺支气管扩张并慢性脓胸。应行

18. 女性，47 岁，右肺感染并脓胸 8 周，经治疗后全身中毒症状改善。应行

（19～21 题共用备选答案）

A. 经肋床引流术

B. 胸膜内胸廓成形术

C. 胸膜肺切除术

D. 纤维板剥除术

E. 经肋间引流术

19. 男性，15 岁，因肺炎合并左侧脓胸，多次胸膜腔穿刺，抽出的脓液较稠厚，中毒症状仍难控制。应行

20. 男性，30 岁，创伤后凝固性血胸继发感染，脓胸 3 周余。应行

21. 男性，55 岁，慢性脓胸合并左上肺陈

旧性结核。应行

可进行手术。

## 参考答案与解析

1. D　2. B　3. A　4. A　5. B　6. B
7. C　8. D　9. E　10. A　11. C　12. B
13. C　14. E　15. B　16. A　17. C　18. D
19. E　20. A　21. B

1. D。**解析**：胸壁结核临床表现为冷脓肿或慢性窦道，往往继发于肺、胸膜或纵隔的结核病变，仅为结核病的局部表现，大多数患者无明显症状。

3. A。**解析**：开放引流会造成其他细菌感染，因纵隔没有固定，胸腔无粘连固定会引起纵隔摆动、开放性气胸。

4. A。**解析**：塑料球填塞术用于结核病。

6. B。**解析**：胸壁结核全身症状不明显，若原发结核病灶尚有活动，则有疲倦、盗汗、低热、虚弱等中毒症状。胸壁结核脓肿表现为局部隆起，有波动及轻压痛，但无急性炎症征象，称为寒性脓肿或冷脓肿。

7. C。**解析**：胸壁结核手术要求彻底清除病变组织，术毕向手术野撒入青霉素、链霉素粉剂预防感染。术后加压包扎，防止血液积聚，必要时放置引流，24 小时拔除引流后再加压包扎。有活动性结核时不

8. D。**解析**：脓胸是指脓性渗出液积聚于胸膜腔内的化脓性感染，其按病理发展过程可分为急性和慢性脓胸；按致病菌可分为化脓性、结核性和特异病原性脓胸；按波及范围又可分为全脓胸和局限性脓胸。脓胸的病程进展是一个渐进性的过程，可分成三个阶段，其中 1 期和 2 期临床上统称为急性脓胸，3 期称为慢性脓胸。

9. E。**解析**：胸腔穿刺抽得脓液可诊断为脓胸。

10. A。**解析**：脓胸病程在 6 周以内时称为急性脓胸。

14. E。**解析**：开放引流主要用于急性脓胸后期胸腔及胸膜粘连固定后。胸廓成形术能闭合胸膜间无效腔，但对肺功能有一定影响。胸膜肺切除术适用于慢性脓胸合并肺内严重病变，如支气管扩张或结核性空洞，但术后并发症较多。胸膜纤维板剥脱术通过剥除壁层、脏层胸膜上的纤维板，使肺复张，改善肺功能及胸廓呼吸运动，是较为理想的手术。

15 ～ 16. B、A。**解析**：急性脓胸的治疗原则是彻底排尽脓液，使肺早日复张。慢性脓胸的治疗原则是改善引流，消除脓腔，促使肺早日复张。

# 第三章　肺部疾病

一、单选题：以下每道试题有五个备选答案，请选择一个最佳答案。

1. 下列关于支气管扩张的病因与病理，不正确的是
   A. 多因支气管阻塞及其远端发生感染引起
   B. 由于支气管壁及其周围肺组织的炎症性破坏造成
   C. 有先天性支气管壁软骨支持组织发育缺陷者更易发生
   D. 当反复慢性炎症造成支气管壁纤维化后，支气管扩张可逐渐减轻
   E. 可分为柱状、囊状和混合型三种

2. 下述哪项提示肺癌患者可能有远处转移，已不宜手术治疗
   A. 局限性胸壁直接受侵
   B. Cushing 综合征
   C. 四肢小关节肿痛
   D. 肌无力样综合征
   E. 骨盆局部骨质破坏

3. 关于肺癌 $T_2$ 分期表现，不正确的是
   A. 肿瘤直径 >3cm
   B. 位于主支气管，距隆突 2.5cm
   C. 同侧原发肿瘤所在肺叶内出现散在肿瘤结节
   D. 有肺不张或阻塞性肺炎影响肺门，但未累及全肺
   E. 侵及脏层胸膜

4. 男性，60 岁，3 个月来咳嗽，痰中带血，有时低热，曾患肺结核。X 线检查发现右肺下叶底部可见 3cm×3cm 球形病灶，3 次痰找癌细胞阴性。应首先考虑
   A. 肺结核　　　　　B. 肺脓肿
   C. 肺囊肿　　　　　D. 肺癌

E. 肺炎

二、共用题干单选题：以下提供若干个案例，每个案例下设若干道试题，每道试题有五个备选答案，请选择一个最佳答案。

（5~6 题共用题干）

男性，32 岁，反复咳脓痰 10 余年。胸部 CT 示：左下肺背段、后基底段及左上肺舌段柱状支气管扩张。经抗生素治疗及体位排痰，现体温、血象正常，痰量 30ml/d。

5. 如手术治疗，宜选择
   A. 肺段切除术
   B. 肺叶切除术
   C. 肺楔形切除术
   D. 肺叶切除 + 肺段切除术
   E. 全肺切除术

6. 下一步治疗应选择
   A. 继续抗生素治疗
   B. 雾化吸入
   C. 继续体位排痰
   D. 应用祛痰剂
   E. 手术治疗

（7~8 题共用题干）

女性，63 岁，一般情况良好。查体：胸片示右肺下叶阴影，胸部 CT 发现右肺下叶后基底段 2cm 大小占位病灶，考虑肺癌可能性大，纤支镜检查未见异常。拟行电视胸腔镜手术。

7. 为明确诊断，术中一般首先采用的手术方式是
   A. 肺叶切除术
   B. 肺楔形切除术
   C. 肺段切除术
   D. 肺叶加肺段切除术

E. 病灶局部切除术

8. 若术中确诊为肺癌，最佳的手术方式是
   A. 电视胸腔镜下肺叶切除加淋巴结清扫
   B. 电视胸腔镜下单纯肺叶切除
   C. 电视胸腔镜下肺段切除
   D. 电视胸腔镜下全肺切除
   E. 中转开胸肺叶切除加淋巴结清扫

**三、共用备选答案单选题：以下提供若干组试题，每组试题共用试题前列出的五个备选答案，请为每道试题选择一个最佳答案。每个备选答案可能被选择一次、多次或不被选择。**

（9～10题共用备选答案）
   A. 肺楔形切除　　　B. 肺叶切除
   C. 全肺切除　　　　D. 肺段切除
   E. 肺内病灶逐个切除

9. 肺癌根治最常用的标准术式为

10. 多发肺转移癌最常用的手术方式为

**四、案例分析题：为不定项选择题，试题由一个病历和多个问题组成。每个问题有六个及以上备选答案，选对1个给1个得分点，选错1个扣1个得分点，直扣至得分为0。**

（11～16题共用题干）

男性，65岁，主因咳嗽、咳痰10年，加重伴痰中带血4个月入院。吸烟30余年，20支/日。查体：右肺呼吸音粗，散在细湿啰音。有慢性支气管炎病史10年，无高血压、糖尿病病史。

11. 根据病史和目前检查判断，可以考虑
   A. 肺结核
   B. 肺隔离症
   C. 慢性支气管炎急性发作
   D. 肺癌
   E. 支气管扩张症
   F. 肺炎

12. 胸部平片提示右肺门增大，可见一5cm×4cm肿块影。为进一步明确诊断，应首先考虑
   A. 痰细胞学检查
   B. 核素扫描
   C. 纵隔镜检查
   D. 经皮肺穿刺活检
   E. 胸部CT
   F. 全身PET
   G. 纤维支气管镜检查

13. 如患者经过纤维支气管检查后，确诊为右上肺腺癌，评估手术适应证，需要进行下列哪些检查
   A. 胸部CT　　　　　B. 超声心动图
   C. 头颅MRI　　　　D. 全身PET
   E. 肺功能　　　　　F. B超
   G. 心电图

14. 肺癌手术的禁忌证是
   A. 声带麻痹
   B. 肺性骨关节病
   C. 副癌综合征
   D. 上腔静脉综合征
   E. 颅内单发转移
   F. 膈神经麻痹
   G. 锁骨上淋巴结转移

15. 术前检查完善后符合手术指征，行右肺上叶切除术。术后3天，患者突然咳嗽、咳出淡黄色水样物质，胸闷、憋气，高热，考虑为支气管胸膜瘘。下列处理措施正确的是
   A. 麻醉单腔气管插管
   B. 行胸腔闭式引流
   C. 健侧卧位
   D. 镇静、吸氧
   E. 开胸探查修补
   F. 患侧卧位

16. 患者经过治疗后，支气管胸膜瘘痊愈。

术后病理：右肺上叶尖后段不规则形低分化腺癌，部分为大细胞癌，大小约 $5.0cm \times 4.0cm \times 4.0cm$，癌组织浸润支气管壁全层及肺膜，支气管切缘未见癌组织；右侧肺门淋巴结与支气管旁淋巴结转移性低分化腺癌。术后分期正确的是

A. $T_2N_1M_0$　　　　B. $T_2N_2M_0$

C. $T_3N_1M_0$　　　　D. $T_1N_1M_0$

E. $T_1N_2M_0$　　　　F. $T_3N_2M_0$

G. $T_4N_2M_0$

（17～19 题共用题干）

男性，52 岁，因咳嗽、痰中带血 1 个月入院。患者 1 个月前因受凉后出现咳嗽、咳痰，痰为白色泡沫痰，量较少，剧烈咳嗽后出现痰中带血。在当地医院给予抗感染及对症治疗，痰中带血消失，但咳嗽改善不明显。体检：T 36.6℃，P 79 次/分，BP 140/85mmHg。肥胖体型，双侧锁骨上淋巴结不大，气管居中，左肺呼吸音正常，右上肺呼吸音稍低。

17. 患者入院后应首先进行的检查是

A. 血气分析

B. 胸部 X 线检查

C. 肺功能

D. 血生化及肝功能检查

E. 胸部 CT 检查

F. 纤维支气管镜检查

18. 目前的初步诊断是（提示：患者胸部正侧位片示右上肺不张、右肺门肿块影，左肺正常）

A. 肺脓肿　　　　B. 肺恶性肿瘤

C. 肺良性肿瘤　　D. 肺结核瘤

E. 肺炎性假瘤　　F. 肺囊肿

19. 为了进一步明确诊断，应重点进行的检查包括

A. 血气分析

B. 经皮肺穿刺活检

C. 肺功能

D. 胸部 CT 检查

E. 痰脱落细胞检查

F. 纤维支气管镜检查

## 🔍 参考答案与解析

1. D　2. E　3. C　4. D　5. D　6. E
7. B　8. A　9. B　10. E　11. CDE
12. AEG　13. ABCEFG　14. ADFG
15. BDEF　16. A　17. B　18. BCDE
19. DEF

1. D. **解析**：反复感染导致支气管壁肌肉层和弹力组织破坏，逐渐被纤维组织替代，支气管阻塞及扩张更加严重。

2. E. **解析**：骨盆转移属于手术禁忌证。

3. C. **解析**：同侧原发肿瘤所在肺叶内出现散在肿瘤结节应属 $T_4$。

4. D. **解析**：如果痰标本收集方法得当，3 次以上的系列痰标本可使中央型肺癌诊断率提高到 80%，周围型肺癌诊断率达 50%。但是有很多因素可影响其准确性，痰中混有脓性分泌物可引起恶性细胞液化，还需要细胞病理学家的经验和细心，要尽可能仔细地对痰涂片进行全视野检查。根据题目信息，男性，60 岁，3 个月来咳嗽，痰中带血，有时低热，该患者 X 线检查发现右肺下叶底部可见 $3cm \times 3cm$ 球形病灶，怀疑是周围型肺癌，痰脱落细胞学检测对此并不很准确。

5. D. **解析**：支气管扩张的手术治疗应在根除病变的同时，尽量保存健康肺组织。

6. E. **解析**：手术治疗是根治感染灶，防止疾病发展的最有效方法。

7. B. **解析**：对这类术前未明确诊断的肺周围性小病灶，宜在术中首先行包括

病灶在内的肺楔形切除，将病灶送冷冻检查，根据病理结果决定下一步手术方式。

8. A。**解析**：肺恶性肿瘤应行肺叶切除加淋巴结清扫手术，由于开胸手术创伤大，最好采用电视胸腔镜手术。

17. B。**解析**：患者因咳嗽、痰中带血1个月入院。症状主要在胸部，首先应进行胸部的常规检查，可选胸部正侧X线片检查。

18. BCDE。**解析**：患者胸部正侧位片示：右上肺不张、右肺门肿块影，左肺正常。基本可以排除肺脓肿和肺囊肿的诊断，而其他的诊断均可能引起右上肺不张、右肺门肿块影。

19. DEF。**解析**：为了进一步明确肺部病变的性质，有必要进行胸部CT、痰脱落细胞和纤维支气管镜检查，而肺功能、血气分析为手术前准备。由于病变位于肺门，经皮肺穿刺活检危险性大，阳性率低。

# 第四章　食管疾病

**一、单选题：以下每道试题有五个备选答案，请选择一个最佳答案。**

1. 有关食管癌，说法正确的是
   - A. 原位癌指病灶局限于黏膜肌层
   - B. 好发于下段
   - C. 以血行转移最常见
   - D. 一般不侵犯主动脉
   - E. 早期病变可累及食管整个周径

2. 下述哪项检查诊断食管癌最可靠
   - A. 有进行性吞咽困难症状
   - B. 锁骨上淋巴结活检有鳞癌细胞
   - C. 食管钡餐造影见充盈缺损
   - D. 食管镜检查活检有癌细胞
   - E. 胸部 CT 见食管壁增厚

3. 男性，68 岁，进食哽噎感 4 个月，现能进普食。X 线钡餐发现食管下段 2cm 长的充盈缺损，左锁骨上淋巴结穿刺活检为转移性鳞癌。最佳的治疗方案为
   - A. 手术切除
   - B. 放射治疗
   - C. 化学治疗
   - D. 中医治疗
   - E. 胃造瘘术

**二、共用题干单选题：以下提供若干个案例，每个案例下设若干道试题，每道试题有五个备选答案，请选择一个最佳答案。**

（4～7 题共用题干）

男性，45 岁，因吞咽困难 6 个月来院就诊。体格检查未发现阳性体征。

4. 首先考虑的辅助检查是
   - A. 食管拉网检查
   - B. 食管镜检查
   - C. X 线食管钡餐检查
   - D. 胸部 CT 检查
   - E. 胸部 B 型超声

5. 通过上述检查发现食管中、下段有 7cm 长病变，病理切片检查确诊为鳞癌。最佳治疗方案是
   - A. 手术切除
   - B. 放射治疗
   - C. 化学治疗
   - D. 化学治疗后手术切除
   - E. 放射治疗后手术切除

6. 该患者后来行食管癌切除、胃食管弓上吻合术。术后第 6 天，出现发热 39℃，伴胸痛、呼吸困难。胸片检查示左侧胸腔内液气胸征，首先考虑可能出现
   - A. 术后并发脓胸
   - B. 肺炎
   - C. 乳糜胸
   - D. 自发性血、气胸
   - E. 吻合口瘘

7. 该患者术前已出现声音嘶哑，则肿块最可能侵犯到的部位是
   - A. 气管隆突
   - B. 声带
   - C. 喉返神经
   - D. 膈神经
   - E. 喉上神经

（8～10 题共用题干）

男性，58 岁，进食梗阻感 3 个月，现能进半流食。查体：一般情况可，锁骨上窝未及肿大淋巴结。

8. 首选的诊断方法是
   - A. 食管吞钡 X 线造影
   - B. 食管拉网脱落细胞检查
   - C. 食管镜检查并取病理活检
   - D. CT 检查
   - E. MRI 检查

9. 如果该患者发现食管中下段 3cm 长癌肿，最合适的治疗方法为

A. 食管癌切除，食管胃颈部吻合术

B. 食管癌切除，食管胃弓上吻合术

C. 食管癌切除，结肠代食管术

D. 改良 Heller 手术

E. 放射治疗 + 化学治疗

10. 该患者术后可能发生的并发症，一般不包括

    A. 肺部感染　　　　B. 反流性食管炎

    C. 乳糜胸　　　　　D. 吻合口瘘

    E. 倾倒综合征

(11 ~ 14 题共用题干)

    男性，60 岁，半年来吞咽困难，逐渐加重，近 1 个月来只能进半流食，锁骨上淋巴结未及肿大。

11. 最可能的诊断是

    A. 贲门失弛缓症　　B. 食管癌

    C. 反流性食管炎　　D. 食管静脉曲张

    E. 食管憩室

12. 针对以上患者，既能明确病变性质，又能清楚地发现病变具体位置的检查是

    A. 食管钡透　　　　B. 食管拉网

    C. CT　　　　　　　D. 食管镜

    E. 食管超声

13. 如果诊断明确为食管中段鳞癌，病变在 5cm 内，患者全身情况好，多采用

    A. 切除食管大部分，食管胃颈部吻合术

    B. 胃造瘘术

    C. 切除食管大部分，食管胃弓上吻合术

    D. 食管腔内置管术

    E. 放射治疗

14. 若患者吞咽困难加重，只能进半流食，突然出现进食呛咳，体温 38.5℃，左肺底可闻及水泡音，血白细胞数 $12 \times 10^9/L$。

则高度怀疑

    A. 反流性食管炎

    B. 食管癌 + 肺炎

    C. 肺内感染

    D. 食管癌 + 食管气管瘘

    E. 贲门失弛缓 + 肺内感染

三、共用备选答案单选题：以下提供若干组试题，每组试题共用试题前列出的五个备选答案，请为每道试题选择一个最佳答案。每个备选答案可能被选择一次、多次或不被选择。

(15 ~ 16 题共用备选答案)

    A. 钡餐造影食管下段充盈缺损

    B. 钡餐造影食管下段呈鸟嘴样改变

    C. 钡餐造影食管黏膜呈串珠样改变

    D. 钡餐造影食管大部呈线性狭窄

    E. 钡餐造影食管下段半圆形压迹

15. 贲门失弛缓症

16. 食管癌

(17 ~ 18 题共用备选答案)

    A. 根治手术　　　　B. 姑息手术

    C. 先放疗后手术　　D. 放疗

    E. 化疗

17. 食管胸上段癌，长度 6cm，出现声音嘶哑，宜采取

18. 食管癌患者，75 岁，合并重度阻塞性通气障碍，治疗首选

(19 ~ 21 题共用备选答案)

    A. $T_0$　　　　　　　B. $T_1$

    C. $T_2$　　　　　　　D. $N_1$

    E. $N_2$

按照 AJCC 和 UICC 食管癌 TNM 分期标准 (第 8 版)

19. 肿瘤侵及黏膜固有层、黏膜肌层或黏膜下层，属于

20. 肿瘤侵及食管肌层，属于

21. 发生 1 ~ 2 枚区域淋巴结转移，属于

四、案例分析题：为不定项选择题，试题由一个病历和多个问题组成。每个问题有六个及以上备选答案，选对 1 个给 1 个得分点，选错 1 个扣 1 个得分点，直扣至得分为 0。

(22~28 题共用题干)

男性，55 岁，因进食哽噎感 4 个月入院。患者 4 个月前不明原因出现进食哽噎感，症状逐渐加重，近 3 周只能进全流食，体重下降 5 千克。体检：T 36.2℃，P 83 次/分，BP 145/88mmHg。消瘦体型，双侧锁骨上淋巴结未触及，气管居中，双肺呼吸音正常。

22. 患者入院后应重点进行的检查是
    A. 纤维支气管镜检查
    B. 胸部 X 线检查
    C. 肺功能
    D. 食管吞钡造影检查
    E. 胸部 CT 检查
    F. 肝功能

23. 目前初步诊断为下列哪种疾病（提示：食管吞钡造影检查示：上胸段食管长 5cm 狭窄，黏膜破坏，食管轴不正，近端食管稍扩张）
    A. 食管憩室
    B. 食管腐蚀性狭窄
    C. 食管癌
    D. 食管炎
    E. 食管痉挛
    F. 食管平滑肌瘤

24. 为了进一步明确诊断，还需进行的检查是
    A. 血气分析
    B. 食管超声胃镜检查
    C. 肺功能
    D. 胸部 CT 检查
    E. 电子胃镜

F. 纤维支气管镜检查

25. 患者的最终诊断是（提示：超声胃镜示：距门齿 23~28cm 处食管新生物，病变侵及食管全层，纵隔淋巴结肿大；电子胃镜检查示：食管新生物，黏膜有破坏，小溃疡形成；病理诊断为食管鳞癌）
    A. 食管腐蚀性狭窄
    B. 贲门失弛缓症
    C. 食管癌伴纵隔淋巴结肿大
    D. 反流性食管炎
    E. 食管痉挛
    F. 食管平滑肌瘤

26. 患者的诊断需要与哪些疾病进行鉴别诊断
    A. 反流性食管炎
    B. 食管憩室
    C. 纵隔淋巴结结核
    D. 食管腐蚀性狭窄
    E. 贲门失弛缓症
    F. 食管平滑肌瘤

27. 下列哪项是患者的最佳治疗方案
    A. 食管癌根治术　　B. 全量放射治疗
    C. 免疫治疗　　　　D. 单纯化学治疗
    E. 中医治疗　　　　F. 药物治疗

28. 术前还应重点进行的检查包括
    A. 肺功能
    B. 肝功能及生化检查
    C. 腹部 B 超
    D. 胸部 CT
    E. 心功能
    F. 纤维支气管镜检查

### 参考答案与解析

1. E　2. D　3. C　4. B　5. E　6. E
7. C　8. C　9. B　10. E　11. B　12. D

13. A　14. D　15. B　16. A　17. D　18. E
19. B　20. C　21. D　22. D　23. CF　24. BE
25. C　26. ABCDEF　27. A　28. ABCDEF

1. E。**解析**：食管癌早期病变虽然一般较小，但可累及食管整个周径的黏膜，以斑块和糜烂型常见。

2. D。**解析**：食管镜检查并组织学活检诊断食管癌最可靠。

3. C。**解析**：锁骨上淋巴结和腹腔干淋巴结不属于区域淋巴结，而为远处转移。根据题目，目前该患者已经有左锁骨上淋巴结转移，因此该患者目前处于食管癌晚期（Ⅳ期），只能采用姑息性治疗。对于颈段、胸上段的晚期食管癌可用单纯放射疗法，对于下段食管癌患者可用化学治疗。

6. E。**解析**：吻合口瘘是食管癌和贲门癌切除术后的严重并发症，一般发生在术后 4～6 天。食管没有浆膜层和外层膜，而且肌层纵行，血供不多，影响吻合口的愈合。构成吻合口瘘的原因众多，吻合口瘘长期被认为是食管术后的主要威胁。

13. A。**解析**：患者为食管中段鳞癌，病变在 5cm 内，故首选手术治疗，并行消化道重建（食管下段癌的吻合口部位通常在主动脉弓上，而食管中段或上段癌则吻合口多选择颈部）。

15～16. B、A。**解析**：贲门失弛缓症钡餐造影的典型表现为下段食管呈鸟嘴样狭窄。钡餐造影食管下段充盈缺损提示食管癌。

22. D。**解析**：患者因进食哽噎感 4 个月入院，症状逐渐加重，近 3 周只能进全流食，说明病变在食管，食管吞钡造影检查是食管疾病最常见的检查手段。

23. CF。**解析**：患者因进食哽噎感 4 个月入院，症状逐渐加重，近 3 周只能进全流食，体重下降 5kg。食管吞钡造影检查示上胸段食管长 5cm 狭窄，黏膜破坏，食管轴不正，近端食管稍扩张。考虑食管恶性肿瘤存在可能性大，但不能排除食管良性肿瘤的可能。

24. BE。**解析**：为了进一步明确食管病变的性质，进行食管超声胃镜及电子胃镜检查即可，而其他检查与确诊无关。

26. ABCDEF。**解析**：食管癌需要与常见的食管疾病进行鉴别诊断。

27. A。**解析**：目前食管癌的治疗首选外科手术进行根治性切除。

28. ABCDEF。**解析**：食管癌的术前准备需进行肺功能、肝功能及生化检查、腹部 B 超、胸部 CT、心功能等常规检查。由于食管病变位于气管分叉以上，需行纤维支气管镜检查以排除气管受侵。

# 第五章　纵隔、膈疾病

一、单选题：以下每道试题有五个备选答案，请选择一个最佳答案。

1. 除淋巴源性肿瘤外，绝大多数纵隔肿瘤应采用的治疗是

    A. 放射治疗　　　　B. 化学治疗

    C. 手术治疗　　　　D. 免疫治疗

    E. 中医中药

2. 最常见的膈疝是

    A. 食管裂孔疝　　　B. 创伤性膈疝

    C. 胸骨旁疝　　　　D. 胸腹裂孔疝

    E. 心包膈疝

二、共用备选答案单选题：以下提供若干组试题，每组试题共用试题前列出的五个备选答案，请为每道试题选择一个最佳答案。每个备选答案可能被选择一次、多次或不被选择。

（3～5题共用备选答案）

    A. 淋巴瘤

    B. 胸腺瘤

    C. 畸胎类肿瘤

    D. 胸骨后甲状腺肿

    E. 神经源性肿瘤

3. 男性，45岁，双侧上睑下垂2周，可能合并了

4. 首选放疗或化疗的纵隔肿瘤是

5. 常伴单纯性红细胞增生不良的纵隔肿瘤是

## 参考答案与解析

1. C　2. A　3. B　4. A　5. B

　　1. C。**解析**：因多数纵隔肿瘤为良性，但手术前难以确诊，某些良性肿瘤又有恶变可能；一些囊性肿瘤有继发感染或穿破有造成纵隔感染的危险；肿瘤增大压迫或侵犯邻近重要器官和组织引起并发症。因而除淋巴瘤外，绝大多数纵隔肿瘤一旦发现，应及早手术。

　　5. B。**解析**：约5%胸腺瘤患者伴有单纯性红细胞增生不良，而单纯性红细胞增生不良患者可达50%合并胸腺瘤。这可能与其血液循环内存在能够抑制红细胞生成素及血红蛋白生成的IgG抗体有关。

# 第六章　胸腔镜外科

**一、单选题：以下每道试题有五个备选答案，请选择一个最佳答案。**

1. 诊断性胸腔镜手术的适应证应不包括
   A. 胸膜疾病　　　　B. 孤立性肺结节
   C. 胸部外伤　　　　D. 纵隔肿瘤
   E. 近肺门处肺结节

2. 男性，28 岁，左胸刀扎伤后半小时来院就诊。胸片检查示左侧胸腔积液，行闭式引流后，即刻引出 400ml 不凝血，后急诊留观输液监测。此后 4 小时内，生命体征平稳，但每小时胸引管均可引出约 110ml 血性液体。针对此患者，最佳的进一步处理的办法是
   A. 继续观察
   B. 开胸探查止血
   C. 气管切开
   D. 输血、输液，同时应用止血药物
   E. 胸腔镜探查、止血治疗

3. 自发性血气胸，胸腔闭式引流后有大量气体溢出，胸引量 > 200ml/h，持续 3 小时以上，此时应采取的处理措施为
   A. 密切观察病情　　B. 应用止血药物
   C. 输血、输液　　　D. 胸腔镜探查
   E. 纵隔镜探查

4. 胸腔镜胸膜活检术不适用于
   A. 肿瘤侵犯胸壁
   B. 原因不明的胸腔积液
   C. 弥漫性胸膜间皮瘤
   D. 局限性胸膜间皮瘤
   E. 胸膜玻璃样变

## 参考答案与解析

1. E　　2. E　　3. D　　4. A

3. D。**解析**：胸引量 > 200ml/h，持续 3 小时以上是手术探查的指征，胸腔镜探查视野好、创伤小、恢复快，与开胸手术可达到相同的效果。

4. A。**解析**：肿瘤侵犯胸壁是胸腔镜的手术禁忌证。

# 第七章 心脏手术基础措施

**一、单选题：以下每道试题有五个备选答案，请选择一个最佳答案。**

1. 体外循环的基本组成有
   A. 灌注泵、吸引器、氧合器、滤器
   B. 灌注泵、氧合器、变温器、滤器
   C. 氧合器、变温器、吸引器、滤器
   D. 灌注泵、储血器、变温器、氧合器
   E. 灌注泵、氧合器、变温器、吸引器

2. 冠心病手术中的心肌保护尤其重要，很多外科医师采用了许多不同的改进措施以加强心肌保护效果，这些措施中不包括
   A. 采用切开主动脉经冠状动脉口直接灌注的方法
   B. 采用冠状静脉窦逆行灌注的方法
   C. 采用温血停跳液灌注的方法
   D. 采用不阻断主动脉的方法
   E. 采用非体外循环的方法

3. 冷晶体停跳液的基本原理是
   A. 高钾灌注使心脏停搏于收缩状态
   B. 低钠灌注使心脏停搏于舒张状态
   C. 高钙灌注使心脏停搏于收缩状态
   D. 高钾灌注使心脏停搏于舒张状态
   E. 高钠灌注使心脏停搏于舒张状态

## 🔍 参考答案与解析

1. B    2. A    3. D

2. A。**解析：** 冠心病手术中的心肌保护措施包括：①自体输血与无血手术；②冠状静脉窦逆灌停跳液；③不阻断主动脉，温血停跳技术；④不用体外循环，心脏在跳动下行 CABG 术。

# 第八章　先天性心脏病的外科治疗

**一、单选题：** 以下每道试题有五个备选答案，请选择一个最佳答案。

1. 下列除哪项外均是动脉导管未闭的常见体征
   - A. 肺动脉瓣听诊区第二心音亢进
   - B. 开瓣音
   - C. 水冲脉
   - D. 胸骨左缘连续性杂音
   - E. 收缩期震颤

2. 在室间隔缺损修补术的体外循环中如发现灌注压低，左心有大量鲜红色回血，应考虑
   - A. 合并房间隔缺损
   - B. 合并肺动脉瓣关闭不全
   - C. 合并二尖瓣关闭不全
   - D. 合并动脉导管未闭
   - E. 合并三尖瓣关闭不全

3. 男孩，7岁，出生后即发现心脏杂音，无明显症状。查体：无紫绀，胸骨左缘3~4肋间全收缩期杂音，较响且粗糙，肺动脉瓣区第二心音增强。最可能的诊断是
   - A. 房间隔缺损
   - B. 室间隔缺损
   - C. 先天性二尖瓣关闭不全
   - D. 动脉导管未闭
   - E. 肺动脉瓣口狭窄

4. 儿童先天性心脏病病例中最常见的是
   - A. 房间隔缺损
   - B. 室间隔缺损
   - C. 动脉导管未闭
   - D. 法洛四联症
   - E. 肺动脉瓣狭窄

5. 动脉导管未闭患者出现差异性发绀最可能的原因是
   - A. 患者为婴儿

   - B. 导管为漏斗型
   - C. 伴发细菌性心内膜炎
   - D. 重度肺动脉高压双向分流
   - E. 动脉导管瘤

6. 下列哪类房间隔缺损患者不应接受手术治疗
   - A. 已出现心功能不全者
   - B. >60岁的患者
   - C. 婴幼儿患者
   - D. 反复出现肺部感染者
   - E. 静息时，肺/体动脉血流量比值 < 1.5 者

7. 男孩，出生后4个月出现气促。急诊查体：两肺湿啰音，胸骨左缘2~3肋间收缩期杂音，上肢动脉搏动强，股动脉搏动触不清。最可能的诊断是
   - A. 室间隔缺损
   - B. 房间隔缺损
   - C. 主动脉缩窄
   - D. 动脉导管未闭
   - E. 法洛四联症

8. 房间隔缺损的 X 线表现应除外
   - A. 肺血多
   - B. 右心房室增大
   - C. 肺动脉段突出
   - D. 主动脉结增宽
   - E. 主动脉结缩小

9. 有关房间隔缺损修补术，错误的是
   - A. 缝合下缘时应注意识别下腔静脉瓣
   - B. 修补上腔型缺损时应识别是否合并右肺静脉畸形引流
   - C. 筛状缺损应先剪成单孔再修补
   - D. 闭合缺损前应注意膨肺排气
   - E. 停止体外循环后输液不能过快以防止发生右心衰

10. 女孩，7岁，自幼易患感冒，2年来活动后气促。查体：无紫绀，胸骨左缘3~4肋间粗糙的吹风样收缩期杂音，

可触及收缩期震颤，肺动脉第二心音
亢进。最可能的诊断是

  A. 室间隔缺损　　B. 房间隔缺损

  C. 动脉导管未闭　D. 肺动脉狭窄

  E. 法洛四联症

11. 男性，24 岁，劳累后胸闷、气急伴心
悸 1 年。查体：胸骨左缘第 2~4 肋间
有连续性杂音，可扪及震颤。该病例
的诊断不考虑

  A. 动脉导管未闭

  B. 主动脉窦瘤破入右室

  C. 冠状动静脉瘘

  D. 室间隔缺损合并主动脉瓣关闭不全

  E. 二尖瓣狭窄合并关闭不全

**二、共用题干单选题：以下提供若干个案例，每个案例下设若干道试题，每道试题有五个备选答案，请选择一个最佳答案。**

（12~14 题共用题干）

    女性，52 岁，5 年前行二尖瓣球囊扩
张术。目前出现心悸、气短症状，下肢水
肿，超声提示：二尖瓣重度狭窄伴中度关
闭不全，房颤心律，左心房和左右室均
扩大。

12. 经上述治疗后患者仍有房颤心律，下
列治疗哪项不妥

  A. 给予抗凝药物治疗

  B. 反复电复律

  C. 给予洋地黄

  D. 控制心室率

  E. 给予胺碘酮

13. 主动脉瓣第二区可闻及舒张期杂音，
二尖瓣区可闻及 2/6 级收缩期杂音，
超声检查提示主动脉瓣和二尖瓣上有
赘生物。最可能的诊断为

  A. 抗凝治疗不足，瓣膜处血栓形成

  B. 细菌性心内膜炎

  C. 风湿热复发

  D. 瓣周漏

  E. 瓣膜机械故障

14. 目前最恰当的治疗是

  A. 继续强心利尿药物治疗

  B. 给予华法林抗凝治疗

  C. 再次二尖瓣球囊扩张术

  D. 二尖瓣替换术

  E. 二尖瓣直视成形术

（15~18 题共用题干）

    男性，45 岁，体格检查发现心脏杂音
20 余年，近 2 年来有劳累后胸闷、心悸及
气促。体格检查，心率 93 次/分，心房颤
动。超声心动图提示先天性心脏病、Ⅱ孔
型房间隔缺损。

15. 其缺损位置应位于

  A. 冠状静脉窦口的前下方

  B. 冠状静脉窦口的后上方

  C. 冠状静脉窦口的前上方

  D. 冠状静脉窦口的后下方

  E. 冠状静脉窦口的正上方

16. 该患者的临床检查结果中，不可能有
以下结果

  A. 肺动脉区收缩期杂音

  B. 肺动脉第二心音亢进

  C. 左心室肥大伴劳损

  D. 右心室肥大

  E. 心电图电轴右偏，不完全性右束支
传导阻滞

17. 如果患者体格检查中发现有紫绀存在，
则其原因为

  A. 年龄较大　　　B. 缺损较大

  C. 肺动脉高压　　D. 右向左分流

  E. 右心衰竭

18. 如果心导管检查结果：房缺约 5cm ×
5cm，肺动脉压力为 80mmHg，则决定

其能否手术的主要因素为

 A. 缺损的大小    B. 缺损的位置

 C. 肺动脉压力    D. 肺血管阻力

 E. 患者年龄

**(19~22 题共用题干)**

  男孩，12 岁，自幼发现心脏杂音，平素易感冒。查体：胸骨左缘第 2 肋间收缩期轻震颤及杂音。心脏彩超提示：降主动脉及肺动脉之间可见分流。

19. 此时最可能的诊断为

 A. 动脉导管未闭

 B. 高位室间隔缺损

 C. 主动脉窦瘤破裂

 D. 肺动脉口狭窄

 E. 主动脉狭窄

20. 近 2 周来感冒后反复出现寒战、高热，无明显胸痛，偶有咳嗽、咳痰。行影像检查提示肺动脉内可见赘生物，此时最可能为

 A. 肺部感染

 B. 败血症

 C. 细菌性心内膜炎

 D. 风湿热

 E. 上呼吸道感染

21. 经辅助检查已确诊为先天性心脏病，原拟行根治手术治疗。根据目前情况，手术的最佳时期为

 A. 立刻手术治疗

 B. 控制感染后半年

 C. 控制感染后 1 个月

 D. 控制感染后 2 周

 E. 控制感染后 2 个月

22. 出现发热后，即开始抗感染治疗，但不久即先后两次出现周围小动脉栓塞，此时应

 A. 即刻行手术治疗

 B. 更换广谱抗生素

 C. 即刻予以抗凝治疗

 D. 即刻溶栓治疗

 E. 继续原有治疗

**(23~25 题共用题干)**

  男性，26 岁，自幼发现心脏杂音，未治疗。3 天前剧烈运动时突发心前区疼痛，2 天来心悸、气短。查体：胸骨左缘可闻及广泛连续性杂音，$P_2$ 亢进。

23. 最有可能的诊断是

 A. 动脉导管未闭

 B. 冠状动脉瘘

 C. 不稳定性心绞痛

 D. 室缺合并主动脉瓣反流

 E. 主动脉窦瘤破裂

24. 应采取的治疗措施是

 A. 尽快做结扎术

 B. 尽快做体外循环下直视手术

 C. 尽快做介入治疗

 D. 尽快用扩血管药物

 E. 尽快做冠状动脉造影

25. 如行手术治疗，最容易损伤的部位是

 A. 冠状动脉    B. 升主动脉

 C. 喉返神经    D. 主动脉瓣

 E. 心脏传导组织

**三、共用备选答案单选题：以下提供若干组试题，每组试题共用试题前列出的五个备选答案，请为每道试题选择一个最佳答案。每个备选答案可能被选择一次、多次或不被选择。**

**(26~28 题共用备选答案)**

 A. 二尖瓣狭窄

 B. 二尖瓣关闭不全

 C. 主动脉窦瘤破裂

 D. 动脉导管未闭

 E. 室间隔缺损

26. 男性，66 岁，突发胸痛 6 小时未缓解，给予硝酸甘油和 t - PA 治疗。1 天后病

情稳定，但发现心尖部出现收缩期杂音，未及震颤。应怀疑

27. 早期容易引起急性肺水肿的是

28. 风湿性瓣膜病中，最容易和二尖瓣狭窄合并存在的病变是

## 参考答案与解析

1. B　　2. D　　3. B　　4. C　　5. D　　6. E
7. C　　8. D　　9. E　　10. A　11. E　12. B
13. B　14. D　15. B　16. C　17. D　18. D
19. A　20. C　21. E　22. A　23. A　24. A
25. C　26. B　27. A　28. B

2. D。**解析**：当室间隔缺损合并动脉导管未闭（PDA）而术前未发现，在体外循环下修补空缺时，主动脉灌注的氧合血会通过 PDA 回流入心内。其他的合并畸形均与回心血无关。

4. C。**解析**：动脉导管未闭可单独存在，亦可与其他畸形合并存在。在儿童病例中占首位。

5. D。**解析**：动脉导管未闭出现差异性发绀，仅见于并发有重度肺动脉高压，有双向分流者。

8. D。**解析**：房间隔缺损由于左向右分流，肺血增多，右心房室增大，肺动脉段突出，主动脉结缩小。

9. E。**解析**：手术修补房缺如为多个筛状缺损，则应剪成单孔再修补。停止体外循环后输血输液不应过快，避免左心室容量负荷过重。

21. E。**解析**：动脉导管未闭患者可能在导管附近发生感染性心内膜炎，一般好发于肺动脉侧，一旦发生，应首先控制感染，而后再行手术治疗畸形，一般在症状控制后 2 个月再行手术为宜。

# 第九章 后天性心脏病的外科治疗

## 一、单选题：以下每道试题有五个备选答案，请选择一个最佳答案。

1. 确诊缩窄性心包炎的治疗首选
   A. 择期手术　　　　B. 放腹水
   C. 强心　　　　　　D. 利尿
   E. 少量输血

2. 冠心病外科治疗不包括
   A. 激光心肌血运重建术
   B. 冠状动脉搭桥术
   C. 冠脉内支架术
   D. 心脏移植
   E. 冠状动脉内膜剥脱术

3. 冠心病搭桥术后早期出现急剧血压下降、心率减慢，最可能的原因是
   A. 低血容量
   B. 搭桥血管堵塞
   C. 传导阻滞
   D. 未用血管活性药物
   E. 室性心律失常

4. 关于胸主动脉瘤的叙述，下列错误的是
   A. 可产生主动脉瓣关闭不全
   B. 可引起 Horner 综合征
   C. 可分为真性动脉瘤、假性动脉瘤和夹层动脉瘤
   D. 死亡原因主要是缺血性脑病
   E. 手术治疗是最有效的方法

5. 慢性缩窄性心包炎，与下列疾病相鉴别，应除外
   A. 二尖瓣关闭不全所致的心力衰竭
   B. 心肌病
   C. 肝硬化
   D. 二尖瓣狭窄所致的心力衰竭
   E. 主、肺动脉间隔缺损

6. 女性，45 岁，劳累后心悸、气促 5 年，逐渐加重。3 个月前曾有突发咯血性泡沫痰及端坐呼吸史，既往有四肢关节酸痛史。查体：心尖区舒张期隆隆样杂音，肺动脉瓣区第二心音增强。首先考虑的诊断为
   A. 二尖瓣关闭不全
   B. 二尖瓣狭窄
   C. 二尖瓣狭窄伴关闭不全
   D. 主动脉瓣关闭不全
   E. 主动脉瓣狭窄

7. 下列哪项不是风湿性二尖瓣狭窄的 X 线表现
   A. 心影右缘可见双房影
   B. 肺内可见粟粒形致密阴影
   C. 心尖向左下扩大
   D. 双下肺可见 Kerley 线
   E. 肺动脉段隆出

8. 有关二尖瓣狭窄的血流动力学改变，下列哪项是错误的
   A. 肺毛细血管压力增高
   B. 左心房压力增高
   C. 左心室肥大
   D. 肺动脉高压
   E. 血流经二尖瓣口时跨瓣压差增加

9. 女性，37 岁，有风湿性心脏病、二尖瓣狭窄病史 5 年。近年来出现胸闷、气急伴咳嗽，有咯血史。体格检查发现口唇紫绀。估计其二尖瓣瓣口面积在
   A. $< 1.5 cm^2$　　　B. $1.5 \sim 1.8 cm^2$
   C. $1.8 \sim 2.0 cm^2$　　D. $2.0 \sim 2.5 cm^2$
   E. $> 2.5 cm^2$

## 二、共用题干单选题：以下提供若干个案例，每个案例下设若干道试题，每道试题有五个备选答案，请选择一个最

佳答案。

（10~11题共用题干）

女性，45岁，劳累后胸闷、心悸3年，加重2个月。曾有夜间阵发性呼吸困难及咯血性泡沫痰病史，咯血2次，为痰中血丝。双下肢无明显水肿，既往有四肢关节酸痛史。听诊：心尖区舒张期隆隆样杂音，肺动脉瓣区第二心音增强。

10. 最可能的诊断是
    A. 风湿性心脏病二尖瓣关闭不全
    B. 风湿性心脏病二尖瓣狭窄
    C. 风湿性心脏病二尖瓣狭窄伴关闭不全
    D. 风湿性心脏病主动脉瓣狭窄
    E. 肺癌

11. 该患者的病理生理改变以下哪项不符合
    A. 肺淤血　　　　B. 肺间质水肿
    C. 左房扩大　　　D. 左室肥大
    E. 右室肥大

（12~15题共用题干）

男性，38岁，突发撕裂样胸背部痛伴大汗。P 100次/分，右上肢BP 100/60mmHg，左上肢BP 150/70mmHg，听诊颈部血管杂音，胸骨左缘第3~4肋间叹气样舒张期杂音。心电图示：窦性心律，Ⅱ、Ⅲ、aVF导联T波倒置。X线胸片示：上纵隔稍宽。经服用硝酸甘油疼痛未缓解。

12. 最可能的诊断是
    A. 急性心肌梗死
    B. 急性夹层动脉瘤
    C. 自发性气胸
    D. 不稳定型心绞痛
    E. 主动脉窦瘤破裂

13. 目前最重要的治疗是
    A. 镇静止痛
    B. 有效控制血压

C. 强心利尿
D. 继续静脉给予硝酸甘油
E. 给氧

14. 下列哪项检查最可行而有价值
    A. 床旁超声检查　　　B. 胸部CT检查
    C. 冠状动脉造影　　　D. 心肌酶检查
    E. 血常规

15. 如果诊断得到证实，下一步最重要的治疗是
    A. 手术修补主动脉窦瘤
    B. 药物治疗
    C. 冠状动脉搭桥术
    D. Bentall手术
    E. 胸腔闭式引流

三、案例分析题：为不定项选择题，试题由一个病历和多个问题组成。每个问题有六个及以上备选答案，选对1个给1个得分点，选错1个扣1个得分点，直扣至得分为0。

（16~20题共用题干）

男性，34岁，劳力性心悸、气促5年，一直未行治疗。查体：心尖搏动增强，并向左下移位，心尖区可闻及全收缩期杂音和舒张中期隆隆样杂音，肺动脉瓣区第二心音亢进，双下肢轻度水肿。

16. 患者可能存在下列哪项病变
    A. 动脉导管未闭
    B. 室间隔缺损
    C. 法洛四联症
    D. 主动脉瓣狭窄
    E. 主动脉瓣关闭不全
    F. 二尖瓣狭窄、二尖瓣关闭不全

17. 最可能的诊断是（提示：患者10天前因淋雨后出现高热不退，体温39.6℃，伴有寒战。在当地医院给予青霉素钠800万单位静脉滴注1次/日，连续10日，症状无改善。查体：血压150/50mmHg，

在心尖区可闻及全收缩期杂音和舒张中期隆隆样杂音，在胸骨左缘第3、4肋间可闻及舒张期杂音，双肺未闻及啰音，手掌、足底可见出血点。血常规：白细胞 $2.2 \times 10^9$/L，中性粒细胞91%，血红蛋白95g/L，血小板 $80 \times 10^9$/L）

A. 脾功能亢进

B. 过敏性紫癜

C. 急性感染性心内膜炎

D. 亚急性感染性心内膜炎

E. 急性白血病

F. 再生障碍性贫血

18. 首先应采取下列哪项检查手段

A. 心电图　　　　B. X线胸片

C. 超声心动图　　D. 血培养

E. 骨髓穿刺　　　F. 免疫学检查

19. 下一步应该采取下列哪项措施〔提示：患者血培养结果为金黄色葡萄球菌生长，用泰能和万古霉素抗感染治疗7天后，体温在 38.5 ~ 40℃ 之间波动，并出现左侧肢体不能活动。查体：血压85/40mmHg，在胸骨左缘第3、4肋间可扪及柔和的舒张期震颤，双肺底可闻及湿啰音，双下肢水肿加重。血常规示：白细胞 $2.8 \times 10^9$/L，中性粒细胞94%，血红蛋白75g/L，血小板 $70 \times 10^9$/L。尿常规示：蛋白（＋＋＋＋），血红蛋白尿。超声心动图示二尖瓣上的赘生物由 5mm 增大到 12mm。头颅MRI提示脑部存在2个直径约1.5cm大小的梗死病灶〕

A. 尽快手术治疗

B. 更换抗生素，继续内科治疗

C. 待血培养阴性后手术

D. 待尿常规恢复正常后手术

E. 待肺部感染控制后手术

F. 待偏瘫症状改善后手术

20. 术中血培养和赘生物培养都有金黄色葡萄球菌生长，术后静脉用敏感抗生素应持续

A. 不超过1周　　B. 1~2周

C. 2~4周　　　　D. 4~6周

E. 6~8周　　　　F. 连续8周以上

### 参考答案与解析

1. A　2. C　3. B　4. D　5. E　6. B
7. C　8. C　9. A　10. B　11. D　12. B
13. B　14. A　15. D　16. F　17. C　18. CD
19. A　20. D

1. A。**解析**：缩窄性心包炎明确诊断后，应尽早手术剥离心包，才能恢复心脏正常功能。

8. C。**解析**：二尖瓣狭窄时由于左心房排血受阻，房压升高，肺静脉和毛细血管淤血，压力升高，肺动脉也可由于肺小动脉管壁增厚，狭窄而压力显著增高。此时，左心室处于相对少血状态。

16. F。**解析**：心尖区全收缩期杂音提示有二尖瓣关闭不全；舒张中期隆隆样杂音提示有二尖瓣狭窄。

17. C。**解析**：大约50%的细菌性心内膜炎患者有风湿性心脏病，尤以二尖瓣关闭不全多见。患者发热持续超过几天、抗感染治疗无效、新出现了杂音、脉压大和贫血，应该考虑感染性心内膜炎的诊断，并继发有主动脉瓣破坏。手掌和足底出血点是心内膜炎的常见周围体征。症状出现于诊断前6周内的心内膜炎考虑为急性感染性心内膜炎。

18. CD。**解析**：多数感染性心内膜炎患者，因为菌血症持续存在，多数血培养阳性。超声心动图对心内膜炎的评价很有价值，不仅可以评价心脏基础疾病的存在

及严重程度，更有助于发现赘生物的位置和大小。感染性心内膜炎的诊断标准包括临床症状、体征、血培养结果和超声心动图检查。

19. A。**解析：**查体和检查发现患者存在急性主动脉瓣关闭不全引起的严重心力衰竭，内科治疗很难取得良好效果，应尽早手术。另外赘生物增大，败血症持续存在，肾功能受损，脑血管栓塞都说明内科治疗无效，应及早手术治疗。任何延误都可能导致瓣膜损坏和栓塞症状加重而丧失手术时机。

# 第五篇
# 神经外科学

# 第一章 神经系统病理生理学基础

**一、单选题：以下每道试题有五个备选答案，请选择一个最佳答案。**

1. 儿童脑积水常引起颅内压增高，其发病机制是
   A. 脑脊液重吸收障碍
   B. 脑脊液循环通路受阻
   C. 脑脊液分泌过多
   D. 颅底蛛网膜粘连
   E. 颅缝未牢固融合

2. 男性，20岁，枕部外伤后2小时来院就诊。X线平片示枕骨骨折，行头颅CT检查。检查时突然呼吸停止，昏迷，双瞳孔等大。此时患者最可能出现下列哪种情况
   A. 休克
   B. 原发性脑干损伤
   C. 小脑幕切迹疝
   D. 脑挫伤
   E. 枕骨大孔疝

3. 男性，52岁，因头痛、言语不清1个月，加重伴烦躁、频繁呕吐2天入院。入院查体：生命体征不平稳。头部MRI显示左侧颞叶大片低密度，有明显占位效应。可能发生了
   A. 脑中心疝
   B. 枕骨大孔疝
   C. 小脑幕切迹上疝
   D. 小脑幕切迹疝
   E. 大脑镰疝

**二、共用题干单选题：以下提供若干个案例，每个案例下设若干道试题，每道试题有五个备选答案，请选择一个最佳答案。**

（4~6题共用题干）

　　男性，60岁，因头痛、头晕20天，

加重伴烦躁、频繁呕吐1天入院。入院查体：生命体征不平稳，头部MRI显示第四脑室肿瘤伴幕上脑室扩大。

4. 可能发生了
   A. 脑中心疝
   B. 小脑幕切迹疝
   C. 小脑幕切迹上疝
   D. 枕骨大孔疝
   E. 大脑镰疝

5. 最有效的治疗措施包括
   A. 高压灌肠
   B. 使用脱水药
   C. 腰穿放脑脊液
   D. 给予镇静、止痛药
   E. 脑室穿刺引流

6. 脑脊液快速流出后，患者突然昏迷，双瞳散大，光反应迟钝。首先考虑
   A. 肿瘤卒中　　　　B. 穿刺损伤
   C. 小脑幕切迹上疝　D. 休克
   E. 低颅压

（7~8题共用题干）

　　男性，35岁，头部外伤1天。住院观察期间，出现剧烈头痛，伴呕吐，并进行性加重。查体：面色苍白，躁动，意识朦胧，颈抵抗（＋），左瞳孔0.5cm，对光反射减弱，右瞳孔0.3cm。右侧肢体少动，巴氏征（＋）。X线平片示左颞有线形骨折。

7. 首先应考虑
   A. 脑梗死
   B. 蛛网膜下腔出血
   C. 高血压脑出血
   D. 外伤性颅内血肿致小脑幕切迹疝
   E. 原发性脑干损伤

8. 首选下列哪项辅助检查
   A. MRI
   B. MRA
   C. CT
   D. 放射性核素扫描
   E. B 超

（9～12 题共用题干）

男性，47 岁，病程 4 个月，头痛发病，入院前出现左侧肢体无力和呕吐。入院检查：意识清醒，眼底视盘水肿，左上、下肢肌力四级，腱反射活跃，病理征（＋）。

9. 最可能的诊断是
   A. 脑梗死　　　　　B. 脑出血
   C. 蛛网膜下腔出血　D. 脑水肿
   E. 颅内压增高

10. 最有助于明确病因的检查是
   A. X 线头颅片　　　B. 脑电图
   C. 脑血管造影　　　D. CT
   E. ECT

11. 脑 CT 检查示：右颞顶部低密度灶，其外后方可见一略高密度结节，右侧脑室体受压，中线结构右移。增强示结节均匀强化，整个病灶呈类圆形，边界清晰，周围无水肿。结合 CT 检查，患者较接近的诊断是
   A. 星形细胞瘤　　　B. 脑膜瘤
   C. 脑脓肿　　　　　D. 脑出血
   E. 脑梗死

12. 应采取的治疗是
   A. 脱水治疗
   B. 给予抗感染治疗
   C. 冬眠物理降温
   D. 去病因治疗
   E. 去骨瓣减压

（13～16 题共用题干）

男性，69 岁，因头痛、头晕、右半身麻木无力 2 个月入院。4 年前发现血压高，服药可降至正常。查体：神清，血压正常，眼底视盘边缘模糊不清，右面部感觉减退，双眼外展神经轻度麻痹，右口角力弱，右侧肢体不全瘫，右侧病理反射阳性。胸片右肺第 2 肋间可见阴影。

13. 本例患者考虑有
   A. 左大脑中动脉闭塞
   B. 脑干缺血性病灶
   C. 高血压脑出血
   D. 颅内压增高
   E. 脑萎缩

14. 为明确诊断，最优先安排的检查是
   A. 脑血管造影
   B. 头部 CT 或 MRI
   C. 脑超声
   D. 腰穿
   E. 胸部 CT

15. 检查发现有颅内占位性病变，病变周围水肿明显，且中线移位 ＞0.5cm。应首先考虑诊断为
   A. 慢性硬脑膜下血肿
   B. 脑出血
   C. 脑转移瘤
   D. 脑脓肿
   E. 原发性颅内肿瘤

16. 此时解除颅内压增高的最有效措施是
   A. 持续腰穿引流　　B. 使用脱水药
   C. 开颅病灶切除　　D. 过度换气
   E. 去骨片减压术

### 参考答案与解析

1. B　2. E　3. D　4. D　5. E　6. C

7. D　　8. C　　9. E　　10. D　11. B　12. D
13. D　14. B　15. C　16. C

9. E。**解析**：患者有头痛、呕吐、眼底视盘水肿，可以明确诊断为颅内压增高，根据临床资料尚无法确认其他诊断。

11. B。**解析**：脑膜瘤临床表现为肿瘤大但症状轻微，如仅有视乳头水肿等。CT为诊断脑膜瘤的主要方法，典型表现有：①瘤呈圆形或分叶状或扁平状，边界清晰；②密度均匀呈等或偏高密度；③增强后密度均匀增高；④瘤内钙化多均匀，但可不规则；⑤局部颅骨可增生或破坏；⑥半数患者在肿瘤附近有不增强的低密度水肿带。

# 第二章 原发性颅脑损伤

**一、单选题：以下每道试题有五个备选答案，请选择一个最佳答案。**

1. 对脑震荡的处置不正确的是
   A. 多数情况下无需特殊治疗
   B. 头痛剧烈者可用吗啡类药物
   C. 失眠患者可用安定、利眠宁等药物
   D. 消除患者的畏惧心理
   E. 需卧床休息数日

2. 脑震荡最有诊断价值的表现是
   A. 伤后昏迷时间未超过30分钟
   B. 头痛、头晕和呕吐等症状剧烈
   C. 近事遗忘
   D. 伤后有短时生命体征变化
   E. CT检查未见异常

3. 临床诊断为脑震荡患者，可出现
   A. 有逆行性遗忘，昏迷时间常大于30分钟
   B. 神经系统检查一定有病理反射
   C. 脑脊液常规、生化有异常
   D. CT检查可有阳性表现
   E. 脑干听觉诱发电位可有异常

**二、共用题干单选题：以下提供若干个案例，每个案例下设若干道试题，每道试题有五个备选答案，请选择一个最佳答案。**

（4~6题共用题干）

男性，30岁，车祸外伤1小时，左颞部着力，当时有短暂昏迷，对受伤情况不能回忆。查体：神志清，神经系统无阳性体征。

4. 初步诊断为

A. 脑震荡　　　　　B. 脑挫裂伤
C. 脑供血不足　　　D. 脑水肿
E. 脑疝

5. 若X线摄片提示左颞骨折线通过脑膜中动脉沟，应警惕
   A. 硬膜外血肿　　　B. 硬膜下血肿
   C. 头皮血肿　　　　D. 脑室内血肿
   E. 脑内血肿

6. 若伤后5小时出现渐进性意识障碍，应首选
   A. 脑血管造影　　　B. 腰穿
   C. 头颅X线摄片　　 D. 头颅CT
   E. 放射性核素扫描

## 参考答案与解析

1. B　2. C　3. E　4. A　5. A　6. D

　**1. B。解析：** 脑震荡给予强镇痛药物可掩盖病情的变化，故禁用。

　**3. E。解析：** 对轻型脑震荡患者行脑干诱发电位检查时，发现50%以上患者存在波形异常，表明实际上有脑器质性损害。

　**4. A。解析：** 脑震荡的症状和体征：意识丧失不超过30分钟；头痛、恶心、呕吐等症状；往往伴有逆行性遗忘；神经系统无阳性体征。根据患者表现可考虑为脑震荡。

　**5. A。解析：** 典型的急性硬膜外血肿常见于颅骨线形骨折患者，因硬脑膜动静脉或静脉窦被骨折片撕破所致。硬膜外血肿以额顶部和顶颞部最多。故应警惕硬膜外血肿的发生。

# 第三章  继发性颅脑损伤

## 一、单选题：以下每道试题有五个备选答案，请选择一个最佳答案。

1. 急性硬脑膜外血肿患者中间清醒期的长短主要取决于
   - A. 血肿的部位
   - B. 出血的来源
   - C. 原发性脑损伤的轻重
   - D. 血肿形成的速度
   - E. 血肿量的大小

2. 关于急性硬膜外血肿，哪项描述不恰当
   - A. 以颞部多见
   - B. 最常见于硬脑膜静脉损伤
   - C. 幕上急性硬膜外血肿的CT表现一般为透镜状高密度影
   - D. 手术治疗一般不做去骨瓣减压
   - E. 保守治疗适用于神志清楚、血肿量 < 30ml，中线移位不超过0.5cm者

3. 从高空坠落右枕部着地，患者伤后进行性意识障碍，左侧瞳孔逐渐散大，诊断应首先考虑
   - A. 右侧额颞挫裂伤伴急性硬脑膜下血肿
   - B. 右侧枕部急性硬脑膜下血肿
   - C. 左侧枕部急性硬脑膜外血肿
   - D. 左侧额颞部挫伤伴急性硬脑膜下血肿
   - E. 右侧后颅窝小脑血肿

4. 急性硬膜外血肿出血来源最常见的血管是
   - A. 脑膜中动脉
   - B. 脑膜中静脉
   - C. 静脉窦
   - D. 板障静脉
   - E. 脑膜前动脉

5. 急性硬膜下血肿的典型CT特征是
   - A. 颅板下方双凸透镜样高密度影，范围局限
   - B. 脑沟、脑池内铸型高密度影
   - C. 颅板下方新月样高密度影，范围广泛
   - D. 颅板下方新月样高密度影，范围局限
   - E. 颅板下方双凸透镜样高密度影，范围广泛

6. 硬膜外血肿的MRI表现，错误的是
   - A. 慢性期 $T_1WI$ 呈高信号，$T_2WI$ 为中央高信号，周边呈低信号
   - B. 亚急性期 $T_1WI$、$T_2WI$ 均为高信号
   - C. 一般不跨越颅缝，伴占位效应，邻近脑实质受压
   - D. 硬膜外血肿位于硬脑膜与蛛网膜之间
   - E. 高场强MR成像急性期 $T_1WI$ 呈等或高信号，$T_2WI$ 呈低信号

7. 急性硬脑膜外血肿CT扫描的典型表现是
   - A. 片状混杂密度区
   - B. 梭形高密度区
   - C. 楔形低密度区
   - D. 环形低密度区
   - E. 半月形高密度区

## 二、共用题干单选题：以下提供若干个案例，每个案例下设若干道试题，每道试题有五个备选答案，请选择一个最佳答案。

**(8～10题共用题干)**

男性，64岁，3个月前不慎滑倒，头部碰撞门槛，当时无明显不适。1周前出现头痛、头昏伴记忆力减退，视力下降。近日症状加重，说话含糊不清，且出现右侧肢体麻木乏力而卧床。既往有高血压、

动脉硬化史多年，疑诊脑出血或脑梗死入院治疗。查体：神清，嗜睡，BP 180/98mmHg，R 18 次/分，P 60 次/分，双瞳孔等大，语言吐词不清，双眼底视乳头边界模糊，A：V 为 1：3，右侧下肢锥体束征阳性。

8. 首选的检查是

    A. 脑血管造影

    B. 脑电图

    C. 脑室造影

    D. 头颅 X 线平片

    E. MRI 或 CT

9. 最可能的诊断是

    A. 脑震荡

    B. 脑干损伤

    C. 左侧硬膜下血肿

    D. 左侧硬膜外血肿

    E. 右侧硬膜外血肿

10. 下列哪项是正确的处理措施

    A. 颅骨锥孔穿刺抽吸

    B. 颅骨钻孔穿刺抽吸

    C. 颅骨钻孔冲洗引流

    D. 开颅探查清除积血

    E. 大剂量高渗性利尿脱水剂治疗

（11～15 题共用题干）

男性，32 岁，头部外伤 15 小时，当时昏迷 20 分钟，3 小时前开始神志渐差。查体：刺痛可以睁眼，语言含糊不清，双瞳孔等大、等圆，光反应（+），刺痛可以定位，但左侧肢体力弱，左侧病理征（+）。

11. 此患者 Glasgow 昏迷评分为

    A. 12 分        B. 10 分

    C. 8 分         D. 6 分

    E. 4 分

12. 最可能的诊断是

    A. 脑震荡

    B. 脑干损伤

    C. 左侧硬膜下血肿

    D. 左侧硬膜外血肿

    E. 右侧硬膜外血肿

13. 下列哪项是确诊的最佳检查

    A. 头颅 CT        B. 头颅 X 线摄片

    C. 头颅 MRA      D. 腰穿

    E. 脑电图

14. 下列治疗措施不可取的是

    A. 快速静点甘露醇

    B. 小壶加速尿

    C. 吸氧

    D. 腰穿

    E. 保持呼吸道通畅

15. 明确血肿后，应采取下列哪项治疗措施

    A. 保守治疗       B. 观察

    C. 腰穿         D. 手术

    E. 输血

（16～19 题共用题干）

男性，34 岁，上厕所时向后摔倒，枕部着地，昏迷 40 分钟。醒后对伤情记忆不清，呕吐 3 次。急诊检查：神清，嗜睡，枕部皮肤裂伤，出血已停止，余神经系统查体阴性。头部 CT 见双额极少许混杂密度影。X 线片示枕骨纵向线状骨折。

16. 目前诊断为

    A. 中型开放性颅脑损伤、双额叶脑挫裂伤、枕骨骨折

    B. 中型闭合性颅脑损伤、双额叶脑挫裂伤、枕骨骨折

    C. 重型闭合性颅脑损伤、双额叶挫伤、枕骨骨折

    D. 轻型闭合性颅脑损伤、脑挫裂伤、枕骨骨折

    E. 轻型闭合性颅脑损伤、脑震荡、枕骨骨折

C. 左侧硬膜下血肿

D. 左侧硬膜外血肿

E. 右侧硬膜外血肿

17. 第 3 天患者神志淡漠，呕吐加重，复查 CT 示：枕骨下梭形高密度影，脑室枕角受压。目前的诊断是

A. 亚急性硬脑膜外血肿

B. 急性硬脑膜外血肿

C. 亚急性硬脑膜下血肿

D. 脑内血肿增大

E. 急性硬脑膜下血肿

18. 上述血肿出血的来源多为

A. 乙状窦   B. 脑膜中静脉

C. 横窦    D. 脑皮层血管

E. 脑膜中动脉

19. 此时患者呼唤可睁眼，回答问题错误，压眶可定位，GCS 为

A. 12 分    B. 5 分

C. 8 分     D. 15 分

E. 10 分

## 参考答案与解析

1. D 2. B 3. D 4. A 5. C 6. D

7. B 8. E 9. E 10. C 11. B 12. E

13. A 14. D 15. D 16. B 17. B 18. C

19. A

4. A。**解析**：脑膜中动脉自棘孔进入颅内，走行于脑膜中动脉沟内，当骨折通过翼点时，容易损伤脑膜中动脉致硬膜外血肿。

# 第四章　脑血管疾病

**一、单选题：以下每道试题有五个备选答案，请选择一个最佳答案。**

1. 有关高血压病脑出血的手术适应证，下述哪项是不正确的
   A. 有心、肺、肝、肾等严重疾患患者多不宜手术
   B. 浅部出血应优先考虑手术
   C. 动脉血压 > 200/120mmHg，眼底出血者多不宜手术
   D. 大脑半球出血量 > 30ml，小脑出血 > 10ml 者多不宜手术
   E. 急性脑干出血手术很少成功

2. 下列关于脑室内出血叙述错误的是
   A. 分原发性和继发性
   B. 原发性脑室出血最常见的原因是高血压脑出血
   C. 丘脑出血多破入第三脑室
   D. 壳核出血多破入侧脑室
   E. 小脑出血多破入第四脑室

3. 在各种非创伤性脑出血中占首位的是
   A. 动脉瘤
   B. 脑动静脉畸形（AVM）
   C. 高血压脑出血
   D. 血友病
   E. 肿瘤卒中

4. 高血压脑出血，如果单从病情演变角度考虑，下列情况最应积极采取手术治疗的是
   A. 出血后病情进展迅猛，短时间内即陷入深昏迷，生命体征不稳定
   B. 经保守治疗，病情稳定
   C. 经保守治疗，病情趋于好转
   D. 经保守治疗，病情仍逐渐加重，脑疝表现尚不明显
   E. 经保守治疗，病情恶化

5. 高血压脑出血的最好发部位是
   A. 丘脑出血
   B. 皮质下
   C. 脑桥出血
   D. 基底节出血
   E. 小脑出血

6. 在高血压脑出血患者中，大多数患者在首次出血多长时间后停止出血
   A. 1 小时
   B. 3 小时
   C. 6 小时
   D. 12 小时
   E. 14 小时

7. 高血压脑出血考虑的手术禁忌证，不包括
   A. 脑疝，双瞳孔散大，去脑强直，病理呼吸，脑干继发性损害
   B. 丘脑、丘脑下部和脑桥出血，深昏迷
   C. 小脑出血，出血量 10ml 左右，病情进行性加重，昏迷
   D. 年龄在 70 岁以上，深昏迷，瞳孔散大
   E. 严重的冠状动脉供血不足或肾衰竭者

**二、共用题干单选题：以下提供若干个案例，每个案例下设若干道试题，每道试题有五个备选答案，请选择一个最佳答案。**

（8～10题共用题干）

　　男性，52 岁，半个月前无明确诱因出现头晕症状，伴左下肢无力，左上肢发胀，双手麻木，症状呈进行性加重。查体：除左下肢肌力 4 级外无其他阳性体征。行头颅 CT 检查示：右侧额顶叶可见一范围约 4cm × 4cm 的低密度病灶，占位效应不明显。

8. 下列诊断除哪项外，均有可能
   A. 脑梗死
   B. 脑脓肿

　　C. 高血压脑出血　　　D. 颅内肿瘤

　　E. 脑囊肿

9. 首先考虑的诊断是

　　A. 脑梗死　　　　　　B. 胶质瘤

　　C. 高血压脑出血　　　D. 脑膜瘤

　　E. 脑囊肿

10. 正确的治疗为

　　A. 抗生素控制感染

　　B. 肿瘤切除

　　C. 开颅探查、活检

　　D. 脱水、止血等对症治疗

　　E. 扩张脑血管治疗

## 参考答案与解析

1. D　　2. B　　3. C　　4. D　　5. D　　6. C

7. C　　8. C　　9. A　　10. E

1. D。**解析：** 大脑半球出血量 > 30ml，小脑出血 > 10ml 者正是适合手术的对象。

3. C。**解析：** 在各种非创伤性脑出血中高血压脑出血占首位。

4. D。**解析：** 病情逐渐进展的脑出血是外科手术治疗的主要适应证。

5. D。**解析：** 高血压脑出血 80% 位于幕上，最常见的出血部位是基底节，其中 2/3 位于内囊内侧，1/3 位于内囊外侧。

6. C。**解析：** 在高血压脑出血中，大多数患者在 6 小时内停止出血而后期血肿增大是血肿增大过程中撕裂周围血管引起的继发性出血所致。

7. C。**解析：** 小脑出血的手术指征较明确，昏迷的患者常在数小时内病情恶化，因此越早手术效果越好，多数情况下认为血肿 10ml 以下症状恶化也应尽早手术。

# 第五章　脊柱和脊髓疾病

一、单选题：以下每道试题有五个备选答案，请选择一个最佳答案。

1. 高处坠落致脊髓损伤的患者，来院后检查最能准确地确定脊髓损伤部位与程度的是
   A. 检查有无病理反射
   B. 检查感觉与运动
   C. 检查肢体的温度
   D. MRI 检查
   E. X 线平片

2. 男性，25 岁，3 米高处坠下致伤颈椎。为了明确是否并发脊髓损伤，哪项检查最重要
   A. X 线检查
   B. CT
   C. MRI
   D. 神经系统查体
   E. 腰穿做奎肯试验及脑脊液生化检查

## 参考答案与解析

1. D　　2. D

1. D。**解析：** MRI 可以看到椎体骨折处血肿的变化情况以及脊髓受损表现出来的异常信号。

2. D。**解析：** 细致的神经系统查体，既可确定脊髓损伤的程度与部位，又能做到动态观察病情的变化。其他检查仅能提供参考。

# 第六篇
# 泌尿外科学

# 第一章　泌尿、男生殖系统疾病的主要症状与检查诊断方法

**一、单选题：以下每道试题有五个备选答案，请选择一个最佳答案。**

1. 尿失禁的类型不包括
   - A. 真性尿失禁
   - B. 压力性尿失禁
   - C. 容量性尿失禁
   - D. 充溢性尿失禁
   - E. 急迫性尿失禁

2. 血尿最多见的原因是
   - A. 泌尿系感染
   - B. 肿瘤
   - C. 结核
   - D. 损伤
   - E. 泌尿生殖畸形

3. 膀胱镜检查后最常见下列哪种并发症
   - A. 发热
   - B. 血尿
   - C. 尿道损伤
   - D. 膀胱损伤
   - E. 排尿困难

4. 急性尿潴留最常见的原因是
   - A. 下尿路梗阻
   - B. 神经源性膀胱炎
   - C. 药物性因素
   - D. 精神性因素
   - E. 药物和精神因素

5. 有关镜下血尿，下列哪种情况属病态（400 倍显微镜下）
   - A. 尿液不离心，10 个视野中见到 3～5 个红细胞
   - B. 尿液经 1500r/min 离心 10min，10 个视野中可见到 5～10 个红细胞
   - C. 尿液不离心，1～2 个视野中见到 3～5 个红细胞
   - D. 视野中红细胞<2 个
   - E. 尿液经 1500r/min 离心 10min 后，10 个视野中可见到 3～5 个红细胞

6. 遇到一个肉眼血尿的患者，为确定诊断，最应做的检查为
   - A. 尿常规
   - B. 尿脱落细胞检查
   - C. 排泄性尿路造影
   - D. 超声
   - E. 膀胱镜检，逆行肾盂造影

7. 下列哪项简便方法能用于常规查体，且能发现早期肾癌
   - A. 排泄性尿路造影
   - B. 逆行性尿路造影
   - C. B 超检查
   - D. CT 检查
   - E. MRI 检查

8. 下述哪种疾病最易出现无痛性血尿
   - A. 肾盂肿瘤
   - B. 肾囊肿
   - C. 肾结核
   - D. 肾结石
   - E. 泌尿系感染

9. 前列腺增生症因残余尿过多，膀胱过度充盈，使少量尿液从尿道不自主流出。属于
   - A. 压力性尿失禁
   - B. 真性尿失禁
   - C. 急迫性尿失禁
   - D. 充溢性尿失禁
   - E. 混合性尿失禁

10. 男性，77 岁，有 10 年排尿不畅病史，近期排尿明显费力，伴尿液不断从尿道口滴出。最可能的诊断是
    - A. 遗尿
    - B. 真性尿失禁
    - C. 压力性尿失禁
    - D. 急迫性尿失禁
    - E. 充溢性尿失禁

11. 女性，50 岁，下蹲或腹部用力时，出现不由自主的流尿。其诊断初步考虑
    - A. 充溢性尿失禁
    - B. 急迫性尿失禁

C. 反射性尿失禁　　D. 真性尿失禁

E. 压力性尿失禁

二、共用题干单选题：以下提供若干个案例，每个案例下设若干道试题，每道试题有五个备选答案，请选择一个最佳答案。

（12～15 题共用题干）

女性，47 岁，分娩 3 次，曾因尿失禁行尿道悬吊手术，术后出现明显尿急甚至尿失禁，因病精神极度紧张。既往无其他与排尿有关的手术和药物治疗史，尿常规未见明显异常。

12. 该患者目前考虑诊断的尿失禁类型是

A. 混合性尿失禁　　B. 压力性尿失禁

C. 急迫性尿失禁　　D. 充溢性尿失禁

E. 真性尿失禁

13. 该患者需测定膀胱残余尿量，最准确的方法是用

A. 导尿法　　　　B. 耻骨上穿刺法

C. 叩诊法　　　　D. 超声波探测法

E. 排泄性尿路造影

14. 如该患者残余尿量为 225ml，治疗措施最好是

A. 自我间歇导尿法

B. 耻骨上膀胱穿刺引流

C. 立即拆除吊带

D. 心理治疗

E. 口服抗胆碱能药

15. 为进一步明确诊断，应考虑进行的检查是

A. 膀胱尿道镜检查、尿动力学检查

B. 膀胱尿道造影

C. 尿路超声检查

D. 静脉肾盂造影

E. 尿培养等实验室检查

三、共用备选答案单选题：以下提供若干

组试题，每组试题共用试题前列出的五个备选答案，请为每道试题选择一个最佳答案。每个备选答案可能被选择一次、多次或不被选择。

（16～19 题共用备选答案）

A. 真性尿失禁　　B. 压力性尿失禁

C. 急迫性尿失禁　　D. 充溢性尿失禁

E. 容量性尿失禁

16. BPH 行 TURP 造成严重尿道括约肌损伤可见

17. 严重的良性前列腺增生症可见

18. 多次分娩的肥胖妇女可见

19. 活动期膀胱结核可见

（20～22 题共用备选答案）

A. 真性尿失禁　　B. 压力性尿失禁

C. 急迫性尿失禁　　D. 充溢性尿失禁

E. 容量性尿失禁

20. 女性，28 岁，尿频、尿急、尿痛 5 天，偶尔伴有尿失禁症状。考虑为

21. 男性，76 岁，进行性排尿困难 10 余年。最近患肺炎后症状加重，出现排尿滴沥并伴有尿失禁。考虑为

22. 男性，71 岁，因前列腺增生行经尿道前列腺切除术，术后一直不能正常排尿，尿液不自主地流出。考虑为

（23～24 题共用备选答案）

A. 尿道中段无张力悬吊术

B. 口服抗胆碱能制剂和 α 受体阻断剂

C. 盆底肌锻炼

D. 局部使用雌激素

E. 调整液体摄入量及排尿间隔时间

23. 压力性尿失禁不采用

24. 可促进经尿道前列腺电切（TURP）手术后尿失禁恢复的措施是

🔍 **参考答案与解析**

1. C　　2. A　　3. B　　4. A　　5. A　　6. E

7. C　　8. A　　9. D　　10. E　　11. E　　12. C

13. A　　14. A　　15. A　　16. A　　17. D　　18. B

19. C　　20. C　　21. D　　22. A　　23. B　　24. C

1. C。**解析**：尿失禁分为持续性尿失禁、压力性尿失禁、充溢性尿失禁、急迫性尿失禁四种类型。持续性尿失禁又称真性尿失禁。

2. A。**解析**：泌尿系感染是临床上最常见的泌尿系疾病，有资料统计表明，泌尿系感染是引起血尿最常见的原因。

4. A。**解析**：急性尿潴留的原因以下尿路梗阻最常见。

6. E。**解析**：膀胱镜检查可以发现膀胱病变，逆行造影可以发现输尿管及肾盂的病变，膀胱、输尿管及肾盂的病变是引起血尿的常见原因。

7. C。**解析**：B超是简便无创的检查方法，发现肾癌的敏感性高，在常规查体中，经常发现临床无症状，尿路造影无改变的早期肿瘤。

8. A。**解析**：无痛性血尿为肾盂肿瘤的血尿特点。肾结核、肾结石、泌尿系感染的血尿常常伴随有疼痛等其他症状。肾囊肿较少出现血尿。

20～22. C、D、A。**解析**：急迫性尿失禁指严重的尿频、尿急而膀胱不受意识控制就开始排尿，常继发于膀胱炎、神经源性膀胱。充溢性尿失禁是指由于尿道梗阻（尿道狭窄、前列腺增生）和膀胱收缩无力等原因所导致的慢性尿潴留后，膀胱极度充盈，膀胱内压力超过正常尿道括约肌的阻力，尿液从尿道溢出。患者在行经尿道前列腺切除术时损伤尿道括约肌，可出现真性尿失禁，特点是尿液不由自主地由尿道流出，几乎没有正常的排尿，膀胱呈空虚状态。

# 第二章 尿路梗阻

一、单选题：以下每道试题有五个备选答案，请选择一个最佳答案。

1. 为了解肾积水程度检查哪一项帮助不大
   - A. B 超检查
   - B. 同位素肾图
   - C. 静脉肾盂造影
   - D. 逆行尿路造影
   - E. 磁共振水成像

2. 下述不属于前列腺增生并发症的是
   - A. 膀胱结石
   - B. 急性尿潴留
   - C. 膀胱真性憩室
   - D. 腹股沟斜疝
   - E. 血尿

3. 前列腺增生症合并急性尿潴留，并有明显肾功能障碍，应如何处理
   - A. 前列腺切除
   - B. 膀胱穿刺抽尿
   - C. 留置导尿管，积极纠正水电解质和酸碱平衡失调
   - D. 雌激素治疗
   - E. 膀胱造瘘

4. 良性前列腺增生常见的初始症状是
   - A. 尿潴留
   - B. 排尿困难
   - C. 尿频
   - D. 血尿
   - E. 贫血、乏力

5. 良性前列腺增生的主要发病基础是
   - A. 饮食习惯和老龄
   - B. 饮酒和人种
   - C. 老龄和有功能的睾丸
   - D. 遗传和饮食习惯
   - E. 吸烟和肥胖

6. 良性前列腺增生失代偿期的主要表现是
   - A. 夜尿增多
   - B. 排尿困难
   - C. 血尿
   - D. 肾功能不全
   - E. 慢性尿潴留

7. 双肾积水最常见的原因为
   - A. 双输尿管狭窄
   - B. 输尿管结石
   - C. 下尿路梗阻
   - D. 膀胱肿瘤
   - E. 输尿管畸形

8. 男孩，9 岁，因腰腹疼痛就诊。排尿可，有恶心、呕吐，经当地医院检查诊断为先天性肾盂输尿管交界处狭窄，右肾积水。查体：右腰腹肿块，有波动感，无压痛。尿常规化验正常。肾图示右肾呈梗阻曲线，功能中度受损，左肾正常。根据临床表现及检查应采取何种治疗措施
   - A. 肾部分切除
   - B. 肾切除
   - C. 肾造瘘
   - D. 肾盂输尿管成形
   - E. 无需治疗

9. 有关双侧肾积水，一侧积水严重，一侧较轻的治疗，正确的是
   - A. 可先治疗严重的一侧
   - B. 先治疗较轻的一侧
   - C. 双侧积水同时手术治疗
   - D. 不需手术治疗，定期观察
   - E. 口服中药治疗

10. 女性，27 岁，诊断为右肾下垂，静脉肾盂造影提示右肾重度积水，分泌功能减退。最佳治疗方案是
    - A. 观察等待
    - B. 切除右肾
    - C. 手术治疗纠正右肾下垂
    - D. 药物治疗
    - E. 单纯留置右侧输尿管内支架

11. 男性，34 岁，左腰部绞痛 1 天，尿常规示红细胞（＋＋＋），B 超提示左肾积水。该肾积水的原因最可能是
    - A. 左肾结核

B. 左输尿管结石
C. 左肾肿瘤
D. 肾盂输尿管连接部狭窄
E. 左输尿管肿瘤

12. 小儿巨大肾积水的定义指的是
   A. 肾积水容量超过 300ml
   B. 超过 24 小时尿液总量的肾脏积水
   C. 导致肾实质显著破坏、肾功能严重丧失的肾积水
   D. 肾脏体积巨大，体表能扪及巨大包块
   E. 肾积水容量超过 800ml

13. 肾积水最理想的治疗包括
   A. 抗生素控制感染，利尿
   B. 先用保肾药物，防止肾功能损害
   C. 去除病因，保留患肾
   D. 肾造瘘术
   E. 肾切除术

14. 关于良性前列腺增生症的药物治疗，以下选择最恰当的是
   A. 适用于轻、中度症状的前列腺增生症的患者
   B. α 受体阻滞药作用于前列腺腺细胞上，抑制前列腺增生
   C. 5－α 还原酶抑制药抑制双氢睾酮而降低前列腺内平滑肌张力
   D. 5－α 还原酶抑制药抑制睾酮生成而降低前列腺内平滑肌张力
   E. 5－α 还原酶抑制药抑制双氢睾酮生成而使前列腺部分萎缩

15. 急性尿潴留最常用的有效治疗方法是
   A. 膀胱造瘘　　B. 留置导尿
   C. 膀胱穿刺　　D. 前列腺切除术
   E. 尿道扩张术

16. 不属于急性尿潴留的是
   A. 前列腺增生症患者哮喘发作应用平喘药后不能排尿
   B. 双侧上尿路结石急性发作无尿排出
   C. 前列腺增生症患者，上感后不能排尿
   D. 骨盆骨折后不能排尿
   E. 痔疮手术后不能排尿

17. 不是急性尿潴留的常见病因的是
   A. 大量饮水并应用利尿剂
   B. 膀胱结石
   C. 前列腺增生症患者平喘药物可以诱发急性尿潴留
   D. 会阴部手术后
   E. 前列腺增生症

18. 前列腺增生症不宜药物治疗的是
   A. 伴发尿路感染
   B. 尿频、尿急症状较重
   C. 伴发镜下血尿
   D. 排尿迟疑
   E. 伴发双肾积水

19. 关于急性尿潴留，下列哪项是错误的
   A. 不能插入导尿管者，应立即行膀胱造瘘
   B. 导尿要遵守无菌操作，以免带入细菌
   C. 治疗原则是解除病因，恢复排尿
   D. 导尿是治疗急性尿潴留的最常用方法
   E. 急性尿潴留的病因分机械性及动力性梗阻

二、案例分析题：为不定项选择题，试题由一个病历和多个问题组成。每个问题有六个及以上备选答案，选对 1 个给 1 个得分点，选错 1 个扣 1 个得分点，直扣至得分为 0。

（20～22 题共用题干）

女性，60 岁，因"排尿困难 1 年伴急性尿潴留 1 天"来诊。

20. 对于该患者的急诊检查和处理应包括
    A. 胸部 X 线片　　　B. 心电图
    C. 留置导尿管　　　D. 尿常规
    E. 妇科检查　　　　F. 尿动力学检查
    G. 直接膀胱造瘘

21. 患者排尿困难、尿潴留的原因可能有
    （提示：妇科检查可见膀胱膨出于阴道
    口外）
    A. 膨出导致尿道成角
    B. 逼尿肌无力
    C. 尿道狭窄
    D. 膀胱老化
    E. 逼尿肌括约肌协同失调
    F. 尿道括约肌不能松弛
    G. 糖尿病

22. 关于治疗，叙述正确的有
    A. 可采用子宫托治疗
    B. 保守治疗效果不佳可考虑手术治疗
    C. 手术治疗主要是阴道前壁修补
    D. 修补术后有可能出现压力性尿失禁
    E. 雌激素补充治疗肯定有效
    F. 手术治疗后不会复发
    G. 可采用人工材料进行修补

（23～26 题共用题干）

　　男性，77 岁，因尿频，活动时不自主
流尿及夜间遗尿半年入院。追问病史，患
者 5 年前即有尿线变细、排尿等待等症状，
逐渐加重。查体：一般情况良好，叩诊膀
胱底部位于耻骨上 8cm。肛指检查：前列
腺Ⅲ度增生。尿常规：WBC（＋＋＋），
RBC（＋）。血肌酐 155μmol/L。其余查体
及检查未见明显异常。

23. 对该患者的尿失禁，最可能是下列哪
    项诊断
    A. 真性压力性尿失禁
    B. 完全性尿道功能关闭不全
    C. 急迫性尿失禁

D. 混合急迫性/压力性尿失禁
E. 充溢性尿失禁
F. 括约肌失调

24. 尿动力学提示膀胱出口梗阻，残余尿
    500ml，膀胱顺应性增高，储尿期及排
    尿期膀胱测压曲线均低平。下列哪项
    是对该患者的正确解释
    A. 出口梗阻膀胱功能失代偿
    B. 高压性急性尿潴留
    C. 高压性慢性尿潴留
    D. 低压性急性尿潴留
    E. 低压性慢性尿潴留
    F. 膀胱出口梗阻膀胱功能代偿

25. 关于低压性慢性尿潴留，说法正确
    的是
    A. 多有膀胱感觉功能减退
    B. 多有大容量膀胱
    C. 多为高顺应性膀胱
    D. 多为低顺应性膀胱
    E. 平均尿流率及最大尿流率均明显
    下降
    F. 平均尿流率及最大尿流率均明显
    升高

26. 对该患者进一步的诊断治疗，应采取
    A. IVU 检查了解上尿路情况
    B. 尿培养检查使用敏感抗生素治疗尿
    路感染
    C. 留置导尿管观察肾功能恢复情况
    D. 肾功能改善后行前列腺摘除手术
    E. 使用阴茎夹
    F. 使用阴茎套

🔍 参考答案与解析

1. B　　2. C　　3. C　　4. C　　5. C　　6. E
7. C　　8. D　　9. A　　10. C　　11. B　　12. B
13. C　　14. E　　15. B　　16. B　　17. A　　18. E
19. A　　20. CDE　　21. A　　22. ABCDG　　23. E

24. AE　25. ABC　26. ABCD

1. B。**解析**：同位素肾图检查可以了解肾脏的功能状态，以及上尿路梗阻的程度，但并不能从结构上显示肾盂积水的程度。B超检查、逆行尿路造影和磁共振水成像只能显示器官的结构变化，不能反映功能状态。静脉肾盂造影能反映肾脏的结构变化和功能状态。

7. C。**解析**：双侧输尿管同时发生病变的情况较少见，双肾积水的原因常为下尿路梗阻。

9. A。**解析**：双肾积水时，手术要慎重，尽量保留肾脏，如一侧较重，一侧较轻时一般先治疗较重的一侧，这样手术时没有发生肾功能不全的顾虑。

14. E。**解析**：治疗前列腺增生症的两个主要药物是 α 受体阻滞剂和 5 - α 还原酶抑制药。α 受体阻滞药是通过作用于前列腺组织中平滑肌细胞的受体，使其松弛，降低尿道阻力而起到缓解症状的作用。5 - α 还原酶抑制剂是通过抑制体内睾酮向双氢睾酮转化，而起到使前列腺体积缩小，缓解症状的作用。

15. B。**解析**：急性尿潴留无论什么原因，应尽早将膀胱内的尿液排空，留置导尿是最有效的常用方法。

20. CDE。**解析**：患者急性尿潴留 1 天，应立即留置导尿管导尿，缓解尿潴留症状；患者年龄较大，应行尿常规和妇科检查，明确尿潴留、排尿困难病因。

21. A。**解析**：患者妇科检查膀胱膨出于阴道口外，最有可能是膀胱膨出后导致尿道成角，引起尿道弯折无法排尿，最终出现排尿困难、尿潴留。

22. ABCDG。**解析**：对于膀胱膨出患者，主要治疗分为手术治疗和保守治疗。保守治疗效果差时采用手术治疗，可采用子宫托、手术修补阴道前壁，修补时可利用患者自身组织，亦可采用人工材料。但术后可能会产生压力性尿失禁等并发症。

24. AE。**解析**：患者尿动力已提示膀胱顺应性增高，膀胱压力曲线低平，残余尿明显增加，是膀胱出口梗阻导致的膀胱功能失代偿，病史较长，同时属低压性慢性尿潴留。

25. ABC。**解析**：低压性慢性尿潴留膀胱形态学、排空能力、收缩能力均逐渐下降，到梗阻后期膀胱功能失代偿会伴有感觉功能减退，膀胱容量增大及膀胱顺应性升高。

26. ABCD。**解析**：对于低压性慢性尿潴留患者，特别是肾功能已受损的患者应了解上尿路病变情况。该患者存在尿路感染应在术前积极控制，同时留置导尿管观察肾功能恢复情况，对于提高手术安全性及评估手术效果均有帮助。使用阴茎夹、阴茎套不能明确梗阻病因，对该患者治疗无效。

# 第三章　泌尿系损伤

一、单选题：以下每道试题有五个备选答案，请选择一个最佳答案。

1. 膜部尿道损伤，尿生殖膈没损伤时，尿外渗至
   A. 会阴部
   B. 阴囊部
   C. 阴茎部
   D. 膀胱前列腺周围
   E. 下腹壁

2. 球部尿道损伤 7 天后出现严重尿外渗，局部处理方法是
   A. 局部穿刺抽吸外渗的尿和血液
   B. 局部热敷促进尿外渗吸收
   C. 延长留置导尿时间，防止尿外渗感染在局部形成瘢痕导致尿道狭窄
   D. 尿外渗部位多处切开引流，并行耻骨上膀胱造瘘术
   E. 广谱抗生素预防感染即可

3. 男性，18 岁，外伤性骨盆骨折引起尿道损伤，患者不能自行排尿。查体：一般情况好，肛查前列腺上移不能触到。该患者的最佳处理方法是
   A. 尿道插管引流
   B. 耻骨上膀胱造瘘
   C. 尿道会师术
   D. 尿道吻合术
   E. 耻骨上穿刺吸尿

4. 前尿道损伤尿外渗部位在
   A. 膀胱周围　　　　B. 会阴浅袋
   C. 会阴深袋　　　　D. 阴茎部
   E. 阴囊部

5. 下列哪种闭合性肾损伤应考虑手术治疗
   A. 肾实质裂伤
   B. 保守治疗观察过程中出现血尿

C. 血尿加重伴血压下降
D. 血尿仍存在，但血压在上升
E. 伤后出现腰部或腹部包块

6. 闭合性肾损伤最常见的治疗方法是
   A. 肾切除　　　　　B. 引流
   C. 手术　　　　　　D. 肾修补术
   E. 暂保守，密切观察

7. 男性，35 岁，建筑工人，4 小时前不慎从高处跌落，左腰部撞到石块上，当时无昏迷，现血压正常，感左腰部疼痛伴轻压痛，尿常规示 RBC（＋）/HP。首先考虑的诊断是
   A. 肾蒂断裂　　　　B. 肾挫伤
   C. 肾全层裂伤　　　D. 肾部分裂伤
   E. 肾蒂伤伴输尿管损伤

8. 肾损伤施行手术时，以下哪种说法是错误的
   A. 一般经腰切口进入后腹膜间隙，便于发现肾脏的破口
   B. 一般经腹切口先进入腹腔，便于探查腹腔其他器官
   C. 先阻断肾蒂便于检查肾脏的损伤情况
   D. 术前应了解对侧肾功能
   E. 合并肝、脾损伤一般应先处理妥善后，再处理肾损伤

9. 闭合性肾损伤的病理分型应除外
   A. 肾挫伤
   B. 肾部分裂伤
   C. 肾全层裂伤
   D. 肾盂撕裂尿外渗
   E. 肾蒂损伤

10. 肾损伤非手术治疗应不包括
    A. 抗休克治疗

B. 密切观察

C. 应用止血剂、止痛和镇静剂

D. 抗感染治疗

E. 血尿转清后应早期下床活动

11. 男性，21 岁，骑自行车摔伤右腰部，伤后腰部疼痛，无肉眼血尿。查体：红细胞充满高倍镜视野，血压、脉搏正常，右腰部无包块，但叩击痛。诊断确切的是

 A. 重度肾损伤  B. 肾挫伤

 C. 中度肾损伤  D. 肾血管损伤

 E. 输尿管损伤

12. 肾损伤的主要临床表现除外

 A. 休克    B. 尿痛

 C. 血尿    D. 腰腹部肿块

 E. 疼痛

**二、共用题干单选题：以下提供若干个案例，每个案例下设若干道试题，每道试题有五个备选答案，请选择一个最佳答案。**

（13～16 题共用题干）

 男性，25 岁，下船时会阴部骑跨在船沿上，立即出现尿道口滴血，之后不能排尿，发生尿潴留。查体发现：会阴部、阴茎和阴囊明显肿胀。

13. 该患者初步诊断

 A. 前尿道损伤

 B. 球部尿道损伤

 C. 后尿道损伤

 D. 膜部尿道损伤

 E. 前列腺部尿道损伤

14. 如该患者未出现尿外渗，应做的处理是

 A. 耻骨上膀胱造瘘

 B. 耻骨上膀胱穿刺造瘘

 C. 留置导尿管

 D. 会阴血肿清除＋尿道断端吻合

 E. 尿道会师

15. 该患者术后 3 周，拔导尿管后能自行排尿，但不久出现手术切口处肿痛，逐渐出现会阴部伤口漏尿。考虑最可能的原因是

 A. 吻合口愈合不佳

 B. 术后伤口感染致尿瘘

 C. 尿道吻合口远端狭窄

 D. 尿路感染

 E. 合并尿道直肠瘘

16. 若患者术后 3 周发生排尿困难，尿线变细，首先的处理是

 A. 尿道扩张术

 B. 尿道会师术

 C. 经会阴部尿道切除吻合

 D. 尿道镜直视下狭窄冷刀切开术

 E. 尿道镜直视下狭窄电切术

（17～19 题共用题干）

 男性，35 岁，建筑工人，骨盆被重物挤压入院。查体：BP 90/50mmHg，P 120 次/分，面色苍白，下腹部有压痛。Hb 110g/L。骨盆 X 线平片示：髂骨线性骨折。经补液治疗，生命体征平稳，但仍无尿，留置尿管仅有 50ml 尿液流出，淡红色。全腹部膨胀，移动性浊音阳性。

17. 哪一内脏器官损伤的可能性大

 A. 肾损伤   B. 膀胱损伤

 C. 输尿管损伤  D. 直肠损伤

 E. 尿道损伤

18. 首先应行的检查是

 A. 腹腔动脉造影 B. B 超

 C. CT    D. 膀胱造影

 E. 尿道造影

19. 选择下列哪项治疗正确

 A. 继续临床观察

 B. 抗休克同时行剖腹探查行膀胱修

补术

 C. 抗休克同时行耻骨上膀胱造瘘术

 D. 抗休克同时行尿道修补术

 E. 腹穿抽吸腹腔积液

（20～21 题共用题干）

  男性，30 岁，因会阴部骑跨于硬物上后出现尿道滴血而急来就诊。查体：会阴部肿胀。

20. 最可能的诊断是

 A. 膀胱损伤   B. 肾损伤

 C. 尿道损伤   D. 阴茎损伤

 E. 软组织损伤

21. 最先采取的措施是

 A. 膀胱造瘘   B. 镇痛

 C. 会阴部切开引流 D. 尿道造影

 E. 试插导尿管

（22～26 题共用题干）

  男性，30 岁，从 2 米高处跌落，左腰部着地，伤后腰痛并有肉眼全程血尿，有小血块。查体：BP 110/70mmHg，P 100 次/分，左腰部青紫、压痛，腹部无压痛、反跳痛。

22. 可初步诊断为

 A. 膀胱损伤

 B. 输尿管损伤

 C. 脾损伤并肾损伤

 D. 肾损伤

 E. 腰部软组织挫伤

23. 该患者进行检查，下列不作为常规项目的是

 A. B 超

 B. 静脉肾盂造影

 C. 腹部 X 线平片

 D. CT

 E. 肾动脉造影

24. 如该患者明确诊断为肾挫裂伤，最初应采取的措施是

 A. 卧床休息，多饮水

 B. 绝对卧床，监测生命体征，定期复查血、尿常规

 C. 手术探查

 D. 立即输血

 E. 肾动脉造影，并进行选择性血管栓塞

25. 如该患者伤后 4 小时突然发生血压下降，查体：BP 70/50mmHg，P 120 次/分，左腰部包块并触痛。经输血 800ml，血压仅上升到 80/60mmHg，尿色无改变，左腰部肿块增大。B 超为肾裂伤，对侧肾正常；抽血查总肾功能正常。该患者应立即采取

 A. 快速输血补液

 B. 经第 11 肋间切口肾切除术

 C. 经腹行肾切除术

 D. 肾动脉造影＋栓塞术

 E. 快速输血补液的同时手术探查

26. 如一位肾挫裂伤患者伤后保守治疗 10 天，持续有血尿存在（肉眼血尿与镜下血尿交替出现），血压始终维持在 110/75mmHg 上下，心率波动在 70～90 次/分，腰部无隆起，有压痛、叩痛，腹部未见阳性体征。血常规 WBC $8×10^9/L$，Hb 75g/L，肾功能正常。该患者适合采取的诊疗方法是

 A. 快速输血补液

 B. 经第 11 肋间切口肾切除术

 C. 经腹行肾切除术

 D. 选择性肾动脉造影＋栓塞术

 E. 快速输血补液的同时手术探查

（27～29 题共用题干）

  男性，31 岁，行走不慎跌入下水井缘骑跨伤后 6 小时，会阴区疼痛剧烈，不能坐和行走。伤后未排尿，解不出小便。检查：骨盆挤压分离试验（＋）。

27. 最可能出现骨折或脱位的部位是
    A. 髂骨
    B. 骶骨
    C. 尾骨
    D. 耻骨及耻骨联合
    E. 骶髂关节

28. 最易出现的合并症是
    A. 腹膜后血肿　　　B. 膀胱损伤
    C. 尿道损伤　　　　D. 直肠损伤
    E. 骶神经损伤

29. 为了明确合并症是否存在，需进行的检查是
    A. 腹腔穿刺
    B. 膀胱触诊
    C. 导尿并查尿常规
    D. 直肠指诊
    E. 神经系统检查

三、共用备选答案单选题：以下提供若干组试题，每组试题共用试题前列出的五个备选答案，请为每道试题选择一个最佳答案。每个备选答案可能被选择一次、多次或不被选择。

（30 ~ 32 题共用备选答案）
    A. 肾下极碎裂伤修补困难
    B. 既往输尿管损伤，伤侧肾积水，大剂量静脉肾盂造影不显影，肾图显示无功能
    C. 肾蒂血管切割伤
    D. 肾被膜裂伤
    E. 肾实质深度裂伤，破入肾盏肾盂

30. 肾损伤明显血尿时见于

31. 对侧肾功能正常时，肾损伤肾切除的指征是

32. 肾部分切除术的适应证是

（33 ~ 35 题共用备选答案）
    A. IVU
    B. 肾动脉造影
    C. B 超
    D. 放射性核素扫描
    E. CT

33. 外伤后有持久性血尿者应行

34. 肾损伤时最重要的常规检查为

35. 能清晰显示尿外渗范围的检查为

（36 ~ 39 题共用备选答案）
    A. 膜部尿道损伤　　B. 球部尿道损伤
    C. 膀胱损伤　　　　D. 输尿管损伤
    E. 肾损伤

36. 骨盆骨折多引起

37. 妇科或直肠手术多引起

38. 憋尿时下腹部被踢伤多引起

39. 腰部撞击伤多引起

## 参考答案与解析

1. D　2. D　3. C　4. B　5. C　6. E
7. B　8. A　9. D　10. E　11. B　12. B
13. B　14. B　15. B　16. A　17. B　18. D
19. B　20. C　21. E　22. D　23. E　24. B
25. E　26. B　27. C　28. C　29. C　30. E
31. B　32. A　33. B　34. C　35. E　36. A
37. D　38. C　39. E

1. D。**解析：**由于尿道的膜部穿尿生殖膈，当膜部损伤而尿生殖膈无损伤时，尿液外渗被阻挡在尿生殖膈以上，浸润到膀胱前列腺周围。

3. C。**解析：**外伤性骨盆骨折引起尿道损伤，患者不能自行排尿。肛查前列腺上移不能触到，说明患者出现尿道膜部断裂。尿道膜部断裂应即时施行尿道会师术。

5. C。**解析：**闭合性肾损伤的手术适应证为出现无法纠正的失血性休克、腰部或腹部肿块增大、高热或腰痛加重、可疑合并其他腹腔脏器损伤，以及血尿呈进行性加重。

6. E。**解析：**闭合性肾损伤多数是暂

保守治疗，密切观察病情变化。

8. A。**解析：**肾损伤往往同时合并其他脏器的损伤，施行手术时应该选择经腹切口，便于探查和处理腹腔其他器官的损伤。手术前应了解对侧肾功能，手术中首先阻断肾蒂血管，控制出血以方便检查和修复损伤。当合并肝、脾损伤时与肾损伤相比对生命危险更大，所以应该先行处理，而后再处理肾损伤。

9. D。**解析：**闭合性肾损伤的病理分型包括肾挫伤、肾裂伤、肾碎裂伤、肾蒂损伤。

11. B。**解析：**该患者骑自行车撞在右腰部致右肾闭合性损伤，损伤仅涉及集合系统，表现镜下血尿，属轻度肾损伤－肾实质挫伤。

13. B。**解析：**球部尿道损伤的临床表现：休克、尿道出血、疼痛（下腹耻骨联合或会阴部）、排尿困难或尿潴留、阴囊、会阴血肿及瘀斑、尿液外渗、直肠指诊发现前列腺浮动，直肠周围饱满。

16. A。**解析：**尿道扩张术适用于各种原因所致的尿道狭窄及膀胱颈部梗阻，为常用手术，对尿道狭窄能达到治疗作用。开始扩张时不宜用过细或过粗的尿道探子，手法要轻柔，切忌暴力，以免造成假道或大出血。在尿线变细时要及时再扩张，以免再扩张困难。

20. C。**解析：**会阴部骑跨于硬物上后出现尿道滴血，会阴部肿胀，应考虑为尿道球部损伤。

21. E。**解析：**尿道损伤应先试插导尿管，如失败再考虑其他处理办法。

26. D。**解析：**怀疑肾损伤时，肾动脉造影是有创性检查，一般不作为首选或常

规检查，更多用于后期同时进行血管栓塞时。

27. D。**解析：**患者考虑骨盆骨折，而损伤尿道多见于耻骨骨折。

29. C。**解析：**导尿是最简单且有效的检查措施。如导出的尿液清晰，提示泌尿道无损伤；导出血尿提示有肾或者膀胱损伤；导不出尿液可做膀胱侧漏试验来探查；而尿常规检查能明确有无尿道出血。

30～32. E、B、A。**解析：**肾损伤时，若肾近集合系统部位裂伤伴有肾盏肾盂黏膜破裂，可有明显的血尿，肾全层裂伤则呈大量全程肉眼血尿。肾部分切除术适用于肾一极严重损伤和缺血者。输尿管损伤时间过久，肾功能严重受损不能恢复，若对侧肾功能正常，可行肾切除术。

36～39. A、D、C、E。**解析：**后尿道位于盆腔内，损伤主要为骨盆骨折引起。临床上把尿道前列腺部和膜部称为后尿道。由于输尿管位于腹膜后，周围有丰富的脂肪组织保护，钝性腹部损伤很少累及输尿管，输尿管损伤多见于医源性损伤，如盆腔手术（直肠癌根治、子宫切除）而误伤。也见于贯穿性腹部损伤（刀刺伤、枪伤）。膀胱为盆腔内脏器，受到骨盆的保护，通常不易受损伤，只有当膀胱充盈高出耻骨联合之上才易为外力所伤；另外骨盆骨折或枪弹的贯通伤也可使膀胱受到损伤。肾脏位于腹膜后，位置较深，通常不易损伤，但是常因刀刺及枪弹伤而致开放性损伤。也可因腰部或上腹部的直接打击，或激烈的震荡致使肾实质损伤，称为闭合性损伤。由于肾脏血运丰富，一旦损伤极易引起出血及尿液外渗到组织间，发生休克和感染。

# 第四章　泌尿、男生殖系统感染

**一、单选题：以下每道试题有五个备选答案，请选择一个最佳答案。**

1. 诊断淋菌性尿道炎的最常用的检查方法是
   A. 尿道分泌物做普通培养
   B. PCR 检测淋球菌核酸
   C. 尿道分泌物染色涂片检测淋球菌
   D. 血 RPR 试验
   E. 尿道分泌物涂片有大量白细胞

2. 临床上非淋菌性尿道炎的潜伏期是
   A. 3～5 天　　　　　B. 1～2 周
   C. 2～3 周　　　　　D. 3～5 周
   E. 1～3 周

3. 下列不是急性肾盂肾炎的感染途径的是
   A. 血行性感染　　　B. 直接蔓延
   C. 淋巴性感染　　　D. 上行性感染
   E. 密切接触性感染

4. 不能行前列腺按摩取前列腺液检查的是
   A. 前列腺癌
   B. 前列腺结核
   C. 急性前列腺炎
   D. 前列腺增生症
   E. 慢性细菌性前列腺炎

5. 孕妇患急性肾盂肾炎时抗感染药物最适合的是
   A. 头孢类
   B. 氨基糖苷类
   C. 喹诺酮类
   D. 半合成青霉素类
   E. 磺胺类

6. 女性，28 岁，尿频、尿急、尿痛，小腹痛伴终末血尿 2 天，尿常规见大量红、白细胞/HP。下列诊断正确的是
   A. 泌尿系结石　　　B. 泌尿系结核

   C. 膀胱肿瘤　　　　D. 急性肾盂肾炎
   E. 急性膀胱炎

7. 尿道炎时尿痛的特点表现包括
   A. 排尿开始时出现疼痛
   B. 排尿终时尿痛加重
   C. 常伴有尿线中断
   D. 伴有耻骨上区疼痛
   E. 伴有终末血尿

8. 下列哪项不是女性尿道炎发病率高于男性的原因
   A. 女性对细菌抵抗力低于男性
   B. 女性尿道短、直而宽，尿道括约肌薄弱
   C. 妇科炎症可直接蔓延导致尿道炎
   D. 尿道口与阴道口和肛门接近
   E. 老年女性常发生尿道肉阜导致尿流不畅

**二、共用题干单选题：以下提供若干个案例，每个案例下设若干道试题，每道试题有五个备选答案，请选择一个最佳答案。**

(9～10 题共用题干)

男性，25 岁，突然出现尿频、尿急、尿痛，伴有发热、全身乏力、厌食等症状 3 天就诊。直肠指检发现前列腺增大，压痛明显，血常规检查白细胞明显增高。

9. 该患者最可能诊断是
   A. 急性膀胱炎　　　B. 前列腺癌
   C. 急性前列腺炎　　D. 慢性前列腺炎
   E. 急性精囊炎

10. 下列治疗方法中不正确的是
    A. 多饮水，保持大便通畅
    B. 形成前列腺脓肿后，应切开引流
    C. 前列腺按摩，引流前列腺液

D. 出现排尿困难，应避免经尿道导尿引流，或行耻骨上穿刺造瘘

E. 热水坐浴

（11～13 题共用题干）

女性，38 岁，尿频、尿急、下腹痛伴终末血尿 1 天，尿常规见大量红、白细胞/HP。

11. 下列诊断正确的是

  A. 泌尿系结石　　　B. 泌尿系结核

  C. 膀胱肿瘤　　　　D. 急性肾盂肾炎

  E. 急性膀胱炎

12. 进一步检查不宜进行

  A. 静脉肾盂造影　　B. 泌尿系 B 超

  C. 膀胱镜检　　　　D. 尿培养

  E. 血常规

13. 下列哪项是该病例最主要的治疗原则

  A. 抗感染治疗

  B. 口服解痉药物

  C. 多饮水，注意休息

  D. 经常口服抗菌药物以预防感染

  E. 不宜使用中药治疗

**三、共用备选答案单选题：以下提供若干组试题，每组试题共用试题前列出的五个备选答案，请为每道试题选择一个最佳答案。每个备选答案可能被选择一次、多次或不被选择。**

（14～15 题共用备选答案）

  A. 膀胱炎　　　　　B. 肾盂肾炎

  C. 肾结核　　　　　D. 前列腺炎

  E. 尿道炎

14. 男性，32 岁，1 年来尿频、尿急伴会阴部不适、坠痛，近 2 个月来症状加重伴终末血尿。诊断为

15. 女性，26 岁，1 周来尿频、尿急、尿痛伴下腰酸胀，耻骨上膀胱区隐痛不适。2 年来有多次类似发作史，抗感染治疗症状可以很快消失。诊断为

（16～17 题共用备选答案）

  A. 膀胱镜检查

  B. 细菌学培养加药敏测定

  C. 尿道分泌物涂片检查

  D. 前列腺液常规检查

  E. 前列腺穿刺检查

16. 诊断淋菌性尿道炎应该行

17. 诊断急性膀胱炎应该行

### 🔍 参考答案与解析

1. C　2. E　3. E　4. C　5. D　6. E
7. A　8. A　9. C　10. C　11. E　12. C
13. A　14. D　15. A　16. C　17. B

1. C。**解析：** 淋菌性尿道炎用尿道分泌物染色涂片检查淋球菌方便，快捷。以白细胞内有革兰阴性双球菌为诊断依据。

2. E。**解析：** 非淋菌性尿道炎在临床上出现尿道炎的表现，但较淋病为轻，尿道分泌物呈黏液性或黏液脓性，量较少，常需用手挤压尿道才能溢出。由于其潜伏期 1～3 周、常在淋病治愈时出现，而又被称为淋病后尿道炎。

4. C。**解析：** 急性细菌性前列腺炎患者禁用前列腺按摩，以防止感染扩散。慢性前列腺炎患者可每周按摩 2～3 次。

6. E。**解析：** 女性患者尿频、尿急、尿痛、伴终末血尿，不伴有发热，应诊断为急性膀胱炎，而不是急性肾盂肾炎。

9. C。**解析：** 患者表现为肿、热、痛可推断为炎症，突发膀胱刺激症状，前列腺增大，最可能为急性前列腺炎。

10. C。**解析：** 前列腺按摩适用于任何原因的慢性前列腺炎患者，但急性前列腺炎禁用。

11. E。**解析：** 急性膀胱炎常突然起病，排尿时尿道有烧灼痛，尿频，往往伴尿急，严重时类似尿失禁。尿频、尿急常特别明显，每小时可达 5～6 次以上，每次

尿量不多，甚至只有几滴，排尿终末可有下腹部疼痛。尿液浑浊，有时出现血尿，常在终末期明显。

12. C。**解析**：尿道、膀胱处于急性炎症期不宜进行检查，因可导致炎症扩散，而且膀胱的急性炎症充血，还可使病变分辨不清。

14～15. D、A。**解析**：慢性前列腺炎表现为尿频、尿急、尿痛、排尿困难，尿道烧灼感，会阴部胀痛，可伴有终末血尿或尿道脓性分泌物。慢性膀胱炎表现为反复发作或持续存在尿频、尿急、尿痛，并

有耻骨上膀胱区不适，无腰部疼痛，抗菌药物治疗有效。肾盂肾炎、肾结核多有全身症状。尿道炎多有尿频，排尿灼痛，可有尿道脓性分泌物。

16～17. C、B。**解析**：淋菌性尿道炎的实验室检查：①分泌物涂片，革兰染色，可找到多型核白细胞内革兰阴性双球菌。②淋菌培养。③慢性淋病以培养为主，男性更应取前列腺液、女性取宫颈刮取物做培养及药物敏感试验。急性膀胱炎尿常规可见白细胞增多，可有红细胞；结合细菌培养及药物敏感试验可诊断。

# 第五章 泌尿及男生殖系统结核

一、单选题：以下每道试题有五个备选答案，请选择一个最佳答案。

1. 男性，47岁，尿频、尿急、尿痛，伴脓尿和血尿2年。膀胱造影发现膀胱挛缩，体积变小，边缘呈锯齿状。首先要考虑的诊断是
   A. 膀胱结石　　　B. 膀胱炎
   C. 膀胱憩室　　　D. 膀胱结核
   E. 肾盂肾炎

2. 下列有关肾结核尿液的说法，错误的是
   A. 尿沉淀涂片抗酸染色约50%~70%的病例可查到结核杆菌
   B. 一般呈酸性反应
   C. 若查到抗酸杆菌即可诊断肾结核
   D. 有较多红细胞和白细胞
   E. 抗酸染色以清晨第一次尿的阳性率最高

3. 关于泌尿系结核，哪项叙述是正确的
   A. 有挛缩膀胱的男性患者适宜做肠膀胱扩大术
   B. 肾结核的主要治疗是肾切除
   C. 多有明显的腰痛
   D. 血尿常是最早出现的症状
   E. 肾结核病原在肾，症状在膀胱

4. 关于临床肾结核的病理特点，不正确的是
   A. 空洞性溃疡
   B. 钙化形成肾结石
   C. "肾自截"或"自家肾切除"
   D. 干酪样脓肿
   E. 脓肾

5. 下列关于肾结核发病的说法，错误的是
   A. 常发生于30~50岁的青壮年
   B. 约90%为单侧性

C. 婴幼儿罕见
D. 儿童发病多在10岁以上
E. 男性较女性多见

6. 男性，29岁，1年前因左肾、左输尿管及膀胱结核，行左肾和左输尿管切除术，手术后行抗结核治疗8个月。目前患者尿常规检查阴性，IVP显示右肾轻度积水，但患者尿频症状明显加重。原因是
   A. 结核引起的尿道综合征
   B. 膀胱结核未能控制
   C. 结核复发
   D. 合并有泌尿系感染
   E. 膀胱挛缩

7. 女性，43岁，排尿费力5年，近3个月反复发生尿潴留，无外伤及糖尿病史。首先考虑的诊断是
   A. 膀胱输尿管反流
   B. 膀胱逼尿肌无力
   C. 尿道狭窄
   D. 膀胱颈挛缩
   E. 膀胱挛缩

8. 肾结核手术治疗原则，错误的是
   A. 手术前应给予足够抗结核治疗
   B. 有泌尿男性生殖系统以外活动病灶存在不能手术
   C. 有附睾结核存在不能切除病肾
   D. 术中尽量保存正常肾组织
   E. 手术后应继续抗结核治疗

9. 诊断肾结核最可靠的是
   A. 尿常规检查发现白细胞和红细胞
   B. 附睾及精索有硬结
   C. 发现肺结核同时存在膀胱刺激症状
   D. 膀胱镜检查可见膀胱内充血水肿，

黏膜有干酪样病灶

 E. 静脉肾盂造影发现肾盏虫蚀样破坏

10. 一侧肾脏轻度积水，对侧肾脏无功能，膀胱容量正常，诊断为肾结核。下列正确的是

 A. 积水侧肾脏造瘘

 B. 抗结核治疗

 C. 切除无功能肾脏，随访积水侧肾脏，根据积水的发展决定是否行输尿管膀胱再植

 D. 切除无功能肾脏 3～6 个月后行积水侧肾脏造瘘

 E. 切除无功能肾脏 3～6 个月后行积水侧输尿管膀胱再植术

11. 肾结核晚期合并膀胱挛缩时，膀胱容量 <50ml，应想到有对侧肾积水的可能，下列检查中不应包括

 A. 逆行肾盂造影　　B. IVU

 C. B 超　　　　　　D. 肾穿刺造影

 E. CT

12. 肾结核最常见的晚期并发症是

 A. 肾自截

 B. 膀胱阴道瘘

 C. 膀胱直肠瘘

 D. 附睾结核

 E. 膀胱挛缩和健侧肾积水

13. 单纯使用抗结核药物治疗肾结核的指征包括

 A. 肾盂造影显示肾小盏轻微破坏，无其他并发症

 B. 静脉肾盂造影一侧广泛破坏

 C. 静脉肾盂造影一侧不显影

 D. 一侧肾自截，对侧肾轻度积水

 E. 肾结核合并结核性小膀胱

14. 肾结核肾切除的指征，不正确的是

 A. 一侧肾自截，对侧肾功能正常，可

做病肾切除

 B. 双侧肾结核，一侧肾功能正常，对侧功能差可切除

 C. 一侧肾结核对侧肾积水，但积水侧肾功能正常可切除病肾

 D. 一侧肾结核合并膀胱挛缩，对侧肾脏无积水可切除病肾

 E. 一侧肾下盏结核，对侧肾正常，常做病肾切除

15. 女性，24 岁，尿频、尿急约 2 年，有明确的终末血尿。尿常规检查：脓细胞（＋＋＋），红细胞（＋）。尿细菌培养阴性，IVU：左肾未显影，左肾区可见斑片状高密度阴影，右肾盂肾盏显示光滑，有轻度积水。诊断应为

 A. 左肾结核　　　　B. 左肾结石

 C. 右肾结核　　　　D. 左输尿管结石

 E. 双肾结核

16. 女性，29 岁，尿频、尿急、尿痛 1 年余，有终末血尿。尿常规检查：脓细胞（＋＋＋），红细胞（＋＋），尿细菌培养阴性。IVU：右肾不显影，左肾上下盏均有虫蚀样改变，有轻度积水。血肌酐 98μmol/L，诊断为双肾结核。该患者的治疗原则是

 A. 非手术抗结核治疗

 B. 左肾造口术

 C. 右肾切除术

 D. 右肾切除，左肾造口术

 E. 抗结核治疗后右肾切除术

17. 病变部位主要在肾脏，而临床表现却在膀胱的泌尿系疾病是

 A. 肾结石　　　　　B. 肾癌

 C. 肾盂癌　　　　　D. 肾结核

 E. 肾积水

18. 有关泌尿系结核下列说法不正确的是

 A. 肾结核行肾切除前应用药物治疗

2~3周
- B. 肾结核行肾脏切除后一般不放引流管
- C. 双侧肾结核，一侧轻时，切除重病侧肾
- D. 肾结核诊断的同时必须检查是否并发生殖系结核
- E. 肾结核切除术后，不需抗结核药物治疗

19. 肾结核早期最常见下列哪项临床表现
- A. 肉眼或镜下血尿
- B. 肾区疼痛
- C. 结核中毒症状
- D. 尿路感染症状
- E. 肾盂造影有破坏病灶

20. 肾结核并发挛缩膀胱，下列治疗原则错误的是
- A. 先行病肾切除
- B. 病肾切除后抗结核治疗，待膀胱结核完全愈合后行膀胱扩大术
- C. 同时行病肾切除和膀胱扩大术，术后抗结核治疗
- D. 合并后尿道狭窄，不宜行膀胱扩大术
- E. 对侧输尿管扩张，肾积水明显患者不宜行膀胱扩大术

21. 男性，35岁，2年前开始出现尿频、尿急、尿痛，下腹不适。不规律服用氟哌酸，症状无明显改善，尿频、尿急、尿痛渐重。最可能的诊断是
- A. 肾结核
- B. 膀胱三角区肿瘤
- C. 膀胱结石
- D. 慢性前列腺炎
- E. 膀胱癌

22. 肾脏结核的原发灶多存在于
- A. 骨关节
- B. 淋巴结
- C. 肠道
- D. 肺
- E. 腹腔

23. 男性，32岁，顽固性膀胱刺激征，用抗生素后症状无明显减轻。尿中有红白细胞，3次尿培养阴性，考虑诊断为
- A. 泌尿系结石
- B. 肾盂肾炎
- C. 膀胱炎
- D. 泌尿系结核
- E. 膀胱异物

24. 肾结核早期唯一重要的阳性发现是
- A. 大量血尿和脓尿
- B. 尿常规检查中有较多的红细胞、白细胞
- C. 全身慢性消耗症状
- D. 肾区疼痛
- E. 发热

25. 关于睾丸附睾结核，错误的是
- A. 睾丸结核多继发于附睾结核
- B. 附睾结核可由急性转为慢性
- C. 附睾睾丸结核可伴有鞘膜积液或积脓
- D. 单纯抗结核治疗对早期附睾结核多数有效
- E. 附睾结核手术前可不进行抗结核治疗

26. 男性生殖系统结核在临床上最明显的表现是
- A. 前列腺结核
- B. 输精管结核
- C. 附睾结核
- D. 睾丸结核
- E. 精囊结核

27. 男性，40岁，发现右侧阴囊肿胀2周，疼痛不明显。查体：右侧附睾结节样肿物，右输精管增粗，串珠样结节。考虑的诊断为
- A. 精索静脉曲张
- B. 阴囊丝虫病
- C. 附睾结核
- D. 附睾炎
- E. 睾丸鞘膜积液

二、共用题干单选题：以下提供若干个案例，每个案例下设若干道试题，每道试题有五个备选答案，请选择一个最佳答案。

（28～29题共用题干）

女性，24岁，尿频、尿急、尿痛病史3个月。多种抗生素治疗不见好转，尿常规有许多红、白细胞，最近患者症状加重，伴有尿失禁出现。

28. 此患者临床诊断哪种可能性大
   A. 腺性膀胱炎　　　B. 急性膀胱炎
   C. 间质性膀胱炎　　D. 泌尿系结核
   E. 慢性膀胱炎

29. 此患者尿失禁属于
   A. 真性尿失禁　　　B. 急迫性尿失禁
   C. 压力性尿失禁　　D. 精神性尿失禁
   E. 充溢性尿失禁

（30～31题共用题干）

女性，25岁，膀胱刺激症状2年6个月。尿常规检查显示，尿中有大量红细胞、白细胞，血生化检查发现尿素氮和肌酐明显升高。IVP显示右肾不显影，左肾重度积水，膀胱显影不佳。

30. 该患者最可能患的疾病是
   A. 慢性肾盂肾炎
   B. 慢性膀胱炎
   C. 泌尿系结核
   D. 肾结石合并肾积水
   E. 间质性膀胱炎

31. 如果上述诊断确立，目前应选择何种治疗方案
   A. 膀胱造瘘　　　　B. 膀胱扩大
   C. 立即血透　　　　D. 左肾造瘘
   E. 右肾切除

（32～35题共用题干）

男性，32岁，1年前出现尿频，尿急，尿痛，症状反复，抗感染治疗效果不明显。近2个月出现脓尿及终末肉眼血尿，膀胱刺激症状加重，伴有恶心，发热，左侧腰部胀痛。

32. 其诊断首先考虑
   A. 泌尿系统肿瘤
   B. 泌尿系统结核
   C. 慢性前列腺炎急性发作
   D. 左侧上尿路结石伴感染
   E. 慢性肾盂肾炎

33. 患者就诊后，首先应行的检查是
   A. 腹部平片　　　　B. IVU检查
   C. 尿常规检查　　　D. 尿细菌培养
   E. 尿沉渣查抗酸杆菌

34. 为明确诊断，还应行哪项检查
   A. 静脉肾盂造影检查
   B. 泌尿系统B超
   C. 泌尿系统血管造影
   D. 逆行肾盂造影
   E. 膀胱镜检查

35. 明确诊断为右肾结核，左肾轻度积水，膀胱挛缩，目前首选的治疗是
   A. 抗结核治疗
   B. 左肾造口术
   C. 右肾切除术
   D. 右肾切除，左肾造口术
   E. 膀胱扩大术

（36～38题共用题干）

男性，30岁，2年来反复尿频，尿急，尿痛，自服抗生素治疗后症状无明显改善。近1个月来，症状加重，尿频次数明显增加，约30次/日，伴有终末肉眼血尿，自服药物治疗无效。

36. 首先应考虑的诊断是
   A. 慢性膀胱尿道炎
   B. 慢性肾盂肾炎
   C. 慢性前列腺炎
   D. 膀胱结石

E. 肾结核

37. 为明确诊断，应进行的检查不包括

A. 前列腺指检及前列腺液常规

B. IVU 检查

C. 尿常规检查

D. 尿细菌培养

E. 尿沉渣查抗酸杆菌

38. 明确诊断后，并考虑有左肾轻度积水及膀胱挛缩，治疗首选

A. 膀胱扩大术

B. 抗结核治疗

C. 继续抗感染治疗

D. 左肾造瘘术

E. 左输尿管皮肤造口

(39～41 题共用题干)

男性，31 岁，尿频、尿急、尿痛 1 年余。有时尿浑浊，服用多种抗生素治疗无效。尿液检查：脓球满视野，蛋白（＋＋）。诊断初步考虑为泌尿系结核。

39. 为进一步明确诊断，下列检查中首选

A. 放射性核素肾图

B. IVP 检查

C. 尿路 B 超

D. MRI 检查

E. 肾动脉造影

40. 该患者在尿路造影中最可能出现的是

A. IVP 示肾实质显影时间延长

B. 癌体呈现大片软组织阴影或有钙化影

C. 肾盂有充盈缺损或部分肾盏呈现扩张

D. 肾盂边缘不整齐，如有虫蛀状或肾盏闭塞空洞形成

E. 肾盂造影所见呈不规则变形、狭窄、拉长

41. 抗结核治疗 1 年后，尿常规检查恢复

正常，但尿频反而较术前加重。最可能的原因是

A. 膀胱挛缩 　　　 B. 精神性尿频

C. 尿路结核复发 　 D. 合并前列腺炎

E. 伴有慢性膀胱炎

(42～44 题共用题干)

男性，27 岁，反复尿频、尿急、尿痛伴终末肉眼血尿 2 年。大量使用抗生素治疗效果欠佳，且逐渐加重。尿常规：白细胞（＋＋），红细胞（＋＋＋）。B 超提示右肾积水，输尿管探测不清楚。

42. 最可能的诊断为

A. 膀胱炎 　　　 B. 膀胱肿瘤

C. 膀胱结石 　　 D. 泌尿系结核

E. 膀胱憩室

43. 确诊最有价值的辅助检查是

A. 核素肾图

B. 膀胱镜检查

C. IVP 及尿结核杆菌检查

D. 尿路 B 超

E. MRI

44. 最适宜的治疗方法是

A. 抗结核药物治疗

B. 加强营养，卧床休息

C. 口服异烟肼 1 周手术治疗

D. 诊断明确立即切除肾脏

E. 口服异烟肼、利福平、吡嗪酰胺 2 周后切除右侧肾脏

三、共用备选答案单选题：以下提供若干组试题，每组试题共用试题前列出的五个备选答案，请为每道试题选择一个最佳答案。每个备选答案可能被选择一次、多次或不被选择。

(45～46 题共用备选答案)

A. 病灶清除术

B. 右肾部分切除术

C. 右肾切除术

D. 乙状结肠膀胱扩大术

E. 左输尿管皮肤造瘘术

45. 女性，49岁，诊断为右肾结核，KUB、IVP右肾不显影。右肾逆行造影，右肾呈一空腔，右输尿管呈串珠样改变。决定手术治疗，应选择

46. 男性，64岁，右肾结核，挛缩膀胱合并左肾积水伴尿毒症。应选择

(47～48题共用备选答案)

A. 尿中查不到结核杆菌，仅可发现红细胞、白细胞及脓细胞

B. 尿中可查到结核杆菌，尿液呈酸性，有膀胱刺激症状

C. 继发于肺结核

D. 全身结核症状

E. 伴有泌尿生殖系结核

47. 肾皮质结核的特点是

48. 临床肾结核的特点是

**四、案例分析题：为不定项选择题，试题由一个病历和多个问题组成。每个问题有六个及以上备选答案，选对1个给1个得分点，选错1个扣1个得分点，直扣至得分为0。**

(49～52题共用题干)

男性，32岁，因左侧阴囊肿大伴尿频4个月入院。查体：左侧阴囊肿大，有波动感，透光试验阳性，左侧睾丸大小正常，左侧附睾肿大，表面不光滑，与阴囊皮肤粘连，左侧输精管增粗，表面可扪及串珠样改变，轻度压痛。血常规及肾功能检查正常，尿常规：WBC（++），RBC（+）。

49. 为明确诊断还应行的检查是

A. 结核抗体

B. 血沉

C. X线胸片

D. 尿培养

E. 尿结核杆菌检查

F. IVU

50. 如患者尿培养未见细菌生长，结核抗体阳性，血沉35mm/h，胸片可见陈旧病灶，尿结核杆菌阳性。应考虑的诊断为

A. 慢性肾盂肾炎

B. 左侧睾丸鞘膜积液

C. 肺结核

D. 左侧附睾结核

E. 泌尿系结核

F. 膀胱结核

51. 为确定泌尿系结核的部位，下列检查最合适的是

A. 双肾B超　　　B. IVU

C. 膀胱镜检　　　D. 肾穿刺活检

E. 输尿管镜检　　F. B超

52. 治疗应首选

A. 立即手术治疗

B. 阴囊热敷

C. 阴囊穿刺抽液

D. 全身抗结核治疗

E. 严密观察

F. 抗生素治疗

## 参考答案与解析

1. D　2. C　3. E　4. B　5. A　6. E

7. D　8. C　9. E　10. C　11. A　12. E

13. A　14. E　15. A　16. E　17. D　18. E

19. D　20. C　21. A　22. D　23. D　24. B

25. E　26. C　27. C　28. D　29. B　30. C

31. D　32. B　33. C　34. A　35. A　36. E

37. A　38. B　39. B　40. D　41. A　42. D

43. C　44. E　45. C　46. E　47. A　48. B

49. ABCDEF　50. BDE　51. B　52. D

6. E。**解析：**肾结核造成膀胱广泛纤维化时，形成膀胱挛缩，容量不足50ml。

此时多数有健侧输尿管开口狭窄或"闭合不全"，从而形成肾结核健侧肾积水。另外，虽然结核已经控制，但挛缩膀胱的容量无扩大。

8. C。解析：一般治疗原则：无泌尿、生殖系以外的活动性结核病菌灶，手术前后使用足够的抗结核药物，术中尽量保存正常肾脏组织。

9. E。解析：肾结核早期肾盂边缘不整如虫蚀样，肾盏失去杯口形状。严重时肾实质干酪样坏死形成空洞，肾盏颈部可因结核性纤维化而狭窄，甚至肾盏颈部完全梗阻未显影。

10. C。解析：一侧肾无功能，对侧功能良好，这是肾结核切除肾的指征，该题中膀胱容量正常，无膀胱挛缩出现，因此是否行再植尚需待抗结核治疗一定时间后决定。

12. E。解析：肾结核晚期，膀胱病变严重，广泛纤维化时，可形成膀胱挛缩，容量不足 50ml。此时多数有健侧输尿管开口狭窄或"闭合不全"，从而形成肾结核健侧肾积水。

13. A。解析：应用抗结核药的适应证：①临床前期肾结核。②局限在一组大肾盏以内的单侧或双侧肾结核。③孤立肾肾结核。④伴有身体其他部位的活动性结核暂时不宜肾结核手术者。⑤双侧重度肾结核而不宜手术者。⑥肾结核兼有其他部位的严重疾病暂时不宜手术者。⑦配合手术治疗，作为手术前用药。⑧肾结核手术后的常规用药。

14. E。解析：对于尿中有结核杆菌而影像学上肾盏、肾盂无明显改变，或仅见一、两个肾盏呈不规则虫蚀状，在正确应用抗结核药物治疗后多能治愈。

15. A。解析：患者临床检查，并未发现尿液中的结核杆菌，有膀胱刺激征。可推断患者可能左侧肾脏为病理性肾结核，右侧肾脏功能正常。

16. E。解析：双侧肾结核，一侧破坏严重，而另一侧为轻度结核，需将严重侧切除，轻度病变侧采用药物治疗。患者右肾不显影，说明患者右侧肾脏破坏严重，表现为无功能，因而需要手术摘除。

17. D。解析：结核病变主要侵犯肾脏引起肾结核，但往往蔓延至膀胱时才出现典型的临床症状：尿频、尿急、血尿或脓尿，可伴有低热、体重减轻、乏力和贫血等。

18. E。解析：肾脏结核手术前至少应抗结核治疗 2 周，手术后仍需抗结核治疗，一般至少要半年以上。手术时一般不放置伤口的引流管，以免伤口窦道形成不愈合。双肾结核不能行双肾切除手术，切除病变严重的一侧有利于病变较轻一侧的治疗。

19. D。解析：早期常无明显症状，随着病情的发展，可出现膀胱刺激征，这是肾结核的典型症状。

20. C。解析：肾结核并发挛缩膀胱，在病肾切除及抗结核治疗 3～6 个月，待膀胱结核完全愈合后，对侧肾正常、无结核性尿道狭窄的患者，可行肠膀胱扩大术。

21. A。解析：长期尿频、尿急，尿痛等膀胱刺激症状，常规抗炎治疗无效，其最可能的疾病是肾结核。

22. D。解析：肾结核的病原菌主要是来自肺结核，也可来自骨关节结核、肠结核等其他器官结核。

23. D。解析：患者临床检查，并未发现尿液中的结核杆菌，有膀胱刺激征。可推断患者可能为病理性肾结核。

25. E。解析：早期附睾结核应用抗结核药物治疗，多数可治愈。如果病变较重，疗效不好，已有脓肿或有阴囊皮肤窦道形成，应在药物治疗配合下做附睾及睾丸切除术。手术应尽可能保留正常的附睾、睾丸组织。

26. C。解析：临床上最明显的男性生殖系结核是附睾结核，从病理检查的结果来看，最常发生的部位是前列腺。附睾结核的原发灶可能在前列腺，附睾尾部的结核，一向认为是经前列腺、输精管逆行感染所致，血行播散的可能性也很大。

29. B。解析：急迫性尿失禁：指在出现严重的尿频、尿急时，排尿不能控制所发生的尿失禁，常见于急性膀胱炎、膀胱结核等。

30. C。解析：肾结核常常以反复出现的泌尿系感染为主要症状。尿检可见大量红细胞及白细胞。肾结核引起原发病变侧肾脏无功能，并形成膀胱挛缩，对侧肾积水。一侧肾无功能，对侧肾重度积水，引起肾功能的改变。

31. D。解析：一侧肾无功能，对侧肾重度积水，引起尿素氮和肌酐明显升高的肾功能改变。这种情况应先行积水侧肾脏造瘘，改善患者的肾功能。

32. B。解析：泌尿系统结核典型的症状是尿频、尿急、血尿或脓尿。全身症状可有体重减轻、低热、乏力或贫血，也可无任何症状而在尿常规检查时才被发现。

33. C。解析：尿常规简单易行，经济实用，通过尿常规可快速判定是否有尿路感染；如果尿常规有大量白细胞，而常规培养无细菌生长，则有助于泌尿系结核的诊断。

34. A。解析：行静脉肾盂造影检查，可了解分侧肾功能、病变程度与范围。

35. A。解析：肾结核首要的治疗是抗结核治疗。

39. B。解析：IVP 检查即静脉肾盂造影，又称排泄性或下行性尿路造影，由于造影剂是从肾脏分泌后显示尿路系统，这种造影方法除可明确肾脏病变外，还可了解肾脏功能。

40. D。解析：患者尿液检查并发现结核杆菌，此时为病理性肾结核，症状较轻。肾结核早期表现为肾盏边缘不光滑，如虫蚀样改变。

41. A。解析：由于患者经抗结核治疗，尿常规已经正常，说明此时抗结核治疗奏效。尿频严重，可能是由于膀胱挛缩造成的急迫性尿失禁。

42. D。解析：男性顽固性的膀胱刺激症状，尿常规有许多白细胞，普通抗生素治疗无效，首先应考虑泌尿系结核。

43. C。解析：对于泌尿系结核的诊断，首选的方法是 IVP 及尿结核杆菌检查。膀胱镜检查是侵入性检查方法，不作为首选。

44. E。解析：患者已有右肾积水，说明结核病变已累及到输尿管，由于肾盂积水，其内感染的肾盂尿液不能得到充分地引流，故药物抗结核治疗不会有效，应采取的治疗方法是口服抗结核药物治疗 2 周后，行右侧肾脏切除术。

45～46. C、E。解析：右侧肾脏不显影，造影呈空腔，右输尿管呈串珠样改变，说明右肾脏破坏严重，病变已经侵及输尿管，此时应行右肾切除术。膀胱挛缩合并健侧肾积水，输尿管全程明显扩张，全身状况尚可者，可在抗结核药物治疗的同时行输尿管皮肤造瘘术。

47～48. A、B。解析：肾脏皮质层肾小球的毛细血管丛中形成多发性微结核病灶，症状较轻，可自愈。尿液检查可见大量红细胞、白细胞及脓细胞，但此期尿液中一般不会见结核杆菌。临床肾结核，病变部位侵入髓质，症状较严重，尿液呈酸性，可见结核杆菌，晚期出现膀胱挛缩，甚至呈尿失禁症状。

49. ABCDEF。**解析**：患者左侧输精管增粗，表面可扪及串珠样改变，是严重附睾结核的表现。应高度怀疑泌尿生殖系结核，应针对结核菌感染检查，一般肺结核为原发感染灶，尿培养排除细菌感染。

50. BDE。**解析**：该患者尿培养无细菌生长，尿结核菌阳性应考虑泌尿生殖系结核，包括左侧附睾结核、泌尿系结核。左侧阴囊肿大，有波动感，透光试验阳性提示伴有睾丸鞘膜积液。

51. B。**解析**：生殖系结核必须了解有无肾结核，该患者尿中查见结核菌应考虑肾结核可能。IVU 是最佳检查，B 超特异性较差，其余有创检查应避免。

52. D。**解析**：早期、联合、适量的抗结核药物治疗是首选，只有抗结核药物治疗 2 周后才考虑手术治疗。

# 第六章 尿石症

一、单选题：以下每道试题有五个备选答案，请选择一个最佳答案。

1. 在上尿路结石的预防中，不正确的是
   A. 足够的饮水，保持尿量在 2000ml 以上
   B. 少饮用牛奶
   C. 少食用富含草酸的食物
   D. 多饮浓茶以起到利尿作用
   E. 少吃动物内脏

2. 男性，37 岁，左肾绞痛 3 天，应用解痉药物后好转。排泄性尿路造影：双肾显示好，左肾轻度积水，左输尿管上段结石 $1.0cm \times 0.8cm$。非手术治疗两周，结石下移1cm。最佳治疗应是
   A. 继续非手术治疗
   B. 肾镜取石
   C. 体外冲击波碎石
   D. 输尿管镜取石
   E. 输尿管切开取石

3. 右肾结石 0.6cm 大小，光滑，肾轻度积水，应采取的治疗方法是
   A. 肾盂切开取石
   B. 肾实质切开取石
   C. 套石术
   D. 非手术治疗
   E. 肾镜取石

4. 对侧肾功能良好的肾结石患者，下列情况可做患侧肾切除的是
   A. 肾盂结石功能尚好
   B. 肾盏结石
   C. 肾下极多发结石
   D. 鹿角形结石合并肾积水
   E. 肾多发结石合并积水，肾功能丧失

5. 男性，48 岁，KUB 及 IVP 证实左输尿管上段结石，直径 1cm，左肾中度积水，试行体外冲击波治疗 3 次。无结石排出，复查 KUB，结石无变化。下一步考虑进行
   A. 左输尿管切开取石术
   B. 输尿管镜取石碎石术
   C. 左肾和输尿管切除术
   D. 反复进行体外冲击波碎石治疗
   E. 保守治疗

6. 下列结石易在碱性尿中形成的是
   A. 尿酸结石
   B. 磷酸盐结石
   C. 草酸盐结石
   D. 胱氨酸结石
   E. 黄嘌呤结石

7. 膀胱结石典型的临床症状包括
   A. 尿频、尿急
   B. 排尿困难
   C. 血尿
   D. 排尿突然中断
   E. 尿痛

8. 膀胱结石直径 2cm，尿检白细胞 3~5 个/HP，最佳治疗方法是
   A. 膀胱镜碎石
   B. 膀胱切开取石
   C. 留置导尿管消炎后，膀胱切开取石
   D. 体外冲击波碎石
   E. 药物排石

二、共用题干单选题：以下提供若干个案例，每个案例下设若干道试题，每道试题有五个备选答案，请选择一个最佳答案。

(9~11 题共用题干)

男性，42 岁，B 超发现左肾结石 1cm 大小，平时无明显症状，偶有腰部酸胀不适感。既往体健，无排石史。初步考虑为上尿路结石。

9. 上尿路结石最常见下列哪项症状

A. 血尿 + 尿痛　　　B. 腰痛 + 血尿

C. 腰痛 + 脓尿　　　D. 尿频 + 血尿

E. 腰痛 + 尿痛

10. 为明确诊断还应做的检查是

A. 尿培养　　　　　B. 膀胱镜检查

C. MRI　　　　　　D. KUB + IVU

E. 尿流率检查

11. 患者首选下列哪项治疗

A. 肾盂切开取石

B. 经皮肾镜取石

C. 口服排石药物

D. 体外冲击波碎石

E. 溶石治疗

(12 ~ 13 题共用题干)

男孩, 3 岁, 常有排尿中断现象, 并伴有疼痛, 患儿常用手搓拉阴茎, 改变体位后, 能够恢复排尿。

12. 患儿最可能的诊断是

A. 膀胱结石　　　　B. 后尿道瓣膜

C. 膀胱炎　　　　　D. 膀胱憩室

E. 前尿道瓣膜

13. 结石的主要成分最可能是

A. 草酸钙结石　　　B. 磷酸钙结石

C. 尿酸结石　　　　D. 胱氨酸结石

E. 磷酸镁铵结石

三、共用备选答案单选题：以下提供若干组试题, 每组试题共用试题前列出的五个备选答案, 请为每道试题选择一个最佳答案。每个备选答案可能被选择一次、多次或不被选择。

(14 ~ 15 题共用备选答案)

A. 体外冲击波碎石

B. 膀胱切开取石

C. 膀胱镜机械碎石

D. 中药排石

E. 自行排石

14. 男性, 56 岁, B 超发现膀胱内结石直径 1cm, 适用何种治疗

15. 男性, 69 岁, B 超发现膀胱内结石直径 1.5cm, 合并膀胱憩室, 适用何种治疗

四、案例分析题：为不定项选择题, 试题由一个病历和多个问题组成。每个问题有六个及以上备选答案, 选对 1 个给 1 个得分点, 选错 1 个扣 1 个得分点, 直扣至得分为 0。

(16 ~ 19 题共用题干)

男性, 32 岁, 反复左侧腰腹绞痛 3 天, 伴恶心、呕吐。疼痛向下腹和左侧腹股沟区及左侧阴囊放射, 尿色黄, 患者痛苦面容。查体：左侧肾区明显叩压痛。血常规正常, 尿常规检查：红细胞 ( + + + )/HP, WBC 2 ~ 3/HP。B 超示：左肾集合系统分离 1.5cm, 输尿管上段扩张, 中段怀疑有花生仁样大小结石。

16. 入院后首选的检查是

A. MRI

B. CT

C. KUB + IVU

D. 同位素肾图

E. 左侧顺行性尿路造影

F. 左侧上尿路逆行造影

17. 该患者 KUB 检查未见异常, 但排泄性尿路造影发现左侧输尿管中段充盈缺损 1.1cm × 0.7cm, 考虑结石。其成分可能是下列哪项

A. 草酸钙结石　　　B. 单纯尿酸结石

C. 磷酸钙结石　　　D. 黄嘌呤结石

E. 磷酸镁铵结石　　F. 胱氨酸结石

18. 该患者肾绞痛入院, 首选下列哪项治疗方式

A. 解痉止痛

B. 经皮肾穿刺造瘘

C．输尿管镜碎石术

D．体外冲击波碎石

E．套石术

F．口服排石药物排石

19．如果检测结石成分是黄嘌呤结石，为预防和减少结石复发，需要采取的措施是

A．大量饮水，每天饮水量＞2000ml

B．大量饮水，每天保持尿量＞2000ml

C．低嘌呤饮食

D．低蛋白饮食

E．酸化尿液

F．戒烟

## 参考答案与解析

1．D　　2．C　　3．D　　4．E　　5．A　　6．B

7．D　　8．A　　9．B　　10．D　　11．D　　12．A

13．C　　14．C　　15．B　　16．C　　17．BDF

18．A　　19．BC

1．D。**解析：** 保证体内足够的水分，是预防尿结石的重要措施之一，饮水量一般每天2500ml已足够，饮用太多易增加泌尿系统的负担。酒类和含酒精的饮料、浓茶、咖啡、可可以及强烈的香料及调味品等，均不宜食用。

2．C。**解析：** 一般来说，6mm以下的肾结石，以保守治疗或观察为主。6mm～2cm的肾结石，首选体外碎石。2cm以上的肾结石首选经皮肾镜取石。

4．E。**解析：** 严重的肾盂积水或肾结石等，病肾已完全丧失功能，而另一侧肾正常，可切除病肾。

5．A。**解析：** 结石以上明显有积水者应优先考虑行输尿管切开取石术。输尿管切开取石术的优点是手术小，可将结石完整取出，甚至1次手术同时取出双侧的输尿管结石。

6．B。**解析：** 在碱性尿中易形成磷酸镁铵及磷酸盐沉积。磷酸镁铵结石主要是由六水磷酸镁铵和碳酸磷灰石所组成的，当尿中的磷酸镁铵和碳酸磷灰石达到过饱和水平时，便会析出晶体。然而，这些晶体需黏附到尿路上皮后才能继续长大成尿石。

7．D。**解析：** 膀胱结石的典型症状为排尿时尿流中断，阴茎头部剧痛，改变体位可使疼痛缓解。

8．A。**解析：** 膀胱镜碎石适用于结石＜2～3cm的膀胱结石、尿道结石、输尿管末端结石，较大的结石需联合采用超声、激光或气压弹道碎石。结石过大、过硬或膀胱憩室病变时，应施行耻骨上膀胱切开取石术。

9．B。**解析：** 肾和输尿管结石，又称上尿路结石，主要症状是疼痛和血尿。其程度和结石部位、大小、活动与否及有无损伤、感染、梗阻等有关。

12．A。**解析：** 膀胱结石疼痛可由于结石对膀胱黏膜的刺激引起。表现为下腹部和会阴部的钝痛，亦可为明显或剧烈的疼痛。活动后疼痛的症状加重，改变体位后可使疼痛缓解。结石嵌于膀胱颈口时可出现明显的排尿困难，并有典型的排尿中断现象。常伴有尿频、尿急、尿痛的症状，排尿终末时疼痛加剧。儿童患者常因排尿时的剧烈疼痛而拽拉阴茎，哭叫不止，大汗淋漓。

13．C。**解析：** 儿童膀胱结石多由于营养不良性酸中毒使尿酸排出过多，并在膀胱内形成结石，儿童膀胱结石的成分特点就是尿酸结石。

14～15．C、B。**解析：** 大多数膀胱结石适用于膀胱镜机械碎石，并将结石取出，适用于结石＜2～3cm者。膀胱结石合并膀胱憩室时，应行膀胱切开取石，同时处理

憨室。

16. C。**解析：**尿路平片（KUB）可显示肾轮廓、位置、大小，腰大肌阴影，不透光阴影以及骨性改变如脊柱侧弯、脊柱裂、肿瘤骨转移、脱钙等。腰大肌阴影消失，提示腹膜后炎症或肾周围感染。侧位片有助于判断不透光阴影如结石的来源。排泄性尿路造影即静脉尿路造影（IVU），静脉注射有机碘造影剂，肾功能良好者 5 分钟即显影，10 分钟后显示双侧肾、输尿管和部分充盈的膀胱。能显示尿路形态是否规则，有无扩张、推移、压迫和充盈缺损等；同时可了解分侧肾功能。

17. BDF。**解析：**由于腹部平片未显示结石影，故要考虑到阴性结石，单纯尿酸结石、黄嘌呤石和胱氨酸结石能透过 X 光，为阴性结石。

18. A。**解析：**患者就诊时表现为肾绞痛，需解痉止痛对症治疗，待疼痛缓解后再做相应处理。

19. BC。**解析：**大量饮水，每天保持尿量 > 2000ml 对所有结石都有预防作用，对于嘌呤类结石的预防措施主要是低嘌呤饮食和碱化尿液。

# 第七章 泌尿、男生殖系统肿瘤

**一、单选题：以下每道试题有五个备选答案，请选择一个最佳答案。**

1. 女性，38 岁，查 B 超发现右肾有一 4cm×3cm 的实质占位，为进一步明确诊断，下列检查最有帮助的是
   A. CT
   B. 尿查脱落细胞
   C. 逆行肾盂造影
   D. 核素肾显像
   E. 排泄性尿路造影

2. 有关阴茎癌，下列哪项是错误的
   A. 大多有包茎或包皮过长史
   B. 很少浸润尿道海绵体
   C. 病理类型主要是鳞癌
   D. 腹股沟淋巴结肿大提示有转移癌
   E. 以手术治疗为主

3. 阴茎癌患者行阴茎部分切除术，断端距肿瘤的距离应为
   A. 0.5cm
   B. 1cm
   C. 2cm
   D. 3cm
   E. 4cm

4. 前列腺癌的内分泌治疗分为部分阻断和完全阻断。完全阻断为
   A. 双侧睾丸切除
   B. 双侧睾丸切除 + 己烯雌酚
   C. 手术或药物去势 + 雄激素受体阻滞剂
   D. 双侧睾丸切除 + 双肾上腺切除
   E. 手术去势 + 药物去势

5. 有关前列腺癌的叙述，下列哪项是错误的
   A. 绝大部分属腺癌
   B. 多发生于老年人
   C. 限于包膜内的肿瘤行前列腺根治切除
   D. 超出包膜的肿瘤则行睾丸切除或内

分泌治疗，必要时放疗
   E. 前列腺摘除术后可排除前列腺癌

6. 男性，50 岁，右腰疼痛，血尿，低热 3 个月。查体：贫血貌，腹部肥大，未扪及肿块，右精索静脉曲张 Ⅲ 度，左精索静脉未见曲张，血沉快。在影像学检查未出结果前，此患者的诊断可能是
   A. 精索静脉曲张
   B. 肾母细胞瘤
   C. 膀胱癌
   D. 肾癌
   E. 肾盂肿瘤

7. 下列哪种泌尿系肿瘤对放射治疗最敏感
   A. 肾癌
   B. 肾盂癌
   C. 输尿管肿瘤
   D. 精原细胞瘤
   E. 膀胱癌

8. 肾盂肿瘤的主要诊断依据是
   A. 镜下血尿
   B. 终末血尿
   C. 全程肉眼血尿
   D. 全血尿伴有血块
   E. 无痛性间歇性肉眼血尿

9. 泌尿系最常见的肿瘤为
   A. 肾脏肿瘤
   B. 输尿管肿瘤
   C. 膀胱肿瘤
   D. 睾丸肿瘤
   E. 阴茎肿瘤

10. 女性，48 岁，间断无痛性肉眼血尿 1 个月。膀胱镜检查发现膀胱左后壁有直径 3cm 大小浅红色绒毛样肿瘤，似水草样在水中漂浮。B 超提示：膀胱左后壁肿瘤，约 3cm×2.8cm 大小，有蒂，肿瘤后方膀胱壁完整。最适合的治疗方法是
    A. 经尿道膀胱肿瘤电切术
    B. 膀胱灌注化疗
    C. 膀胱全切，尿流改道术

D. 膀胱部分切除术

E. 经尿道膀胱镜电灼术

## 二、共用题干单选题：以下提供若干个案例，每个案例下设若干道试题，每道试题有五个备选答案，请选择一个最佳答案。

（11~15 题共用题干）

男性，65 岁，无痛性肉眼血尿 1 个月，经抗炎止血治疗症状消失。查体无异常。IVP：双肾及输尿管显影良好，膀胱区有充盈缺损改变。

11. 为确定诊断，最可靠的检查方法是

    A. MRI     B. 膀胱镜及活检

    C. CT     D. B 超

    E. 逆行造影

12. 假如进一步检查确诊为肿瘤，下列哪项与预后关系最不密切

    A. 细胞分化程度     B. 生长方式

    C. 肿瘤组织类型     D. 有无钙化

    E. 浸润深度

13. 假如确诊为膀胱肿瘤，有关血尿的特征错误的是

    A. 血尿可自行停止或减轻，多数间歇出现

    B. 血尿出现前，可有尿频、尿痛、排尿困难或下腹部肿块

    C. 多数为全程无痛性肉眼血尿

    D. 出血量与肿瘤大小、数目、恶性程度不一致

    E. 血尿与活动有关

14. 膀胱区有充盈缺损改变最不可能的是

    A. 膀胱内血块     B. 前列腺增生

    C. 膀胱结石     D. 膀胱结核

    E. 膀胱肿瘤

15. 假如确诊为膀胱肿瘤，有关其复发错误的是

A. 复发常不在原来部位

B. 复发后不可能治愈

C. 10%~15% 的复发病例恶性程度增加

D. 膀胱肿瘤切除后容易复发

E. 保留膀胱后，3 年内半数以上要复发

（16~21 题共用题干）

女性，60 岁，间歇性无痛性全程肉眼血尿 5 个月，血尿颜色多鲜红色，伴片状小血块。

16. 最可能的诊断是

    A. 肾癌     B. 肾盂癌

    C. 膀胱癌     D. 膀胱结石

    E. 前列腺增生

17. 下列哪项是临床确诊的方法

    A. 排泄性尿路造影

    B. CT

    C. 膀胱造影

    D. 尿脱落细胞检查

    E. 膀胱镜检查、活检

18. 如果是膀胱肿瘤，可帮助判断肿瘤的分期的检查方法不包括

    A. B 超     B. CT

    C. MRI     D. 膀胱镜

    E. 尿脱落细胞检查

19. 下列方法判断膀胱癌的恶性程度，不包括

    A. 病程

    B. Gleason 分级

    C. 尿脱落细胞检查

    D. 流式细胞仪

    E. MRI

20. 对于该患者如病理诊断为浅表性膀胱癌（$T_1$）选择下列何种治疗方法较适宜

A. 放疗 B. 化疗

C. 免疫治疗 D. 经尿道电切术

E. 全膀胱切除术

21. 该患者术后随访最重要的措施是

A. 尿常规

B. B超

C. 尿脱落细胞检查

D. 膀胱镜检

E. CT

（22～24 题共用题干）

男性，57 岁，因无痛肉眼全程血尿就诊，超声检查发现右肾有一直径 3.5cm 实性占位病变。

22. 为能明确诊断，采取下列哪种检查方法

A. KUB B. IVP

C. CT D. MRI

E. 动脉造影

23. 经检查确诊为肾细胞癌，采取下列哪种治疗方法

A. 肾脏切除术

B. 肾部分切除术

C. 根治性肾切除术

D. 肾脏切除术＋化疗

E. 肾肿瘤切除＋化疗

24. 如肾切除后病理诊断为肾透明细胞癌，则肿瘤源自

A. 肾脏间质细胞 B. 肾小盏

C. 肾小球 D. 肾小囊

E. 肾小管

（25～26 题共用题干）

男性，45 岁，全程性无痛性肉眼血尿反复发作 2 个月，近 1 个月来低热。查体：右侧肾可扪及，轻叩痛。血沉 40mm/h。X线腹部平片：右侧肾影增大，有壳状钙化影。静脉肾盂造影：右肾上盏充盈缺损，

中盏有弧形压迹。

25. 最可能的诊断是

A. 肾癌 B. 肾盂癌

C. 肾结核 D. 输尿管肿瘤

E. 肾盂肾炎

26. 治疗应选择的方法是

A. 单纯右肾切除

B. 右肾根治性切除

C. 右肾造瘘

D. 右肾部分切除

E. 放射疗法

（27～28 题共用题干）

男性，69 岁，进行性排尿困难 3 年。查体：前列腺右叶质硬，血清 PSA 75ng/ml。经直肠超声示前列腺内低回声灶，并累及右侧精囊。

27. 下列哪项是最适宜的治疗

A. 暂不处理，密切随诊

B. 根治性前列腺切除术

C. 根治性前列切除＋放疗

D. 双侧睾丸切除＋化疗

E. 根治性前列腺切除＋化疗

28. 下列哪项是确诊前列腺癌最可靠的方法

A. 直肠指检

B. B超

C. 前列腺特异抗原测定

D. 血清酸性磷酸酶测定

E. 活体组织检查

（29～32 题共用题干）

男性，75 岁，主因排尿困难 5 年，腰背痛 2 个月来诊。查前列腺左叶有直径 1cm 质硬结节，PSA ＞100ng/ml。

29. 可能是下列哪项诊断

A. 良性前列腺增生症

B. 前列腺癌

C. 前列腺炎

D. 前列腺结节

E. 前列腺脓肿

30. 为明确诊断应采取的措施是

    A. B超

    B. 放射性核素全身骨扫描

    C. 直肠指诊

    D. 经直肠前列腺穿刺活检

    E. MRI

31. 磁共振检查发现第 2、3、4 腰椎有成骨性病灶，该患者治疗应采取的治疗方法是

    A. 理疗

    B. 牵引

    C. TURP

    D. 前列腺癌根治术

    E. 去势治疗

32. 患者诉腰痛，且骨转移明确，为延缓骨转移临床进展及缓解症状，此时有效的药物选择应为

    A. 布洛芬

    B. 阿托品

    C. 钙剂

    D. 择泰（唑来膦酸）

    E. 针灸治疗

三、案例分析题：为不定项选择题，试题由一个病历和多个问题组成。每个问题有六个及以上备选答案，选对 1 个给 1 个得分点，选错 1 个扣 1 个得分点，直扣至得分为 0。

（33～36 题共用题干）

    男性，46 岁，反复无痛性全程肉眼血尿 6 个月余。血尿未经治疗，自行消失。血尿时，偶有片状血凝块，无尿频、尿急、尿痛等膀胱刺激症状，查体无阳性发现。B超检查：双肾及输尿管无异常，膀胱内发现实质占位，大小 2.5cm×2.5cm。考虑膀胱肿瘤。

33. 该病例确诊需要做的检查是

    A. 静脉肾盂造影

    B. 盆腔 CT

    C. MRI

    D. 膀胱镜检 + 活检术

    E. 全身骨扫描

    F. PET（正电子发射断层扫描）

34. 镜检见肿瘤位于膀胱三角区，活检确诊为膀胱移行细胞癌 I 级，CT 示肿瘤未侵犯到膀胱肌层。该患者肿瘤分期可能是

    A. $T_0$               B. $T_a$

    C. $T_1$               D. $T_2$

    E. $T_3$               F. $T_4$

35. 下一步采取的治疗方案可选择下列哪项

    A. 膀胱部分切除术

    B. 放疗 + 化疗

    C. 经尿道膀胱肿瘤电切术

    D. 经尿道冷冻切除术

    E. 膀胱癌根治术

    F. 单纯膀胱灌注 BCG

36. 术后可采用的预防复发措施是

    A. 对密切接触致癌物质人员加强劳动保护

    B. 戒烟

    C. 定期复查膀胱镜

    D. 膀胱灌注化疗药物或 BCG

    E. 使用免疫调节剂

    F. 低脂饮食

## 参考答案与解析

1. A    2. D    3. C    4. C    5. E    6. D

7. D    8. E    9. C    10. A    11. B    12. D

13. E    14. B    15. B    16. C    17. E    18. E

19. B    20. B    21. D    22. C    23. C    24. E

25. A    26. B    27. D    28. E    29. B    30. D

31. E 32. D 33. D 34. BC 35. C
36. ABDE

1. A。**解析：**CT 对肾癌的确诊率高，能显示肿瘤大小、部位、邻近器官有无受累，是目前诊断肾癌最可靠的影像学方法。

2. D。**解析：**腹股沟淋巴结肿大并不表示阴茎癌转移，多数是炎性反应。

3. C。**解析：**阴茎部分切除术切除范围应距肿瘤边缘至少 2cm 以上正常组织。因常伴有感染，手术前最好先抗炎治疗一周，包括病灶局部的抗炎处理。

4. C。**解析：**前列腺癌绝大部分为雄激素依赖性，手术或药物去势 + 雄激素受体阻滞剂可完全阻断雄激素的产生及作用途径，达到控制前列腺癌及其转移病灶的目的。

5. E。**解析：**前列腺肥大手术摘除的仅是增生部分，而遗留下外层前列腺。

6. D。**解析：**患者出现肾癌的临床表现，同时此老年患者出现右精索静脉曲张Ⅲ度，大多要考虑为肿瘤引起的症状性曲张。

7. D。**解析：**精原细胞瘤对放射治疗比较敏感，术后可配合放射治疗，亦可配合苯丙酸氮芥等烷化剂或顺铂为主的综合治疗。

8. E。**解析：**肾盂肿瘤绝大部分为尿路上皮癌，无痛性间歇性肉眼血尿为其病变特点。

9. C。**解析：**泌尿系最常见的肿瘤为膀胱肿瘤，其次为肾脏肿瘤。

22. C。**解析：**CT 检查为肾癌与肾脏其他类型肿瘤鉴别的最好的方法之一。

23. C。**解析：**肾癌的手术治疗原则为根治性肾切除术。

24. E。**解析：**肾透明细胞癌从肾小管上皮细胞发生。

25. A。**解析：**间歇无痛性肉眼血尿为肾肿瘤的常见症状，疼痛常为腰部钝痛或隐痛，多由于肿瘤生长牵拉肾包膜或侵犯腰肌、邻近脏器所致。X 线检查泌尿系统平片（KUB）可见肾外形增大，偶见肿瘤散在钙化。静脉尿路造影（IVU）可见肾盏肾盂因肿瘤挤压或侵犯，出现不规则变形、狭窄、拉长、移位或充盈缺损。

26. B。**解析：**根治性肾切除术是肾癌最主要的治疗方法。切口可以经腹或经腰途径，需充分暴露，首先结扎肾蒂血管可减少出血和癌细胞的扩散。切除范围包括患肾、肾周脂肪及肾周筋膜、区域肿大淋巴结。应用生物制剂白细胞介素 2（IL－2）、干扰素－α（IFN－α）等免疫治疗，对预防转移癌有一定疗效。肾癌具有多种药物耐药基因，对放射治疗及化学治疗不敏感。

29. B。**解析：**前列腺癌多数发生在老年男性，常常出现 PSA 升高，前列腺发现结节。前列腺癌容易出现骨转移。

30. D。**解析：**前列腺癌的确诊依靠经直肠前列腺穿刺活检或针吸细胞学检查。

31. E。**解析：**前列腺癌多数为雄激素依赖型，去势治疗可控制和缓解病变的发展。

33. D。**解析：**肿瘤定性诊断需依靠病理学检查，影像学检查不是肿瘤诊断的金标准。PET（正电子发射断层扫描）一般不用于膀胱肿瘤的诊断。

34. BC。**解析：**肿瘤向膀胱腔内生长，形成占位性病变，故排除 $T_0$ 分期（无原发肿瘤证据），由于肿瘤未侵犯到膀胱肌层，该患者肿瘤分期可能是 $T_a$ 或 $T_1$ 期。

35. C。**解析：**由于分级低（提示分化良好），$T_a$ 或 $T_1$ 期肿瘤，归于浅表性膀胱癌，应采取保留膀胱的手术治疗方案。由于肿瘤在膀胱三角区，不宜选用膀胱部分切除术。膀胱灌注 BCG 可用于保留膀胱的手术后，预防膀胱肿瘤复发。

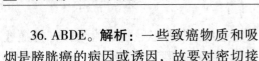

36. ABDE。**解析：**一些致癌物质和吸烟是膀胱癌的病因或诱因，故要对密切接触致癌物质人员加强劳动保护和对吸烟者采取戒烟措施；膀胱灌注化疗药物或 BCG 能有效预防膀胱癌复发，临床上较常采用；一些免疫调节剂也可以预防膀胱肿瘤的复发。复查膀胱镜只能尽早发现复发肿瘤，而不能起到预防作用。

# 第八章　泌尿、男生殖系统其他疾病

**一、单选题：以下每道试题有五个备选答案，请选择一个最佳答案。**

1. 精索静脉曲张可导致精子数量减少，活动力减低，原因是
   A. 阴囊温度增高
   B. 睾丸温度增高
   C. 附睾组织缺氧
   D. 睾丸组织缺氧
   E. 左精索静脉反流到睾丸的血含肾上腺皮质类固醇及代谢产物，抑制睾丸生精功能

2. 关于精索静脉曲张，错误的是
   A. 精索静脉曲张常见于左侧，但静脉及其瓣膜均无病变
   B. 左肾癌可能出现左侧精索静脉曲张
   C. 精索静脉曲张平卧位时可消失
   D. 左侧精索静脉呈直角注入左肾静脉
   E. 精索静脉曲张的常见症状是阴囊下坠感

3. 关于鞘膜积液的治疗，下列哪项治疗措施不恰当
   A. 积液量多、体积大时作鞘膜翻转术
   B. 交通性鞘膜积液在内环处高位结扎鞘状突
   C. 积液量多时穿刺抽液治疗
   D. 婴儿鞘膜积液及成人较小的鞘膜积液无需手术治疗
   E. 精索鞘膜积液应将鞘膜囊全部切除

4. 交通性睾丸鞘膜积液，哪项是正确的
   A. 单纯鞘膜翻转术也可获得满意的治疗效果
   B. 精索鞘膜积液同时伴有睾丸鞘膜积液称之为交通性鞘膜积液
   C. 平卧后鞘膜积液会逐渐缩小
   D. 站立后透光试验仍阴性

E. 单纯抽液治疗可获得良好疗效

5. 有关精索静脉曲张的治疗，下列哪项是错误的
   A. 无症状或症状较轻者，可穿弹力裤或用阴囊托带
   B. 高位结扎和切断精索内静脉
   C. 精索内静脉与腹壁深静脉吻合
   D. 行精索内静脉栓塞
   E. 切除阴囊内部分扩张的静脉

6. 男性，29岁，结婚4年不育来就诊。查体：左侧阴囊下垂，左侧睾丸较右侧小，左侧精索扪及团状肿块。该患者诊断是
   A. 左侧精索静脉曲张
   B. 左睾丸炎
   C. 左睾丸萎缩
   D. 左侧斜疝
   E. 左侧精索静脉炎

7. 男性，18岁，右侧阴囊肿大1年，肿块大小无变化，无明显疼痛。查体：右侧阴囊肿大，精索正常，可触及囊性感肿块，挤压时无变化，睾丸大小触及不清，透光试验为阳性。该患者诊断为
   A. 右侧斜疝
   B. 右睾丸鞘膜积液
   C. 右睾丸肿瘤
   D. 右交通性鞘膜积液
   E. 右精索静脉曲张

8. 关于睾丸鞘膜积液，不恰当的是
   A. 婴幼儿睾丸鞘膜积液可自愈
   B. 精索静脉曲张可继发睾丸鞘膜积液
   C. 阴囊内容物手术后可继发睾丸鞘膜积液
   D. 附睾炎症可继发睾丸鞘膜积液

E. 透光试验阴性不可排除睾丸鞘膜
积液

9. 男性，28岁，左侧阴囊内肿块半年，时
有挤压痛，无热，不影响活动。查体：
左侧阴囊肿大，触之睾丸上部有一囊性
肿块，牵拉睾丸可随之活动，挤压不变
小，睾丸可触及正常大小，透光试验为
阳性。该患者诊断为
A. 睾丸鞘膜积液
B. 精索鞘膜积液
C. 交通性鞘膜积液
D. 左侧斜疝
E. 精液囊肿

10. 精索静脉曲张多见于左侧的原因，应
除外
A. 左侧的精索内静脉行程较长，并垂
直进入左肾静脉，因而血流阻力
较大
B. 左侧精索静脉受到前方乙状结肠
压迫
C. 肠系膜上动脉和主动脉在搏动时压
迫左肾内静脉回流
D. 精索内静脉周围的结缔组织薄弱，
瓣膜功能不健全，左侧受影响尤为
明显
E. 下尿路梗阻时，可发生左侧精索静
脉曲张

**二、共用题干单选题：以下提供若干个案
例，每个案例下设若干道试题，每道
试题有五个备选答案，请选择一个最
佳答案。**

（11～14题共用题干）

男性，21岁，发现右阴囊内鸡蛋大小
肿块半年，不痛，平卧不消失。精索无明
显异常，肿块扪之囊性感，透光试验
（＋）。

11. 最可能的诊断为

A. 睾丸鞘膜积液
B. 睾丸肿瘤
C. 腹股沟斜疝
D. 精索鞘膜积液
E. 交通性鞘膜积液

12. 首选下列哪项治疗
A. 热敷　　　　B. 穿弹力内裤
C. 手术治疗　　D. 理疗
E. 阴囊托起

13. 如果选择手术治疗，术后并发症应
除外
A. 阴囊血肿
B. 术中未行睾丸固定而发生睾丸扭转
C. 损伤动脉引起的睾丸萎缩
D. 精索静脉曲张
E. 手术不彻底而复发

14. 如果该患者年龄为8个月，其首选下
列哪项治疗
A. 热敷　　　　　B. 穿弹力内裤
C. 穿刺抽吸治疗　D. 等待观察
E. 阴囊托起

（15～17题共用题干）

男性，31岁，发现左侧阴囊内软性肿
块2年，不痛，平卧不消失。透光试验
（－），结婚4年，未育，检查精液常规提
示弱精症。

15. 最可能的诊断为
A. 睾丸鞘膜积液
B. 睾丸肿瘤
C. 腹股沟斜疝
D. 精索鞘膜积液
E. 左侧精索静脉曲张

16. 下列哪项治疗较恰当
A. 阴囊热敷
B. 左侧精索静脉高位结扎
C. 切除阴囊内肿块

D. 微波治疗

E. 阴囊冷敷

17. 如果选择手术治疗，术后最常见

A. 阴囊皮肤坏死

B. 术中未行睾丸固定而发生睾丸扭转

C. 睾丸癌变

D. 睾丸血肿

E. 手术不彻底而复发

三、共用备选答案单选题：以下提供若干组试题，每组试题共用试题前列出的五个备选答案，请为每道试题选择一个最佳答案。每个备选答案可能被选择一次、多次或不被选择。

(18～19 题共用备选答案)

A. 精索静脉曲张 B. 鞘膜积液

C. 鞘膜积血 D. 睾丸肿瘤

E. 附睾炎

18. 可能继发于肾肿瘤的是

19. 新生儿多见

## 参考答案与解析

1. E 2. A 3. C 4. C 5. E 6. A

7. B 8. B 9. B 10. E 11. A 12. C

13. D 14. D 15. E 16. B 17. E 18. A

19. B

1. E。**解析**：精索静脉曲张导致精子数量减少，活动力减低的原因是左精索静脉反流到睾丸的血含肾上腺皮质类固醇及代谢产物，抑制睾丸生精功能。

5. E。**解析**：对严重精索静脉曲张应进行高位结扎术，一般先不采用阴囊切口，因曲张血管分支较多，不易结扎完全。

8. B。**解析**：婴儿的鞘膜积液常可自行吸收消退，可不急于手术治疗。睾丸鞘膜积液和精索静脉曲张是两个毫不相关的疾病。阴囊内的手术容易引起睾丸鞘膜积液，因此在手术的同时应该常规行睾丸鞘膜翻转术。附睾炎症可导致炎性液体渗出，从而继发睾丸鞘膜积液；透光试验阴性并不能说明睾丸鞘膜内没有积液，当鞘膜积液为脓性、血性、乳糜性时透光试验往往是阴性的。

10. E。**解析**：下尿路梗阻不能使精索内静脉血液受阻而形成机械性压迫。

11. A。**解析**：睾丸鞘膜积液为椭圆形，质软，有囊性感，触不到睾丸及附睾，积液多、张力大者较硬，似实质性肿物，但透光试验阳性。根据患者临床表现可考虑为睾丸鞘膜积液。

12. C。**解析**：鞘膜积液的手术治疗方法简单、创伤小、效果好，故首选手术治疗。

14. D。**解析**：婴幼儿单纯性鞘膜积液往往可以自行吸收，无需手术治疗。

# 第七篇
# 小儿外科学

# 第一章　小儿普通外科

## 一、单选题：以下每道试题有五个备选答案，请选择一个最佳答案。

1. 关于皮样囊肿的描述，错误的是
   A. 常位于下睑部
   B. 深层常和骨膜粘连无移动
   C. 表面光滑，表层皮肤正常
   D. 多在 1 岁左右出现
   E. 囊内充满油脂，常混合毛发

2. 甲状腺扫描最有独特重要价值的适应证是
   A. 甲状腺癌的判定
   B. 甲状腺炎的鉴别
   C. 甲亢确诊
   D. 甲状腺瘤的判定
   E. 异位甲状腺的判定

3. 有关肠套叠的手术治疗下列哪一项是不可取的
   A. 对不能复位及肠坏死病例，应行坏死肠段切除、肠吻合术
   B. 常规切除阑尾
   C. 手法复位在套入部顶端挤压时要轻柔均匀
   D. 套入部与鞘部有粘连整复困难时，可试用小指分离
   E. 套叠是由 Meckel 憩室引起者，病情允许，可将其切除

4. 小儿肠套叠空气灌肠中一旦发生肠穿孔，应首选
   A. 经肛管肠腔排气减压
   B. 气管插管辅助呼吸
   C. 针刺腹腔放气减压
   D. 吸氧
   E. 开放静脉通道

5. 婴儿肠套叠诊断中最不应忽视哪项体征
   A. 呕吐
   B. 阵发性哭吵
   C. 腹部轻压痛
   D. 直肠指检有果酱色黏液血便
   E. 发热

## 二、共用题干单选题：以下提供若干个案例，每个案例下设若干道试题，每道试题有五个备选答案，请选择一个最佳答案。

（6~9 题共用题干）

男孩，6 岁，腹痛 18 小时，伴呕吐 2 次，呕吐物为胃内容物，发热 6 小时，体温 38℃，排稀黄便 3 次。腹部查体：腹平，双下腹压痛及肌紧张，以右下腹为著，无反跳痛，未触及包块。血白细胞 $13 \times 10^9$/L，中性粒细胞 74%。

6. 首先考虑的诊断是
   A. 肠痉挛
   B. 急性肠系膜淋巴结炎
   C. 急性肠套叠
   D. 急性阑尾炎
   E. 急性肠炎

7. 对于儿童，支持该诊断最可靠的腹部阳性体征是
   A. 腰大肌试验（＋）
   B. 闭孔内肌试验（＋）
   C. 结肠充气试验（＋）
   D. 右下腹部固定压痛及肌紧张
   E. 肛诊直肠黏膜水肿

8. 最有意义的辅助检查是
   A. 血常规　　　　B. 尿常规
   C. 腹部 X 线片　　D. 腹部 CT
   E. 消化道造影

9. 若诊断明确，对患儿正确的处理方法是

A. 对症处理　　　　B. 输液观察

C. 转入内科治疗　　D. 抗炎治疗

E. 手术治疗

（10～13题共用题干）

男孩，3岁，玩耍后不停哭闹伴呕吐6小时。右腹股沟部有一小包块1年余，平时平卧后可缩小，此时平卧后包块不缩小且有触痛。查体：右侧阴囊肿胀，内可触及肿块，肿块呈蒂状延至腹股沟部。

10. 首先考虑的诊断为

　　A. 腹股沟直疝

　　B. 腹股沟斜疝嵌顿

　　C. 股疝

　　D. 滑动性疝嵌顿

　　E. 右侧睾丸肿瘤

11. 该患儿若采取手术治疗，术中的关键问题在于

　　A. 鉴别是斜疝还是直疝

　　B. 搞清楚疝内容物是什么

　　C. 进行疝内容物回纳修补术

　　D. 判断疝内容物的生命力

　　E. 了解水、电解质紊乱及酸碱平衡失调情况

12. 若患儿在术中发现疝内容物系小肠，且肠管发黑，应如何处理

　　A. 坏死肠管外置术

　　B. 坏死肠段切除肠吻合复位后行疝囊高位结扎术

　　C. 切开疝环，回纳肠管后行Bassini修补术

D. 肠切除术后行McVay修补术

E. 剖腹行肠切除吻合术

13. 术中见疝内容物系小肠，疝环狭小，小肠不易回纳，此情况应采取下列哪项措施

　　A. 稍加压力待小肠回纳

　　B. 松解内环解除压迫，判断肠管血运

　　C. 行嵌顿小肠外置术，水肿消退后二期手术回纳肠管

　　D. 将腹股沟韧带切断，扩大疝环后回纳肠管

　　E. 切断陷窝韧带，扩大疝环后回纳肠段

## 参考答案与解析

1. A　2. E　3. B　4. C　5. D　6. D
7. D　8. A　9. E　10. B　11. D　12. B
13. B

1. A。**解析：**皮样囊肿可发生于头、面、颈以及躯干，尤其好发于眼眶、眉弓外侧、鼻中线部以及口底如颏下或舌下等部位。

3. B。**解析：**对不能复位及肠坏死的病例，应切除坏死肠段，行一期吻合，效果良好。手法复位要轻柔，避免肠浆膜破裂。如有粘连可试行分离。如肠套叠是由Meckel憩室引起，病儿情况允许，可将其切除，以防套叠复发。除非阑尾一并套入，发生淤血、坏疽或肠系膜血管栓塞，应将其切除，否则不做常规阑尾切除。

# 第二章　小儿矫形外科

一、单选题：以下每道试题有五个备选答案，请选择一个最佳答案。

1. 新生儿先天性肌性斜颈的特征性改变是
   A. 头偏向健侧、下颌转向患侧
   B. 面部不对称
   C. 颈部淋巴结增大
   D. 两眼不在同一平面
   E. 胸锁乳突肌肿块

2. 对于 2~3 岁儿童的先天性肌性斜颈的治疗可选择
   A. 局部热敷，按摩
   B. 手法牵引，头部扳正
   C. 切断胸锁乳突肌胸骨头和锁骨头
   D. 切除胸锁乳突肌

   E. 胸锁乳突肌和斜方肌部分切除

## 参考答案与解析

1. E　2. C

1. E。**解析：** 先天性肌性斜颈新生儿在出生后 7~10 天，发现胸锁乳突肌中、下交界处出现肿块，质硬、呈圆形或椭圆形，肿块可以前后活动，触之则婴儿哭闹。头偏向患侧，下颌转向健侧，下颌转向患侧受限。2~3 个月后肿块逐渐缩小，逐渐出现面部不对称。随生长发育，面部畸形渐重，患侧之耳、眉、眼均低下，较重时两眼不在同一平面。

# 第三章　小儿心胸外科

一、单选题：以下每道试题有五个备选答案，请选择一个最佳答案。

1. 女孩，12 岁，自幼发现心脏杂音，平时无明显症状。体格检查发现脉压差增大，血压 120/53mmHg，考虑为先天性心脏病，动脉导管未闭。为证实该诊断，可选择以下检查，除了
   A. 心脏听诊检查
   B. 右心导管检查
   C. 超声心动图检查
   D. 心电图运动试验
   E. 逆行主动脉弓降部造影

2. 正常情况下动脉导管未闭应在以下哪段时间内关闭
   A. 1 岁内　　　　　B. 2～3 周
   C. 4～6 周　　　　D. 6 周以后
   E. 出生时都应关闭

3. 有关合并室间隔缺损之较大动脉导管未闭，最佳的手术方法是
   A. 结扎法
   B. 钳闭法
   C. 体外循环下直接缝合法
   D. 导管介入填塞法
   E. 直接切断缝合法

二、共用题干单选题：以下提供若干个案例，每个案例下设若干道试题，每道试题有五个备选答案，请选择一个最佳答案。

（4～7 题共用题干）

女孩，7 岁，自幼发现有心脏杂音，超声心动图曾诊断为"先天性心脏病，动脉导管未闭"，但未做手术治疗。近 2 年来患者出现活动后气急、心悸，活动受限，步行登梯仅能上 3 层楼。查体：一般情况可，口唇无青紫，血压 105/68mmHg，心率 98 次/分，律齐，可闻及早搏 1～2 次/分，胸骨左缘第 2 肋间闻及连续性杂音 2 级，肺动脉瓣区第二心音亢进，未扪及震颤。

4. 患者未闭导管的位置最可能的是位于
   A. 升主动脉与肺总动脉之间
   B. 降主动脉与肺总动脉之间
   C. 升主动脉与左肺动脉之间
   D. 降主动脉与左肺动脉之间
   E. 升主动脉与右肺动脉之间

5. 在对该患者的体格检查中，特别应注意的是
   A. 有无股动脉枪击音
   B. 有无双上肢紫绀
   C. 有无双下肢紫绀
   D. 有无体格发育不良
   E. 有无颈静脉怒张

6. 如果心导管检查结果患者仍为左向右分流，但患者出现持续发热，最恰当的处理为
   A. 患者出现发热，为手术禁忌证
   B. 立即手术
   C. 抗生素控制感染，直至体温平稳再手术
   D. 抗生素控制感染 2～3 个月，即使体温不降也应手术
   E. 继续观察，暂不处理

7. 在结扎导管时，尤其应注意保护的邻近组织是
   A. 喉返神经　　　　B. 迷走神经
   C. 膈神经　　　　　D. 喉上神经
   E. 肋间神经

## 参考答案与解析

1. D   2. B   3. C   4. D   5. C   6. D
7. A

1. D。**解析：** 动脉导管未闭听诊时有较为典型的连续性机器样杂音，有助于诊断。而右心导管、超声心动图和逆行主动脉弓降部造影等影像学检查均对确诊动脉导管未闭有帮助。心电图运动试验主要用于检查心肌供血情况，了解冠状动脉病变，对 PDA 则无诊断意义。

2. B。**解析：** 在胎儿期间动脉导管未闭是正常生理所必需的，但出生后（一般 2~3 周）导管应自动闭合。

第八篇

# 烧伤外科学

# 第一章 概 论

**一、单选题：以下每道试题有五个备选答案，请选择一个最佳答案。**

1. 按引起烧伤的原因分类，下列哪项是错误的
   A. 热力烧伤
   B. 物理烧伤
   C. 化学烧伤
   D. 电烧伤
   E. 放射烧伤

2. 电烧伤急救时，错误的是
   A. 呼吸停止需立即行人工呼吸，直至自主呼吸完全恢复
   B. 人工呼吸频率为 14~16 次/分，胸外心脏按压为 100~120 次/分
   C. 若患者呼吸心跳停止，瞳孔扩大、固定通常意味脑死亡发生
   D. 烧伤初期大量补液并碱化尿液是预防急性肾衰竭的有效措施
   E. 深部组织损伤坏死，伤口需开放治疗

3. 烧伤的致伤因素中，最常见的是
   A. 电烧伤
   B. 热力烧伤
   C. 生石灰烧伤
   D. 磷烧伤
   E. 酸、碱烧伤

4. 一成年男性，因倒开水时不慎摔倒，双上肢被烧伤，创面渗出明显，创基红白相间，痛觉较迟钝。该患者烧伤面积和深度的诊断是
   A. 9%，Ⅰ度烧伤
   B. 10%，深Ⅱ度烧伤
   C. 10%，浅Ⅱ度烧伤
   D. 18%，浅Ⅱ度烧伤
   E. 18%，深Ⅱ度烧伤

5. 按新九分法计算，小儿下肢面积所占的比例较成人小
   A. 10%
   B. 年龄数%
   C. （12 + 年龄）%
   D. （12 - 年龄）%
   E. 1/2

6. 男孩，5 岁，双下肢（包括臀部）开水烫伤 1 小时入院。查体：T 36.6℃，P 110 次/分，R 22 次/分，BP 90/70mmHg，双下肢散在大小水疱，创基潮红，渗出多，触痛明显。诊断为
   A. 烫伤 39%，双下肢浅Ⅱ度
   B. 烫伤 40%，双下肢深Ⅱ度
   C. 烫伤 36%，双下肢浅Ⅱ度
   D. 烫伤 30%，双下肢深Ⅱ度
   E. 烫伤 39%，双下肢深Ⅱ度

7. 成人Ⅱ、Ⅲ度烧伤面积超过多少应该给予液体复苏治疗
   A. 3%
   B. 20%
   C. 10%
   D. 25%
   E. 15%

8. 防治烧伤感染的说法，恰当的是
   A. 所有患者均需经验用药
   B. 创面感染严重者围术期需应用敏感抗生素
   C. 应用抗生素是控制感染的唯一办法
   D. 因为烧伤创面位于体表，应提倡将全身应用的抗生素用于创面局部，以减轻副作用
   E. 只要烧伤创面存在，就应使用抗生素

9. Ⅰ度烧伤的组织学划分是指
   A. 表皮角质层 + 透明层 + 颗粒层
   B. 表皮角质层 + 透明层
   C. 表皮浅层
   D. 表皮角质层 + 透明层 + 颗粒层 +

棘层

E. 表皮角质层 + 透明层 + 颗粒层 + 棘层 + 生发层

10. 临床深度烧伤是指
    A. Ⅲ 度
    B. 偏深的Ⅰ度
    C. 典型的深Ⅱ度以上的烧伤
    D. 浅Ⅱ度和深Ⅱ度
    E. Ⅱ度和Ⅲ度

11. 有关小儿体表面积的估计，错误的是
    A. 小儿体表面积的特点是头大下肢小
    B. 中国九分法不适用于小儿
    C. 小儿头颈部体表面积为：(21 − 年龄)%
    D. 小儿双下肢体表面积为：(34 + 年龄)%
    E. 小儿躯干（含会阴）体表面积为27%

12. 男孩，6 岁，不慎被开水烫伤头颈部及双上肢，则该患者烫伤面积为
    A. 20%　　　　　B. 19%
    C. 33%　　　　　D. 40%
    E. 15%

13. 小儿体表面积计算与成人的区别在于
    A. 头大，躯干小，四肢相似
    B. 头大，四肢小，躯干相似
    C. 头大，四肢、躯干相似
    D. 头大，躯干大，四肢相似
    E. 头大，下肢小，躯干相似

14. 下列描述中正确的是
    A. 成人单手面积占总体表面积的3%，掌侧占1.25%
    B. 小儿单手面积占总体表面积的2%，掌侧占1.25%
    C. 五指并拢，手掌面积约等于体表面积的1%

    D. 手掌法是检查者用自己的手掌来测量患者表面积的方法
    E. 手掌法测量体表面积时手指应分开

15. 救治大面积Ⅲ度烧伤的有效方法是
    A. 大剂量应用抗生素
    B. 晚期切、削痂加大张异体皮移植
    C. 创面磺胺嘧啶银保痂
    D. 早期切痂或削痂与皮肤移植
    E. 早期行创面包扎，后期行切痂植皮

16. 男性，48 岁，烧伤面积93%，Ⅲ度烧伤面积44%，主要分布在双下肢和右上肢。首次手术宜采取
    A. 一次性切痂，大张中厚皮移植
    B. 一次性切痂，自体、异体皮相间移植
    C. 一次性切痂，网状皮移植
    D. 一次性切痂，微粒皮移植
    E. 右上肢一次性切痂，复合皮移植

17. 70%的烧伤患者，体重60kg，处于伤后第6h，尿量持续在30~50ml/h，1h内心率由110 次/分升至140 次/分。下列哪项处理措施最为妥当
    A. 用利尿剂　　　B. 用强心剂
    C. 应用碱性药物　　D. 进行补液试验
    E. 减慢输液速度

二、共用题干单选题：以下提供若干个案例，每个案例下设若干道试题，每道试题有五个备选答案，请选择一个最佳答案。

(18~20 题共用题干)

8 岁小孩，不慎将暖水瓶打碎而致双下肢烫伤。

18. 最恰当的现场急救方法是
    A. 立即将浸有热水的衣物脱掉
    B. 立即将患儿送到烧伤专科医院诊治
    C. 立即脱掉浸有热水的衣物，用凉毛巾湿敷创面

D. 立即拨打急救中心电话，将患儿送
往医院救治

E. 立即口服去痛片

19. 该患儿烧伤面积是
A. 35%　　　　　B. 50%
C. 45%　　　　　D. 42%
E. 30%

20. 到医院后应首先采取的急救措施是
A. 应用外用药
B. 立即拍照胸部 X 线片
C. 行气管切开术
D. 导尿
E. 静脉穿刺补液

（21～23 题共用题干）

男性，30 岁，电工，因操作不慎产生
电火花，引起面、颈前部烧伤，创面有水
疱，部分水疱破损，创面基底红白相间，
有疼痛。

21. 该患者烧伤面积约为
A. 3%　　　　　B. 4.5%
C. 9%　　　　　D. 10%
E. 15%

22. 根据以上描述，对该患者烧伤深度的
诊断为
A. Ⅰ度　　　　B. 浅Ⅱ度
C. 深Ⅱ度　　　D. Ⅲ度
E. 无法判断

23. 根据病情判断烧伤严重程度为
A. 轻度烧伤　　B. 中度烧伤
C. 重度烧伤　　D. 特重度烧伤
E. 无法判断

（24～27 题共用题干）

男性，18 岁，右足和右小腿被开水烫
伤 30 分钟。查体：伤部有水疱伴剧痛，创
面基底部潮红，渗出明显。

24. 患者烧伤面积和深度的诊断为

A. 5%浅Ⅱ度　　　B. 5%深Ⅱ度
C. 10%浅Ⅱ度　　　D. 10%深Ⅱ度
E. 15%浅Ⅱ度

25. 通常愈合时间为
A. 2～3 日　　　　B. 3～5 日
C. 1～2 周　　　　D. 3～4 周
E. 4～6 周

26. 在现场急救中，减轻疼痛和损害的方
法宜采取
A. 尽量少触动伤肢
B. 肌注地西泮
C. 外涂清凉油
D. 局部制动
E. 冷疗

27. 创面处理宜采用
A. 包扎治疗
B. 半暴露治疗
C. 暴露治疗
D. 包扎加半暴露治疗
E. 半暴露加暴露治疗

三、共用备选答案单选题：以下提供若干
组试题，每组试题共用试题前列出的
五个备选答案，请为每道试题选择一
个最佳答案。每个备选答案可能被选
择一次、多次或不被选择。

（28～30 题共用备选答案）
A. 烧伤后可引发白内障
B. 创面疼痛剧烈，常侵蚀骨组织
C. 创面自行愈合后往往遗留明显的
瘢痕
D. 伤后出现声嘶和喘鸣
E. 伤后常出现剧烈呕吐

28. 吸入性损伤为

29. 高压电击伤为

30. 氢氟酸烧伤为

## 参考答案与解析

1. B  2. C  3. B  4. E  5. D  6. A

7. B  8. B  9. C  10. C  11. B  12. C

13. E  14. C  15. D  16. D  17. D  18. C

19. D  20. E  21. B  22. C  23. A  24. C

25. C  26. E  27. A  28. D  29. A  30. B

1. B。**解析：**引起烧伤的原因可概括分为4类：热力、化学、放射及电烧伤。

2. C。**解析：**呼吸心跳停止者大多因呼吸肌麻痹，及时人工呼吸、心脏按压是可以救活的；瞳孔扩大、固定并不是去大脑状态的可靠指标，不应轻易放弃抢救。

4. E。**解析：**双上肢面积为18%。深Ⅱ度烧伤：伤及真皮乳头层以下，但仍残留部分网状层，深浅不尽一致，也可有水疱，但去疱皮后，创面微湿，红白相间，痛觉较迟钝。如不感染，可融合修复，需时3～4周。但常有瘢痕增生。

5. D。**解析：**小儿下肢体表面积为46% － （12－年龄)%。

6. A。**解析：**根据中国新九分法，小儿双下肢面积 = ［46 － （12－年龄)]% = 39%，创基潮红，渗出多，触痛明显，是浅Ⅱ度烧伤的表现。

7. B。**解析：**成人Ⅱ、Ⅲ度烧伤面积超过20%就可能发生休克。

9. C。**解析：**Ⅰ度烧伤：仅伤及表皮浅层，生发层健在。浅Ⅱ度烧伤：伤及表皮的生发层和真皮乳头层。深Ⅱ度烧伤：伤及真皮乳头层以下，但仍残留部分网状层，深浅不尽一致。Ⅲ度烧伤：又称为焦痂型烧伤。全层皮肤烧伤，可深达肌肉甚至骨骼、内脏器官等。

10. C。**解析：**在临床上通常把典型的深Ⅱ度烧伤，偏深的深Ⅱ度烧伤和Ⅲ度都统称为深度烧伤。

11. B。**解析：**中国九分法适用于小儿，只是要做些修改，头颈部体表面积（%）＝9% ＋ （12－年龄)%，双下肢体表面积（%） ＝ 46% － （12－年龄)%，躯干同成人。

12. C。**解析：**小儿头颈部面积为：［9 ＋ （12－年龄)]% ＝15%，双上肢按新九分法为2个9%，故面积为15% ＋2×9% ＝ 33%。

13. E。**解析：**在计算体表面积时，与成人相比，儿童头大，下肢小，躯干相似。

14. C。**解析：**无论成人还是小儿，五指并拢，单手掌面积约等于体表面积的1%。

15. D。**解析：**大面积Ⅲ度烧伤形成的大量坏死组织很快成为细菌的良好培养基，必须尽早去除并封闭创面。

17. D。**解析：**补液后尿量增多，心率下降，则应考虑血容量不足，需继续补液。

25. C。**解析：**浅Ⅱ度烧伤如无感染，创面可于1～2周内愈合，一般不留瘢痕，但可有色素沉着。

28～30. D、A、B。**解析：**吸入性损伤是热力、烟雾或腐蚀性气体、液体引起的呼吸道以至肺实质的损害，声嘶和喘鸣是早期最常见而具诊断意义的症状。高压电击伤轻者有恶心、心悸、头晕或短暂的意识障碍；重者昏迷，呼吸、心搏骤停，如及时抢救多可恢复。电休克恢复后，患者在短期内尚可遗留头晕、心悸、耳鸣、眼花、听觉或视力障碍等，但多能自行恢复。少数患者以后可发生白内障，多见于电流通过头部者。氢氟酸能溶解脂肪和使骨质脱钙，继续向周围和深部侵蚀，可深及骨骼。

# 第二章 烧伤休克

## 一、单选题：以下每道试题有五个备选答案，请选择一个最佳答案。

1. 烧伤休克补液，成年患者心率维持在每分钟多少次以下较为适宜
   - A. 120 次
   - B. 80 次
   - C. 130 次
   - D. 125 次
   - E. 135 次

2. 大面积烧伤患者，休克期防止应激性溃疡发生最关键的措施是
   - A. 禁食
   - B. 积极有效的液体复苏
   - C. 早期应用胃肠动力药物
   - D. 预防性应用止血药
   - E. 检测胃液 pH

3. 大面积烧伤休克期输液治疗的起算时间应为
   - A. 受伤时间
   - B. 入院时间
   - C. 静脉输液开始时间
   - D. 清创开始时间
   - E. 入病房时间

4. 严重烧伤休克期一般可延至伤后
   - A. 24 小时
   - B. 96 小时
   - C. 48 小时
   - D. 72 小时
   - E. 10 小时

5. 烧伤后患者出现休克症状时，最早的治疗措施中，下列哪项是错误的
   - A. 立即转往有条件的医院治疗
   - B. 保护创面，防止再损伤
   - C. 镇静止痛
   - D. 立即静脉输液
   - E. 可少量口服一些盐水

6. 大面积烧伤患者休克期调节补液量的最可靠的临床指标是
   - A. 脉率
   - B. 每小时尿量
   - C. 口渴、烦躁等临床表现
   - D. 中心静脉压
   - E. 血压

7. 大面积烧伤患者休克期口渴时，可给予
   - A. 大量冷开水
   - B. 大量橘子水
   - C. 大量喝茶
   - D. 少量多次盐开水
   - E. 大量糖水

8. 大面积烧伤常见的早期休克是
   - A. 细菌感染引起中毒性休克
   - B. 强烈疼痛刺激所致
   - C. 烧伤毒素所致
   - D. 大量红细胞破坏所致
   - E. 大量液体渗出引起低血容量所致

9. 严重电击伤抗休克治疗措施，下列哪项是错误的
   - A. 补液抗休克维持尿量 50ml/h 以上
   - B. 应用利尿剂
   - C. 碱化尿液给予 $NaHCO_3$
   - D. 按体表所见烧伤面积计算补液量
   - E. 观察尿量，结合体征及实验室监测，随时调整补液

## 二、共用题干单选题：以下提供若干个案例，每个案例下设若干道试题，每道试题有五个备选答案，请选择一个最佳答案。

（10～11 题共用题干）

男性，25 岁，因被人用刀刺伤背部，伤口流血，2 小时后抬入医院。查体：神志淡漠，口渴，皮肤苍白，稍冷，脉搏 110 次/分，血压 90/70mmHg，脉压小，表

浅静脉塌陷，尿少。

**10. 此患者休克分期为**

A. 早期        B. 中期

C. 晚期        D. 代偿期

E. 衰竭期

**11. 估计此患者失血量约占全身血容量的**

A. <20%        B. 20% 左右

C. 20% ~40%        D. 50% 左右

E. 60%

**（12~15 题共用题干）**

女性，52 岁，有胆管结石病史，近 2 天来右上腹痛，T 37.8℃。2 小时前突然畏寒、寒战，体温达 40℃，精神紧张、兴奋，口渴，面色苍白，P 98 次/分、有力，BP 110/96mmHg，尿量每小时 26ml。

**12. 患者的情况是**

A. 急性胆管炎，无休克

B. 休克代偿期

C. 中度休克

D. 重度休克

E. 高排低阻型休克

**13. 下列哪一项不是其微循环变化的特征**

A. 微动脉、微静脉收缩

B. 动静脉短路开放

C. 直捷通道开放

D. 组织灌流减少

E. 静脉回心血量减少

**14. 为排除发生弥散性血管内凝血的可能做了多项检查，下列哪项监测检查结果无意义**

A. 血小板计数低于 $80 \times 10^9$/L

B. 纤维蛋白原少于 1.5g/L

C. 凝血酶原时间较正常延长 3 秒以上

D. 副凝固试验阳性

E. 凝血时间明显缩短

**15. 下列治疗原则错误的是**

A. 积极补充血容量

B. 联合应用抗菌药物

C. 尽早做胆管引流

D. 纠正酸中毒

E. 静脉滴注间羟胺

**（16~18 题共用题干）**

男性，28 岁，被沸水烫伤，左上肢、颈部、胸腹部、双足和双小腿均为水疱，有剧痛；右手掌焦痂呈皮革样，不痛；面部红斑，表面干燥。并发生低血容量性休克。

**16. 估计该患者 II 度烧伤面积为**

A. 45%        B. 49%

C. 58%        D. 54%

E. 39%

**17. 判断患者出现休克的表现不包括**

A. 烦躁不安        B. 呼吸加快

C. 心率加快        D. 恶心、呕吐

E. 烧伤处剧痛

**18. 患者输液后，判断血容量已补足的简便、可靠指标是**

A. 脉搏        B. 收缩压

C. 中心静脉压        D. 尿量

E. 肢端温暖

**（19~22 题共用题干）**

患儿，6 岁，体重 20kg，在家玩耍时不慎打翻开水瓶，双下肢被开水烫伤后皮肤出现大水疱，皮薄，疼痛明显，水疱破裂后创面为红色。

**19. 该患儿的烧伤面积为**

A. 20%        B. 40%

C. 46%        D. 50%

E. 70%

**20. 此患儿的烧伤深度为**

A. I 度        B. IV 度

C. III 度        D. 深 II 度

E. 浅Ⅱ度

21. 对于该患儿的现场处理，不正确的是
    A. 创面涂抹甲紫（龙胆紫）
    B. 迅速脱离热源
    C. 用自来水大量冲洗双下肢
    D. 大量补液
    E. 迅速送往医院

22. 该患儿烧伤后第一个24小时应补的晶体和胶体液量为
    A. 1040ml　　　　B. 1240ml
    C. 1140ml　　　　D. 1340ml
    E. 1600ml

（23~28题共用题干）

男性，60岁，体重50kg，以往无心血管病史，走路不慎，滑入刚溶的石灰水中，双下肢烫伤。

23. 估计烫伤总面积是
    A. 30%　　　　　B. 40%
    C. 55%　　　　　D. 20%
    E. 50%

24. 按照国内常用公式计算，该患者第1个24小时输液总量（包括2000ml水分在内）应是
    A. 6125ml　　　　B. 3500ml
    C. 5750ml　　　　D. 4000ml
    E. 5000ml

25. 如果在第1天休克复苏过程中，患者烦躁、口渴，尿量20ml/h，脉搏增加至150次/分，临床进一步处理是
    A. 肌内注射镇静药或冬眠疗法
    B. 口服饮料解渴
    C. 加快输液速率
    D. 加用广谱抗生素
    E. 吸氧

26. 患者第2个24小时的输液总量是
    A. 第一个24小时计算胶、晶体总量

的1/2，其中胶、晶体之比为1∶1（另加2000ml葡萄糖氯化钠溶液）
    B. 第一个24小时计算胶、晶体总量的1/2，其中胶、晶体之比为1∶1（另加葡萄糖溶液2000ml）
    C. 第一个24小时计算胶、晶体总量的1/2（另加3000ml葡萄糖氯化钠溶液）
    D. 第1个24小时计算胶、晶体总量的1/2（另加2000ml葡萄糖溶液）
    E. 第一个24小时实际输入胶、晶体总量的1/2（另加2000ml葡萄糖溶液）

27. 该患者在休克复苏中，发现尿少时，首先应做
    A. 检查导尿管位置是否适当，有无过深、扭曲、过浅等情况
    B. 测血/尿肌酐
    C. 测血常规和红细胞压积
    D. 尿常规，有无血红蛋白和肌红蛋白
    E. 测血/尿钠

28. 该患者出现呕吐，呕出大量宿食，此时最佳处理是
    A. 注射甲氧氯普胺（胃复安）
    B. 置胃管，胃肠减压
    C. 注射昂丹司琼
    D. 针灸内关穴
    E. 注射盐酸氯丙嗪（冬眠灵）

## 🔍 参考答案与解析

1. A　2. B　3. A　4. C　5. A　6. B
7. D　8. E　9. D　10. B　11. C　12. B
13. E　14. E　15. E　16. A　17. E　18. D
19. B　20. E　21. A　22. E　23. B　24. E
25. C　26. E　27. A　28. B

1. A。**解析：** 对表现为血管收缩的休克而言，心率反映血流动力学状况比测血

压更为敏感。心率 > 120 次/分，脉搏细数无力，表示循环血量不足和周围血管阻力增加。

3. A。**解析：** 大面积烧伤患者受伤开始即已出现大量体液渗出，应及时有效补液纠正休克。

5. A。**解析：** 休克患者不宜搬动，应立即抗休克补液，待病情稍稳定后，在继续补液及严密监护下转往有条件医院治疗。

9. D。**解析：** 电击伤造成深部组织的损伤、坏死，渗出多，不能以体表面积作为输液的依据。一般输液量比体表烧伤预计公式高 4 倍以上。

13. E。**解析：** 微循环收缩期（休克代偿期）：周围和内脏的小血管和微血管的平滑肌包括毛细血管前括约肌强烈收缩，动静脉短路和直捷通路开放，结果使微动脉的阻力增高，流经毛细血管的血液减少，静脉回心血量可保持，血压不变。脑和心的微血管 α 受体较少，脑动脉和冠状动脉收缩不明显，故脑、心等重要器官的血液灌流仍可得到保证。

# 第三章　创面处理与修复

一、单选题：以下每道试题有五个备选答案，请选择一个最佳答案。

1. 有关暴露疗法的描述，错误的是
   A. 创面外用1%磺胺嘧啶银保痂灭菌
   B. 要定时翻身，防止受压部位潮湿
   C. 干燥环境利于上皮生长，创面愈合快
   D. 暴露的真皮脱水可造成继发性坏死，创面加深
   E. Ⅲ度焦痂可外涂2%碘酊

2. 有关包扎疗法，以下哪项是正确的
   A. 适用于四肢以Ⅱ度烧伤为主的创面
   B. 躯干烧伤，禁忌采用包扎疗法
   C. 手背部广泛深Ⅱ度烧伤，首选包扎疗法
   D. 包扎时不宜将全部创面覆盖，应在两端露出少许创面，以便于观察，及时发现创面感染等情况
   E. 凡使用包扎疗法，必须局部应用抗生素

3. 大面积深度烧伤合并急性肾功能不全者，出现大面积创面溶痂、感染并有脓毒症征象，此时宜采取的创面处理措施是
   A. 创面包扎，局部应用强有力敏感抗生素
   B. 创面外用强有力的敏感抗生素湿敷
   C. 手术去除坏死焦痂，有效创面覆盖
   D. 暴露疗法，尽可能保痂
   E. 浸浴促进自然脱痂

4. 夏天不慎热水烫伤，右下肢浅Ⅱ度烧伤，清创后采用包扎疗法，以下处理方法不可取
   A. 消毒羊膜覆盖后包扎
   B. 1%SD-Ag冷霜包扎
   C. 涂龙胆紫后包扎
   D. 凡士林纱布包扎
   E. 蓝油烃包扎

5. 下列小面积浅度烧伤包扎疗法的注意点中应除外
   A. 敷料应超过创面，并与创面紧贴
   B. 包扎从远端开始，适当加压，但不影响血液循环
   C. 各关节注意固定在功能位置
   D. 一次包扎后就不必更换敷料
   E. 注意患肢敷料松紧度

二、共用题干单选题：以下提供若干个案例，每个案例下设若干道试题，每道试题有五个备选答案，请选择一个最佳答案。

(6~9题共用题干)

男性，30岁，火焰烧伤总面积70%。颈、前胸及两上肢为Ⅲ度烧伤（30%），伤后1小时送当地医院处理，病情严重。

6. 如用汽车送烧伤中心治疗需8小时，最佳转送时机是
   A. 立即转送
   B. 创面用清洁敷料包后即送
   C. 建立静脉输液通道后即送
   D. 复苏、输液48小时后转送
   E. 复苏、输液8小时后转送

7. 转至烧伤中心检查后，首先处理
   A. 给氧　　　　　　　B. 输血
   C. 气管切开　　　　　D. 输入代血浆
   E. 广谱抗生素治疗

8. 双上肢环形Ⅲ度烧伤，在清创后最佳处理是
   A. 患肢抬高防水肿
   B. 红外线照射暴露

C. 外涂 1% SD - Ag 混悬液包扎

D. 1% SD - Ag 冷霜外涂包扎

E. 焦痂切开减压

9. 全身应用广谱抗生素 2 周，创面有霉斑，怀疑真菌感染，最有特殊意义的检查是

    A. 新鲜中段尿直接镜检

    B. 血培养

    C. 创面涂片革兰特殊染色检查

    D. 创面涂片 PAS 特殊染色检查

    E. 坏死组织冷冻切片检查

(10~11 题共用题干)

    女性，20 岁，面颈部和双上肢被火焰烧伤，面颈部较肿胀，散在大小不等水疱。腐皮大部分脱落，创面基底红白相间，痛觉较迟钝。

10. 该患者烧伤面积和深度的诊断为

    A. 15% 浅Ⅱ度     B. 15% 深Ⅱ度

    C. 24% 深Ⅱ度     D. 20% 深Ⅱ度

    E. 20% 浅Ⅱ度

11. 通常愈合时间为

    A. 2~3 日     B. 1 周

    C. 2 周     D. 3~4 周

    E. 4~6 周

三、共用备选答案单选题：以下提供若干组试题，每组试题共用试题前列出的五个备选答案，请为每道试题选择一个最佳答案。每个备选答案可能被选择一次、多次或不被选择。

(12~14 题共用备选答案)

    A. 包扎疗法     B. 暴露疗法

    C. 开放疗法     D. 湿敷疗法

    E. 浸泡疗法

12. 肉芽创面禁忌采用的疗法是

13. 坏死组织较多的创面禁忌采用

14. 易造成交叉感染的方法是

## 参考答案与解析

1. C    2. A    3. C    4. C    5. D    6. D

7. E    8. E    9. E    10. C    11. D    12. B

13. D    14. E

1. C。**解析：** 干燥环境不利于上皮生长，创面修复慢。

2. A。**解析：** 包扎疗法的适应证：适用于四肢以Ⅱ度烧伤为主的创面。躯干烧伤，如果是Ⅱ度或深Ⅱ度创面为主，包扎疗法也是很好的选择。功能部位深Ⅱ度烧伤，应首选手术治疗。包扎时应将创面尽可能覆盖，两端宜超出创面数厘米，尤其是肢体。

3. C。**解析：** 去除坏死组织、有效覆盖创面、控制感染是积极有效的措施。

5. D。**解析：** 包扎时内层敷料须紧贴创面，松紧度适当，包扎范围超过创缘 5cm，肢体包扎自远端开始，指（趾）端外露便于观察血运。

8. E。**解析：** 焦痂切开减压适用于肢体、躯干环形深度烧伤；颈部和躯干部环形焦痂束缚。只要确定为环形深度烧伤，应该尽早切开减压，愈早愈好，切忌等待直至血管、神经压迫症状出现。

12~14. B、D、E。**解析：** 暴露疗法会使肉芽组织干燥坏死。铜绿假单胞菌在潮湿的坏死组织中极易繁殖，坏死组织湿敷成为脓毒症的一个危险因素。浸泡器具不易消毒，成为交叉感染之源。

# 第四章 吸入性损伤

**一、单选题：以下每道试题有五个备选答案，请选择一个最佳答案。**

1. 吸入性损伤，伤后的主要危害是
   A. 肺水肿      B. 窒息
   C. 肺部感染      D. 呼吸衰竭
   E. 呼吸频率增加

2. 关于吸入性损伤正确的是
   A. 吸入性损伤仅限于呼吸道
   B. 烟雾引起肺实质损伤
   C. 热力引起呼吸道损伤
   D. 热力和（或）烟雾引起呼吸道以及肺实质损伤
   E. 热力和（或）烟雾引起肺实质损伤

3. 吸入性损伤的临床表现中，下列错误的是
   A. 声嘶与喘鸣
   B. 气管支气管黏膜充血水肿
   C. 低氧血症
   D. 伤后迅速并发感染
   E. 并发肺水肿

4. 吸入性损伤主要影响
   A. 气体运送      B. 组织换气
   C. 通气      D. 通气和换气
   E. 换气

5. 按照临床分类，中度吸入性损伤是指
   A. 病变仅限于口鼻、咽部
   B. 病变主要侵犯咽、喉和气管
   C. 病变可达支气管
   D. 病变可达细支气管
   E. 病变深达肺泡

6. 早期诊断吸入性损伤具有诊断意义的是
   A. 呼吸缓慢      B. 恶心呕吐
   C. 呼吸性碱中毒      D. 声嘶和喘鸣
   E. 烦躁

7. 吸入性损伤后气道梗阻易发生的时间大致为
   A. 伤后即刻至伤后 6h
   B. 伤后即刻至伤后 48h
   C. 伤后 6h 至伤后 48h
   D. 伤后 16h 至伤后 24h
   E. 伤后即刻至伤后 24h

8. 大面积烧伤合并重度吸入性损伤时
   A. 应严格限制补液量，防止出现肺水肿
   B. 均应预防性行气管切开术，并严格按补液公式进行补液
   C. 按实际需要补液
   D. 加强心肺监测，加大补液量
   E. 休克期不应行气管切开术

9. 重度吸入性损伤最主要的表现是
   A. 咽干      B. 咳嗽
   C. 缺氧、意识障碍      D. 声嘶
   E. 咽部疼痛

10. 成年男性，在房间内因煤气泄漏燃烧而导致头、面、颈部、双上肢烧伤，伤后 2h 来医院就诊。查体发现，患者声音嘶哑，面部肿胀明显，双上肢、双手创面呈环匝状皮革样改变，渗出不多，痛觉减弱。此患者首先应考虑烧伤可能合并
    A. 烧伤休克      B. ARDS
    C. 毒性反应      D. 神经损伤
    E. 吸入性损伤

11. 吸入性损伤患者防治肺部感染的基本措施是
    A. 减少医院交叉感染
    B. 应用抗生素
    C. 经常更换气管套管
    D. 清理气道分泌物，必要时行肺内灌洗
    E. 严格遵守无菌操作

二、共用题干单选题：以下提供若干个案例，每个案例下设若干道试题，每道试题有五个备选答案，请选择一个最佳答案。

（12~15题共用题干）

男性，32岁，体重60kg，烧伤后半小时入院。疼痛剧烈，感口渴。面色苍白，P 150 次/分，BP 85/65mmHg，头颈部、躯干部布满大小不等水疱，可见潮红创面，两上肢呈焦黄色，无水疱。

12. 下述哪项对于烧伤面积及深度估计正确
   A. 面积50%（浅Ⅱ度32%、深Ⅱ度18%）
   B. 面积50%（浅Ⅱ度18%、深Ⅱ度32%）
   C. 面积50%（浅Ⅱ度30%、深Ⅱ度20%）
   D. 面积53%（浅Ⅱ度35%、深Ⅱ度18%）
   E. 面积53%（浅Ⅱ度32%、深Ⅱ度21%）

13. 第一个24小时补液总量为
   A. 7500ml          B. 9500ml
   C. 5500ml          D. 8500ml
   E. 6500ml

14. 休克期观察的指标中，最主要的是
   A. 脉搏             B. 血压
   C. 尿量             D. 呼吸
   E. 神志

15. 患者当天夜间出现声嘶、烦躁、呼吸加快，观察咽部红肿，听诊可闻及喘鸣及干啰音，X线示气管狭窄影，血气分析正常。诊断为
   A. 重度吸入性损伤
   B. 中度吸入性损伤
   C. 轻度吸入性损伤
   D. 特重度吸入性损伤

E. 肺水肿

参考答案与解析

1. B    2. D    3. D    4. D    5. B    6. D
7. C    8. D    9. C    10. E    11. D    12. A
13. E    14. C    15. B

1. B。**解析：**吸入性损伤又称呼吸道烧伤，阻塞型喉烧伤是其中最严重的类型，会导致喉梗阻而引发窒息，是吸入性损伤后的主要危害。

2. D。**解析：**热力和（或）烟雾引起呼吸道以至肺实质损伤称为吸入性损伤。

5. B。**解析：**中度吸入性损伤是指病变主要侵及咽、喉和气管，即隆突以上呼吸道损伤。

6. D。**解析：**声嘶和喘鸣是早期诊断吸入性损伤具有诊断意义的症状。

7. C。**解析：**吸入性损伤后气道梗阻易发生的时间大致为伤后6h至伤后48h。

8. D。**解析：**发生吸入性损伤，补液量应适当加大。湿化气道是重要的治疗措施，同时给予氧气治疗，保持气道通畅，解除气道梗阻。对于预计可能发生上呼吸道梗阻或已出现呼吸道梗阻征象者，如声嘶加重、吸气时出现哮鸣音、呼吸困难，或已明确诊断为重度吸入性损伤，很快并发呼吸衰竭的患者，均应在伤后6~8h未出现明显组织水肿和气道梗阻以前行气管内插管或气管切开。

9. C。**解析：**重度吸入性损伤病变可达支气管、细支气管甚至深达肺泡，主要症状是缺氧。早期缺氧的重要表现是意识障碍，轻者烦躁不安，重者躁动、谵妄、昏迷。

10. E。**解析：**声音嘶哑，面部肿胀明显，且在密闭的环境中烧伤，吸入性损伤可能性大。

11. D。**解析：**气道内分泌物不及时清理，阻塞气道可致肺不张及通气障碍。

# 第五章　烧伤感染

一、单选题：以下每道试题有五个备选答案，请选择一个最佳答案。

1. 导致烧伤全身性感染的内源性来源主要是
   A. 泌尿道　　　　B. 输液管道
   C. 呼吸道　　　　D. 创面
   E. 肠道

2. 烧伤患者病原菌侵入的最主要途径是
   A. 创面　　　　　B. 肠道
   C. 呼吸道　　　　D. 静脉导管
   E. 留置尿管

3. 烧伤侵袭性感染是指
   A. 烧伤组织内有大量细菌
   B. 创面有脓性分泌物
   C. 可伴有轻、中度发热
   D. 组织细菌含量
   E. 病原菌侵袭至痂下活组织，伴有全身中毒症状

4. 导致重症烧伤患者真菌感染的最主要原因是
   A. 免疫功能增强
   B. 长期卧床
   C. 多次手术
   D. 长期大量使用广谱抗生素
   E. 静脉高营养

5. 成年男性，热烧伤20%，均为Ⅲ度烧伤，伤后1周，T 38℃，WBC $9.5 \times 10^9$/L，创面有脓性分泌物。该患者应考虑烧伤并发
   A. 非侵入性感染　　B. 侵入性感染
   C. 肠源性感染　　　D. 创面脓毒症
   E. 脓毒症

二、共用题干单选题：以下提供若干个案例，每个案例下设若干道试题，每道

试题有五个备选答案，请选择一个最佳答案。

（6～8题共用题干）

男性，29岁，火焰烧伤3小时，烧伤总面积80%，其中深Ⅱ度30%，Ⅲ度50%。伤后无尿，P 148次/分，R 32次/分，伤后头8小时输液4500ml（其中胶体1800ml）后仍无尿。

6. 针对无尿首先应
   A. 加快补液速度
   B. 应用利尿剂
   C. 查血电解质、尿素氮及肌酐
   D. 应用血管活性药物
   E. 检查膀胱区及试行导尿

7. 伤后第9天，T 39.8℃，P 148次/分，R 36次/分，创面潮湿，焦痂下积脓，感染向邻近健康组织侵袭，血培养阴性。最可能的原因是
   A. 二重感染
   B. 烧伤创面脓毒症
   C. 多器官功能障碍综合征
   D. 蜂窝织炎
   E. 休克

8. 感染的威胁将持续到创面的愈合，为避免侵入性感染的威胁，目前对深度烧伤创面的基本措施是
   A. 早期切痂、削痂与植皮
   B. 联合应用抗生素和支持治疗，避免创面感染
   C. 对烧伤创面进行彻底清创
   D. 保护肠黏膜屏障，防止内源性感染
   E. 应用包扎疗法，避免创面污染

三、共用备选答案单选题：以下提供若干组试题，每组试题共用试题前列出的五个备选答案，请为每道试题选择一

个最佳答案。每个备选答案可能被选择一次、多次或不被选择。

(9～12 题共用备选答案)

A. 重要的医源性感染途径

B. 长期使用广谱抗生素常导致

C. 组织菌量 $<10^5$ cfu/g 组织

D. 病原菌侵入到邻近的活组织

E. 病原菌入侵的主要途径

9. 烧伤创面

10. 二重感染

11. 静脉导管

12. 侵入性感染

(13～14 题共用备选答案)

A. 血培养阳性

B. 重要的医源性感染途径

C. 病原菌侵入到邻近的活组织当中伴有全身症状

D. 长期使用广谱抗生素易导致

E. 组织细菌含量

13. 真菌感染

14. 非侵入性感染

## 参考答案与解析

1. E　2. A　3. E　4. D　5. A　6. E
7. B　8. A　9. E　10. B　11. A　12. D
13. D　14. E

3. E。**解析：**烧伤侵袭性感染是指病原菌侵袭至痂下活组织，伴有全身中毒症状。

9～12. E、B、A、D。**解析：**烧伤创面是烧伤感染中主要的病原菌侵入途径。但需要区分为非侵入性感染和侵入性感染。抗生素对致病菌的筛选，容易导致二重感染，而且往往后果是严重的。静脉导管感染居医源性感染的首位，特别是静脉高价营养，营养液中的成分如高糖、氨基酸、脂肪乳剂等又分别适合一些微生物的生长。侵入性感染主要标记是病原菌侵入到痂下邻近的活组织。烧伤创面脓毒症属于侵入性感染，是侵入性感染的弥散或发展。

# 第六章　特殊原因烧伤

**一、单选题：以下每道试题有五个备选答案，请选择一个最佳答案。**

1. 患者工作中不慎被浓硫酸烧伤面部，最佳紧急处理措施是
   A. 立即用大量清水冲洗面部，勿忘冲洗眼部
   B. 立即到医院就诊
   C. 立即用碱性溶液予以中和处理
   D. 不做处理
   E. 立即打电话与急救中心联系

2. 男性，43 岁，高压电击伤左上肢及左下肢 20%，伤后 6 小时来院，肢体肿胀明显。应采取哪项紧急处理措施
   A. 即行补液抗休克治疗
   B. 先予镇静止痛，输液后行清创
   C. 即行切开减压术，输液并碱化尿液，必要时急诊手术
   D. 先予止痛，后送病房抗休克补液处理
   E. 先快速补液、吸氧，创面碘伏纱布覆盖，待休克好转后清创

3. 浓硫酸烧伤后，最简单有效的现场紧急处理方法是
   A. 立即用布类擦干净
   B. 立即送往医院
   C. 立即用大量清水冲洗
   D. 立即进行冷疗
   E. 立即用碱性溶液中和处理

4. 成年女性，因苯酚烧伤，伤后 1 小时入院，面积 8%，位于双下肢。应采取
   A. 清创后外用胶原酶
   B. 清创后外用 SD－Ag
   C. 清创后外用中药
   D. 清创后敷料包扎
   E. 急诊手术切痂

5. 酸类化学烧伤后的急救处理是
   A. 碱性液冲洗　　　B. 中和剂冲洗
   C. 清水冲洗　　　　D. 消毒液
   E. 酒精冲洗

6. 下列哪些物质造成的损伤不属于酸烧伤
   A. 碳酸　　　　　　B. 草酸
   C. 甲酚　　　　　　D. 生石灰
   E. 氢氟酸

7. 因黄磷所致前臂Ⅲ度烧伤，创面清创后以下处理均可，除了
   A. 凡士林油纱布覆盖
   B. 1%SD－Ag 冷霜涂后包扎
   C. 1%硫酸铜湿敷
   D. 2%碳酸氢钠冲洗后涂 1%硫酸铜包扎
   E. 用浸透的氯化钠液纱布湿敷包扎

8. 女性，30 岁，工人，不慎触及氢氟酸致手背烫伤，呈现水疱，创面疼痛剧烈。除用大量清水冲洗外，创面最佳处理是
   A. 冰块冷敷
   B. 氯化钙或氯化镁湿敷
   C. 盐酸哌替啶（杜冷丁）止痛
   D. 封闭疗法
   E. 患肢抬高

9. 男性，30 岁，不慎电击伤右手腕部，查体：右腕屈侧 5.0cm×5.0cm 大小创面，屈指浅肌腱外露。该创面应如何修复
   A. 刃厚皮片移植修复
   B. 全厚皮片移植修复
   C. 中厚皮片移植修复
   D. 皮瓣移植修复
   E. 超薄皮片移植修复

10. 有关化学烧伤的处理原则不正确的是
    A. 治疗原则与一般烧伤不同

B. 迅速脱离现场

C. 大量清水冲洗是最简单有效的措施

D. 采取有效解毒措施，防止中毒

E. 全面查体和化学监测

11. 磷烧伤时，哪项急救措施是不恰当的

A. 1%硫酸铜浸洗创面

B. 以湿布覆盖创面

C. 以油质敷料包扎以隔绝空气

D. 将受伤部位浸入水中

E. 如可能，移除磷颗粒

**二、共用备选答案单选题：以下提供若干组试题，每组试题共用试题前列出的五个备选答案，请为每道试题选择一个最佳答案。每个备选答案可能被选择一次、多次或不被选择。**

（12～15 题共用备选答案）

A. 进行性加重明显

B. 大蒜气味，主要引起肝肾功能损害

C. 迟发性深部组织剧痛

D. 创面多为凝固性坏死

E. 渗液为黄绿色，有特殊的甜腥味

12. 强酸烧伤的特点是

13. 氢氟酸烧伤的特点是

14. 强碱烧伤的特点是

15. 磷烧伤的特点是

**三、案例分析题：为不定项选择题，试题由一个病历和多个问题组成。每个问题有六个及以上备选答案，选对 1 个给 1 个得分点，选错 1 个扣 1 个得分点，直扣至得分为 0。**

（16～19 题共用题干）

男性，54 岁，患者工作时不慎被管道中喷出的硫酸烧伤躯干及双上肢、右下肢，总面积约 39%。伤后 1 周由外院转入。查体：T 36.5℃，P 78 次/分，R 22 次/分，BP 118/60mmHg。创面散在于躯干及四肢，为黑色焦痂，干燥。

16. 目前的治疗方案包括

A. 完善术前检查，尽快行切削痂术，去除坏死组织

B. 目前可行暴露疗法

C. 首次手术宜选用生物敷料覆盖创面

D. 应一次性切除所有痂皮

E. 随后分批分次行自体皮移植术

F. 术中依组织坏死程度决定行切痂还是削痂术

17. 为加强营养支持，促进愈合，可采取（提示：第 1 次手术行四肢切削痂 + 生物敷料覆盖术，术后予以抗炎补液支持治疗，创面定期换药。患者食欲差，能量消耗大，消瘦明显）

A. 高蛋白饮食

B. 加用酪蛋白

C. 应用静脉营养

D. 可运用生长激素，需监测血糖

E. 加用谷氨酰胺

F. 应尽快行自体皮移植术，覆盖创面

G. 输血

18. 需要完善的检查有（提示：患者于术后第 3 天出现高热）

A. 胸部 X 线片

B. 创面组织细菌培养

C. 深静脉导管标本的细菌培养

D. 创面愈合中的正常现象，可不予处理

E. 尿液分析

F. 完善病史及进一步查体

19. 进一步处理方案是（提示：患者创面感染为金黄色葡萄球菌及肺炎克雷伯杆菌）

A. 选择敏感抗生素

B. 加强创面处理

C. 仅调整全身抗感染治疗方案

D. 尽早覆盖创面

E. 创面应用外源性生长因子

F. 继续完善创面细菌培养，观察体温及创面愈合等情况

## 参考答案与解析

1. A　2. C　3. C　4. E　5. C　6. D

7. A　8. B　9. D　10. A　11. C　12. D

13. C　14. A　15. B　16. ABCEF

17. ABCDEG　18. ABCEF　19. ABF

6. D。**解析**：生石灰烧伤为碱烧伤。

9. D。**解析**：肌腱外露不适于皮片移植。

10. A。**解析**：化学烧伤的治疗原则同一般烧伤。

11. C。**解析**：磷烧伤时禁忌用油质纱布包扎，以防止燃烧。

12～15. D、C、A、B。**解析**：强酸产生蛋白质凝固性坏死。氢氟酸能溶解脂肪和使骨质脱钙，继续向深部侵蚀，引起迟发性深部组织剧痛。强碱可使组织细胞脱水并皂化脂肪，离子可与蛋白结合，形成可溶性蛋白，向深部组织穿透，早期即可使创面及病情进行性加重。磷燃烧可有烟雾和大蒜样臭味，被人体吸收后能引起肝、肾、心、肺等脏器损害。

16. ABCEF。**解析**：根据题干，患者烧伤总面积约39%，烧伤程度较重，烧伤部位主要在躯干及四肢，黑色焦痂，目前考虑的治疗方案：①完善术前检查，尽快行切削痂术，去除坏死组织。②由于烧伤面积主要在躯干及四肢，可行暴露疗法。③首次手术宜选用生物敷料覆盖创面。④随后分批分次行自体皮移植术。⑤术中依组织坏死程度决定行切痂还是削痂术。

# 第七章 严重烧伤常见并发症

**一、单选题：以下每道试题有五个备选答案，请选择一个最佳答案。**

1. 预防 MODS 的基本要点中，错误的是
   A. 重视诊治急重症时的整体观念
   B. 重视患者循环呼吸
   C. 防治感染
   D. 积极改善全身状态
   E. 及早治疗序贯继发的多个重要器官的功能障碍

2. 有关烧伤后应激性溃疡出血防治不正确的是
   A. 去甲肾上腺素冰盐水灌胃
   B. 静注氨甲环酸
   C. 静注西咪替丁
   D. 给予奥美拉唑
   E. 药物止血无效可局部缝扎止血

3. 烧伤合并应激性溃疡出血时，应避免使用
   A. $H_2$ 受体阻滞剂
   B. 大量维生素 A
   C. 肾上腺皮质激素
   D. 凝血酶
   E. 奥美拉唑（洛赛克）

**二、共用题干单选题：以下提供若干个案例，每个案例下设若干道试题，每道试题有五个备选答案，请选择一个最佳答案。**

（4～5题共用题干）

男性，33 岁，被火焰灼伤，烧伤面积为 70%，深Ⅱ度烧伤，于伤后 16h 送至专科医院治疗。患者入院后 1h 发现胃肠减压有淡红色液体，大便 OB 试验（＋＋＋）。患者神志淡漠，肢端发凉，尿量 27ml/h，心率 146 次／分。

4. 该患者灼伤后最可能出现的并发症是
   A. 脑水肿
   B. ARDS
   C. 应激性溃疡
   D. 心力衰竭
   E. DIC

5. 该患者目前首要治疗是
   A. 冰盐水洗胃治疗
   B. 扩容、抑酸治疗
   C. 强心治疗
   D. 利尿治疗
   E. 抗感染治疗

## 参考答案与解析

1. E　2. E　3. C　4. C　5. B

1. E。**解析**：多器官功能障碍综合征（MODS）应重视诊治急重症时的整体观念，重视患者循环呼吸，积极防治感染，积极改善全身状态。及早治疗贯穿继发的多个脏器的功能障碍为 MODS 的治疗措施，并不能有效阻断疾病的发展、预防 MODS 的发生。

2. E。**解析**：溃疡手术治疗不宜缝扎止血，以防再度出血。

4. C。**解析**：患者呕血及大便 OB 试验均支持胃肠道出血的诊断，应首先考虑应激性溃疡。

# 第九篇
# 整形外科学

# 第一章 伤口愈合

一、共用备选答案单选题：以下提供若干组试题，每组试题共用试题前列出的五个备选答案，请为每道试题选择一个最佳答案。每个备选答案可能被选择一次、多次或不被选择。

（1~2 题共用备选答案）

  A. 一期愈合  B. 二期愈合

  C. 三期愈合  D. 四期愈合

  E. 五期愈合

1. 组织的修复以原来组织细胞为主，仅含少量纤维组织，愈合后外形功能良好

2. 组织修复以纤维组织为主，存在瘢痕增生或挛缩，引起畸形或功能不良，又称瘢痕愈合

## 参考答案与解析

1. A  2. B

  1~2. A、B。解析：一期愈合指组织的修复以原来组织细胞为主，仅含少量纤维组织，愈合后外形功能良好。二期愈合指组织修复以纤维组织为主，存在瘢痕增生或挛缩，引起畸形或功能不良，又称瘢痕愈合。

# 第二章 皮肤移植术

**一、单选题：以下每道试题有五个备选答案，请选择一个最佳答案。**

1. 瘢痕切除松解后可采用全厚植皮或"z"成形或胸三角皮瓣或游离皮瓣进行修复的是
   - A. 瘢痕性秃发
   - B. 下睑外翻
   - C. 颈部瘢痕
   - D. 腘窝部瘢痕
   - E. 会阴部瘢痕

2. 男性，32岁，因切除基底细胞癌，鼻端出现直径3.5cm的皮肤全层缺损，并累及到双侧鼻翼缘，下列哪个皮瓣是修复该畸形的最佳选择
   - A. 鼻唇沟皮瓣
   - B. 鼻背皮瓣
   - C. 鼻部的双叶皮瓣
   - D. 额部皮瓣
   - E. 颊部的 V – Y 推进瓣

3. 鼻尖鼻小柱缺损修复不宜采用的方法是
   - A. 全厚皮片移植
   - B. 鼻小柱基部伸展皮瓣移植
   - C. 鼻旁皮瓣移植
   - D. 耳垂缘复合组织移植
   - E. 上臂皮管移植

4. 新鲜创面皮片移植失败最常见的原因为
   - A. 加压包扎力量不够
   - B. 感染
   - C. 皮片下血肿或血清肿
   - D. 适应证和移植方法选择不当
   - E. 健康及营养状况过于低下

5. 女性，52岁，在行右侧改良乳腺癌根治、放射治疗后欲行乳房再造。该患者左侧乳房较大且轻度下垂。下列哪种手术方案最容易达到术后双侧乳房的对称
   - A. 背阔肌肌皮瓣加乳房假体置入
   - B. 一期假体置入乳房再造
   - C. 二期假体置入乳房再造
   - D. 横行腹直肌肌皮瓣乳房再造
   - E. 臀大肌肌皮瓣乳房再造

6. 全厚皮片移植修复唇外翻畸形，植皮成活后，应采用以下哪种方法处理为佳
   - A. 不用任何处置
   - B. 应用弹性绷带固定1周
   - C. 应用弹性绷带固定3周
   - D. 应用弹性绷带固定3个月以上
   - E. 用敷料压迫包扎2周

7. 最适于反复切取薄断层皮片的部位为
   - A. 头皮
   - B. 前胸
   - C. 腹部
   - D. 大腿
   - E. 臀部

8. 女性，25岁，因车祸致小腿胫前皮肤缺损7cm×9cm大小，胫骨皮质外露。下列描述错误的是
   - A. 选用局部皮瓣修复
   - B. 选用局部筋膜瓣和游离植皮修复
   - C. 选用小腿岛状皮瓣修复
   - D. 选用游离皮瓣移植修复
   - E. 选用游离皮肤移植修复

**二、共用题干单选题：以下提供若干个案例，每个案例下设若干道试题，每道试题有五个备选答案，请选择一个最佳答案。**

（9～12题共用题干）

患者，37岁，外伤造成小腿前侧约10cm×3cm慢性溃疡，深达皮下组织，未见骨暴露。

9. 下列组织移植修复方式首选
   - A. 刃厚皮片移植
   - B. 中厚皮片移植

C. 全厚皮片移植

D. 带真皮下血管网全厚皮片移植

E. 断层皮片

10. 若组织移植术后 72 小时出现低热，术区疼痛，小腿轻度肿胀，首先考虑

    A. 供区感染

    B. 受区感染

    C. 静脉血栓形成

    D. 其他感染

    E. 术后炎症反应

11. 此时的处理应首先选择

    A. 行静脉造影，明确诊断

    B. 检查供区创面

    C. 检查受区创面

    D. 静脉给予大剂量抗生素治疗

    E. 局部使用理疗

12. 若术后 7 天发现皮片液化，此时最佳处理是

    A. 保留坏死皮片，简单包扎，待其恢复活力

    B. 清理坏死皮片，清创换药

    C. 马上再次行补充植皮术

    D. 使用大剂量抗生素

    E. 暴露创面，促进结痂

(13 ~ 15 题共用题干)

骶尾部褥疮患者，创面 10cm × 8cm，骶骨棘外露，有大量脓性分泌物和坏死组织。

13. 最为合理的手术时机是

    A. 立即手术

    B. 加强换药，清除坏死组织，待新生肉芽组织新鲜后再手术

    C. 加强换药，清除坏死组织，待肉芽组织新鲜并填满创面后立即手术

    D. 加强换药，清除坏死组织，待创面细菌培养物细菌生长后立即手术

    E. 加强换药，清除坏死组织，待创面较清洁后立即手术

14. 如果选用皮瓣或肌皮瓣的方法，对供区的损害最小，最为方便可靠的是

    A. 臀大肌肌皮瓣

    B. 臀大肌皮瓣

    C. 含第二腰椎动脉的腰臀皮瓣

    D. 阔筋膜张肌肌皮瓣

    E. 逆行的背阔肌肌皮瓣

15. 为消灭创面，获得理想的远期效果，修复方法最宜选用

    A. 薄断层皮片

    B. 厚断层皮片

    C. 邻位的随意皮瓣

    D. 动脉皮瓣或肌皮瓣

    E. 吻合血管的游离肌皮瓣移植

**三、案例分析题：为不定项选择题，试题由一个病历和多个问题组成。每个问题有六个及以上备选答案，选对 1 个给 1 个得分点，选错 1 个扣 1 个得分点，直扣至得分为 0。**

(16 ~ 21 题共用题干)

男性，30 岁，不慎从高处坠落，造成腰椎骨折致截瘫 1 年，因长期卧床发生骶尾部及大腿褥疮。患者消瘦，精神较差，双下肢肌力弱。褥疮创面位于左髋及骶尾部，均深达肌层；左大腿股骨大转子处有大小约 3cm × 3cm 溃疡创面，肉芽组织水肿老化，分泌物不多；骶尾部溃疡创面呈椭圆形，约为 9cm × 6cm 大小，局部溃烂，基底为肉芽创面，分泌物较多，骶骨部分骨质外露，创周皮肤发暗变硬。

16. 患者入院后需做的检查包括

    A. 血常规

    B. 血肌酐、尿素氮检查

    C. 盆腔 CT

    D. 创面分泌物培养及药敏试验

    E. 局部血管造影

F. 出、凝血时间

17. 首要的治疗方案有
    A. 加强营养，纠正负氮平衡
    B. 清创换药，局部理疗
    C. 立即手术治疗
    D. 下肢功能锻炼
    E. 局部皮瓣转移修复
    F. 抗感染

18. 经一段时间支持与抗感染治疗，局部换药处理后，创面较新鲜干净，分泌物减少，准备进行骶骨部褥疮清除手术。关于手术方法以下错误的是
    A. 清除溃疡基底部坏死组织以及溃疡周缘部分发黑的间生组织
    B. 凿去外露骨骼的隆起部分，深入到关节腔内
    C. 清创后用刃厚皮片移植覆盖创面
    D. 创面直接拉拢缝合
    E. 需保持皮瓣一定的厚度，必要时应用肌皮瓣修复
    F. 皮瓣转移时形成的皱褶需立即手术展平

19. 该患者采用臀大肌肌皮瓣转移修复骶尾部创面，下列哪项正确
    A. 臀大肌肌皮瓣组织量丰厚，血供好，抗感染力强
    B. 臀大肌肌皮瓣的血供主要来源于臀下动脉浅支
    C. 臀大肌受臀下神经支配
    D. 臀上动脉的体表投影在髂后上棘与股骨大转子尖端的连线
    E. 髂后上棘与股骨大转子尖端的连线中下 1/3 交界处为臀上动脉出梨状肌上孔处，可作为肌皮瓣旋转轴点
    F. 肌皮瓣供区必须行游离植皮覆盖

20. 术后注意事项有
    A. 双下肢制动

B. 观察皮瓣血运
C. 应用扩血管及改善微循环药物
D. 局部引流
E. 加强抗感染
F. 术后放疗

21. 手术后第 2 天，检查发现皮瓣局部颜色发暗，瘀血肿胀明显，皮瓣下有较多血凝块。此时应进行下列哪些处理措施
    A. 拆除远端部分缝线，清除皮瓣下积血
    B. 清创并行游离皮肤移植
    C. 再行其他皮瓣转移
    D. 远红外线治疗
    E. 高压氧
    F. 如淤血不能改善，将皮瓣放回原位待二期手术

🔍 参考答案与解析

1. C　2. D　3. A　4. C　5. D　6. D
7. A　8. E　9. A　10. B　11. C　12. B
13. E　14. A　15. D　16. ABDF　17. ABF
18. BCDF　19. ACD　20. BCDE　21. ADEF

　　1. C。**解析：**颈部瘢痕和修复方法根据患者颈部瘢痕挛缩情况分为：直接切除缝合、厚断层或全厚皮片移植、局部及邻近任意皮瓣、邻近的动脉性皮瓣、皮管、游离皮瓣、应用扩张器等。

　　2. D。**解析：**鼻端 3.5cm 宽的缺损，需要行半鼻再造，只有额部皮瓣才有足够的面积进行修复，其他几种皮瓣的供皮范围均较小，不能满足手术需要。

　　5. D。**解析：**左侧乳房较大且轻度下垂，以此为标准再造右侧乳房时需要的组织量较大。而在各种方法中，横行腹直肌肌皮瓣提供的组织量最大。另外，单纯以充填假体的方法再造乳房很难出现下垂的

效果。

6. D。**解析**：最佳处理方法为应用弹性绷带固定 3 个月以上。

8. E。**解析**：下肢创伤中如有重要的血管、神经、肌腱外露，关节区的复杂创伤或创面不宜行游离植皮时，应行皮瓣修复，而非选用游离皮肤进行移植修复。

16. ABDF。**解析**：患者截瘫后长期卧床，营养不良，除常规检查外，还需作创面分泌物的培养以及药敏试验，便于抗感染治疗，CT 及造影检查没有特殊必要。

17. ABF。**解析**：该患者全身及创面条件较差，不宜立即手术治疗，需先改善全身情况，褥疮局部换药处理，待创面条件好后再行手术。

18. BCDF。**解析**：褥疮创面不仅要清除坏死组织，周缘的间生组织因活力较差，影响创面愈合，也应手术切除；褥疮创面游离植皮不能存活，直接拉拢缝合张力较大，也不能愈合，需用皮瓣或肌皮瓣转移修复；皮瓣旋转时形成的皱褶应待二期再手术展平，保证此次手术皮瓣的血供。

19. ACD。**解析**：臀大肌肌皮瓣的血供主要来源于臀上动脉浅支，在梨状肌上缘和臀中肌后缘之间浅出，在臀大肌深面分支入肌，供养中上部臀大肌、髂嵴后部及邻近的皮肤，并有分支与臀下动脉吻合，并受臀下神经支配。臀上动脉的体表投影在髂后上棘与股骨大转子尖端的连线，臀上动脉出梨状肌上孔处在髂后上棘与股骨大转子尖端连线的中上 1/3；肌皮瓣供区小于 8cm 可直接拉拢缝合。

20. BCDE。**解析**：术后最重要的是观察皮瓣血运，加强引流，应用抗感染与改善微循环的药物。

21. ADEF。**解析**：该现象为皮瓣下血肿及回流受阻局部淤血，需清除血肿并改善回流，必要时将皮瓣放回原位待二期手术；局部理疗和高压氧可改善微循环，促进皮瓣血运。

# 第三章　体表良性病变

**一、单选题：以下每道试题有五个备选答案，请选择一个最佳答案。**

1. 下列哪项是神经纤维瘤病患者最常见和最有诊断意义的合并征象
   A. 牛奶咖啡斑
   B. Lisch 结节
   C. 颅面骨畸形
   D. 骨纤维结构不良
   E. 胫骨假关节

2. 一例头面部大面积血管瘤的患儿，伴有各种并发症，已有影响正常生理功能的表现，首选下列哪项治疗措施
   A. 激光　　　　　B. 手术
   C. 硬化剂注射　　D. 使用激素
   E. 随访

**二、共用题干单选题：以下提供若干个案例，每个案例下设若干道试题，每道试题有五个备选答案，请选择一个最佳答案。**

（3~5 题共用题干）

男孩，5 岁，右臂沿神经干走向出现多个肿块，质软，同时皮肤出现大小不等的咖啡色斑块。

3. 应首先考虑的诊断是
   A. 皮脂腺囊肿
   B. 皮样囊肿
   C. 神经纤维瘤病
   D. 脂肪瘤
   E. 淋巴管瘤

4. 关于本病特点的叙述，错误的是
   A. 常出现骨缺损
   B. 为常染色体隐性遗传
   C. 可伴中枢神经系统肿瘤
   D. 可引起智力不全

E. 结节可有压痛

5. 本病与神经鞘瘤相鉴别，叙述不正确的是
   A. 神经鞘瘤来源于神经鞘细胞，神经纤维瘤来源于神经束膜、外膜或内膜等支持细胞
   B. 神经鞘瘤最常见部位为正中神经干、尺神经干、坐骨神经及桡神经，神经纤维瘤可发生于神经末梢或神经干的任何部位
   C. 神经鞘瘤多为单发，神经纤维瘤病多发
   D. 神经鞘瘤之神经纤维穿过瘤体，神经纤维瘤之神经纤维并不穿过肿瘤组织
   E. 神经鞘瘤可与神经纤维完整分离，而切除神经纤维瘤必须切断神经纤维

（6~8 题共用题干）

女性，29 岁，左肩背部肿物 20 余年，随年龄增长缓慢增大，无疼痛等特殊不适感觉。查体：左肩背部皮下肿物约 10cm × 8cm，明显高出皮肤，边界较清楚，表面温度增高，有搏动感，触及一定张力和弹性。

6. 最可能的诊断是
   A. 血管瘤，增生期
   B. 血管瘤，退化期
   C. 血管畸形，动脉静脉型
   D. 血管畸形，静脉型
   E. 血管畸形，淋巴静脉型

7. 为明确肿物的性质和内部结构，下列哪项检查方法最有意义
   A. B 型超声检查

B. CT 检查，必要时加强化

C. MRI 检查

D. 放射性核素检查

E. 选择性动脉造影检查

8. 如影像学检查显示为单支畸形血管供血，最为安全有效、彻底的治疗手段是

A. 手术切除

B. 肿物内注射鱼肝油酸钠

C. 肿物内注射糖皮质激素

D. 用导管介入方法堵塞病变的供血血管

E. 用导管介入方法于血管腔内注入无水乙醇

三、共用备选答案单选题：以下提供若干组试题，每组试题共用试题前列出的五个备选答案，请为每道试题选择一个最佳答案。每个备选答案可能被选择一次、多次或不被选择。

（9～10题共用备选答案）

A. 交界痣　　　B. 皮内痣

C. 混合痣　　　D. 皮脂腺痣

E. 鲜红斑痣

9. 痣细胞仅位于表皮底层，有潜在恶变可能的疾病是

10. 男孩，1岁，面部发现一直径 1cm 的褐色皮肤肿物，并有数根毛发生长。最可能的疾病是

## 参考答案与解析

1. A　　2. D　　3. C　　4. B　　5. D　　6. C

7. E　　8. A　　9. A　　10. B

1. A。**解析**：神经纤维瘤病的特点是全身多发性神经纤维瘤，伴有皮肤色素沉着，呈牛奶咖啡斑样变。

3. C。**解析**：神经纤维瘤病是一种具有家族倾向的先天性疾病，在儿童时期即可发病，其特点：①肿物多发，少则几个，多则成百上千；②肿物沿神经干走向生长；③皮肤出现咖啡斑。

4. B。**解析**：神经纤维瘤病属于神经皮肤综合征的一种，系常染色体显性遗传病。

5. D。**解析**：神经纤维瘤生长过程中常与神经根融为一体，手术过程中肿瘤难以从神经根上剥离下来。神经鞘瘤生长过程中常将神经根进行推移，使神经根受到一定程度的压迫，但手术时可在显微镜下将肿瘤从神经根上剥离，不影响神经束的正常功能。

9～10. A、B。**解析**：交界痣的痣细胞位于表皮底层，具有增生活跃的特性，有潜在恶变可能。混合痣的痣细胞在表皮层和真皮层，也有恶变的可能。皮内痣的痣细胞位于真皮层内，表现为突出于体表，可长有毛发，颜色为均匀的褐色或黑色，边界清晰。

# 第四章 体表恶性病变

## 一、单选题：以下每道试题有五个备选答案，请选择一个最佳答案。

1. 影响基底细胞癌复发率的最重要因素是
   - A. 外科切除距肿瘤边缘的距离
   - B. 肿瘤的组织学亚型
   - C. 患者的年龄、性别和职业
   - D. 肿瘤生长的时间
   - E. 既往是否经过放射治疗

## 二、共用题干单选题：以下提供若干个案例，每个案例下设若干道试题，每道试题有五个备选答案，请选择一个最佳答案。

(2~5题共用题干)

男性，59岁，3年前发现右面部有一淡红色苔藓样丘疹，未引起重视。1个月前丘疹表面出现小而有光泽的结节，伴有毛细血管扩张，中心形成较大的溃疡，包绕的边缘呈珍珠状。

2. 该患者诊断首先考虑
   - A. 恶性黑色素瘤
   - B. 基底细胞癌
   - C. 鳞状细胞癌
   - D. 葡萄酒色斑
   - E. 玫瑰糠疹

3. 该病变的分型是
   - A. 结节溃疡型
   - B. 色素型
   - C. 浅表型
   - D. 硬化型
   - E. 纤维上皮瘤型

4. 首选下列哪项治疗
   - A. 激光
   - B. 硬化剂注射
   - C. 栓塞血管
   - D. 手术治疗
   - E. 随访

5. 手术切除时应该注意下列哪项
   - A. 包括局部淋巴结的切除
   - B. 不包括正常组织
   - C. 只切取表面的组织或取小块组织
   - D. 切除的深度达深筋膜
   - E. 只切取瘤体坏死部分

(6~10题共用题干)

女性，57岁，左鼻翼皮肤病损18个月，面积逐渐增大，反复出现破溃。检查：病损位于左鼻翼，约1cm×1cm，略高出皮肤，中央表浅溃疡，有薄层黑褐色痂皮覆盖，腮腺区和颌下未扪及肿大淋巴结。

6. 最可能的诊断是
   - A. 疣状痣
   - B. 扁平疣
   - C. 鳞状细胞癌
   - D. 基底细胞癌
   - E. 恶性黑色素瘤

7. 手术切除时距病损边缘的距离应为
   - A. 2mm
   - B. 0.5cm
   - C. 1cm
   - D. 2cm
   - E. 4cm

8. 在鼻翼部位最安全可行的手术切除深度为
   - A. 紧贴真皮下切除
   - B. 在皮下组织深层切除
   - C. 保留鼻翼软骨，紧贴软骨表面切除
   - D. 连同鼻翼软骨一并切除，保留鼻前庭的皮肤和黏膜
   - E. 鼻翼的全层切除

9. 如果手术切除后鼻翼缺损的宽度约1.3cm，下述哪项修复方法最理想、简单和安全
   - A. 耳廓复合组织块游离移植
   - B. 以滑车上动脉为蒂的前额皮瓣移转修复
   - C. 以同侧鼻唇沟皮瓣修复
   - D. 以颞浅动脉为蒂的耳后皮瓣修复
   - E. 以局部随意皮瓣移转修复

10. 如术中冷冻病理切片检查发现病损组织未切净，进一步的治疗方案应为
    A. 继续切除直至切净后再修复
    B. 不必继续切除，但需在创面以蒸馏水冲洗及应用 5 - Fu 后再修复
    C. 创缘拉拢缝合，术后 1 ~ 2 年无复发后再行鼻翼修复
    D. 不继续切除，术后应用放射治疗
    E. 不继续切除，术后应用化疗

三、共用备选答案单选题：以下提供若干组试题，每组试题共用试题前列出的五个备选答案，请为每道试题选择一个最佳答案。每个备选答案可能被选择一次、多次或不被选择。

(11 ~ 15 题共用备选答案)
    A. 皮肤鳞状细胞癌
    B. 基底细胞癌
    C. 恶性黑色素瘤
    D. 脂肪瘤
    E. 神经纤维瘤

11. 大约 5% 出现淋巴结转移
12. 切除时应包含 5mm 宽的正常组织
13. 切除时应包含肿瘤周围 2cm 的正常皮肤组织
14. 切除时应达肿瘤边缘 1.5 ~ 3cm
15. 应当做椭圆形切除 + 在淋巴结引流方向应多切除一些组织

## 参考答案与解析

1. A　2. B　3. A　4. D　5. D　6. D
7. B　8. E　9. C　10. A　11. A　12. B
13. A　14. C　15. C

2. **B**。**解析**：基底细胞癌的临床表现：患者有肿块感觉及溃疡，其他症状有出血、疼痛、瘙痒及分泌物。典型病变为慢性结节，缓慢增大，中央形成溃疡，周围绕以珍珠样隆起的边缘。根据患者表现可考虑为基底细胞癌。

3. **A**。**解析**：结节溃疡型的临床表现：开始为小而有光泽的结节，伴有毛细血管扩张，后结节逐渐增大，中心形成较大的溃疡，包绕的边缘呈珍珠状。

4. **D**。**解析**：以广泛的局部切除为主。

5. **D**。**解析**：手术治疗切除范围一般在肿瘤外 5mm，如影响重要器官的功能，可缩小至肿瘤外 2mm，深应达深筋膜。

7. **B**。**解析**：手术治疗切除范围一般在肿瘤外 0.5cm。

8. **E**。**解析**：基底细胞癌常为垂直性浸润生长，易侵犯鼻翼软骨，而鼻翼软骨与鼻前庭的皮肤和黏膜连接非常紧密，难以分离，因而鼻翼的全层切除是最为安全可行的手术切除深度。

11 ~ 15. **A、B、A、C、C**。**解析**：皮肤鳞状细胞癌出现淋巴结转移的几率约 5%，切除范围最好包括肿瘤周围 2cm 的正常组织。基底细胞癌手术切除范围一般在肿瘤外 5mm。恶性黑色素瘤恶性度高，较早发生淋巴转移，手术时在淋巴结引流方向多切除一些组织对切净局部的肿瘤组织有益；切除范围应较大，达肿瘤边缘 1.5 ~ 3cm，基底应包括深筋膜，创面以植皮或皮瓣修复，位于肢端者，常需行截指（趾）术。

# 第五章　头部疾患

一、共用题干单选题：以下提供若干个案
例，每个案例下设若干道试题，每道
试题有五个备选答案，请选择一个最
佳答案。

(1~3 题共用题干)

　　女性，23 岁，工作时不慎长发被卷入
机器中，头皮被整体撕脱，范围向前包括
部分眼睑皮肤，后及枕部，双侧包括耳后
皮肤和耳廓，伤后 2 小时被送入医院。

1. 接诊后应当最优先采取的措施是
    A. 马上做 CT 等影像学检查，除外颅内
       和颈椎病变
    B. 立即检查并结扎活动性出血，必要
       时补充血容量，抗休克
    C. 把撕脱的头皮放入 −4℃ 冰箱中保存
    D. 以灭菌生理盐水反复冲洗创面至尽
       量清洁
    E. 头皮完整回植

2. 术中检查发现头皮和头部创面的各个血
   管损伤严重，颅顶部颅骨骨膜缺损面积
   约 5cm × 6cm，下列哪项修复方法最
   适宜
    A. 以远位带蒂皮瓣修复骨膜缺损部位，
       其他部位游离植皮
    B. 以皮片移植修复整个创面，在骨膜

缺损部位，皮片可借跨越现象存活
    C. 先在有骨膜存留的部位植皮，无骨
       膜部位日后换药，待肉芽组织长出
       后再行植皮
    D. 将无骨膜部位颅骨外板凿除暴露板
       障，其余创面行断层皮片移植覆盖
    E. 以游离皮瓣或肌皮瓣修复

3. 已确定无法行血管吻合，而撕脱头皮的
   碾挫不明显，创面修复时的植皮覆盖应
   首先考虑选择
    A. 撕脱头皮去薄成刃厚皮片后移植
    B. 撕脱头皮去薄成中厚皮片后移植
    C. 撕脱头皮的真皮及皮下组织覆盖
       创面
    D. 另取自体中厚皮行整张植皮
    E. 头皮完整回植不必修整

## 参考答案与解析

1. B　　2. D　　3. B

　　2. D。**解析：** 头皮及头部创面的血管
损伤严重，无法行吻合血管的自体头皮回
植；而顶部又有 5cm × 6cm 的骨膜缺损，
骨质外露，需将这部分颅骨外板凿除暴露
板障，以后换药待形成肉芽后植皮修复。

# 第六章　手

一、共用备选答案单选题：以下提供若干组试题，每组试题共用试题前列出的五个备选答案，请为每道试题选择一个最佳答案。每个备选答案可能被选择一次、多次或不被选择。

（1~4题共用备选答案）

    A. 邻指皮瓣

    B. 指掌侧推进皮瓣

    C. V－Y推进皮瓣

    D. 带神经血管蒂的岛状皮瓣

    E. 交臂皮瓣

1. 皮瓣可提供良好的感觉，常用于拇指和示指桡侧的是

2. 可在手指掌侧或两侧形成皮瓣用于指端缺损的修复的是

3. 最好用于拇指指端缺损的修复，如用于其他手指则可能造成指蹼畸形的是

4. 可用于不同大小的指端缺损的修复，但均需两期手术完成的是

## 🔍 参考答案与解析

1. D　2. C　3. B　4. A

    4. A。**解析：** 手指掌面皮肤缺损，肌腱或骨与关节外露，无法游离植皮闭合。若邻指皮肤健康无损，可以选取邻指的带蒂皮瓣覆盖，但断蒂均需二期手术。

# 第七章　皮肤的慢性溃疡

## 一、单选题：以下每道试题有五个备选答案，请选择一个最佳答案。

1. 保守治疗无效，多次复发的小腿慢性溃疡，治疗首选
   A. 局部和全身应用抗生素，加强营养
   B. 大隐静脉切除术
   C. 局部清创，应用抗生素
   D. 清创培养肉芽，游离植皮
   E. 截肢

2. 下述哪种情况不是应用组织扩张器的适应证
   A. 瘢痕性秃发　　　B. 枕部褥疮
   C. 全鼻再造　　　　D. 颈部瘢痕挛缩
   E. 小耳畸形

## 二、共用题干单选题：以下提供若干个案例，每个案例下设若干道试题，每道试题有五个备选答案，请选择一个最佳答案。

(3~6题共用题干)

男性，30岁，坠楼造成第1腰椎骨折和截瘫，由家人长期护理，营养不良，发生骶骨部褥疮而入院治疗。

3. 患者发生骶骨部褥疮最可能是
   A. 重度营养不良
   B. 病变部位长期受压
   C. 坠楼外伤所致
   D. 继发感染
   E. 截瘫延误治疗

4. 入院查体：褥疮外观创口小，约4cm×6cm，潜行性囊腔约15cm×10cm，有臭味。首要的治疗方案是
   A. 加强营养，抗感染，定期引流换药
   B. 加强营养，抗感染，彻底清创，制定游离植皮方案
   C. 加强营养，抗感染，清创引流，培

养肉芽促进创面自愈
   D. 加强营养，抗感染，清创引流，准备皮瓣修补术
   E. 尽快做皮瓣修补术

5. 手术前准备，下列哪项最重要
   A. 探查创面，设计手术方案
   B. 定期清创引流
   C. 纠正患者的负氮平衡
   D. 选择血供充分的皮瓣，设计手术方案
   E. 备皮

6. 对患者进行骶骨部褥疮清创手术，以下错误的是
   A. 切除溃疡基底部，包括间生组织
   B. 凿去骨骼隆起部分至骶骨关节
   C. 供皮瓣区创面中厚皮片移植
   D. 创口一侧设计局部旋转皮瓣，蒂向腰部
   E. 创口两侧各做一桥状皮瓣向中央推移

## 🔍 参考答案与解析

1. D　2. B　3. B　4. D　5. C　6. B

2. B。**解析：** 组织扩张器的适应证：①瘢痕性秃发，一般可修复占头皮1/2以下面积的瘢痕。②面颈部、躯干、四肢等全身几乎所有部位较大范围的瘢痕、血管瘤、文身等。③器官再造，如鼻再造、耳廓再造、乳房再造、阴囊再造等。④皮瓣转移前、皮管形成前预扩张或皮瓣转移后、皮管形成后再扩张。⑤皮肤扩张后为远位的瘢痕切除后全厚植皮提供供皮区。

5. C。**解析：** 长期卧床的患者常有营养不良，因此手术前数周应注意的是补充营养，纠正负氮平衡，才有条件接受手术治疗。

第十篇

# 医疗机构从业人员行为规范与医学伦理学

# 第一章 医疗机构从业人员行为规范

**一、单选题：以下每道试题有五个备选答案，请选择一个最佳答案。**

1. 充分发挥哪项作用，推进院务公开，尊重员工民主权利
   - A. 院领导班子会议
   - B. 职工代表大会
   - C. 行政职能科室
   - D. 民主评议
   - E. 学术研讨会议

2. 人事招录、评审、聘任过程中，应遵循的原则是
   - A. 公平、公正、公开
   - B. 公平、公正、公示
   - C. 公平、公正、公告
   - D. 公平、公开、公告
   - E. 公告、公示、公开

3. 《医疗机构从业人员行为规范》适用于各级各类医疗机构内所有从业人员，其中不包括的是
   - A. 管理人员、医师　　B. 护士
   - C. 药学技术人员　　　D. 医技人员
   - E. 院外营养师

4. 医疗机构从业人员基本行为规范，服务的中心是
   - A. 患者　　　　　　　B. 医生
   - C. 护士　　　　　　　D. 家属
   - E. 院领导

## 参考答案与解析

1. B　2. A　3. E　4. A

1. B。**解析**：《医疗机构从业人员行为规范》规定，坚持依法、科学、民主决策，正确行使权力，遵守决策程序，充分发挥职工代表大会作用，推进院务公开，自觉接受监督，尊重员工民主权力。

2. A。**解析**：根据《医疗机构从业人员行为规范》规定，遵循公平、公正、公开原则，严格人事招录、评审、聘任制度，不在人事工作中谋取不正当利益。

3. E。**解析**：《医疗机构从业人员行为规范》适用于各级各类医疗机构内所有从业人员，包括管理人员、医师、护士、药学技术人员、医技人员、其他人员（指除以上五类人员外，在医疗机构从业的其他人员，主要包括物资、总务、设备、科研、教学、信息、统计、财务、基本建设、后勤等部门工作人员）。

4. A。**解析**：《医疗机构从业人员行为规范》规定，以人为本，践行宗旨。坚持救死扶伤、防病治病的宗旨，发扬大医精诚理念和人道主义精神，以患者为中心，全心全意为人民健康服务。

# 第二章　医学伦理道德

一、单选题：以下每道试题有五个备选答案，请选择一个最佳答案。

1. 加强个人品德修养，不需要做到的是
    A. 提高道德认识，树立正确的道德观
    B. 升华道德情感，树立社会主义荣辱观
    C. 锻炼坚强意志，抵御外在诱惑
    D. 强化道德行为，养成良好道德行为的习惯
    E. 多学知识，掌握医学以外各方面的技能

2. 社会主义医德最本质的特征在于
    A. 救死扶伤，防病治病
    B. 尊重人的生命价值
    C. 文明礼貌，关心体贴
    D. 谨言慎行，保守医密
    E. 治疗疾病，恢复健康

3. 个人依据一定的道德行为准则在行动时所表现出来的稳定心理特征及价值趋向属于
    A. 思想道德修养　　　　B. 社会公德修养
    C. 职业道德修养　　　　D. 个人品德修养
    E. 集体荣誉思想

4. 当前医患沟通在语言沟通方面还存在的问题之一是
    A. 淡　　　　　　　　B. 易
    C. 软　　　　　　　　D. 多
    E. 热

5. 医学公益观的主要内容不包括
    A. 兼容论　　　　　　B. 兼顾论
    C. 社会福利论　　　　D. 社会效益论
    E. 社会道德论

6. 下列哪项不属于医德诚信的作用
    A. 构建和谐的医患关系

B. 维护人类的健康
C. 减少医患纠纷
D. 增加医患双方的情感交流
E. 提高医疗质量

## 参考答案与解析

1. E　2. B　3. D　4. A　5. C　6. D

1. E。**解析**：加强个人品德修养的途径包括：①学以明德，提高人们的道德认识；②要静以养德，升华道德情感；③秉德以恒，锻炼人们的道德意志；④勤于实践，加强道德行为训练，养成良好道德行为的习惯。

2. B。**解析**：根据《医德的基本原则和规范》，社会愈发展，医学愈发展，医务人员的医德责任愈重大。社会主义医德最本质的特征在于尊重人的生命价值。

3. D。**解析**：个人品德是一定的社会道德原则和规范在个人思想和行为中的体现，是一个人在其道德行为整体中所表现出来的比较稳定的、一贯的道德特点和倾向。

4. A。**解析**：当前医患沟通在语言沟通方面还存在的问题可以概括为五个字，即"淡、少、专、硬、偏"。

5. C。**解析**：医学公益观的主要内容包括：兼容论、兼顾论（任何医疗行为都应该兼顾到社会、个人、集体的利益）、社会效益论、社会道德论。

6. D。**解析**：医德诚信是医学道德范畴的主要内容之一。医学道德是调整医务人员与患者、社会之间关系的规范，医德诚信有助于构建和谐医患关系和减少医患纠纷，有助于树立医务人员良好的社会形象，有助于维护人类的健康，提高医疗质量。